高等医学院校教材(供医学检验专业用)

检验核医学

主　　编:李　龙　　杜明华

主　　审:蒋慧权

副 主 编:陈　萍　　王雪梅

　　　　　王书奎　　李智勇

东南大学出版社

·南京·

内容简介

本书为高等医学院校医学检验专业的专业课程《检验核医学》本科教学的基本教材。全书分上、下两篇,共22章。

在上篇内容中,简要介绍了与检验核医学密切相关的核物理基础、放射卫生防护、放射性测量、稳定性同位素分析和核素示踪等技术的基本原理和基本方法;着重介绍了体外放射分析和非放射分析等主要技术的原理、方法和质量控制等内容。在分析技术选材上,遵循以核技术在医学中的应用为原则,既收录了传统技术的精华,也本着与时俱进的精神,收录了近些年来在医学研究和临床实践中发展起来的各种新的分析技术。在内容叙述方面,结合医学检验专业的教学要求,兼顾临床医学实践的需求,做到了全面展开与重点介绍相结合。

在下篇内容中,按被检测物质的性质和类型,简洁明了地阐述了多种激素、生物活性物质、肿瘤标志物等的检测方法和原理。本着培养高级检验医学人才的宗旨,结合检验核医学在临床中的应用特点,对各检测项目的临床意义和医学评价给予重点介绍。本篇在介绍传统优势项目的同时,也根据当前检验核医学的发展趋势,对稳定性核素分析项目的临床应用,如为 ^{13}C-呼气试验、微量元素分析等项目,建立了独立章节,进行了较详细的介绍。

图书在版编目(CIP)数据

检验核医学/李龙,杜明华主编. —南京:东南大学出版社,2009.6(2024.6重印)

ISBN 978-7-5641-1682-8

Ⅰ. 检⋯ Ⅱ. ①李⋯②杜⋯ Ⅲ. 原子医学—医学检验 Ⅳ. R817.4

中国版本图书馆 CIP 数据核字(2009)第 085237 号

东南大学出版社出版发行

(南京四牌楼 2 号 邮编 210096)

各地新华书店经销 广东虎彩云印刷有限公司印刷

开本:700mm×1000mm 1/16 印张:26.5 字数:500 千字

2009 年 6 月第 1 版 2024 年 6 月第 11 次印刷

ISBN 978-7-5641-1682-8 定价:52.00 元

(凡因印装质量问题,可与东大出版社营销中心联系。电话:025—83791830)

编著委员会

序

    检验核医学是将实验核医学的相关核技术应用于医学检验领域的一门重要的交叉学科,是现代医学检验学的重要组成部分。主要涉及检验核医学的基本技术、基本理论及常用的检验核医学检测方法。它广泛应用于内分泌学、生物化学、药理学、肿瘤学、免疫学、生殖生理学、分子生物学及临床医学的各个学科。它的主要任务是应用核素示踪技术和体外分析技术进行机体的代谢、血流、功能、受体、基因等变化的检测与研究,并对体内的微量物质进行超微量分析,以揭示机体在生理或病理状态下的规律性变化,为疾病的早期诊断、治疗方案的拟定、疗效评价、预后判断以及病因研究等提供科学依据。

    随着分子诊断学技术的突破性进展,检验核医学又进入了一个更新的领域,为学科发展提供了新的机遇,同时也使检验核医学的管理模式、知识结构和人才需求发生了根本变化,并提出了新的挑战。21世纪检验核医学应至少在三个方面不断凝练发展方向,追求卓越与特色。首先是检测项目的集约化,通过高通量、自动化、标准化、规范化、信息化的现代网络管理与运行体系,提升效率,降低成本,增强临床诊断准确度与关联度。其次,应以循证医学为指南,通过多学科合作,引入更多的、更有效的检测项目,尽可能减少不必要的检测项目,明确检测的临床价值,提高检测的便捷性及高效性;其三,进入国际标准体系,参与国际标准认证,提升检测结果的广泛认可度与共享性。

    本书编者长期在核医学体外检测方面做了大量工作,颇有心得与造诣,在继承蒋慧权教授编写的《检验核医学》的基础上,结合近年核医学与检测技术的发展成果,形成了新的特色。全书分上下两篇,上篇集中介绍了检测技术与方法,不仅荟萃传统技术之精华,同时融入与时俱进的精神,涵盖了近年发展的各种新的分析技术;下篇突出临床应用与探索,重点描述了各检测项目的临床意义和医学评价。全书根据检验核医学教学的需求,将基础与临床应用有机结合,基本理论与前沿进展有机结合,基本技术与机理探讨有机结合,内容系统,整个编写工作凝聚了编者们的智慧结晶,充分体现了我国检验核医学工作者为该学科发展做出的积极贡献。

黄钢

上海交通大学医学院副院长、教授、博士生导师
中华核医学会候任主委,《中华核医学》杂志副主编
《中华生物医学工程》杂志副主编
2014 年 7 月

修订前言

《检验核医学》是高等医学院校检验医学专业的必修课之一。自 1988 年由蒋慧权、王鼎年主编并定名为《检验核医学》的教材出版使用后，又先后于 1993 年和 1999 年由闵长庚、蒋慧权、程绍钧、余裕民等主编两次再版了该教材。经过 20 年的教学和临床实践，充分证明该教材在培养高级医学检验人才和指导临床实践中发挥了重要作用。

为了适应当前现代医学飞速发展的现状和现阶段检验医学本科教学的需要，由李龙、杜明华组织国内几十所高等医学院校中长期从事检验核医学教学和临床实践工作的同行专家再次编写出版本教材。

依据检验医学本科教学的要求，本教材在编写中保留了以往教材中检验医学本科学生必须掌握和了解的检验核医学的基础知识、基本方法和基本技能等内容，同时突出介绍了许多相关的新技术、新项目，如：稳定性核素分析、化学发光免疫分析、时间分辨荧光免疫分析等技术的基本原理和方法的内容。针对检验医学本科教学培养医学检验高级人才，即未来的检验医师的目标，以及现代核技术、医学检验技术在临床应用的现状和进展，本教材对检验核医学诸多检测项目在临床应用和临床评价方面的内容加以重点介绍。因此，本教材不仅可满足高等医学院校检验医学专业本科教学的需求，同时也可作为临床一线从事医学检验、核医学专业的人员和临床医生临床实践中的参考书籍。

本教材出版多年以来受到许多学校与专家的好评，但鉴于在原印刷过程中还存在个别错漏之处，故于今年专门作了一次勘误、修订，以期更好地为本学科教学服务。

参加本教材编写的二十五所高等医学院校是：川北医学院、广西医科大学、广州医学院、山东大学临床医学院、山东潍坊医学院、山东济宁医学院、内蒙古医学院、东南大学临床医学院、兰州大学临床医学院、宁夏医学院、北华大学临床医学院、江苏大学临床医学院、南京医科大学、河北承德医学院、徐州医学院、第三军医大学、苏州大学临床医学院、青岛大学临床医学院、浙江医科大学、蚌埠医学院、昆明医学院、温州医学院、新疆医科大学、遵义医学院、泸州医学院、海南省人民医院。本教材的编写人员均来自上述高等医学院校，均为多年来参加核医学教学和临床一线实践，并具有丰富的专业教学和临床实践经验的核医学工作者。为保证本教材的质量，本教材编委会特聘请从事核医学教学和临床工作已达五十余年，也是《检验核医学》教材的创始人，首任主编蒋慧权教授出任本书主审。

本教材在编写过程中，得到各编委所属院校和附属医院领导的大力支持，并得到许多单位同行和有关专家的悉心指导与热情帮助，在此一并表示衷心感谢。

由于我们的水平有限，书中不足或不妥之处在所难免，恳请读者批评指正。

编　者

2023 年 7 月

目　录

绪 论

检验核医学(Laboratory nuclear medicine)是现代医学重要标志性学科——核医学的分支学科,也是现代检验医学的重要组成部分。核医学(Nuclear medicine)是研究核技术(Nuclear technology)在医学中的应用及其理论的科学。核医学可包括两大部分,即实验核医学(Experimental nuclear medicine)和临床核医学(Clinical nuclear medicine)。检验核医学则是将实验核医学和检验医学的有关技术相结合应用于临床诊断的一门边缘学科。所以,它既是实验核医学的一个分支,也是现代检验医学的重要组成部分。它的主要任务是应用核素示踪技术和体外放射分析等相关技术进行机体的功能研究和对体内的微量物质实施超微量分析,借以揭示机体在生理或病理状态下的代谢规律,为疾病的诊断、治疗方案的拟定、预后判断以及病因研究等提供科学依据。检验核医学内容丰富,几乎涵盖所有借助核技术发展起来的医学检测技术,因此,核技术是检验核医学的重要支柱之一。

提起核技术,人们会很自然地联想到原子弹、蘑菇云,想起战争与毁灭。其实,今天核技术的和平利用,已经渗透到工业、农业、医学等众多领域。核技术是以原子核科学理论为基础,研究利用原子核反应、核衰变、核射线、核能量等原子核理化特性为人类服务的一门新兴科学技术,是原子核科学技术的简称。

核技术的发展虽只有百余年的历史,但现在已被广泛应用于人类社会发展的各个领域,并形成了相对独立和完整的体系,成为 20 世纪人类科学技术发展史上的一个重要里程碑。核技术通常包括核能技术(Nuclear energy technology)、核动力技术(Nuclear power technology)、同位素技术(Isotope technology)、辐射技术(Radiation technology)、核燃料技术(Nuclear fuel technology)、核辐射防护技术(Nuclear radiation protection technology)等领域,其中同位素技术更是被广泛应用于医学领域的研究和临床应用。

同位素技术是将同位素(示踪原子)或它的标记化合物采用物理的、化学的或生物的等方法掺入到所研究的生物对象中去,再利用特定的检测方法对它们在生物体内演化过程中所经历的踪迹、滞留的位置或含量的变化等进行定性、定量和定位分析测定的技术。这种技术因为一般不需经过复杂的提取、分离、纯化样品等步骤,而具有快速、灵敏、简便、巧妙、准确、可定位、定量、定性等优点,已经成为研究生物物质代谢、遗传工程、蛋白质合成和分子生物工程等不可缺少的重要技术之一。

回顾核技术在医学中应用的发展历史,自然要追忆到 20 世纪 30 年代第一台回旋加速器的诞生和 40 年代世界上第一座核反应堆的建成,这些伟大的工程使人工放射性核素的生产成为现实,为放射性核素在医学中的广泛应用打下了雄厚的物质基础,其中 ^{32}P、^{131}I 最先投入到临床医学的诊断和治疗的应用中。到 20 世纪 60 年代初,美国学者 S. A. Berson 和 R. A. Yalow 成功地创建了放射免疫分析法,不仅引起了生物活性物质分析技术的一场革命,也为检验核医学的崛起奠定了基础。随着电子计算机技术的发展和普及应用,放射免疫分析技术及其相关仪器设备的品质和性能也更加成熟和进步,使体外放射分析技术的自动化、数据处理能力、质量控制水平等方面均得到显著提高。

诸多科学技术的发展促进了检验核医学的内容不断丰富,为学科的形成和日趋成熟创立了条件。特别有意义的是,随着核技术和相关技术的发展,承继核素标记免疫分析技术基本原理发展起来的化学发光免疫分析技术的普遍应用,稳定性核素分析技术在医学中的应用,使检验核医学的许多检测项目在临床应用中更加快速便捷,促进了学科发展更趋完美。检验核医学的形成和发展,不仅开拓了医学检验的应用领域,还与医学和其他科学的最新成就一起使医学检验技术发生了划时代的变化,成为医学检验技术现代化的重要标志之一。

建立在实验核医学基础上的检验核医学承袭了核医学的灵敏、特异、简便等主要特点,已广泛应用于内分泌学、生物化学、药理学、肿瘤学、免疫学、生殖生理学、分子生物学及临床医学等各个学科。尤其是内分泌学、生殖生理学、肿瘤学等与检验核医学的关系极为密切,由于绝大多数的内分泌激素、生殖激素、肿瘤标志物等的体内正常含量很低,它们在体内的微量变化或存在与否都会导致机体的功能或病理改变。尽早发现它们的变化对于疾病的早期诊断,治疗方案的拟定与疗效观察,疾病的预后评价等均具有重要临床意义。检验核医学以其超微量分析的灵敏度与高强度的特异性,以及简便快速的方法领先于其他定量分析方法。此外,检验核医学的放射性和稳定性核素示踪技术对于物质的体内分布、代谢、转化规律揭示,功能酶活性测定,核酸序列分析,受体的生化、药理特性研究等生物化学、分子生物学问题的阐明都是不可缺少的技术。在极毒药物的药代动力学分析与作用靶点的定位研究中更是唯核素示踪技术不可。检验核医学以其方法的先进性活跃于医学之林,以其方法的灵敏性和特异性独领风骚于医学检验领域的各种方法之中。

自然科学的发展史反复证明,科学发展中各学科之间的交叉渗透,促进了各学科的发展进步。检验核医学也不例外,自奠基之日起,就不断吸收各学科的精华,在丰富自身的同时,也为医学的进步作出贡献。学习的目的在于应用,作为从事医学检验事业的医务工作者,岗位职责要求其既要掌握专业基本理论和熟练的基本技能,还应了解专业学科的临床应用知识。在校学习期间要为今后在工作岗位上更好地为患者服务打好学业基础。为此,本教材针对培养高层次医学检验人才的目标,在突出与医学检验密切相关的核技术前提下,强化了其临床应用内容,以适应培养高层次医学检验人才的教学要求。

上　篇
检验核医学基础知识与方法学

第一章　核物理与辐射防护基础知识

核医学的各个分支学科都是研究核素及其相关技术在医学中应用的理论与方法的科学。因此,学习和从事检验核医学的人员,必须掌握并科学、合理、规范地应用这门学科的基础知识,必须对核物理学及核辐射防护的基本知识有清晰的认识。

第一节　核素与核衰变

一、核素

(一)原子核组成

任何一种物质都是由许多同样的分子组成。分子是由相同的或不同的原子结合而成,而原子是任何一种化学方法都不能分解的最小粒子。分子是保持该物质基本化学性质的最小个体。它的种类虽然是无穷无尽的,但它们都是由100多种基本成分组成的。这些基本成分叫元素,元素的最小单位是原子。

各种元素的原子,其组成不同,但结构相似。均由原子核和按一定轨道绕核运行的电子组成。原子核在原子的中心,带正电荷,核外电子带负电荷。在通常情况下,核外电子与核电荷数相等,原子呈中性。

核外电子绕核运行,其状态由四个量子数来确定,且在一个原子系统内不可能有两个或两个以上的电子具有相同的状态。绕核运动的电子组成许多壳层,每层最多能容纳的电子数为 $2n^2$ 个,主量子数 n 相同的电子属于同一壳层,对应于 $n=1,2,3,4,5\cdots\cdots$ 的壳层分别用 K,L,M,N,O……来表示。各壳层上的轨道电子分别具有一定能量,距核越远,位能越高。

原子核不是最小粒子,它是由一种力量强大而作用范围很小的核力(Nuclear force)将若干个质子(Proton,简称 p)和中子(Neutron,简称 n)等聚合在一起而形成的。质子和中子统称为核子(Nucleon),质子带有正电荷,其电量在数值上等于一个电子电量(1.602×10^{-19}C),而中子是不带电荷的中性粒子。

质子和中子的质量相差很小,均稍大于 1 个原子质量单位(Atomic mass unit,简写为 amu,1 amu=1/12 的 ^{12}C 质量)。若以原子质量(u)来量度,质子质量 m_p =1.007 267 5 u,中子质量 m_n=1.008 650 u。将 1 amu 定义为 1 个质量数(Mass number),质量小于 1 amu 的质量数为零,故 p、n 的质量数均为 1。

原子核内质子数和中子数之和称为原子核的质量数(Mass number),也叫核子数(Nucleon number),它是一个整数,以 A 表示;原子核的质子数就是元素周期表中的原子序数(Atomic number),通常以 Z 表示,原子核的中子数 $N=A-Z$。若用 X 代表元素符号,则任何一种元素的原子核可以用 $^A_Z X$ 表示,如 $^7_3 Li$ 的质量数为 7,质子数($Z=A-N$)为 3。实际上,由于每一元素在周期表中的原子序数是一定的,因此只要用 $^A X$ 就足以表明一个原子核的组成了,通常 Z 可以省略不写,如 $^1 H$、$^4 He$、$^7 Li$、$^{125} I$ 等。

(二)原子核的分类

原子核的种类和能态分别用符号 $^A_Z X$ 和 $^{Am}_Z X$ 来表示。X 代表核的名称(与原子、元素名称相同),质量数 A 后之 m 表示该原子核处于高能状态,即激发态(Excited state),又称亚稳态;无 m 者则为基态(Ground state)。例如:符号 $^3_1 H$ 表示该核的名称为 H(氢),是由 1 个质子($Z=1$)和 2 个中子($A=1+2=3$)组成,且处于基态;符号 $^{99m}_{43} Tc$,表示该核名称为 Tc(锝),由 56 个 n 和 43 个 p 组成,处于激发态。

原子核是物质,具有质量和能量两个基本属性。从这两个基本属性出发,可将大千世界中无法统计的名目繁多的原子核归纳为以下几类,并冠以不同的称谓。

1. 元素(Element) 指具有相同质子数的一类原子核。视其 p 的数目赋予确定的名称、符号,称为某元素。

迄今为止,已被科学家发现和人工制造的元素共有 118 种,在自然界存在的有 92 种。

2. 核素(Nuclide) 凡是原子核内的质子数相同(Z 相同),中子数相同(即质子数与中子数之和相等,A 相同),所处的能态也一致的一类原子核,称为某元素的某核素。例如:$^1_1 H$、$^2_1 H$、$^3_1 H$ 是氢元素的三种核素,分别称为氕、氘、氚;又如:$^{11}_6 C$、$^{12}_6 C$、$^{13}_6 C$、$^{14}_6 C$ 分别是碳元素的四种核素。

可见,每一种元素都是由多种核素构成的。目前已知组成元素的核素多达 2 000 多种,其中人工制造的有 1 600 多种,天然存在的只有 300 多种(280 多种稳定核素,60 多种长寿命的放射性核素)。

3. 同质异能素(Nuclear isomer) 指原子核内质子数相等,中子数相同,但所处能态不一致的核素间的相互关系的称谓。例如:$^{99}_{43} Tc$ 和 $^{99m}_{43} Tc$ 属同质($Z=43$,$A=99$),但前者处于基态,后者处于激发态。这两种核素互称同质异能素。

4. 同位素(Isotope) 质子数相同而中子数不同的核素互称同位素,因为它们属于同一元素,在元素周期表中处于同一个位置,所以元素的 Z 相等。例如:$_{1}^{1}H$、$_{1}^{2}H$、$_{1}^{3}H$;$_{27}^{59}Co$、$_{27}^{60}Co$;$_{53}^{123}I$、$_{53}^{125}I$、$_{53}^{131}I$ 等。

5. 放射性核素与稳定性核素 目前已经发现的 2000 多种核素中,仅有 274 种为稳定性核素,其余均为不稳定性核素,即放射性核素(Radioactive nuclide)。

放射性核素具有下述特性:能自发地发生核的结构或/和能态的变化,释放粒子或/和光子,生成另一种核素。这种性质叫做核的放射性(Radioactivity),这种变化过程称为放射性衰变(Radioactive decay)。具有放射性的核素称为放射性核素,不具有放射性的核素称为稳定性核素(Stable nuclide)。

二、核衰变

(一) 核衰变类型

按核衰变释放的射线性质来分类,核衰变有以下常见类型:

1. α 衰变(Alpha decay) 指核变化时释放一个携带 2 个单位正电荷、质量数为 4 的粒子的衰变。该粒子被命名为 α 粒子,其本质是氦原子核($_{2}^{4}He$)。α 衰变的反应式表示为:

$$_{Z}^{A}X \rightarrow _{Z-2}^{A-4}Y + _{2}^{4}He + Q$$

式中 $_{Z}^{A}X$ 表示衰变前的核素(母体),$_{Z-2}^{A-4}Y$ 表示衰变后的核素(子体),Q 表示衰变能。

例:$_{88}^{226}Ra \rightarrow _{86}^{222}Rn + _{2}^{4}He + Q$

α 衰变图如下(图 1-1):

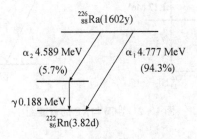

图 1-1 $_{88}^{226}Ra$ 的 α 衰变图

α 衰变的衰变能(Decay energy)Q 由 α 粒子携带。对于特定 α 衰变的核素,其α 粒子能量是一个定值。

2. β 衰变(Beta decay) 原子核放射 β 粒子或俘获轨道电子的放射性衰变称

为β衰变。原子核的β衰变是原子序数增加或减少,但不改变其质量数。从核衰变前后的结构分析,此类衰变属于核内 n、p 之间的转移,以达到维持合理 n/p 比的目的。β衰变包括三种方式,即 β^-、β^+ 和电子俘获。分述如下:

(1)β^- 衰变(β^- decay,Negatron decay) 放射性核素的原子核放出 β^- 粒子变为另一核素的过程称 β^- 衰变。核衰变时释放一个携带 1 个单位负电荷,质量数为 0 的轻粒子,其本质是电子($_{-1}^{0}e$),又称 β^- 粒子(β^- Particle);在释放 β^- 粒子的同时,还释放一个电中性的、质量数比电子更小的基本粒子,称为反中微子(Antineutrino,用符号 $\bar{\nu}$ 表示)。因此,衰变能 Q 成为 e^- 和 $\bar{\nu}$ 共享的能量。

β^- 衰变多发生于核内中子过剩的核,因为 $n \rightarrow p + e^- + \bar{\nu}$,使中子数减少,质子数增加,使核结构合理。

β^- 衰变的反应式表示为:

$$\underset{Z}{\overset{A}{}}X \rightarrow \underset{Z+1}{\overset{A}{}}Y + \underset{-1}{\overset{0}{}}e + \bar{\nu} + Q$$

母核　　子核　　β^-　反中微子　衰变能

母体核经 β^- 衰变后,其质量数不变,原子序数增加 1,即在元素周期表中移后一个位置。

例如:$_{27}^{60}Co \rightarrow _{28}^{60}Ni + \beta^- + \bar{\nu} + Q$　　　　$_{15}^{32}P \rightarrow _{16}^{32}S + \beta^- + \bar{\nu} + Q$

$_{27}^{60}Co$ 与 $_{15}^{32}P$ 的衰变图如下(图 1 - 2):

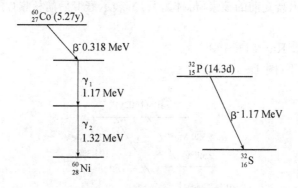

图 1 - 2 　$_{27}^{60}Co$ 与 $_{15}^{32}P$ 的衰变图

由于分配的随机性,导致同种核素释放的各个 β^- 粒子的能量不相等,有的可以多至与 Q 相等,有的却少至近于零,多数 β^- 粒子能量在 $0 \sim Q$ 之间,形成一个连续能谱。例如:将 ^3H 的各个 β^- 粒子能量从小到大分布图示出来(图 1 - 3),可见,^3H 的各个 β^- 粒子能量大多数约等于 $Q/3$ 值(分布曲线峰位能量)。不同种 β^- 衰变的核素 Q 值不同,能量分布曲线形态有异。各种核素表、手册、附录中列出的

β^-粒子能量指其几乎与 Q 值相等的最大能量。例如:^{3}H 的 E_β＝0.018 9 MeV,^{14}C 的 E_β＝0.155 MeV 等。

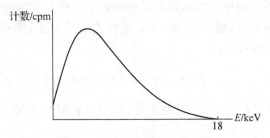

图 1-3　^{3}H 能谱曲线示意图

（2）β^+ 衰变(β^+ decay,Positron decay)　放射性核素的原子核放出 β^+ 粒子,变为另一核素的过程称 β^+ 衰变。β^+ 粒子就是正电子,是电子的反粒子。原子核在 β^+ 衰变时释放一个携带 1 个单位正电荷、质量数为 0 的粒子,其本质是正电子($^0_{+1}$e),称为 β^+ 粒子(Positron)。这种衰变多发生于核内中子数相对不足的核素,因为 p→n＋e$^+$＋ν,使核内质子数减少而中子数增加,以维持合理的核结构。

β^+ 衰变的反应式表示为:

$$^A_Z X \rightarrow ^A_{Z-1} Y + \beta^+ + \nu + Q$$

式中 ν 表示中微子,亦是静止质量为零的中性粒子。母体核素经 β^+ 衰变后,其质量数不变,原子序数减少 1,即在元素周期表中移前一个位置。

例如:$^{13}_7 N \rightarrow ^{13}_6 C + \beta^+ + \nu + Q$　　　　$^{52}_{26} Fe \rightarrow ^{52}_{25} Mn + \beta^+ + \nu + Q$

$^{13}_7 N$、$^{52}_{26} Fe$ 的 β^+ 衰变图如下(图 1-4):

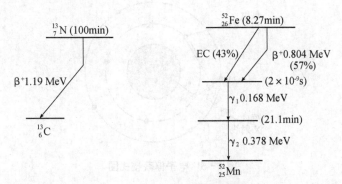

图 1-4　$^{13}_7 N$、$^{52}_{26} Fe$ 的 β^+ 衰变图

由于 Q 被 β^+ 和 ν 随机分配,β^+ 粒子的能量与 β^- 一样是连续的能谱。

（3）电子俘获(Electron capture decay,简写为 EC)　放射性核素的原子核在衰变时不放出粒子,从核外俘获一个轨道电子而变成另一种原子核的放射性转变过程称电子俘获。由于原子核最容易从原子的内层(即 K 层)俘获电子,因而常称其为 K 俘获。某些核内中子数相对不足的核可以俘获 1 个离它最近的绕行轨道电子(K 电子)进入核内,形成 p+e→n+ν,使核内中子增加,质子减少,达到结构合理。其衰变反应式表示为:

$$_Z^A X + _{-1}^0 e \rightarrow _{z-1}^A Y + \nu + Q$$

母体核经电子俘获后,其质量数不变,原子序数减少 1,即在元素周期表中位置移前一个。

例如:$_{53}^{125} I + _{-1}^0 e \rightarrow _{52}^{125} Te + \nu + Q$

电子俘获时核内虽不放射粒子,但由于核外电子壳层内层轨道缺少电子,外层电子向内层补充,多余的能量将以光子形式放出,其光子被称为标识 X 射线,也称特征 X 射线(Characteristic X ray);若不以光子形式放出,而把能量传给原子外层的电子,获得能量的电子以自由电子的形式放出,对此称为"俄歇电子"(Auger electron)。有些核素可以同时发生 β^+ 和 EC 衰变,如 $_{26}^{52}$Fe 就是这种情况。

EC 的能量由 ν 携带,其能量是单色的,$E_\nu \approx Q$。由于 K 电子被俘获,K 层出现电子空缺,此时比 K 层能级高的绕行电子(如 L 层电子)跃迁至 K 层填补空位,这样就出现电子的能级差 $\Delta E(\Delta E = E_L - E_K)$,对于特定的核素,$\Delta E$ 是一个确定值。ΔE 有两种可能的归宿:① 以电磁波形式释放。该电磁波的波长、频率属 X 射线范畴,称为特征 X 射线。② ΔE 被其他轨道电子接受而使该电子被高度激发乃至脱离核的约束而成为自由电子,称之为俄歇电子。EC 衰变图如下(图 1-5)。

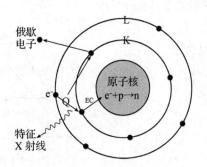

图 1-5　电子俘获模式图

3. γ 跃迁和内转换

(1) γ 跃迁(Gamma transition)　经过 α 或 β 衰变生成的子核往往处于高度激发态,并很快退激(一步或多步),将退激能以光子(Photon)形式释放。这种衰变称

为 γ 跃迁。γ 射线是一种波长极短的电磁波或称为光子流,不带电。其衰变反应式表示为:

$$_Z^{Am}X \rightarrow _Z^A X + \gamma$$

在 γ 衰变时,原子核的质量数和原子序数均不改变,只是核的能量状态发生了改变。由于原子核处于激发态的时间极短,因此一些 α 和 β 衰变可伴有 γ 衰变。但有些核素在处于激发态时并不马上退激,可以维持一段时间再按自身的衰变速度进行退激,例如 $_{43}^{99m}$Tc $\rightarrow _{43}^{99}$Tc$+\gamma$,可单独放出 γ 射线,其 γ 光子的能量为 0.142 6 MeV 和 0.140 5 MeV,半衰期约为 6.02 h。

(2) 内转换(Internal conversion) 处于激发态的原子核在向较低能态跃迁时,把多余的能量交给核外的壳层电子,使轨道上的电子获得足够的能量后脱离轨道成为自由电子,这种现象称为内转换电子。在发生内转换后内层轨道上留下空位,外层电子的跃迁可继续产生标识 X 射线或俄歇电子。原子核从激发态跃迁到较低能态或基态时,可以向外发射 γ 射线,亦可发射内转换电子。对于不同核素来讲,这两种方式出现的概率是不同的。例如 $_{43}^{99m}$Tc 向基态跃迁时,γ 衰变占 89%,内转换占 11%。

(二) 核衰变规律

对于放射性核素而言,虽然所有的核都可能发生衰变,但就单个核来说衰变是偶然而无规律的;通过大量原子核所组成的放射性样品进行的研究表明,其衰变是遵循一种统计学规律而且不受外界条件如温度、压强、磁场以及原子的化学结构的影响。对一定量的放射性物质测其计数率 n,发现 n 的数值随时间的延长而逐渐减少。假设某种放射性核素在 t 时刻含有 N 个原子核,由于不断衰变,母核的数量逐渐减少,若在时间 dt 内衰变的原子核数为 $-dN$,实验证明 $-dN$ 与当时存在的母体核素 N 和时间间隔 dt 成正比。

$$-dN \propto N dt$$
$$或\ dN = -\lambda N dt$$

式中的负号表示母体核数随时间的增长而减少。λ 为衰变常数(Decay constant),其定义是:某种放射性核素的一个核在单位时间内进行自发衰变的概率,即:

$$\lambda = -\frac{dN}{Ndt}$$

若将上式积分

$$\int \frac{dN}{N} = \int -\lambda dt,解之得\ \ln N = -\lambda t + C$$

式中 C 为积分常数。当 $t=0$ 时,放射性核素为 N_0,代入上式 $C=\ln N_0$,则

$$N=N_0 e^{-\lambda t}$$

上式表明放射性核素按时间的指数规律衰减,式中 e 是自然对数的底(e＝2.718)。这是表示核衰变规律的基本公式,它适用于任何一种单一存在的放射性核素。衰变常数 λ 的大小决定着核衰变的快慢,λ 值愈大,核衰变的速度愈快,λ 只与放射性核素的种类有关,是反映原子核衰变快慢的特征量。

(三)半衰期和平均寿命

实际工作中用来表示放射性核素衰变快慢的特征量还有半衰期(物理半衰期)、生物半衰期、有效半衰期和平均寿命。

1. 物理半衰期(Physical half life) 在单一的放射性衰变过程中,放射性核素衰变掉一半所需要的时间,称为物理半衰期,简称半衰期,记为 $T_{1/2}$ 或 T。

半衰期和衰变常数的关系可由衰变规律求得。由定义,若 $t=0$ 时,核素的个数为 N_0,则当 $t=T$ 时,母核数 $N=N_0/2$,得 $N=N_0/2=N_0 e^{-\lambda T}$,则有:

$$T=0.693/\lambda$$

上式表明半衰期与衰变常数成反比,核素的衰变常数越大,其半衰期越短。各种放射性核素的半衰期长短不一。最长者可达 10^{10} 年,最短者仅有 10^{-10} 秒。核医学中常用的放射性核素如 ^{131}I 的半衰期 $T_{1/2}=8.04$ 天,^{125}I 的半衰期 $T_{1/2}=60.2$ 天。用半衰期表征衰变规律,有:

$$N=N_0 (1/2)^{t/T}$$

2. 生物半衰期(Biological half life)和有效半衰期(Effective half life) 非放射性药物进入人体后,由于生物代谢,药物在血液或器官中的留存量随着时间逐渐减少。在绝大多数情况下,这种过程也是服从负指数规律的。非放射性药物因生物代谢在体内留存量减少一半所需要的时间,称为生物半衰期或生物半减期,记作 T_b。放射性核素进入人体后,一方面由于物理衰变而减少,另一方面由于生物代谢而被排出。因此,若在生物体内单位时间里放射性核素每一原子核从体内实际减少的概率为 λ_e,那么 λ_e 为生物衰变常数 λ_b 和物理衰变常数 λ 之和,即:

$$\lambda_e=\lambda+\lambda_b$$

λ_e 称为有效衰变常数(Effective decay constant),与 λ_e 相应的半衰期,称为有效半衰期或有效半减期,记作 T_{eff}。根据半衰期与衰变常数之间的关系,有

$$\frac{0.693}{T_{eff}}=\frac{0.693}{T}+\frac{0.693}{T_b}$$

$$\frac{1}{T_{\text{eff}}} = \frac{1}{T} + \frac{1}{T_{\text{b}}} \text{ 或 } T_{\text{eff}} = \frac{T \cdot T_{\text{b}}}{T + T_{\text{b}}}$$

式中 T 为物理半衰期。由此,再根据 $N = N_0/2 = N_0 e^{-\lambda T}$,可将放射性核素在生物体内的负指数衰减规律写成:

$$N = N_0 e^{-\lambda T_{\text{eff}}} = N_0 (1/2)^{t/T_{\text{eff}}}$$

此式经常应用于基础医学研究临床实践中。

3. 平均寿命(Mean life) 平均寿命也是表征各种放射性核素衰变快慢的一个特征量,定义为:处在特定能态的一定数量的放射性核素的平均生存时间,记作 τ。由定义可以推导出 τ 与 λ、T 之间的关系。若某一放射性核素的样品,在 $t = 0$ 的任一起始时刻含有该种核素的原子核数目为 N_0,经过时间 t 后剩下 N 个,在 $t \sim t + dt$ 的一段非常短的时间内衰变掉 $-dN$,则这一部分原子核在衰变之前存在于样品中的时间(寿命)可以视为各等于 t,所以 $-t\,dN$ 就是它们的总寿命。由前式 $dN = -\lambda N\,dt$ 可得出:

$$-t\,dN = \lambda Nt\,dt$$

由于有的原子核在 $t = 0$ 时就衰变掉,而有的要到 $t \to \infty$ 才衰变掉,则在 $t = 0 \sim t \to \infty$ 范围内积分,即可得到样品中放射性核素全部原子核的总寿命为:

$$\int_0^\infty \lambda Nt\,dt$$

再除以原有的原子核的总数 N_0,就得到这种核素的原子核的平均寿命:

$$\tau = 1/N \int_0^\infty \lambda Nt\,dt = 1/\lambda$$

由 $T = 0.693\lambda$,即可得平均寿命 τ 与半衰期 T 的关系为:

$$\tau = 1.44T$$

(四)放射性活度

1. 放射性活度(Radioactivity,简称活度,Activity) 是指单位时间内放射性原子核衰变的核数,是常用的反映放射性强弱的物理量。在应用放射性核素时所关心的是其放射性,因此一般不用它的质量表示放射性核素的多少,而是用单位时间内发生的核衰变数作量度,这个量即为放射性活度,用 A 表示。若处于某一能态的一定量的放射性核素,在一个很短的时间间隔 dt 内发生的核衰变次数为 $-dN$,则放射性活度为:

$$A = \frac{-\mathrm{d}N}{\mathrm{d}t} = \lambda N$$

因 $N = N_0 \mathrm{e}^{-\lambda T} = N_0 (1/2)^{t/T}$，则

$$A = \lambda N_0 \mathrm{e}^{-\lambda T} = A_0 \mathrm{e}^{-\lambda T} \text{ 或 } A = A_0 (1/2)^{t/T}$$

放射性活度反映的是放射性核素的核衰变率。由上式可见，放射性活度也是按负指数规律衰减的。

当放射性活度与放射性物质的化学量联系时，即单位化学质量的放射性物质所具有的放射性活度，称为放射性比活度(Specific activity)。通常用 S 表示。

当放射性活度与液态放射性物质的体积相联系时，即单位体积的放射性物质所含有的放射性活度，称为放射性浓度(Radioactive concentration)。常用 C 表示。

放射性活度、放射性比活度、放射性浓度等三个反映放射性物质自身放射量的概念是相互紧密联系的，在放射性标记物(示踪剂)制备、使用中，是很重要的参数。

2. 放射性活度单位 1975 年第 15 届国际计量大会批准使用放射性活度的国际单位制(The International System of Units, SI)：贝可勒尔(Becquerel, 简写为Bq)，简称贝可。其定义：1Bq 等于每秒 1 次核衰变，即 $1\ \mathrm{Bq} = 1\ \mathrm{s}^{-1}$。并明确规定在一切公开场合(会议报告，论文发表，资料文献出版等)必须使用 SI 制单位。从贝可单位的定义可见，这是一个非常微小的放射量，为了实际需要，在此基础上作千进位扩大，即：

1 kBq $= 10^3$ Bq

1 MBq $= 10^3$ kBq $= 10^6$ Bq

1 GBq $= 10^3$ MBq $= 10^6$ kBq $= 10^9$ Bq

1 TBq $= 10^3$ GBq $= 10^6$ MBq $= 10^9$ kBq $= 10^{12}$ Bq

平时工作中，仍有习惯于使用 1975 年前的放射性活度专用单位：居里(Curie, 简写为 Ci)。定义：1 Ci 等于 3.7×10^{10} 次核衰变/秒。即 $1\ \mathrm{Ci} = 3.7 \times 10^{10}\ \mathrm{s}^{-1}$。这是一个数值很大的放射性活度单位，在它的基础上作千倍缩小，即：

1 Ci $= 1\ 000$ mCi $= 1\ 000\ 000\ \mu$Ci

两种单位的相互关系：

1 Ci $= 3.7 \times 10^{10}$ Bq，1Bq $= 2.703 \times 10^{-11}$ Ci

或 1 Ci $= 37$ GBq，1 mCi $= 37$ MBq，1 μCi $= 37$ kBq

第二节 射线与物质的相互作用

射线与物质相互作用的规律既是核辐射生物效应的机制基础，又是核辐射防

护的理论根据,也是核辐射探测器的设计依据。

在检验核医学中,涉及的核衰变所释放的射线局限于 β、γ、X 射线三种,属于带电粒子(β)和电磁波(γ,X 线)两个类型。因此,下面仅就带电粒子和 γ 射线与物质相互作用产生的效应作简要介绍。

一、带电粒子与物质相互作用

(一) 激发与电离

带电粒子入射物质后,带电粒子与被作用物质的原子核外壳层电子间的静电作用,使壳层电子获得能量而加速运动。若电子获得的能量只能使其由内层轨道跃迁至外层轨道,导致该电子所属的原子由基态变为高能态称为带电粒子对物质的激发(Excitation)。若电子获得的能量足以使其脱离原子而形成自由电子,失去电子的原子成为正离子。自由电子与正离子合称离子对(Ion pair),若带电粒子与壳层电子相碰撞,使壳层电子被击出原子,也形成离子对。带电粒子入射物质后,使物质的原子变为离子对的作用称为电离(Ionization)。这类电离叫做带电粒子的直接电离作用。被击出的高速运动电子再使其他原子电离,则称带电粒子的间接电离作用。

电离作用的强弱,以带电粒子在物质内行进的单位路程上产生的离子对数目,即被称为比电离(Specific Ionization)或电离密度(Ionization density)来衡量。电离密度越大,电离强度越强。

电离密度的大小与以下因素有关:① 带电粒子在物质内的运动速度越大,在壳层电子周围通过的时间短,与壳层电子间静电作用的持续时间也少,电离密度相应就小;反之,电离密度越大。② 带电粒子本身的电荷越多,静电作用强,电离密度大,反之则小。③ 被作用物质的密度越大,电子密度相应越大,壳层电子与带电粒子间的静电作用几率和强度均增大,故电离密度大,反之则小。

激发与电离作用使带电粒子的能量逐渐损耗,直至殆尽。带电粒子在物质内运行的单位路程上损失的能量,称为传能线密度,又称线性能量传递(Linear energy transfer,简写为 LET),量度单位:$MeV \cdot cm^{-1}$。

(二) 散射

带电粒子入射物质受到物质的原子核静电场作用而改变运动方向,称为散射(Scattering)。只改变运动方向而带电粒子的动能不变的散射,称为弹性散射(Elastic scattering)。β 粒子的质量小,被散射的折角往往较大,且多次散射。当散射角大于 90°时,称为反散射(Back scattering)。反散射对于 β 粒子的探测有明显干扰。

散射是物质原子核电场对带电粒子的库仑力作用,因此核电场越强(Z 越大),

散射作用越显著。

（三）韧致辐射

高能 β 粒子入射物质通过原子核附近时，受到核静电场作用而急剧减速，一部分动能以光子的形式辐射出去，这种辐射称为韧致辐射（Bremsstrahlung）。

韧致辐射使带电粒子的能量损失称为辐射损失。用物质的线性辐射阻止本领 S，即单位路程上由于韧致辐射损失的能量来反映韧致辐射产生的几率。$S_{辐射}$ 与以下因素有关：

$$S_{辐射} \propto \frac{EZ^2}{m^2}$$

式中 E 为带电粒子能量，Z 为物质的原子序数，m 为带电粒子质量。

由上式可见：① 带电粒子的能量增大，产生韧致辐射的几率增大。对于同种射线，能量越高者，这种辐射的几率越大。如：$^{32}P > ^{14}C > ^3H$。② 与物质的 Z^2 成正比。因此，高能 β 粒子入射高 Z 物质比入射低 Z 物质产生的韧致辐射更显著。③ 与带电粒子的 m^2 成反比。因此，α 粒子不仅质量大，运行速度也慢，故产生韧致辐射的几率极小，而轻质的 β 粒子就显著得多。

所以，韧致辐射主要发生于高能粒子入射高 Z 物质中。对诸如 ^{32}P 等产生高能射线的核素，应采用低 Z 和高 Z 物质的依次双层防护，即先让高能 β 粒子通过低 Z 物质，使其能量的多数消耗于对低 Z 物质的激发和电离作用（在物质内部发生），少部分能量发生韧致辐射释放出的光子（γ 射线的能量相应也低）再通过后面的高 Z 物质被有效地阻挡。

（四）契伦科夫辐射

契伦科夫辐射是高速带电粒子在非真空的透明介质中穿行，当粒子速度大于介质中的光速时所产生的一种特殊辐射。当高能电子入射折射率较大的透明介质时，其在该介质中的运动速度 $v = c/n$（v 为光在该介质中的相速度，c 为光在真空中的速度，n 为介质的折射率），则在 β 粒子经过的径迹处，沿一定方向发射出近紫外波长的微弱可见光。这种辐射现象是 1934 年被 P. A. 契伦科夫发现的，1937 年 I. M. 弗兰克和 I. E. 塔姆作了理论说明，故被称为契伦科夫辐射（Cerenkov radiation）。

契伦科夫辐射的产生条件是：

$v > c/n$，即 $v > c \cdot 1/n$，令 $v/c = B$，有 $B \cdot n > 1$

可见，当 B 越大和/或 n 也越大时，$B \cdot n > 1$ 的条件易于达到，契伦科夫辐射也易于发生。在确定的介质中，能量越高的 β 粒子其 v 越大，B 值也增加；若 β 粒子的能量确定，在 n 值大的介质中，光的相速度（c/n）变小，$v > c/n$ 的条件也易于实现。

由于契伦科夫辐射，可利用液体闪烁计数器在无闪烁液，只用水等 n 值大的溶液作介质条件下,对^{32}P 等高能 β 射线实现有相当高计数效率的测量。

（五）吸收

带电粒子对物质的激发、电离以及物质对带电粒子散射等作用的结果,表现为物质对粒子的吸收,即带电粒子在物质中运行产生的上述效应使其能量逐渐消耗直至全部粒子的运行停止,并和周围的物质产生一些特殊作用,如 β$^-$ 粒子成为自由电子,β$^+$ 粒子与自由电子结合形成湮没辐射（Annihilation radiation）等。原来的带电粒子不复存在,这种现象称为吸收（Absorption）。

带电粒子被物质吸收前,在物质中所经过的距离称为带电粒子在该物质中的射程（Range）。一定能量的 α 粒子在一定密度的物质中有一定的射程 R（图 1-6a）；β$^-$ 粒子在物质中的吸收与 α 粒子不完全相同,因散射而使其径迹曲折,所以其射程测定也较复杂,通常以吸收物质的质量吸收厚度（d_m）作为 β$^-$ 粒子的最大射程 R_m（单位：g/cm^2）,见图 1-6b。

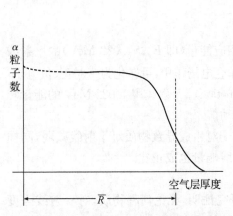

图 1-6a　α 粒子在空气中的吸收规律曲线

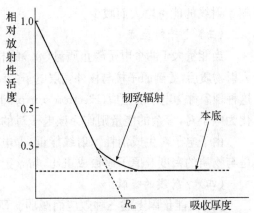

图 1-6b　β$^-$ 粒子在物质中的吸收规律曲线

二、γ 射线与物质相互作用

（一）光电效应

指 γ 射线入射物质后,与物质的原子核外壳层电子（多数为 K 电子,也可以是 L 电子）碰撞,将能量全部交给电子,使该电子被击出成为高能电子而 γ 射线不复存在的效应,称为光电效应（Photoelectric effect）。被击出的电子称为光电子（Photoelectron）。

研究认为,光电效应的发生几率几乎与光子能量的三次方成反比。因此,光电效应主要发生在能量较低的 γ 射线入射物质的过程中。同时,光电效应的发生几率又与物质的密度以及物质的原子序数 Z 的 4.1 次方成正比。因此,低能 γ 射线入射高密度或/和高 Z 物质时,光电效应是主要的,即用高密度,高 Z 物质防护 γ 射线的效果十分显著。

(二)康普顿—吴有训效应

当光子与物质原子核的核外壳层电子发生非弹性碰撞(Nonelastic collision),即光子将其一部分能量交给该电子,使其脱离核的约束,成为高能电子逸出,而光子损失部分能量后继续在物质内改变方向运行,这种现象称为康普顿—吴有训效应(Compton-Wu You-Xun effect),简称康普顿效应(Compton effect)。由于光子与壳层电子非弹性碰撞后继续运行的方向与原来入射方向的夹角是任意的,可以是 0°~180°中的任意一个角度值,依据能量守恒与动量守恒定律,入射光子与散射光子的波长差($\Delta\lambda$)及康普顿电子的能量是从零到一个最大值的连续变量。

康普顿效应导致 γ 射线能量减弱的几率,与物质的密度及原子序数成正比,但随 γ 射线的能量增大而减少。

(三)电子对生成

当能量大于两个电子静止质量(m_0)的相应能量(即 $E_\gamma > 1.022$ MeV)的 γ 射线入射物质后,受到原子核与核外壳层电子的库仑电场作用,可转化为一对正、负电子,这种现象称为电子对生成(Electron pair production)。γ 射线用 1.022 MeV 的能量转化为电子对,多余的能量则作为该电子对的动能。

由于电子对生成消耗 γ 射线能量,即电子对生成导致物质对 γ 射线减弱,同样是与物质的密度及原子序数成正比,与 γ 射线能量也成正比。

(四)γ 射线的吸收

γ 射线能量因上述三种效应而减弱。研究证明,无论何种物质,对 γ 射线强度的吸收规律相同,即与物质的厚度成指数函数关系:

$$A = A_0 e^{-\mu d} \qquad A = A_0 e^{-\mu_m d_m}$$

式中 A_0 是入射物质前 γ 射线强度;A 是入射一定厚度(d 或 d_m)物质后的 γ 射线强度;d、d_m 分别指物质的厚度和质量厚度;μ、μ_m 分别指物质对 γ 射线的总吸收系数和总质量吸收系数。

又因为 $\mu = \tau + \sigma + x, \mu_m = \tau/\rho + \sigma/\rho + x/\rho$

式中 τ、σ、x 分别代表光电效应、康普顿效应、电子对生成的吸收系数;ρ 为物质密度。

物质对 γ 射线吸收与 γ 射线能量关系的研究证实,随着 γ 射线能量增大,总吸收系数变小,说明 γ 射线在物质中的贯穿本领变大,当 γ 射线能量小于 0.1 MeV 时,在 μ 中 τ 是主要成分;能量为 0.1~2 MeV 时,σ 上升为 μ 的主要成分;能量超过 10 MeV 时，μ 主要取决于 x。

从上述内容可知，无论何种效应占主导地位，对 γ 射线的有效防护，应使用高密度、高原子序数的物质。

第三节　核辐射剂量与生物效应

一百余年来，应用核辐射技术诊疗疾病已在全球普及，并极大地推动了医学科学的发展，提高了医疗诊断水平。但核辐射对于生物体都具有直接或/和间接的电离作用，故称核辐射为电离辐射，需要严格遵守有关辐射防护条例。

在核医学工作中接触的放射性核素具有以下特征：① 衰变类型以 γ、β 为主；② 放射性多为低活度开放型；③ 长期使用，可产生低水平的放射性废物等。因此，要遵守开放型放射性实验室规则，科学地按操作规程工作，妥善地按要求处理放射性废物，就不会对机体产生危害。虽然安全度很大，但作为放射性工作的专职或非专职人员，都必须学习、掌握核辐射卫生防护的基本知识和方法原则。

一、常用辐射量及其单位

在电离辐射生物效应与核辐射卫生防护学中，衡量电离辐射的物理量叫做辐射剂量（Radiation dose），简称辐射量。常用的辐射量有以下三种。

（一）照射量（Exposure dose）

照射量指 X、γ 射线对空气电离能力的量，是量度辐射场强度的一种物理量。其定义是：若 X 或 γ 射线在质量为 dm 的空气中，与原子相互作用释放出来的次级电子完全被阻止时，所产生的同一种符号离子的总电荷 dQ 的绝对值除以 dm，该 X 或 γ 射线照射量：$X = \dfrac{dQ}{dm}$。

照射量的国际制单位是库仑·千克$^{-1}$（C·kg^{-1}）；旧有专用单位是伦琴（Roentgen，R）。R 又有毫伦琴（mR）和微伦琴（μR）之分，R、mR、μR 三单位依次千位制缩小。

两者的换算关系：

$$1R = 2.58 \times 10^{-4} C \cdot kg^{-1}$$
$$1 C \cdot kg^{-1} = 3.877 \times 10^{3} R$$

照射量仅适用于能量在 10 keV～3 MeV 范围内的 X 和 γ 射线，它是从电荷量这一角度来反映放射源的强度。

单位时间内的照射量称为照射量率(Exposure rate)。以符号 $\dot{X}$ 表示,即:

$$\dot{X} = \frac{\mathrm{d}X}{\mathrm{d}t}$$

照射量率的国际制单位是库仑・千克$^{-1}$・秒$^{-1}$(C・kg^{-1}・s^{-1});旧有专用单位为伦琴/小时或分钟。

(二)吸收剂量(Absorbed dose)

吸收剂量指受照射物质吸收任何电离辐射能量的物理量,它是从能量角度来反映照射量的。定义:单位质量的受照射物质从电离辐射所接受的平均能量,即吸收剂量。用符号 D 表示,即:$D = \mathrm{d}E/\mathrm{d}m$;式中 $\mathrm{d}E$ 是质量为 $\mathrm{d}m$ 的被照射物质所吸收的辐射能量。

吸收剂量的国际制单位是 J・kg^{-1}(焦耳・千克$^{-1}$),又叫戈瑞(Gray,Gy);戈瑞(Gy)的分数单位是厘戈瑞(cGy)、毫戈瑞(mGy)、微戈瑞(μGy);1 Gy 等于 1 kg 被照射物质吸收 1 J(焦耳)的辐射能量,即:1 Gy=1 J・kg^{-1};旧有专用单位是拉德(Radiation absorbed dose,rad)。两者的换算关系为:

1 rad=100 erg・g^{-1}=0.01 Gy

或 1 Gy=100 rad

单位时间内的吸收剂量称为吸收剂量率(Absorbed dose rate),以符号 $\dot{D}$ 表示。其国际制单位是戈瑞・秒$^{-1}$(Gy・s^{-1}),旧有专用单位是 rad/h 或 rad/min。

(三)剂量当量(Dose equivalent)

各种射线对组织产生的生物效应与射线的种类有关,也与吸收剂量有关。由于不同射线在相同吸收剂量下产生的生物效应不同,故剂量当量是用适当的修正因子对吸收剂量进行加权,从而使修正后的吸收剂量更好地反映辐射对机体的危害程度。剂量当量用 H 表示,即:

$$H = D \cdot Q \cdot N$$

式中 D 为吸收剂量;Q 为品质因数,是与辐射品质有关的修正因子;N 是其他任何修正因素的乘积。目前国际放射防护委员会(The International Commission on Radiological Protection,ICRP)规定:$N=1$。不同种类核射线的品质因数见表1-1。

剂量当量的国际制单位是 J・kg^{-1},命名为希沃特(Sievert,Sv),其定义为:1 Sv=1 J・kg^{-1}。旧有专用单位叫雷姆(Roentgen equivalent man,rem)。Sv 与 rem 之间的换算关系为:

1 Sv=100 rem 或 1 rem=0.01 Sv

表 1-1　不同种类射线的品质因数(Q)

辐射种类	品质因数(Q)
X、γ射线，电子或正电子	1
中子(能量≤10 keV)	3
中子(能量≥10 keV)	10
质子	10
α粒子、裂变碎片、反冲核	20

单位时间内的剂量当量称剂量当量率(Dose equivalent rate)，用符号 $\dot{H}$ 表示，即：$\dot{H}=\mathrm{d}H/\mathrm{d}t$，其国际制单位是 Sv·s^{-1} 及其派生单位 Sv·min^{-1}、Sv·h^{-1} 等。

剂量当量仅限于核辐射防护工作中使用，不适用于高水平的核辐射事故的照射剂量估算。

（四）当量剂量（Equivalent dose）

当量剂量是 ICRP 于 1990 年在第 60 号建议书中推荐使用的新单位，用以取代剂量当量。当量剂量是依据不同照射源引起的生物效应轻重来衡量辐射对机体的危害，用于辐射防护领域。当量剂量以辐射权重因子(W_R)取代品质因数与其他因子的乘积。当量剂量的表达式为：

$$H_T = \sum W_R \cdot D_{r \cdot R}$$

式中 H_T 表示当量剂量，单位 Sv；W_R 表示辐射权重因子；$D_{r \cdot R}$ 表示按组织或器官 T 平均计算的来自辐射 R 的吸收剂量，单位 J·kg^{-1}。

二、电离辐射生物效应

电离辐射的能量传递给生物机体后所造成的后果，被称为电离辐射生物效应，简称辐射生物效应。

（一）辐射生物效应的发生机理

辐射生物效应的发生，从机体接受电离辐射的能量起，继而发生生物效应，至机体康复或死亡的全过程，是十分复杂的过程。从生物效应发生机理上分析，有两个方面：

1. 原发作用　原发作用又包括直接作用和间接作用两方面。

（1）直接作用(Direct effect)　指射线直接作用于蛋白质、核酸等生物分子，使之发生电离、激发或化学键断裂，造成分子结构和功能的改变。

（2）间接作用(Indirect effect)　指射线首先作用于体内的水分子，水是生物体内含量最多的物质，使水分子电离或激发。被激发的水分子处于不稳定的较高能量状态，激发能可能转变为振动能，引起化学键断裂，分解成为氢自由基和氢氧自由基

（H˙、OH˙、HO˙）、过氧化氢（H_2O_2）等，自由基通过一系列反应后可以直接作用于生物大分子，如核酸分子、蛋白质分子等，对核酸分子的作用主要作用于碱基、磷酸二酯键、核糖。另外通过脂质过氧化作用造成体内包括细胞膜、线粒体膜、溶酸体膜等生物膜的损伤，使生物膜的能量传递，物质输送，信息识别功能受到影响。

2. 继发作用　指由于原发作用的结果，导致细胞的代谢、功能及结构的改变，直至机体整体性代谢紊乱，功能障碍，病理形态变化乃至基因突变等损伤效应。

（二）辐射生物效应分类

辐射生物效应的分类方法很多，如：以效应出现的范围，分为躯体效应和遗传效应，躯体效应中又有全身和局部之分；以效应出现的时间，分为早期效应和远期效应；以射线对机体照射条件分为一次性（或短期内）大剂量照射生物效应和长期小剂量照射生物效应；以效应发生的规律和性质分为随机效应和非随机效应等。现以效应的规律和性质分类法介绍如下：

1. 随机效应（Stochastic effect）　指效应的发生几率不仅随照射剂量增加而增大，且无阈值的效应。属于此类效应的有辐射致癌效应与遗传效应。

2. 非随机效应（Non-stochastic effect）　指效应的发生几率不仅随照射量增加而增大，而且有阈值的效应。即要达到一定的剂量照射后才发生效应，效应的严重程度与照射量成正相关。属于此类效应的有白内障形成、生育能力降低、造血功能障碍等。一些组织非随机效应吸收剂量当量阈值见表 1-2。

表 1-2　非随机效应的剂量阈值

组织与效应	单次照射（Sv）	多次照射的累积剂量（Sv）
睾丸		
精子减少	0.15	无意义
永久性不育	3.5	无意义
卵巢		
永久性不育	2.5～6.0	6.0
眼晶体		
浑浊	0.5～2.0	5.0
视力障碍	5.0	＞8.0
骨髓		
血细胞暂时减少	0.5	无意义
致死性再生不良	1.5	无意义

（三）影响辐射生物效应的主要因素

射线作用于机体所产生的生物效应,受多种因素的影响,并具有一定的规律性。

1. 与辐射有关的因素

（1）电离辐射的种类与能量　电离密度越大的射线（如 α 射线）,生物效应越明显。能量不同的同种射线对某种生物效应的发生程度也不同,例如,X 射线致皮肤红斑效应,高能 X 射线的照射剂量大于低能 X 射线。

（2）吸收剂量与剂量率　吸收剂量越多,生物效应越明显。吸收剂量相同时,剂量率高的比剂量率低的射线造成的生物效应显著。

（3）照射条件　照射方式为内照射时,生物效应为 $\alpha>\beta>\gamma$;照射方式为外照射时,生物效应为 $\gamma>\beta>\alpha$。辐射范围越大,生物效应越明显。故全身照射生物效应大于局部照射。总照射剂量相同时,一次或短时间间隔的分次照射,比长时间间隔的分次照射所发生的生物效应明显,且分次越多,生物效应越小。

2. 与机体相关的因素　在辐照因素完全相同的条件下,不同机体对辐射作用的反映强弱不相同,这种机体反映不同的表现,称为机体的辐射敏感性（Radiosensitivity）。它与下述因素有关:

（1）物种　不同种系的生物其放射敏感性有很大差异。总的趋势是种系演化越高,机体组织结构越复杂,其敏感性越高。多细胞生物比单细胞生物敏感,哺乳类比鸟类、鱼类、两栖类敏感。同类动物中不同品系之间敏感性也有较明显的差异。

（2）个体　同一种体系不同个体放射敏感性不尽相同,它与年龄、性别、生理状态、遗传特性、营养状态等均有关系。同一个体在其发育的不同阶段,对辐射敏感性亦有显著的差异。总的趋势是随着个体的发育过程,其敏感性逐渐降低。一般胚胎期较胎儿期敏感,幼年较成年敏感,但老年较成年敏感。女性在月经、妊娠期敏感性增高。近年来,人们对电离辐射胎内照射的效应越来越重视。这种效应被称为胚胎效应 （Effects-on the embryo and Fetus）,它是一种特殊的非随机效应。胚胎各发育阶段的辐射敏感度不同。

（3）组织和细胞　细胞更新快的组织（如生殖、造血、肠黏膜、皮肤等）比更新较慢的组织（如肌肉、神经系统等）敏感性高。如以放射敏感的程度分类,可将人体的组织分为高度、中度和低度敏感 3 类,见表 1-3。

表 1-3　机体部分组织的放射敏感性分类

放射敏感性分类	器官、组织	细　胞
高度	淋巴组织	淋巴细胞
	胸　腺	胸腺细胞
	骨　髓	原始红细胞、原始粒细胞、幼稚粒细胞、巨核细胞
中度	性　腺	睾丸、卵巢的生殖细胞
	胃肠上皮	小肠隐窝上皮细胞
	皮　肤	成纤维细胞、皮脂腺细胞、毛囊、汗腺细胞
	眼	角膜晶体细胞
低度	骨	软骨细胞、成骨细胞
	肌　肉	肌细胞
	结缔组织	结缔组织细胞

（4）其他因素　含氧量增高，温度升高的局部组织对辐射敏感性也提高，即所谓"氧效应"（Oxygen effect）和"温度效应"（Temperature effect）。此外，某些激素和化学物质也能改变对辐射的敏感性。例如：雌激素类药物和氨基硫醇类化合物具有提高机体对辐射耐受性的作用。

第四节　核辐射卫生防护

核医学的主要任务是利用核射线诊断治疗疾病，并开展医学研究。在工作中不可避免地需要接触一定剂量的辐射，假如接受过量辐射就会对身体造成损害，因此必须重视对射线的防护。为了保障从事放射性工作者的健康，防止意外辐射事故的发生，各国政府都根据国际性学术机构（如 ICRP）对辐射生物效应的深入认识，以及相继提出而又不断修正的建议书和技术报告作出的相应规定，制定出一系列符合本国国情的放射卫生防护法规。

一、放射卫生防护基本法规

我国政府对放射卫生防护高度重视，国家卫生部和有关部门多年来制定了近百项有关放射卫生防护的法规文件，与医疗有关的达数十项。其中有为从事医学放射性工作者制定的 GBZ 98—2002《放射工作人员健康标准》、《放射工作人员职业健康管理办法》、《放射诊疗管理规定》等标准和法规；还特别针对核医学的特殊工作情况，相继制定了 GB 16360—1996 和 GBZ 120—2002《临床核医学放射卫生防护标准》、GB 16361—1996《临床核医学中患者的放射卫生防护标准》、GBZ

136—2002《生产和使用放射免疫分析试剂（盒）卫生防护标准》等新法规新标准,并于 2006 年 11 月 3 日发布了最新版的 GBZ 120—2006《临床核医学放射卫生防护标准》,取代了 GB 16360—1996 和 GBZ 120—2002 版本,新标准已于 2007 年 4 月 1 日开始实施。新标准的主要特点有如下三方面:

1. GBZ 120—2006《临床核医学放射卫生防护标准》是根据《中华人民共和国职业病防治法》和中华人民共和国国家标准 GB 18871—2002《电离辐射防护与辐射源安全基本标准》修订的。

2. 新标准在主要技术内容方面完全遵从国家标准 GB 18871—2002 的规定,删除了旧标准中不符合国家标准 GB 18871—2002 规定的内容,加强了条理性,重新组织了标准章条的内容,使新标准更加科学合理地涵盖了核医学工作的相关内容。

3. 新标准在严格要求的同时突出了科学性和人性化管理,强调了既要保护个人及其后代和全人类,又要允许进行有利于人类的必要的伴有辐射照射的活动。例如:新标准中 5.8 款规定"为体外放射免疫分析而使用 ^{3}H、^{14}C 和 ^{125}I 等核素的放射免疫分析试剂盒可在一般化学实验室进行"。

二、辐射防护的目的及其基本原则

（一）辐射防护的目的

辐射防护主要目的是确保环境、个人及其后代避免接受过量电离辐射的影响。为此,国际放射防护委员会依据效应与剂量间关系,在其第 26 号出版物中把由电离辐射诱发的生物效应分为两类:随机效应和非随机效应(又称为确定性效应),目的就在于防止有害的非随机效应,并限制随机效应的发生频率,使之达到可接受水平。

（二）辐射防护的基本原则

为了确保有效防护,ICRP 制定了如下三项原则,国家标准 GB 18871 作了明确规定:

1. 放射实践的正当性　国家标准 GB 18871 中第 4.3 辐射防护要求规定:对于一项实践,只有在考虑了社会、经济和其他有关因素之后,其对受照个人或社会所带来的利益足以弥补其可能引起的辐射危害时,该实践才是正当的。对于不具有正当性的实践及该实践中的源,不应予以批准。涉及医疗照射的实践的正当性判断应遵循第 7 章(GB 18871 医疗照射的控制)所规定的详细要求。

2. 放射防护最优化　对于来自一项实践中的任一特定源的照射,应使防护与安全最优化,使得在考虑了经济和社会因素之后,个人受照剂量的大小、受照射的人数以及受照射的可能性均保持在可合理达到的尽量低水平;这种最优化应以该源所致个人剂量和潜在照射危险分别低于剂量约束和潜在照射危险约束为前提条件(治疗性医疗照射除外);防护与安全最优化的过程,可以从直观的定性分析一直到使用辅助决策技术的定量分析,但均应以某种适当的方法将一切有关因素加以考虑,以实现下列目标:

(1) 相对于主导情况确定出最优化的防护与安全措施,确定这些措施时应考虑可供利用的防护与安全选择以及照射的性质、大小和可能性。

(2) 根据最优化的结果制定相应的准则,据以采取预防事故和减轻事故后果的措施,从而限制照射的大小及受照的可能性。

3. 个人剂量限值 即个人所受的照射量不应超过规定的限值。应对个人受到的正常照射加以限制,以保证除本标准6.2.2(GB 18871特殊情况的剂量控制)规定的特殊情况外,由来自各项获准实践的综合照射所致的个人总有效剂量和有关器官或组织的总当量剂量不超过附录B(GB 18871标准的附录)中规定的相应剂量限值。不应将剂量限值应用于获准实践中的医疗照射。应对个人所受到的潜在照射危险加以限制,使来自各项获准实践的所有潜在照射所致的个人危险与正常照射剂量限值所相应的健康危险处于同一数量级水平。

以上三条中,前两条是放射源的相关防护,第三条是个人相关防护。强调了随机性效应在防护中的重要地位和避免不必要照射的重要意义。

三、剂量限值

剂量限值是经过一次照射或在长期积累照射后,对机体损害最小和遗传效应几率最低的剂量。我国和国际辐射防护基本安全标准中对职业照射人员和公众成员受到的人工辐射源(不包括天然辐射)的剂量作出了明确规定。

(一) 职业照射人员个人辐射有效剂量限值

连续五年的有效剂量均值应<20 mSv,并且任何一年中不得超过50 mSv;一年内眼晶体接受的剂量当量应<150 mSv;四肢、皮肤和其他单个器官或组织的年当量剂量应<500 mSv。应急照射情况下,一次可接受50 mSv全身照射,但以后所接受的照射应适当减少,以使这次照射前后十年平均有效剂量不超过20 mSv。

对于接受涉及辐射照射培训和学习过程中使用放射源学生的限值,年有效剂量应<6 mSv;一年内眼晶体接受的剂量当量应<50 mSv;四肢和皮肤的年当量剂量应<150 mSv。

(二) 公众成员个人辐射有效剂量限值

各种实验辐照引起公众成员的全身年有效剂量应≤1 mSv;特殊情况下最大年有效剂量可达5 mSv,前提是连续5年有效剂量均值<1 mSv;一年内眼晶体接受的剂量当量≤15 mSv;一年内皮肤接受的当量剂量应≤50 mSv。

四、外照射防护措施

外照射卫生防护的主要要求是使工作人员和公众避免一切不必要的照射,并使必要的照射控制在尽可能低的水平。其主要的原则性卫生防护办法有以下几点:

（一）用量防护

即尽可能减少放射性试剂的用量。因为外照射的照射量与放射性活度成正比,在其他因素不变时,放射性活度越高,产生的照射量越大。因此,只要能保证符合质量要求的任务完成,应尽可能降低放射性试剂的放射性活度。

（二）时间防护

即尽可能缩短接触放射源的时间。因为工作人员受辐射的剂量与辐射时间成正比,缩短工作人员与放射性物质的接触时间,则可减少照射剂量。为此,要求工作人员要具有熟练的操作技能;暂时不用的放射性试剂不要过早地放在身边,用后应及时移至离工作人员较远的地方或尽早进入放射源库。

（三）屏蔽防护

即在人员与放射源之间设置辐射屏蔽物。在放射性物质与工作人员之间设置辐射屏蔽物(如铅玻璃、铅屏风、铅防护服等),达到削弱射线能量,降低对人员照射量的目的。屏蔽物的材料与厚度应根据辐射源的种类和能量来选择。

（四）距离防护

即尽可能增大人员与辐射源的距离。因为射线对物质的辐射剂量与它们之间的距离平方成反比。因此,增大工作人员与放射性物质间的距离,可以收到事半功倍的外照射卫生防护效果。

五、内照射防护措施

开放型放射性工作中,使用的放射性物质直接暴露在工作环境中,不仅有外照射问题,也存在放射性物质通过各种途径进入机体内而产生内照射危害。在检验核医学实验室,从工作性质及接触的放射性核素品种和放射性能量角度看,内照射卫生防护显得更重要。主要措施如下:

（一）阻塞通道

放射性物质有可能通过呼吸道、消化道、伤口、黏膜、皮肤等途径进入体内。因此,阻塞这些通道,阻止放射性物质入体,是内照射卫生防护的根本性措施。如室内通风,降低空气中放射性物质(挥发气体、粉尘、气溶胶等)浓度,发尘或易挥发物质的操作在通风橱(手套箱)内完成,工作人员戴工作口罩等措施,可防止放射性物质从呼吸道进入体内。从事放射工作的人员应养成良好的卫生习惯,如离开实验室时应认真用肥皂洗手,不留长指甲,不随便用手抓取食物,不在实验室内吸烟、进食,不在工作场所存放食具、食品等,可防止放射性物质从消化道进入体内。当手部有伤口时要及时包扎、封口,戴工作手套以隔绝伤口,严重时应停止工作。手上沾有放射性物质时应及时用水冲洗,不得采用有机溶剂擦洗等措施,以防止放射性物质从伤口、黏膜、皮肤渗入机体。

（二）药物预防

检验核医学工作场所中经常使用开放型放射性碘标记物,为阻止放射性碘进入甲状腺,可采取口服碘剂药物（KI）预防法,让非放射性碘预先占领甲状腺,可有效阻止放射性碘进入。经常食用富碘食物（海带等）也是良策。

（三）加速排除

当误食放射性物质后应立即催吐,继而洗胃。对于已进入血液的则通过利尿措施加速从肾脏排出。对于金属性放射性核素可服用络合剂及泻剂,以促使其尽快排出机体。伤口沾染放射性物质时,在用水冲洗的同时,应挤压伤口促使多流血,血流可带出伤口内的污染物,清洗时应由外向内擦洗伤口,以免伤口的放射性物质污染伤口周围皮肤而扩大污染范围。

六、放射性废物处理

检验核医学工作中发生的放射性废物（Radioactive waste）有气、液、固态三种,称为放射性三废。关于"三废"的处理,在 GBZ 133—2002《医用放射性废物管理卫生防护标准》中有非常详细的说明和规定。综合处理"三废"的方法,主要有以下三种基本方法:

（一）贮存衰变法

此法适用于短半衰期的放射性核素。当存放期达到或超过该核素 $T_{1/2}$ 的 10 倍时,就可按一般废物处理。为了便于计算贮存期,应将放射性废物分门别类（按核素种类和物理状态）收集,标明贮存日期,从该日期起,达到 10 个 $T_{1/2}$ 方可处理。

（二）稀释排放法

对气态放射性物质,无论是在通风橱内操作,还是直接在工作场所内操作,经常抽气排风,保持室内空气流通,都可以使气态废物被大气稀释而排放。但应注意,废气排放必须通过高出周围 50 m 内建筑物 3 m 以上的排气管,风速大于 1.5 m/s 时排出。沾在容器、器材表面的放射性废液,用大量水缓速冲洗也是一种稀释措施,即经洗涤水稀释的废液进入专用污水处理场被大量的生产、生活用水作更充分的稀释,在排入城市下水道前能完全达到国家法定的放射性废水排放标准,即废水内放射性强度必须小于露天水源限制浓度的 100 倍（$T_{1/2}$＜60 天）或 10 倍

（$T_{1/2}>60$ 天）才可排入下水道。

（三）焚烧浓缩法

对可燃性放射性废物（固态的有塑料试管、示踪实验的动物、棉球、滤纸等，液态的有含放射性样品的有机溶剂，如使用后的甲苯体系闪烁液等）通过专用焚烧炉进行焚化，可有效缩小废物体积，便于固化后贮存或送专用放射性废物贮存场。此法对长半衰期的核素尤其适用。

此外，在抽气装置出口安装过滤器，使分散在空气中的放射性物质被过滤材料（滤纸、活性炭等）吸附，也是一种浓集措施。更换下来的过滤材料再经焚化被进一步浓缩。还有在放射性废液中加入沉淀剂，或让放射性废物通过离子交换柱等，也都是使放射性废物中分散的放射性物质相对集中的浓缩法。

七、检验核医学实验室卫生防护要求

遵从国家标准 GBZ 120—2002《临床核医学放射卫生防护标准》、GBZ 136—2002《生产和使用放射免疫分析试剂（盒）卫生防护标准》等相关标准对使用单位的防护要求，可归纳为如下几点：

（一）一般原则

检验核医学中使用放免试剂（盒）如所涉及的放射性水平超过了开放型放射工作单位的分类及其工作场所的分级的下限时，必须按要求办理放射卫生许可登记，并遵循开放型放射工作单位的卫生防护要求与监督管理。如所涉及的放射性物质小于分类、分级下限时，可以豁免许可登记，但必须向放射卫生防护部门申报注册。

（二）实验室设施

检验核医学实验室操作的放射性核素都属中、低毒性组核素（表1-4），用量也较少，按标准应属第三类丙级实验室。对于第三类丙级场所的卫生防护要求相对比较简单。在选址上可以与其他非放射性工作场所同设于一般建筑物内，但应集中在同一层或一端，有单独的出入口与非放射性工作场所隔开，与周围建筑物相距约 30 m。实验室内的用房布局要合理，放射性工作区与非放射性工作区（办公室、药品器材库、微机室等）要分开，中间要有卫生通过区（更衣室、淋浴室及个人污染监测室等）。室内的表面装修要求光滑无缝、不透水、易除污。应有普通污水和放射性污水排放的两套系统，不用明管。根据工作性质需要还应设置通风橱、手套箱等围封隔离设备。室内应安装排气扇，设置脚踏开关式污物桶。室外也应有地下放射性污水衰变池，室内放射性污水管道应与放射性污水衰变池相通，衰变池的出口应与本单位的污水处理系统连接，不可直接排入城市下水道。

表 1-4　检验核医学常用放射性核素特征

核素名称	符号	半衰期	衰变类型	主要射线能量(MeV)
氢-3	^{3}H	12.33 年	β^-(100%)	β^-:0.018 6
碳-14	^{14}C	5 730 年	β^-(100%)	β^-:0.156
磷-32	^{32}P	14.28 天	β^-(100%)	β^-:1.71
硫-35	^{35}S	87.4 天	β^-(100%)	β^-:0.167
碘-125	^{125}I	60.2 天	EC(100%)	γ:0.035(83%) X:0.027(70.9%)

（三）防护要求

1. 职业卫生培训　对使用、操作放免试剂盒的人员应经过严格的职业卫生培训,具备相应的技能和防护知识。

2. 专用实验室　使用放免试剂盒应在单独的专用房间内进行,房间门口应有电离辐射标志。使用操作应在指定的工作台或搪瓷盘内进行,并采取必要可行的防污染措施。为预防污染扩散,无关人员和物品不得入内。

3. 个人防护　操作人员需配戴个人防护用品,如橡胶手套、口罩等;应注意避免皮肤直接接触放射性物质。

4. 试剂盒检查　使用放免试剂盒之前需进行外观检查,若发现有破漏污染迹象应停止使用。必要时要向有关部门报告、追查原因并做进一步的处理。

5. 实验用品清理　实验操作完毕后,应及时清洁、整理实验用品,并妥善收存。对接触过放射性物质的用品,未经放射防护部门测量不准挪做他用。

6. 放免试剂盒储存　对放免试剂盒必须妥善储存,应备专用柜并加锁,柜门上应有电离辐射标志。并有专人管理交收、库存和消耗账目。

第二章 放射性测量技术

放射性测量是核医学的一项极为重要的基本技术,从事核医学工作的人员必须十分熟练地掌握放射性测量技术。只有了解放射性测量仪器的结构和测量原理,正确选择探测仪器及其工作条件,掌握放射性测量的方法,严格控制放射性测量的误差,才能保证测量结果的可靠。

放射性核素发出的射线与物质相互作用可直接或间接地产生电离和激发等效应,利用放射性测量装置对这些效应进行探测,可以获得放射性的存在、性质和强度等信息。用来测量射线强度、分析射线能量、记录各种射线的数量的仪器统称为探测器(Probe)。射线的测量有各种不同的方法和仪器,一般将探测器分为两大类:一是"径迹型"探测器(Nuclear track detector),能够探测粒子运动的径迹(Track);有的还能测出粒子的速度和性质,此类探测器有核乳胶(Nuclear emulsion)、云室(Cloud chamber)、气泡室(Bubble chamber)、火花室(Spark chamber)等,主要用于高能粒子物理研究领域。二是"信号型"探测器(Nuclear pulse signal detector),当一个辐射粒子入射到探测器的敏感区域时能产生一个电信号,再由后续设备加以记录和分析。此类探测器包括:电离计数器(Ionization counter)、正比计数器(Proportional counter)、盖革-弥勒计数管(Geiger-Müller counter,简称GM counter)、闪烁计数器(Scintillation counter)、半导体计数器(Semiconductor counter)等,这些信号型探测器在低能核物理、辐射化学、生物学、生物化学和分子生物学以及地质学等领域越来越得到广泛的应用,尤其是闪烁计数器是生物化学和分子生物学研究中的必备仪器之一。

第一节 射线探测仪器

核探测仪器(Nuclear instrument)主要由射线探测器(Radiation detector)和后续电子学线路组成。

一、射线探测器

常用的核探测器有气体电离探测器(Gas ionization detector)、半导体探测器(Semiconductor detector)和闪烁计数器(Scintillation counter)。在检验核医学工作中,用于放射性样品测量的核探测器,使用最多的是闪烁型探测器。本节将重点介绍该型探测器的主要构成及其工作原理。

(一)气体电离探测器

1. 概况　气体电离探测器(Gas ionization detector)是利用核射线在气体中的电离效应进行测量工作的探测器。早在 1908 年气体电离探测器就已问世,但直到1931 年脉冲计数器出现后才解决了快速计数问题。这一类探测器是一个充满适当气体的密闭容器,容器内设两个电极,其中一个与后续电子学线路相连,起收集电荷作用,称为阳极,另一极为阴极。根据工作需要,阴、阳极可以有不同形状。气体电离探测器在核物理发展早期曾起过重大作用,并被广泛应用;目前在核物理、核技术应用和辐射剂量测量中仍被使用;20 世纪 70 年代以来,在粒子物理学及重离子核物理中,又得到新的发展和应用。

2. 探测机理　带电粒子入射探测器穿过气体时与气体分子碰撞而逐次损失能量,气体分子被电离并沿其路径产生由正离子(Positive ion)和电子(Electron)组成的离子对(Ion pair);气体被电离后改变了电极的电位,形成电压脉冲,记录这种电压脉冲或测量正负离子产生的电流,就可探知核辐射的存在,计量辐射粒子的数目。离子对的多少,正比于入射射线的电离比度与其能量。在离子对存在的空间,如果没有外加电场,离子对将做杂乱运动而逐渐复合。当探测器的两极加上工作电压后,由于外加电场的作用,正离子和电子分别向两极漂移形成电离电流,其大小与外加工作电压有关,形成可供不同探测需求的饱和区、正比区和 G-M 区(图 2-1)。

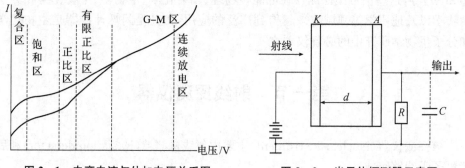

图 2-1　电离电流与外加电压关系图　　图 2-2　半导体探测器示意图

外加工作电压超过 G-M 区,气体因强电场而放电,属于连续放电区。在这个区域内有光产生。作为高能物理的粒子探测手段的流光室(Streamer chamber),火花室和闪光室就是工作在这一区域。而其他的气体电离探测器在此区域内使用则会损坏。

（二）半导体探测器

1. 概况　半导体探测器(Semiconductor detector)是20世纪60年代发展起来的探测器。其工作原理类似于气体电离探测器,不同之处是探测器的介质采用的是半导体材料如硅(Silicon,Si)、锗(Germanium,Ge)。用半导体材料制成的将射线能量转换成电信号的探测器,实质上是一个半导体材料高掺杂的较大体积的晶体二极管。

2. 探测机理　入射粒子进入半导体探测器后,产生电子-空穴对(Electron hole pair),这些电子-空穴对被探测器两电极的电场分开,并分别被阴极和阳极收集,产生同射线粒子交出的能量成正比的输出脉冲信号,从而可探测射线的强度。

在半导体材料的两侧,设置电极K、A,在电极K与A之间加上反向偏压,此时介质内形成电场区,无粒子入射时,两极间绝缘电阻很大,漏电流极小;当粒子入射后,由于电离作用产生电子-空穴对,在外加电场作用下,分别向两极漂移,在负载电阻R上产生脉冲信号(图2-2)。由于产生一个电子-空穴对所需的能量约3eV,半导体探测器的能量分辨率比闪烁计数器和气体电离探测器的要高得多。

3. 类型　常用的半导体探测器有两种类型:

（1）金硅面垒型(Au-Si surface barrier detector),它是在一块N型硅单晶片上喷涂一层金膜,在金硅交界面附近形成一个高阻区。也就是形成一个非常薄的P型反型层,接线从底面和靠近交接部分的表面引出,形成一个半导体二极体。如果加上一个方向偏压,在二极体交接部分的电场使得只有微弱的电流能通过。在靠近交接部分的两边有一个所谓耗尽层(Depletion layer)的区域,所有反向偏电压都加在这个区域。耗尽层是半导体射线探测器的灵敏部分,如果射线穿过这部分,产生载流子,它们就会被收集,和气体电离室的情形一样。

（2）锗（或硅）-锂漂移型探测器,即:锂漂移锗探测器[Lithium-drifted germanium;Ge(Li)detector]和锂漂移硅探测器[Lithium-drifted silicon detector;Si(Li) detector]。它是将适量的锂均匀地漂移进一块P型锗（或硅）单晶,形成高阻区。使用时探测器接上反向电压,当有射线进入高阻区时,损耗能量产生电子-空穴对,在电场作用下,电子-空穴对被收集,就有电信号输出,再用电子仪器记录。其中金硅面垒探测器适用于测量带电粒子。锗（或硅）-锂漂移探测器测量γ射线、X射线等的能量分辨率特别好,但必须在低温(77 K)真空条件下工作。近代也曾把此种探测器放在火箭中升到太空用做宇宙射线的探测和研究,在化学方面用来做化学分析后的放射性物质的精密测定。由于半导体探测器的体积小,有望在医学上得到广泛的应用。

4. 半导体探测器的优缺点

(1) 优点是:① 空间分辨率好,分辨时间快;② 灵敏度高;③ 在同样剂量辐照下,输出的信号比电离室大。

(2) 缺点是:① 能量响应(Energy response)差,不能做绝对测量用;② 输出的信号与辐照的剂量率有关,即辐射损伤效应(累计剂量达到一定程度后,响应会有很大变化)。如测量百分深度剂量(Percentage depth dose,PDD)时,当水深为 25 cm 时,与正常信号输出可差 4.4%;③ 长期稳定性不好;④ 无需温度、气压修正,但温度变化会明显增加探测器的暗电流,即输出随温度的漂移大。

随着科学技术的不断发展,科学家们在锗锂 Ge(Li)、硅锂 Si(Li)、高纯锗(High-Purity Germanium,HPGe)、金属面垒型等探测器的基础上研制出许多新型的半导体探测器,如硅微条(Silicon Micro-strip Detector,SMD)、硅条(Silicon strip detector,SSD)、Pixel[像素镉锌碲(Cd Zn Te)探测器]、电荷耦合器件(Charge Coupled Device,CCD)、硅漂移室(Silicon Drift Detector,SDD)等,并广泛应用在高能物理、天体物理、工业、安全检测、核医学、X 光成像、军事等各个领域。

(三) 闪烁型探测器

早在 1903 年就有人发现 α 粒子照射在硫化锌粉末上可产生荧光的现象。但是,直到 1947 年,将光电倍增管与闪烁体结合起来后才制成现代的闪烁探测器。闪烁型探测器主要由闪烁体(Scintillator)、光导(Lightguide)、光电倍增管(Photo-multiplier,PM)、相关电子学线路和外周屏蔽层组成(图 2-3)。

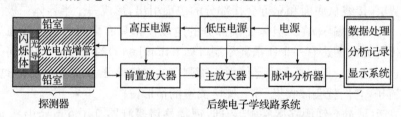

图 2-3 闪烁型探测器基本结构框架示意图

闪烁型探测器检测射线的基本原理是:当射线通过闪烁体时,闪烁体被射线电离、激发,并发出一定波长的光,这些光子射到光电倍增管的光阴极上发生光电效应而释放出电子,电子流经光电倍增管多级阴极线路逐级放大后形成电脉冲输入电子学线路部分,而后由定标器(Scaler)记录下来。现代闪烁型探测器大多配备有计算机系统来处理测量结果。

在探测过程中,光阴极产生的电子数量与其接受的光子数量成正比,即放射性核素的量越多,在闪烁体上引起闪光次数就越多,从而仪器记录的脉冲次数也就越多。测量的结果可用计数率,即射线每分钟的计数次数(Counts per minute,CPM)

表示,现代计数装置通常可以同时给出衰变率,即射线每分钟的衰变次数(Disintegrations per minute,DPM)、计数效率(Counting efficiency,CE)、测量误差(Error of measurement)等数据。闪烁型探测器近年来发展较快,是应用最广泛的核探测器,它的核心结构之一是闪烁体。闪烁体的质量在很大程度上决定了一台辐射计数器的探测质量。

1. 闪烁体 很多物质都可以在粒子入射后而受激发光,因此闪烁体的种类很多。按化学成分划分,可以分为有机闪烁体和无机闪烁体;按形态分,有固体、液体和气体闪烁体;固体的又分为单晶、塑料、粉末和玻璃等闪烁体。它们的主要作用是将射线辐射能转化为荧光。检验核医学体外放射分析常用的闪烁体主要为:固体闪烁体(Solid scintillator)和液体闪烁体(Liquid scintillator)。

(1) 固体闪烁体 固体闪烁体有三种类型:无机晶体闪烁体(Inorganic crystal scintillator)、有机晶体闪烁体(Organic crystal scintillator)和塑料闪烁体(Plastic scintillator)。

① 无机晶体闪烁体 是指含有少量混合物[称为激活剂,如铊(Tl)、银(Ag)等]的无机盐晶体。例如以铊为激活剂的碘化钠 NaI(Tl)晶体和碘化铯 CsI(Tl)晶体,以银为激活剂的硫化锌 ZnS(Ag)晶体,以铕为激活剂的碘化锂 LiI(Eu)晶体等。ZnS(Ag)晶体常用于测量 α 射线。LiI(Eu)是优质的中子探测闪烁晶体材料。NaI(Tl)晶体常用于测量 γ 射线,其"井型 NaI(Tl)晶体"是检验核医学设备放射免疫分析仪中最为常用的元件(图 2-4)。NaI(Tl)晶体是无色透明的无机晶体,当 γ 射线作用于 NaI(Tl)晶体,由于康普顿效应、光电效应和电子对生成效应的作用使

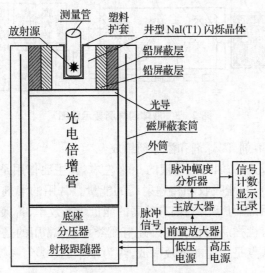

图 2-4 井型 NaI(Tl)闪烁探测器示意图

NaI 受激,逸出具有能量的自由电子,退激时大部分能量通过 Tl 转化为能与光电倍增管相匹配的荧光,少部分能量引起晶格振动以热形式散发。NaI(Tl)晶体具有密度大、发光效率高、荧光衰减时间短、荧光光子的数量与入射线能量线性响应好且范围宽和制备方便等优点。其缺点是易潮解,使晶体发黄透明度降低而影响测量,因此使用 NaI(Tl)晶体一定要注意保持干燥。

② 有机晶体闪烁体　有机闪烁体大多属于苯环结构的芳香族碳氢化合物,主要有蒽、芘、萘等化合物制成的单晶体。受激发光是其本身固有的性质,引起发光的原因是分子本身从激发态回到基态,多余的能量以光子形式辐射。有机晶体有较高的荧光效率,但制备困难,价格昂贵。

③ 塑料闪烁体　是有机闪烁物质中的固溶体,包含溶剂、初级发光物和次级发光物三种组分。有时为增大对射线的阻止本领或作特殊用途,还添加高原子序数的重金属或其他化合物等组分。可用于测量 γ、X、β 射线、快中子和高能粒子。易于制成各种形状,且不潮解,性能稳定。但其软化温度低,不适宜在高温环境中使用,易溶于芳香族及酮类溶剂,能量分辨率差,因此只能做强度测量,而不宜做能谱测量。

(2) 液体闪烁体　液体闪烁计数器(Liquid scintillation counter)常用于测量产生低能 β 射线的 ^3H、^{14}C 等放射性核素,也可进行低能 γ、契伦科夫效应、单光子测定。闪烁体为液体,称为闪烁液。测量时,将闪烁液和样品共同置于闪烁测量杯内,放入仪器样品测量室进行测量(图 2-5)。

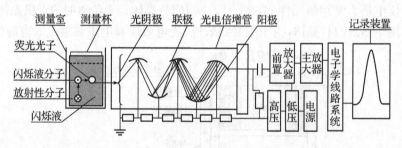

图 2-5　液体闪烁测量示意图

闪烁液一般由溶剂、闪烁剂和添加剂组成:

① 溶剂:约占无添加剂的闪烁液的 99% 左右,其主要作用是溶解闪烁剂(有时还包括放射性样品),并能吸收和传递射线的能量。常用的溶剂有烷基苯类溶剂,如甲苯、二甲苯应用最为广泛,它们有较高的能量传递效率、价廉,缺点是不溶或微溶于水,不利于水溶性样品测量。此外还有醚类溶剂,常用的是二氧六环,优点是能与水无限混溶,缺点是传递能量效率低,约为甲苯的 40%,易燃,价高,在空气中易产生过氧化物。

在液体闪烁计数系统中，一个优质的溶剂应满足下列条件：对闪烁剂的溶解度高；对放射源的转移效率高；对闪烁发射的光子透明度高；在无论有无助溶剂的帮助下都可以溶解放射性样品；能够形成均相的测量溶液。

② 闪烁剂：其主要作用是从受激溶剂分子中吸收能量，退激时发射特征光谱的光子。根据其荧光特性及作用，可分为两类：即第一闪烁剂（Primary scintillator）和第二闪烁剂（Secondary scintillator）。常用的第一闪烁剂（初级闪烁剂）有2,5-二苯基噁唑（2,5-diphenyloxazole，PPO）、对联三苯（p-terphenyl，TP）、2-苯基-5(4-联苯基)-1,3,4噁二唑（PBD）。当闪烁剂发射光谱不能与光电倍增管匹配时还需加第二闪烁剂（次级闪烁剂），其作用是波长转移，一般常用1,4-双-[2′-(5′-苯基噁唑)]-苯（POPOP）。发射波长为 415 nm 左右的荧光，与光电倍增管有良好的匹配特性。要求闪烁剂的发光效率高，在溶剂中有一定的溶解度，淬灭耐受性好，发光衰减时间短，发射光谱与光电倍增管光谱响应好，性能稳定，价格低廉。

③ 添加剂：为了提高闪烁液对含水样品的兼容性和淬灭耐受性，有时需要在闪烁液内添加一些助溶剂，如：乙醇、乙二醇、乙醚或乳化剂 Triton X-100 及抗淬灭剂，如萘（tar camphor，分子式为 $C_{10}H_8$）。

在闪烁测量杯内，放射性样品被溶剂分子包围，射线的能量被溶剂分子接收而激发，退激时将释放的能量传递给第一闪烁剂，使之产生荧光，当第一闪烁剂的发射光谱与光电倍增管光阴极的吸收光谱不相匹配时，可加第二闪烁剂，后者吸收第一闪烁剂释放的能量，产生波长在 420～480 nm 的光子，达到匹配的目的。表 2-1 列出常用闪烁液的成分，供使用时参考。

表 2-1　常用闪烁液的成分

溶液	成　　分				应用
	第一闪烁剂	第二闪烁剂	添加剂	溶剂（至 1 L）	
A	PPO(5 g)或丁基PBD(10 g)	双-MSB(0.5 g)或DMPOPOP(0.25 g)或 POPOP(0.2 g)		甲苯或二甲苯	所有溶于甲苯的样品；吸附于支持物上的不溶性样品
B	PPO(8 g)或丁基PBD(10 g)	双-MSB(1 g)或DM-POPOP(0.5 g)或 POPOP(0.2 g)	乙醇或2-乙氧基乙醇(300 mL)	甲苯或二甲苯	3% 以下的水样品
C	PPO(5 g)或丁基PBD(10 g)	双-MSB(1 g)或DM-POPOP(0.5 g)或 POPOP(0.2 g)	萘(150 g)、乙二醇(20 mL)、2-乙氧基乙醇(100 mL)	二氧六环	20% 以下的水样品
D	PPO(5 g)或丁基PBD(10 g)	双-MSB(0.5 g)或DMPOPOP(0.25 g)或 POPOP(0.2 g)	Triton X-100(333 mL)	甲苯或二甲苯	10%以下的水样品以及 20%～40%的水样品

2. 光导　在闪烁体和光电倍增管之间加入一种导光介质（硅油）称为光导。其作用是减少闪烁和光电倍增管之间的空气对荧光的全反射,提高光子进入光电倍增管的几率。常用的光导材料有硅油、聚四氟乙烯、氧化镁涂层等。

3. 光电倍增管　光电倍增管是光—电信号转换器件,是一种真空器件。它由 Sb-Cs 或 Sb-K-Cs 等光电敏感材料蒸涂的光电发射阴极（光阴极）和聚焦极、电子倍增极及电子收集极（阳极）等组成。各极之间用串联电阻分压供电,使极间形成所需电场。当闪烁体产生的荧光入射光阴极时,由于光电效应产生光电子至聚焦极,由于电场力的作用,经过多级次阴极加速倍增,最后在阳极形成电脉冲信号。

二、后续电子学线路单元基本构成及工作原理

放射性测量仪器的后续电子学线路包括放大器（Amplifier）、脉冲幅度分析器（Pulse height analyzer,PHA）、计数及数据处理装置等。

（一）放大器

放大器的主要作用是脉冲放大、整形、倒相。放大器又有前置放大器（Pre-amplifier）和主放大器（Main amplifier）。对于液体闪烁计数器,放大器常采用信号相加放大的办法。

1. 前置放大器　经光电倍增管输出的电脉冲信号仍然较弱,如果将此电脉冲信号直接送到离探头较远的主放大器进行放大,通过电缆传输会造成电脉冲信号的畸变和损失。为了防止这种情况的发生,采用具有放大微弱电信号功率的射极跟随器作为前置极,此装置称为前置放大器。

2. 主放大器　在核辐射探测器中介于前置放大器和脉冲幅度分析器之间的单元,主要作用是将来自前置放大器的信号转换成最适合记录的脉冲形状,其次是将信号进一步放大。

（二）脉冲幅度分析器

不同核素通过探测器形成的电脉冲幅度不同,脉冲幅度与核素的射线能量成正比,能量越大脉冲幅度越高。通过脉冲幅度分析器鉴别计数脉冲是否由所测核素产生,是保证放射测量正确性和精确性的重要环节。脉冲幅度分析器主要由上、下两路甄别电路（Discrimi-nator）和反符合电路（Anticoincidence circuit）组成。反符合电路的功能是当两个输入端同时有信号输入时,输出端无信号输出,反之,则有信号输出。甄别电路的电位可以调整,称为甄别阈,上、下两阈的差值称为道宽（Channel width）。如果脉冲幅度低于下甄别阈,无信号输出,若脉冲幅度高于上甄别电位,上、下甄别电路同时输出信号至反符合电路,反符合电路没有输出,只有幅度高于下甄别、低于上甄别电位,即落入道宽范围内的脉冲信号才能通过反符合

电路输出(图2-6),这种测量方式称为微分测量。如果上甄别电位为无穷大,则道宽也为无穷大,凡是幅度高于下甄别电位的脉冲均可通过反符合电路输出,这种测量方式称为积分测量。

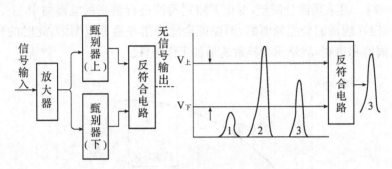

图2-6 脉冲幅度分析器示意图

脉冲幅度分析器可分为单道和多道两种:只具有单一通道,每次只记录处于某一个幅度区间内的输入脉冲信号的称为单道脉冲幅度分析器(Single channel pulse height analyzer);可以同时分别记录不同幅度的脉冲信号,直接显示脉冲分布图或给出不同幅度脉冲在各自道宽范围内的计数,用于分析核素能量的分布,称为多道脉冲幅度分析器(Multichannel pulse height analyzer)。

(三)计数和数据处理装置

过去的计数系统仅有定标器(Scaler),定标器由计时、计数两部分电路组成,根据需要记录一定时间范围的脉冲数。随着计算机技术的发展,目前已由计算机系统取代了定标器,进行数据采集和处理工作,同时还可实施其他操作的控制工作。

(四)电源

放射性测量仪器有直流高压和直流低压电源,高压电源一般为0～1 500 V可调,供光电倍增管工作用,低压电源供电子学线路工作用。

三、仪器最佳工作条件选择

测量不同的放射性核素,仪器必须具备相应的高压、放大倍数、阈值和道宽。因此,必须对上述工作条件进行调整、选择,使仪器处于最佳工作状态。最佳工作条件的选择方法:一种是测"坪曲线"(Plateau curve),另一种是找最好的品质因素。

(一)坪曲线测定

对于光电倍增管,在理论上不存在"坪"(Plateau)。但随着高压的增加,在一定范围内,脉冲数变化较小,形成一段坡度较小的电压脉冲曲线,通常也称其为坪。

经典的选择方法是:根据所测射线的能量确定适当的放大倍数,改变光电倍增管的工作电压,采用积分方式进行计数测量。以计数为纵坐标,工作电压为横坐标,绘制光电倍增管工作曲线,选择稳定性好的一点(坪区内),作为光电倍增管的工作电压(图2-7)。再采用微分测量,变化下甄别阈值进行射线的能谱测定,上、下阈值的位置应定在能谱的全能峰两侧,即保证全能峰落在道宽范围内,此时的高压、放大倍数、阈值和道宽,就是所测核素的最佳工作条件。

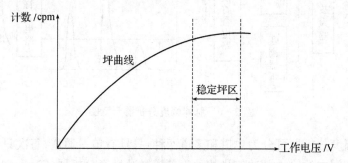

图2-7　光电倍增管坪曲线测定示意图

目前,一些仪器生产厂在仪器使用说明书中注明该仪器针对所测核素的放大倍数、阈值和道宽。此时,只要在确定的放大倍数、阈值和道宽条件下,升高或降低高压,找出计数最高,本底最低的电压,即为所选择的最佳工作电压。随着计算机技术的应用,许多仪器已经可以通过计算机自动调试和选择仪器的最佳工作条件。

（二）品质因素测定

品质因素,又称为优值,是指在一定条件下,要达到合适的统计数目所需要的时间,是仪器的计数效率 E 和本底计数率 N_b 的函数。样品作相对计数测量时希望得到高的样品计数率和低的本底计数率,而样品计数率和本底计数率的关系是:品质因素 $F = E^2/N_b$（E 为计数效率,N_b 为本底计数率)。F 越高,在该测量条件下,能获得较高的样品计数效率和较低的本底计数率。应用坪曲线测定与品质因素测定,后者考虑因素较多,结果更为可靠。

四、体外放射分析常用测量仪器

以体外放射分析为基础和主要内容发展起来的检验核医学,承担着为许多疾病诊断提供科学依据的任务,故要求其必须具有准确可靠的数据和快捷的速度。要满足这些客观需求,除了要有高质量的试剂(盒)和训练有素的人才之外,在很大程度上还依赖于性能优良的放射性探测仪器。

该类核仪器根据其探测辐射源的功能主要可分为两类:一类是用于探测 γ 射

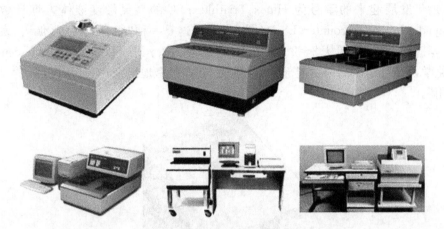

图 2-8　部分不同种类的 γ 放射免疫计数器外观

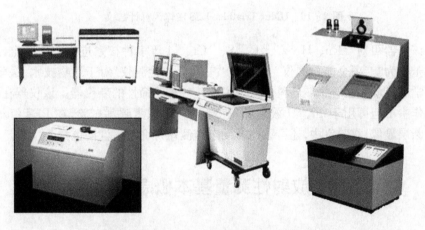

图 2-9　部分不同种类的液体闪烁计数仪外观

线的 γ 放射免疫计数器(图 2-8);另一类是用于探测 β 射线的液体闪烁计数仪(图 2-9)。

对于上述核仪器,我国政府制定了严格的国家标准,如国家技术监督局在 1996 年和 1998 年相继制定了"GB/T 10255—1996 γ 放射免疫计数器"、"GB/T 10259—1998 液体闪烁计数系统"国家标准,对该类仪器的技术性能、试验方法、检验规则、标志、包装、运输、贮存和文件要求等都作了详细规定,确保了我国生产的该类设备的质量,同时对于引进的国外同类设备的质量判定也提供了鉴定标准。

目前,随着核技术和相关科学技术的发展,此类仪器也有了新的进展。例如：近年发展起来的型号为 Hidex Triathler-LSC 的高灵敏度液体闪烁计数仪（Liquid scintillation counter，LSC）（图 2 - 10），这是一种"组合式液闪、伽玛、发光仪"，其探测能量范围从 2～2 000 keV，它是将 α、β、γ 射线和冷光（Luminescence）即化学发光三项探测的功能部件以"模块"方式紧密地组合在一起，实现了"一仪三用"。

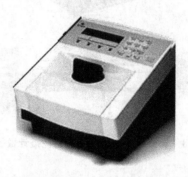

图 2 - 10 Hidex Triathler-LCS 液体闪烁计数仪

该仪器可对^{222}Rn、^{3}H、^{14}C、^{32}P、^{35}S、^{51}Cr、^{125}I 等多种核素进行精确测定，被业内人士称为"三项全能检测仪"，并认为"三项全能检测仪"对于生物技术、医学、生命科学和环境监测等领域的科学家来说都是一种革命性的新仪器。该仪器在核医学工作中不但可用于^{3}H、^{125}I 放射免疫分析和^{14}C-尿素呼气试验，在 PET（正电子发射断层显像）实验室中，还可以连续动态监测短寿命放射性同位素。

第二节 放射性测量基本概念和影响因素

放射性核素发出的射线与物质相互作用，会直接或间接地产生电离和激发等效应，利用辐射探测仪器对这些效应进行探测，并记录放射性的性质和强度等信息的过程称为放射性测量。只有理解放射性测量中有关绝对测量、相对测量、衰变率、计数率、测量效率、放射性本底等基本概念和放射性测量影响因素，才能熟练掌握和正确运用放射性测量技术。

一、放射性测量的基本概念

（一）绝对测量和相对测量

1. 绝对测量（Absolute measurement） 不借助中间手段直接测得放射性活度的方法，是对样品的实有放射性强度作测量，求出样品中标记同位素的实际衰变率。在做绝对测量时,要纠正一些因素对测量结果的影响,这些因素包括仪器探头对于放射源的相对立体角、射线被探头接收后被计数的几率、反散射、放射源的自吸收影响等。常用的方法有 4π 立体角法、固定立体角法、符合法和量热法。但由于校正因素较多,很少用于常规多样品测量,多用于标准源或校正源测量。

2. 相对测量(Relative measurement) 需借助中间手段,间接反映放射性活度的测量方法。即以常用测量仪器所测得的脉冲计数多少来反映放射性活度的大小,只是在某个固定的探测仪器上做放射性强度的相对测量,不追求它的实际衰变率。在一般的示踪实验中,大多采用相对测量的方法,比较样品间的差异。相对测量适用于常规多样品的测量,是核医学中常用的测量方法。

(二)衰变率(Rate of decay)

单位时间内放射性核素的衰变数,是表示放射性活度的物理量,也是描述放射性核素衰变快慢的量,表示放射性核素在单位时间内衰变的几率。常用每秒衰变数(Disintegrations per second, DPS)或每分衰变数(Disintegrations per minute, DPM)表示。衰变愈快的元素,半衰期愈短,衰变率愈大。

(三)计数率(Rate of counts)

单位时间内放射性测量仪器所测得的脉冲数,是相对测量常用的物理量。常用每秒计数(Counts per second, CPS)或每分计数(Counts per minute, CPM)表示。

(四)测量效率(Detection efficiency)

仪器单位时间所测量的脉冲数(计数率)与所测样品的实际衰变数(衰变率)的比率。

$$E = \frac{计数率(cpm)}{衰变率(cpm)} \times 100\%$$

测量效率是衡量测量仪器质量的重要指标,也可根据此效率因素对相对测量结果进行放射性活度的校正。

(五)本底(Background)

在没有放射性样品情况下,仪器所测得的计数,称为本底。本底的主要来源有宇宙射线、环境辐射和仪器本身的电子噪声等。本底计数是衡量仪器质量的重要指标。本底计数要求越低越好。

二、影响放射性测量的因素

(一)几何因子

几何因子对放射性测量影响很大,对于点状源,其射线沿空间 4π 立体角发射,进入探测器只是部分射线。立体角与探测器的工作面积成正比,和放射源与探测器之间距离的平方成反比。若想获得该点源的衰变率,则必须进行几何因子校正,对于面源、体源校正更复杂。采用相对测量可避免立体角校正,但标准源必须与样品保持相同几何位置。

(二)仪器工作条件的影响

在放射性测量过程中,必须保证探测仪器的工作条件处于最佳状态。否则将导致测量效率降低,本底计数增加,严重影响测量值的准确性。

(三)仪器分辨能力的影响

探测器能够分辨两种不同能量的同类射线的能力,称为能量分辨率(Energy resolution)。仪器要求分辨率越高越好。在一定的能量分辨率条件下,如果先后入射探测器的两个射线的时间间隔短于仪器的分辨时间,则可产生漏计,需做漏计校正,特别是放射性活度高的样品,漏计的几率更大。对于高活度样品,一般应稀释后再进行测量。

(四)样品对放射性测量的影响

样品的影响往往出现在容量、样品内放射性分布与样品的放射性污染三个方面。

1. 容量 对于液态样品,其容量的可比性是测量结果可比性的前提,即液态样品间放射量比较必须使用相等容量的样品在同台探测仪器上用相同的测量条件进行。因此,取样的准确与精密性至关重要。为了确保容量的准确与精密,除了认真仔细地操作外,应使用容量准确度高的器具,必要时需作重量法校正。应使用同一器具量取同一样品。液体样品应充分混匀,使放射性在样品内分布均匀后取样。为了尽可能减少样品被其他放射性污染,器皿使用后要彻底清洗,必要时应先作本底测量,加以筛选后使用。样品测量管使用一次性塑料管。

样品容量还与前述的几何因子有关,即测量管内的液面高度应相同,才能保持样品间与探测器的几何位置一致。因此,个别样品因容量不够需作半量测量时,应使用适当的溶液补足容量并摇匀后测量。测量结果乘以 2 为该样品全量的放射性。

2. 放射性分布 保证液态样品内放射性物质分布的均匀性,同样与几何因子有关。这在 α 射线和低能 β 射线的测量中尤为重要。

3. 放射性污染 待测样品(包括样品测量管以及仪器测量室护套)如发生意外的放射性污染,将严重影响测定值的准确性。

(五)吸收与散射的影响

由于放射性样品有一定的厚度,其本身发射的射线,在样品内部有时也会被吸收或部分吸收,这种现象称为自吸收(Self absorption)。自吸收的存在给 α 射线和低能 β 射线的测量带来一定的影响。此外,还存在着样品和探测器之间空气的吸收及探测器窗的吸收作用的影响。

散射对测量也有影响。如果是正向散射,使得向探测器发射的射线产生偏离,而不能进入灵敏区,导致计数减少。如果是反散射,则会使不能进入探测器的射线经散射后进入探测器的灵敏区导致计数率增加。散射的影响在 β、γ 射线的测量中必须予以考虑。

（六）测量环境污染

测量环境包括自然环境、室内环境以及仪器表面,这些环境发生辐射污染,将导致本底计数增高,影响样品测量的精确性。因此,在测量时,必须严格遵守操作规范,防止污染;还应经常对测量室采取必要的污染监测和防污染清洁措施。

（七）放射性样品的衰变因素

放射性样品的衰变形式决定着测量方法的选择和具体操作方法的实施。尤其对于短半衰期或多种衰变共存的核素,均可对测量产生一定的影响。因此,对于不同衰变性质的放射性核素必须选择正确的测量方法,并进行必要的校正。

第三节　放射性样品的计数测量

检验核医学工作中的放射性探测主要是放射性样品的计数测量,即通过对样品放射性计数率的定量测定来确定样品中被测物质的含量,而且计数率的定量测定通常都采用相对测量法。由于射线的种类不同,计数测量的方法则不相同,同种射线的能量相差较大时,计数测量的方法也有差异,分别介绍如下:

一、单能 γ 射线的计数测量

对于单能 γ 射线的计数测量,可用单道脉冲分析器来完成。为了实施有效的测量,必须选定最佳的仪器工作条件:PM 管的工作电压、下甄别阈值、道宽。按以下步骤进行。

（一）确定 PM 管工作电压

根据 γ 射线能量越低,预置的下甄别阈值应偏低,而放大器增益应较高的原则,先固定仪器的阈值和放大增益,通过积分测量,绘制工作电压改变（固定增值）而引起被测放射性样品计数率发生相应变化的 HV-cpm 曲线,称为 PM 管的"坪"曲线。通常 PM 管的工作电压应确定在"稳定坪区"的前 1/3 处（图 2 - 11 中的 P 点）。

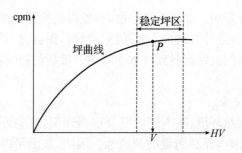

图 2－11　PM 管工作电压确定示意图

（二）确定放大器增益

将单道脉冲分析器的甄别阈值调至全刻度的中值范围的某个刻度,道宽预置在仪器全道宽的 10％～20％范围的某个刻度后,在上述选定的工作电压条件下,用不同的放大器增益测定被测样品的计数率,以计数率最大时的放大器增益值为选定的条件。

（三）确定测量道宽

以上述已选定的工作电压和放大器增益为基础,测定被测样品的 γ 射线能谱曲线,以具体确定"道宽"。方法:将上、下甄别器刻度均调至最小后,按固定的增值改变上甄别器刻度,每增加一次作一次计数率测定,并绘制甄别阈值-计数率的能谱曲线(图 2－12)。以峰高的 25％处(图中 A 点)作水平线截峰曲线于 B、C 点,对应的 $V_下$、$V_上$ 即为道宽值。

对于能量较低的 γ 射线(如^{99m}Tc),由于低能量部分的曲线抬高,使峰曲线不典型,造成 25％峰高的截线得不到两个交点,这种情况下,道宽的确定以 E(E 为 γ 射线能量,以下甄别器的读数即 $V_下$ 值表示,标定为全能峰峰尖相对应的 $V_下$ 值)为基准,95％E 为 $V_下$ 值,$E＋20％E$ 为 $V_上$ 值。

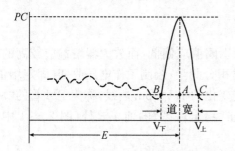

图 2－12　γ 射线能谱曲线法设置道宽示意图

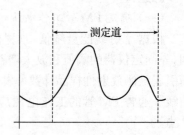

图 2－13　^{125}I 测量道宽示意图

对于^{125}I,因其衰变后既可发射 γ 光子,又因 EC 而发射特征 X 线。它们有时单独发射(约有 40%的几率),有时会同时发射(约有 53%的几率),形成能量叠加。因此,在能谱曲线上出现两个峰(图 2-13)。所以 ^{125}I 的测量道宽应包括两个峰的面积。

γ 射线的穿透力强,其样品制备也较简单,无论是固体、液体或组织样品均可直接测量。对于低能 γ 射线样品,应使用薄壁 NaI(Tl) 晶体,可降低本底,以便提高测量效果。

二、高能 β 射线的计数测量

在第一章的学习中已知 β 射线的能量是由低到高的连续能谱。在物质中的穿透能力较小,尤其是低能组分的 β 粒子极易被介质吸收而不能被测量。为了尽可能对其实施有效的测量,需要从探测元器件和样品制备两方面加以完善。

（一）高能 β 射线计数测量的探测器

可选用端窗式 GM 计数管,当窗厚 2 mg/cm^2、直径 14 mm 时,对高能 β 射线的探测效率可达 20%;还可选用液体 βGM 管(玻璃壁)与钟罩型 β 计数管。此外还可用 2π、4π 计数管对 β 射线进行有效的测量,其中流气式 4π 计数管对 β 粒子的探测效率近乎 100%,常用于 β 射线的绝对测量。对于固相 β 样品可使用由薄塑料闪烁体组成的闪烁计数器进行计数测量,其探测效率高于端窗式 GM 计数管。对于 ^{32}P 等高能 β 核素还可利用其契伦科夫辐射的特性,用液体闪烁计数器进行测量。

（二）高能 β 测量样品制备

为了减少 β 射线在样品中的自吸收,要求样品在测量前应作认真的制备,尽可能减少测量样品的厚度。液态样品放入测量皿(碟)后用红外灯烘干,蒸去水分;固体样品充分研细后铺层要薄,组织样品须经匀浆处理,并烘干水分。

此外,制备好的 β 测量样品应在不接触探测器的前提下,尽可能缩短样品与探测器的距离,以减少空气对 β 粒子的吸收;盛样品的器皿、支撑样品的支架等均应是轻质材料构成,以减少 β 射线的散射和反散射几率;更换样品时应严格保持样品与探测器间的几何位置不变。

三、低能 β 射线的计数测量

对于能量很低的 β 射线(如:^{3}H、^{14}C、^{35}S 等核素释放的 β 射线),目前最有效的计数测量技术是液体闪烁测量法。由于碳、氢元素是生物体的主要组成元素,无论是核医学工作中的体外放射分析,或是核素示踪实验,都经常使用碳、氢元素的放射性核素 ^{14}C、^{3}H 作为标记原子制备示踪剂。因此,液体闪烁计数法在分子生物学、分子医学等学科研究中对放射性样品进行计数测量具有重要作用,并且发展很快,内容也极其丰富。现将有关内容介绍如下：

（一）样品制备与预处理

生物学和医学等实验样品成分复杂,性质各异,因此仅有少部分样品,例如:血清、体液等可不经预处理,直接溶于闪烁液中进行测定,而大部分样品均需预处理后方可进行测量。样品的预处理分为消化法和燃烧法两种。

1. 消化法　是借助酸(例如 HNO_3、甲酸和过氯酸等)或碱(例如 NaOH、KOH 的水溶液或季铵盐、海胺等与甲醇组成消化液)使难溶的生物样品水解成为较易溶解的物质,进行测量。酸性消化法的缺点是加重了淬灭作用,效率较低,主要用于植物样品。碱性消化法容纳的组织量大,探测效率较酸性消化法高,但消化时间长,有时对某些组织样品(如软骨)消化不完全,化学发光严重。

2. 燃烧法　是将样品彻底氧化成 ^3H_2O、$^{14}CO_2$、$^{35}SO_2$ 等简单的化合物,其主要优点是最后的样品单纯无色、化学发光和淬灭作用低、效率高。适用于放射性活度较低而又可能引起严重淬灭的样品。

（二）样品的测量方式

样品测量可分为均相测量(Homogeneous counting)和非均相测量(Heterogeneous counting)两种方式。

1. 均相测量(Homogeneous counting)方式　是指样品溶解于闪烁液中,以真溶液的形式进行测量的方式。该测量方式不存在非均相测量中的相淬灭问题,测量结果的稳定性和重复性均较好。对于含固体量较多或较难溶解的样品,可先用一些特殊试剂改变样品的化学结构,再用适当助溶剂将样品加至闪烁液中做均相测量。以二甲亚砜-乙醇-甲苯(1∶4∶5)配制的闪烁液可溶解许多化学结构不同的多肽、糖类及药物等。缺点是闪烁液不能重复使用,测量成本较高。

2. 非均相测量(Heterogeneous counting)方式　是指放射性样品存在于非均相体系中任一相进行测量的方式。根据样品的存在方式,非均相测量可有固相测量、乳化测量和悬浮测量。其中前两种在生物医学实验中应用较多。

（1）固相测量　是将样品分散吸附在固体支持物上,烘干后直接投入烷基苯闪烁液中进行测量的方法。固相测量操作简便,成本低,样品可回收,闪烁液也可多次重复使用。固体支持物最初使用滤纸或擦镜纸,后来被玻璃纤维滤片(Glass fiber filter)和纤维素脂薄膜(Cellulose ester membrane)代替。玻璃纤维滤片吸水性较好,孔径小,样品分子不易渗入纤维内部,在杯内几何位置变化影响较小,故探测效率和稳定性较纸片为优。此外,玻璃纤维对酸和有机溶剂都不起反应。纤维素脂薄膜吸水性较玻璃纤维差,但对某些蛋白或核酸大分子具有吸附作用,应用于分子杂交和放射免疫测定有较高价值。

（2）乳化测量　是借助乳化剂把水溶液以微小的水珠形式均匀分散在闪烁液

中形成稳定的乳状液进行测量的方法。该法探测效率高,容水量大,特别适应低水平的水溶性样品。常用的乳化剂是聚氧乙烯非离子表面活性剂,如 Triton X-100 及其类似物。

乳化闪烁体系的物理状态与温度、甲苯(二甲苯)乳化剂、水三者的混合比有密切关系。若固定甲苯闪烁液与 Triton X-100 混合比为 2∶1(V/V)时,样品含水量在 13% 以下,形成的乳化液是透明的,当水量增加则出现分相,不能进行测量。如水量再增加,乳化闪烁体系将由分相变为乳白或半透明液,最终容水量可达 40% 左右。在乳化测量时,应选择适当的温度并保持恒定,温度升高将出现分相,影响测量的稳定性。测量时应注意到样品自吸收问题,最好在透明或半透明状态下进行测量;同时也要注意 Triton X-100 在遇到碱性水溶液时可能会导致化学发光。

做乳状测量,并不是把乳化闪烁液与水溶性样品简单混匀就能进行测量,而应摇匀后加热至 40 ℃,然后在无振荡情况下冷却,在 4℃下保持 2~4 小时,才能使用。这样做的目的是使乳化液稳定且减少其含氧量,降低氧的淬灭作用,提高测量效率。

(3)悬浮测量　是借助凝胶剂的作用把放射性固体颗粒状样品在闪烁液中呈稳定、均匀悬浮状态进行测量的方法。具体方法是:样品研细过筛成均匀粉末状,加入闪烁液中摇动形成均匀悬浮状,为防止颗粒下沉,闪烁液内加有凝胶剂。常用的凝胶剂有蓖麻油衍生物(Thixcin)、硬脂酸铝和硅胶粉末(Cab-o-sil)等。

上述凝胶剂中以 Cab-o-sil 为好,含 3.5%~4.0%Cab-o-sil 的悬浮液,可以得到较高的计数效率;Cab-o-sil 还可以减少计数瓶壁对放射性的吸附作用。在悬浮测量制样时,通常先加入 Cab-o-sil,再加入放射性样品,使放射性更多地吸附在悬浮颗粒上而提高计数效率。悬浮液测量法除应用于固体无机盐的测定外,也可用于水溶液和组织匀浆,还可用来测量薄层层析的放射性,应用时只要将层析物粉碎,简单地与凝胶混合即可。如果待测物能部分地从层析支持物上被洗脱而溶于闪烁液,则此法不可使用。

(三)液体闪烁测量中的特殊本底

液体闪烁测量的本底除来源于宇宙射线、环境辐射和仪器本身的电子噪声外,还存在着一些特殊来源。

1. 串光(Cross-talk)　串光是双管符合型液体闪烁计数仪特有的本底来源,某一光电倍增管内部由于飞行电子与残存气体分子碰撞或宇宙射线引起契伦科夫辐射等原因形成的光子,通过光电倍增管的端窗进入另一光电倍增管形成符合计数造成本底增加。液体闪烁计数仪有 1/2~1/3 的本底是来自串光本底计数。为了减少串光对本底的影响,可用不透明物质覆盖光阴极无效部分或采用串光甄别器。还可将常用的低钾玻璃闪烁杯改为聚四氟乙烯闪烁杯,由于其表层的漫反射作用也能有效地减少串光的影响。

2. 静电 在干燥环境中,闪烁杯在换样过程中因摩擦而产生静电积累,静电通过放电导致本底增加。测量前用去静电剂或酒精擦洗闪烁杯表面可减少静电影响,目前仪器常采用导体接地短路的办法迅速消除静电。

3. 化学发光(Chemiluminescence) 化学发光是由化学反应引起的自发性光子发射,它是通过化学反应使分子激发,退激时能量转化为光子。这种反应可能来自闪烁液、样品制备用的试剂或样品中的一些杂质。化学发光的时间可长可短,取决于化学反应的速度,而化学反应的速度依赖于反应物的浓度、温度等条件。化学发光严重地干扰样品的测量,因此测量时应尽量消除化学发光的影响。由于化学发光几乎都发生在碱性试剂、增溶剂和闪烁体相混时,此时可做酸化处理减少化学发光,但在酸化处理的过程中一定要注意酸的用量,酸量过多易产生相分离影响测量;同时酸是淬灭物质,过量的酸会加重测量中的淬灭作用而影响测量。温度对化学发光的衰减影响很大,可采用加热的办法加快化学反应速度,促使其快速衰减,然后经暗适应后再进行测量。测量室降温可减缓化学反应,以降低测量过程中的化学发光本底。

4. 磷光(Phosphorescence) 由于闪烁杯及杯内的闪烁液在测量前受紫外线、日光、灯光等光线照射,使这些物质的分子受激处于亚稳态,退激时发出磷光,又称光致发光(Photoluminescence,PL)。磷光的寿命是很长的,对测量的干扰也很大,为了减少磷光的影响,制样、配制闪烁液、闪烁杯内加闪烁液和样品等操作应尽量避免强光照射,最好在暗室的红灯下操作,然后暗适应一段时间后测量。

(四)淬灭及其校正方法

1. 淬灭产生及分类 液体闪烁测量中,荧光光子是由样品的 β 射线能量通过闪烁液的溶剂分子(M),传递给闪烁剂分子(F)而产生的,能量传递过程如下:

$\beta + M \rightarrow M^*$　　　　　(溶剂分子受激)

$M^* + F \rightarrow F^*$　　　　　(溶剂分子退激,闪烁剂分子受激)

$F^* \rightarrow F + h\nu$　　　　　(闪烁剂分子退激,产生光子)

在上述的能量转换过程中都将伴随有不同程度的能量损失(热形式散发),导致光子产量降低,仪器计数下降,在此传递过程中发生的能量损失现象称为淬灭(Quenching)。根据淬灭产生的机制,将其分为以下主要类型:

(1)局部淬灭 由于样品对射线不同程度的自吸收作用,而导致能量减少,这种现象以局部没有完全处理好的样品最为严重,所以称为局部淬灭。

(2)浓度淬灭 被激发的闪烁剂分子返回基态时,其激发能量不是转化为光子而是以热形式散发,这种现象发生几率与闪烁剂浓度有关。当闪烁剂超过一定浓度时,由于分子密集的原因,分子间相互碰撞几率增高,致使能量传递过程中有一部分以热形式散发,这就是分子内淬灭,又称浓度淬灭。

(3)化学淬灭 被激发的溶剂或闪烁剂分子与样品中的各种成分或制备样品时添加的一些成分(消化剂、助溶剂)之间可能会发生碰撞,消耗部分能量,这种现象称为化学淬灭。化学淬灭程度除与淬灭物的含量有关外,还与化学结构有关。例如:有机卤化物(R—X)的淬灭程度依 F(氟)、Cl(氯)、Br(溴)、I(碘)的元素族排列顺序而加强;对醇类和二氯代烷来说,直链越长,淬灭越严重;对于氯化物,氯原子越多,淬灭程度越高。

(4)颜色淬灭 激发的闪烁剂分子退激时发出的荧光光子被液体闪烁系统内(包括样品)的有色物质吸收而减少,称为颜色淬灭。不同的颜色淬灭影响程度不同,以红、黄色最为明显,而蓝色相对影响较小。

由于上述各种淬灭因素的影响,将导致 β 能谱向低能端偏移(左移)和计数率下降。(图 2 - 14)

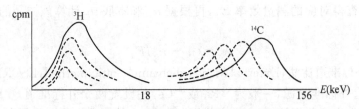

图 2 - 14 淬灭对 β 能谱影响示意图

2. 淬灭校正方法 由于不同样品的淬灭因素和淬灭程度不同,导致各样品的实际测量效率不同。因此不能直接用所测计数率来作样品间放射量的相对比较,必须进行实际测量效率的校正,通过实际测得的计数率和校正的测量效率计算出每一个样品的放射性核素的衰变率,消除淬灭因素的影响,以确保样品之间的可比性。对样品进行实际的测量效率校正,称为淬灭校正(Quench correction)。

淬灭校正的方法很多,常用方法有:内标准源法、样品道比法、外标准道比法和 H 数法。

(1)内标准源法 其原理为在待测样品的闪烁系统内加入已知放射性活度的同种标准放射性核素源,并借助其测量效率来确定待测样品的放射性活度。

测量程序:

① 测量未加样品的闪烁液的本底计数率 n_b;

② 测量各样品计数率 n_c;

③ 在各样品瓶内分别加入放射性活度均为 A 的标准源,再测计数率 n_m;

④ 计算探测效率:$E=(n_m-n_b)/A$;

⑤ 计算待测样品的放射性活度:$A_x=(n_c-n_b)/E$ 。

（2）样品道比法（Sample channel ratio method，SCR） 将被测样品的 β 射线谱分成能量范围不同的两部分（A 道、B 道），通过两个单道脉冲幅度分析器分别测量两道的计数，并计算两道的比值。

$$R=A/B \text{ 或 } R=A/(A+B)$$

如果样品中存在不同程度的淬灭效应，则 β 能谱将相应有不同程度的左移，计数率和测量效率也有不同程度的降低。根据上述原理，应制备或外购一套标准的淬灭源，一套 8 只瓶，每瓶加有等量的放射性活度的标准源，其活度一般为 $1×10^5$ dpm 左右。第一只瓶不加任何淬灭剂，从第二只瓶起，依次递增加标准淬灭剂四氯化碳，构成淬灭梯度，然后封装。测量标准淬灭源，得到一组道比值 R_i 和计数率 N_i，通过 N_i 和标准淬灭源的衰变率，可求出各淬灭源的测量效率 E_i，以 E_i 为纵坐标，R_i 为横坐标，建立效率-道比（E_i-R_i）曲线。

在相同工作条件下，测得待测样品的道比值 R_x 和计数率 n_x，通过 R_x 在 E_i-R_i 曲线上查得对应的测量效率 E_x，再根据 n_x 和本底 n_b 计算该样品的放射性活度 A_x。

$$A_x=(n_x-n_b)E_x$$

（3）外标准道比法（External standard channels ratio method，ESCR） 该法要求仪器配有外标准 γ 源，一般为 ^{226}Ra 或 ^{137}Cs，并设置两个外标准道。^{226}Ra 或 ^{137}Cs 照射样品，发生康普顿效应，产生康普顿电子，两个外标准道分别监测高、低两个脉冲幅度的康普顿电子谱，两道计数比称为外道比。因为康普顿电子与 β 粒子一样，受淬灭影响而发生能谱峰值下降，峰位左移，因此与样品道比一样，外道比也随淬灭程度不同而改变。将标准淬灭源每个样品测量两次，第一次无 γ 源，测得样品道计数率 n_i，除以淬灭源的衰变率，求出测量效率 E_i，再进行第二次有外 γ 源照射情况下的淬灭源内康普顿电子的两道计数率的测量，并计算该两道计数率的比值 R，称为外标准道比。

然后以 E_i 为纵坐标，R 为横坐标，建立外标准道比曲线。

待测样品在相同条件下进行测量，一次无外 γ 源，样品道计数为 n_x，在外 γ 源照射情况下再测一次，得到外标准道比 R_x，在曲线上查出相应的 E_x。根据 n_x 和 E_x，可求出样品的放射性活度。

（4）H 数法 1977 年 Horrocks 提出 H 数校正法。该法要求液体闪烁计数器必须采用多道脉冲幅度分析器，并且具备外 γ 源，常用 ^{137}Cs 源。

当外标准 γ 源照射闪烁杯及其容物时，将产生康普顿连续谱。如果有淬灭因素存在，康普顿谱高能端下降并向左移，淬灭程度越严重，左移距离越大。用康普顿谱高能边缘的拐点作为左移的特征点，在多道分析器中道比标识拐点位置左移的道数即为 H 数（图 2-15）。

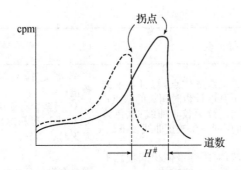

图 2 - 15　H 数法示意图

用一组标准淬灭源,测量其计数率,并计算出实际测量效率 E_i,同时在外标准 γ 源照射后,测量其计数,通过专用软件由仪器配备的微机系统确定 H 数,然后以测量效率为纵坐标,H 数为横坐标,即可绘出 H 数淬灭校正曲线。

待测样品在相同条件下进行测量,先求出其 H 数,然后从 H 数淬灭校正曲线找出其实际测量效率,便可计算出待测样品的实际衰变数。

3. 各种淬灭校正方法优缺点比较　现将几种常用的淬灭校正方法优缺点列表比较如下(表 2 - 2):

表 2 - 2　五种主要淬灭校正方法的比较

方法	优　点	缺　点
内标准源法	1. 如果精心操作,它是最准确的方法; 2. 对严重淬灭是最好的校准方法; 3. 对支持物上的样品是可靠的淬灭校正方法; 4. 可以同时校正化学淬灭和颜色淬灭。	1. 小量内标准放射源的定量吸取会引起很大误差; 2. 样品为内标准污染,不能重复使用; 3. 测量操作费时; 4. 校正多标记样品手续复杂,误差大。
样品道比法	1. 测量中不需再移动样品,测量速度快; 2. 对样品本身仅需一次测量; 3. 样品不污染,可重复使用; 4. 校正曲线在很宽范围内不依赖于样品体积; 5. 校正曲线对 ^{3}H 不依赖淬灭剂;对 ^{14}C 也仅在低计数率时与淬灭剂有关; 6. 一条校正曲线可同时校正化学、颜色淬灭; 7. 较少依赖样品内的多相性; 8. 对中等淬灭校正很精确。	1. 要求样品有较高的计数率。否则要减本底才能求道比,比较复杂; 2. 对严重淬灭样品校正精确度差; 3. 需要使用双道符合液体闪烁计数器。
外标准法	1. 可以自动化; 2. 测量中不需要再次移动样品; 3. 不改变样品成分,可重复使用; 4. γ 外标准源强,测量时间少; 5. 对很多淬灭剂有相同的校正曲线。	1. 需要对样品和外标准各进行一次测量; 2. 需要至少有双道的液体闪烁计数器; 3. 化学淬灭和颜色淬灭校正曲线在严重淬灭时有差异。

（续表 2-2）

方法	优　点	缺　点
外标准道比法	1. 兼有外标准法和道比法的优点，与引入 γ 源的位置无关，排除了低强度计数时间长的缺点； 2. 对各种颜色有不同的淬灭校正曲线；颜色淬灭和化学淬灭一般可用同一条校正曲线校准。	1. 需要对样品和外标准各进行一次测量； 2. 需要至少有双道的液体闪烁计数器； 3. 化学淬灭和颜色淬灭校正曲线在严重淬灭时有差异。
H 数法	1. 适用于不同闪烁液，对闪烁液体积依赖性不大，并能适用于低放射性水平的样品； 2. 化学淬灭和颜色淬灭的校正曲线相接近。	需要有微处理机的先进仪器。

第四节　放射性测量统计误差及其控制

一、放射性的统计性

放射性核素的衰变总体上遵循负指数规律，但在衰变过程中，由于各个核互不关联，衰变是独立的随机事件，所以不同时刻衰变的核数不是一个固定的数值，但总在衰变总体期望值上下波动，属于离散型随机变量，服从一定的概率分布，这就是衰变过程中的统计涨落特性，称为放射性的统计性。

放射性核素衰变的统计涨落服从泊松分布（Poisson distribution）规律。

二、放射性测量计数的统计误差

由于衰变具有统计规律性，服从泊松分布，因此通过单次或多次测定，方可确定计数水平及其离散范围和离散程度，这个离散范围或离散程度就是放射性计数的统计误差，分为标准误差 σ 和相对误差 δ 两类。

（一）标准误差（Standard error）

假设定时测量总计数为 N，根据泊松分布规律可知，其标准误差 σ_N 为：

$$\sigma_N = \pm\sqrt{N} \tag{2-1}$$

如果 N 计数通过 t 时间获得，则计数率 n 为

$$n = N/t$$

计数率的标准误差：$\sigma_n = \pm\sqrt{N}/t = \pm\sqrt{n/t}$ $\tag{2-2}$

对于多次(A 次)定时测量,每次计数分别为 $N_1,N_2,N_3\cdots\cdots N_i$,总计数

$$N=\sum N_i$$

平均计数 $\overline{N}$　$\overline{N}=\dfrac{1}{A}\sum N_i$

总计数 N　　$N=A\overline{N}$

其平均计数 $\overline{N}$ 的标准误差 $\sigma_{\overline{N}}$ 为:

$$\sigma_{\overline{N}}=\sqrt{N/A} \tag{2-3}$$

多次测量的计数率均值($\overline{n}$)　$\overline{n}=N/At$

其标准误差为:$\sigma_{\overline{n}}=\sqrt{n/At}$ $\tag{2-4}$

（二）相对误差(Relative error)

为了鉴别和比较不同计数水平的误差大小,通常还需计算相对误差,相对误差为放射性标准误差与其测量值的百分比。由于放射性标准误差有不同的表达形式,因此,其相对误差也分别为:

$$\delta_N=\sqrt{1/N} \tag{2-5}$$

$$\delta_n=\sqrt{1/nt} \tag{2-6}$$

$$\delta_{\overline{N}}=\sqrt{1/AN} \tag{2-7}$$

$$\delta_{\overline{n}}=\sqrt{1/A\overline{n}t} \tag{2-8}$$

放射性测量一般要求相对误差控制在 5% 以内。

（三）两个同类误差的算术运算

在放射性测量结果的计算中,往往涉及两个数值的算术运算,如:求样品的净计数率(两个数值相减:$n_s=n_c-n_b$),求被测样品与标准样品计数率的比值(两个数值相除:比值为 n_c/n_d)。由于两个数值是分次测量的结果,各有其统计误差,且互不相关。因此,算术运算结果的总误差应遵循统计学理论的误差传递公式,即:

$$S_T=\sqrt{S_1^2+S_2^2} \tag{2-9}$$

进行计算。

式中 S_T 为两个数值算术运算结果的总误差,S_1 和 S_2 分别为两个数值各自的误差,且属同类误差 δ。

三、放射性测量统计误差的控制

放射性衰变的统计涨落决定了放射性测量的统计误差是不可避免的,但可以

用适当的办法进行控制。

（一）提高计数 N

从相对误差的推导中可知，计数 N 越高，相对误差 δ_N 越小。提高样品计数 N 是减少误差的有效办法，对于计数率确定的样品，提高计数 N 的方法是：

1. 延长测量时间 因为 $N=nt$，测量时间越长，计数越高。

2. 适当增加测量次数 A 因为标准误差 $\sigma_{\bar{N}}$ 和相对误差 $\delta_{\bar{N}}$ 都与测量次数 A 的平方根成反比，适当增加测量次数可有效地减少统计误差和相对误差。但是 $A>4$ 时，效果将明显降低。实际工作中，既要效果显著，又要节省时间，通常测量次数 A 不超过 3 次为宜。

3. 减少测量系统的影响因素 调整仪器的最佳工作条件，提高测量效率，对减少统计误差是有裨益的。放射性活度一定的样品，测量效率越高，计数率越高，相对误差越小。

（二）控制本底计数的影响

仪器的本底计数也有统计涨落变化，其规律也符合泊松分布。放射性样品的测量计数 (N) 实质上是由核衰变产生的计数 (N_s) 与本底计数 (B) 之和，即 $N=(N_s+B)$。如果放射性样品计数水平很低，接近本底计数时，本底将影响甚至于湮没放射性计数。因此本底计数决定了探测系统（仪器）的测量灵敏度，即最小可测量的大小。

1. 样品最小可测量控制 对于本底计数为 B 的测量系统，其统计误差为 $\sqrt{B}$，能分辨的最小可测量应大于 $B+2\sqrt{B}$，美国标准局定义为三倍的本底计数。

在规定的测量时间 (T) 内，要使测量的相对误差 (δ_{ns}) 控制在一定的范围内，其最小可测量为：

$$S(\mathrm{dpm})=\frac{1+2\delta_{ns}\sqrt{BT}}{E \cdot T \cdot (\delta_{ns})^2} \tag{2-10}$$

式中 E 为测量效率，B 为本底。

由此可以看出降低仪器的本底，提高测量效率，对于提高仪器的测量灵敏度是很重要的。所以，目前常用品质因素 Q 来评价仪器的质量。

$$Q=\frac{E^2}{B} \tag{2-11}$$

2. 合理分配测量样品和本底的时间 合理安排测量样品时间和本底时间，对于测量低水平的放射性样品来说，也可以控制、减少测量误差。

放射性样品计数一般是净计数和本底计数之和。根据误差传递理论，样品净计数的统计误差和相对误差应为：

$$\sigma_{ns} = \sqrt{n_c/t_c + n_b/t_b}$$

$$\delta_{ns} = \frac{\sqrt{n_c/t_c + n_b/t_b}}{n_c - n_b}$$

合理安排测量时间包括两个内容：

(1) 在规定时间(T)内，合理分配测量样品时间 t_c 和测量本底时间 t_b。

$$\sigma_{ns} = \sqrt{n_c/t_c + n_b/t_b} = \sqrt{n_c/(T-t_b) + n_b/t_b}$$

$$或\ \sigma_{ns} = \sqrt{n_c/t_c + n_b/(T-t_c)}$$

求 σ_{ns} 极小值，令 $\mathrm{d}\sigma_{ns}(t_b)/\mathrm{d}t_b = 0$ 或 $\mathrm{d}\sigma_{ns}(t_c)/\mathrm{d}t_c = 0$ 可得：

$$t_c/t_b = \sqrt{n_c/n_b} \tag{2-12}$$

将 $T = t_c + t_b$ 按上式分配，可使测量误差最小。

(2) 在规定的相对误差 δ_{ns} 范围内，合理选择样品测量时间 t_c 和本底测量时间 t_b。

由于

$$\delta_{ns} = \frac{\sqrt{n_c/t_c + n_b/t_b}}{n_c - n_b}$$

$$t_c/t_b = \sqrt{n_c/n_b}$$

$$n_s = n_c - n_b$$

可得：$t_c = \dfrac{n_c + \sqrt{n_c \cdot n_b}}{n_s^2 (\delta_{ns})^2}$ \hfill (2-13)

若 $n_b/n_c < \delta_{ns}$ 时 \qquad $t_c \approx \dfrac{1}{n_s (\delta_{ns})^2}$ \hfill (2-14)

t_c 确定后，根据 $t_c/t_b = \sqrt{n_c/n_b}$ 计算 t_b。

第三章 稳定性同位素分析

稳定同位素分析是核技术研究和应用的重要内容。自从物理学家发现了原子核的质子和中子以后,人们就开始了稳定同位素的分析研究工作,并取得了一系列很有价值的研究成果。尤其在 20 世纪 80 年代以后,随着稳定同位素质谱分析、光谱分析、中子活化和核磁共振等分析技术的改进和发展,大大拓宽了稳定同位素的研究领域。尤其在生命科学研究的诸多领域中都展现了广阔的应用前景。在基础医学、实验医学和临床医学中,稳定同位素分析技术的应用也取得了长足的发展,如在蛋白质组学、微量元素医学、临床药代动力学以及临床疾病实验诊断等方面的研究和应用都取得了具有重要价值的进展。总之,随着社会的进步和科学技术的发展,应用稳定同位素的种类也将越来越多,相应的稳定同位素测定方法以及所建立的统计分析模型也将日臻完善,也必将为人类健康事业发挥更大的作用。

第一节 稳定性同位素的基本概念

稳定同位素(Stable Isotopes)是指某元素中不发生或极不易发生放射性衰变(半衰期$>10^{15}$ 年的放射性核素)的核素。早在 1912 年,汤姆生(J. J. Thomson)和阿斯顿(F. W. Aston)用磁分析器发现天然氖是由质量数为^{20}Ne 和^{22}Ne 两种同位素所组成,第一次发现了稳定同位素。1919 年,阿斯顿制成质谱仪,并在 71 种元素中发现了 202 种核素,绝大多数是稳定的;后来又利用光谱等方法发现了氧、氮等元素的稳定同位素。目前已知有 81 种元素有稳定性核素,总数达 274 种。

一、原子核的稳定性

原子核的稳定性,是指原子核不会自发地改变其质子数、中子数和它的基本性质。原子核是核子结合在一起构成的,将若干个核子结合成原子核放出的能量或将原子核的核子全部分散开来所需的能量,这就是原子核的结合能(Nuclear binding energy,EB)。结合能与原子核内核子数之比,称作比结合能,也叫平均结合能。核结合能和比结合能是原子核稳定程度的量度,比结合能越大,表示原子核中核子结合得越牢固,原子核越稳定。

　　自然界中,质子数 Z 的稳定范围在 1～83,例外的是没有 $Z=43$、61 的稳定核素。A 的稳定范围在 1～209,但没有 $A=5$、8 的稳定核素。中子数 N 的稳定范围在 0～126,其中没有 $N=19$、21、35、39、45、61、71、89、115、123 的稳定核素。

　　将自然界存在的核素以 $N(N=A-Z)$ 为纵坐标,Z 为横坐标作图(图 3-1),可见核素分布在一条很窄的带上。在轻核(Light nucleus)部分,中子数与质子数相等或非常接近,当 $Z>20$,即从钙元素以后,$N>Z$,窄带明显地偏离 $N=Z$ 的直线而向上发散,至 $Z=83$,中质比为 1.52,以后就没有稳定性核素。这说明核的稳定性与中质比值(N/Z)有关,在 $Z<20$ 时 $N/Z=1$,原子核稳定。随着原子序数

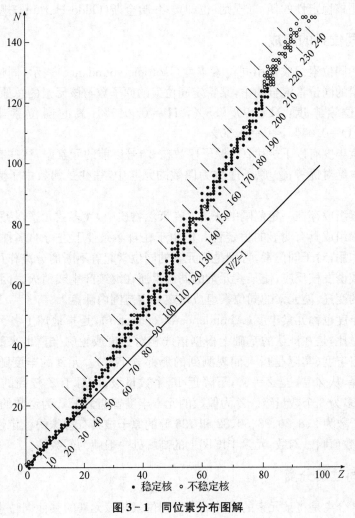

　　　　　　　　　　　　　　· 稳定核　。不稳定核

图 3-1　同位素分布图解

增加,N/Z 值增大,比值越大,稳定性越差。稳定性核素的中子数和质子数有近似的对称关系,而在稳定带以外的核都是放射性的。这就是核稳定性的对称规则。

核素的稳定性还与核子数的奇偶性有密切联系。质子数或中子数等于 2、8、20、28、50、82、126 的原子核特别稳定,这些数称为幻数(Magic number)。质子数和中子数都是幻数,称为双幻核(Double-magic nucleus)。Z 为偶数的元素比 Z 为奇数的元素有多得多的稳定同位素,而且偶 Z 和偶 N 的占大多数。事实上,Z 为奇数的元素最多只有两个稳定同位素,而且它们几乎常是偶 N 的。对 Z 为偶数的元素,除元素铍($Z=4$)外,至少有 2 个稳定同位素,最多如元素锡,达到 10 个稳定同位素,而其中偶 Z 和奇 N 的核,除锡有 3 个外,一般只有 1 个或 2 个稳定同位素。这就是核稳定性的偶-奇规则,也即奥多-哈金斯(Oddo-Harkins)规则。

二、同位素的组成

元素的同位素组成常用同位素丰度(Isotopic abundance)表示,同位素丰度是指一种元素的同位素混合物中,某特定同位素的原子数与该元素的总原子数之比。如氢的同位素丰度:$^1H = 99.985\%$,$^2H = 0.015\%$;氧的同位素丰度:$^{16}O = 99.76\%$,$^{17}O=0.04\%$,$^{18}O=0.20\%$。

同位素丰度有以下规律:① 原子序数在 27 号以前的元素中,往往有一种同位素的丰度占绝对优势;② 原子序数为偶数的元素中,往往是偶数中子数同位素的丰度大。

同位素组成存在一定范围的涨落。在天然物质中,大多数元素,特别是较重元素的同位素组成具有明显的恒定性。但由于在自然条件下进行的多种物理、化学和生物等作用,对于同位素,特别是轻元素的同位素起着不断的分离作用;另外,放射性衰变或诱发核反应,使某些元素的同位素还在继续产生或消灭。因此,随样品来源环境的变迁,使元素的同位素组成可在一定范围内涨落。

绝对丰度也称元素丰度(Abundance of elements),是指地球上各元素或核素存在的数量比,是在证认的基础上根据谱线相对强度或轮廓推算出来的。对宇宙而言叫宇宙丰度(实际是指人们观测到的那部分宇宙)。元素的丰度随 Z 的增长而急剧下降,从 $Z=1$ 至 $Z=50$,下降近 10 个数量级;而对于 Z 较高的元素,下降较缓慢,最多为 3 个数量级。Z 为偶数的元素丰度普遍大于 Z 为奇数的元素丰度。中子或质子数为 2、8、20、28、50、82 和 126 等的原子核具有特殊的稳定性和较大的丰度,这些数值叫做幻数,元素丰度图上的高峰处一般就为幻数核。

三、同位素分离

同位素分离是将某元素的一种或多种同位素与该元素的其他同位素分离或富

集的过程。同位素的发现依赖于同位素分离的实现。同位素分离方法根据分离原理可以分为五大类：① 根据分子或离子的质量差而进行分离的电磁法、离心法等；② 根据分子或离子的运动速度不同而进行分离的扩散、热扩散、分子蒸馏、电泳法等；③ 根据热力学同位素效应而进行分离的精馏法、化学交换法、气相色谱法、超流动性法等；④ 根据动力学同位素效应而进行分离的电解、光化学法、激光法等；⑤ 根据生物学同位素效应而进行的分离。

第二节　稳定性核素分析技术简介

　　近 20 年，稳定性核素示踪技术迅速发展，分离分析方法取得了重大突破，^{13}C、^2H、^{18}O、^{15}N 等的分析技术已广泛应用于生物学、医学、环保、农药、农学、微生物等研究领域。我国先后分离了 25 种元素的 100 多种稳定性核素，研制了大量的稳定性核素标记化合物应用于各研究领域。

　　稳定性核素分析通常是指对样品中被研究元素的同位素丰度的测定。它是同位素分离、同位素应用和研究中不可缺少的组成部分。稳定同位素 ^{15}N 标记的L-色氨酸是核技术在氨基酸方面的应用，已被广泛用于医学、生物、化工等行业；随着蛋白质工程、分子生物学以及多肽等药物的发展，将迎来更加美好的应用前景。稳定同位素 ^{13}C 因其具有安全、无损伤和非侵害性等特点已被广泛应用于生物医学等研究领域。尤其是应用不同的 ^{13}C 标记物所进行的呼气试验，更是在生物学、临床医学的诊断与研究中发挥了重要作用，应用前景广阔。

　　稳定性核素虽然不释放射线，但可以利用它与普通相应同位素的质量之差，通过稳定性同位素探测技术（Stable isotope probing，SIP），如质谱法、核磁共振法、光谱法、气相色谱法和中子活化分析等方法来测定。

一、质谱分析

（一）质谱分析的定义

质谱分析（Mass spectra analysis，MS）是将样品转化为运动的带电气态离子，于磁场中按质荷比（m/Z）大小分离并记录的分析方法。

（二）质谱分析基本原理

待测样品在离子源中其分子或原子将发生电离，生成不同质荷比的带正电荷的离子，经加速电场的作用，形成离子束，进入质量分析器，在质量分析器中利用电场和磁场使其发生相反的速度色散，将它们分别聚焦而得到质谱图，从而确定其质量。

（三）质谱仪的基本结构及工作流程

质谱分析法主要是通过对样品的离子质荷比的分析来实现对样品进行定性和定量测定。因此,质谱仪都必须有电离装置把样品电离为离子,有质量分析装置把不同质荷比的离子分开,经检测器检测之后可以得到样品的质谱图。由于有机样品、无机样品和同位素样品等具有不同形态、性质和不同的分析要求,所以,所用的电离装置、质量分析装置和检测装置有所不同。但不管是哪种类型的质谱仪,其基本组成是相同的,都包括进样系统、离子源、质量分析器、检测系统、数据处理记录系统、高真空系统(图3-2)。

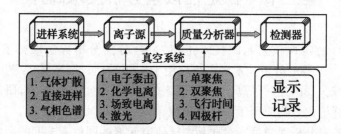

图3-2 质谱仪构造框图

（四）质谱仪的种类

质谱仪种类较多,其工作原理和应用范围也有很大的不同。依据用途(分析对象),大致可将质谱仪分为如下类型:

1. 有机质谱仪　由于应用特点不同又可分为:① 气相色谱-质谱联用仪(GC-MS):在这类仪器中,由于质谱仪工作原理不同,又有气相色谱-四极质谱仪、气相色谱-飞行时间质谱仪、气相色谱-离子阱质谱仪等;② 液相色谱-质谱联用仪(LC-MS)同样有:液相色谱-四极质谱仪、液相色谱-离子阱质谱仪、液相色谱-飞行时间质谱仪以及各种液相色谱-质谱/质谱联用仪(LC-MS/MS)等;③ 其他有机质谱仪主要有:基质辅助激光解吸飞行时间质谱仪(MALDI-TOFMS)、傅立叶变换质谱仪(FT-MS)。

2. 无机质谱仪　包括① 火花源双聚焦质谱仪;② 感应耦合等离子体质谱仪(ICP-MS);③ 二次离子质谱仪(SIMS)。

上述分类并不十分严谨,因为有些仪器带有不同附件,具有不同功能。例如,一台气相色谱-双聚焦质谱仪,如果改用快原子轰击电离源,就不再是气相色谱-质谱联用仪,而称为快原子轰击质谱仪(FAB MS)。另外,有的质谱仪既可以和气相色谱相连,又可以和液相色谱相连,因此也不好归于某一类。在以上各类质谱仪中,数量最多,用途最广的是有机质谱仪。

依据质谱仪所用的质量分析器的不同,可把质谱仪分为:单聚焦质谱仪(图3-3)、双聚焦质谱仪、四极杆质谱仪、飞行时间质谱仪、离子阱质谱仪和傅立叶变换质谱仪等。

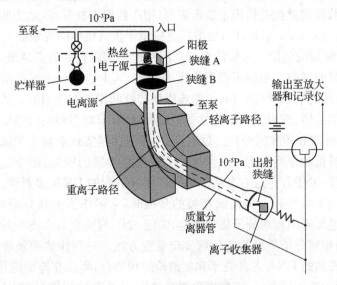

图3-3　单聚焦质谱仪示意图

随着高分辨质谱计的发展,可以根据质量的测定来确定被分析样品(如标记化合物)的化学式,从而进行物质成分和结构的分析。如在样品引入部分加上气相色谱装置,组成色谱-质谱联用仪,更可直接分析复杂的混合物样品。目前,利用2D电泳及MS技术对整个酵母细胞裂解产物进行分析,已经鉴定出1 484种蛋白质,包括完整的膜蛋白和低丰度的蛋白质;分析肝细胞癌患者血清蛋白质组成分,并利用质谱进行鉴定磷酸化蛋白研究工作及采用质谱技术研究许旺细胞源神经营养蛋白(SDNP)的分子结构等。

(五)质谱分析在分子生物学和医药学中的应用

1. 蛋白质和多肽的相对分子质量的测定　相对分子质量是蛋白质、多肽最基本的物理参数之一,是蛋白质、多肽识别与鉴定中首先需要测定的参数,也是基因工程产品报批的重要数据之一。相对分子质量正确与否往往代表着所测定的蛋白质结构正确与否或者意味着一个新蛋白质的发现。

2. 肽谱测定　肽谱是基因工程重组蛋白结构确认的重要指标,也是蛋白质组研究中大规模蛋白质识别和新蛋白质发现的重要手段。通过与特异性蛋白酶解相结合,质谱可测定肽质量指纹谱(Peptide mass fingerprint,PMF),并给出全部肽段的准确相对分子质量,结合蛋白质数据库检索,可实现对蛋白质的快速鉴别和高通量筛选。PMF常和胶上原位酶解相结合,成为蛋白质组研究中必不可少的一种手段。

3. 肽序列的测定 串联质谱技术可直接测定肽段的氨基酸序列,从一级质谱产生的肽段中选择母离子,进入二级质谱,经惰性气体碰撞后肽段沿肽链断裂,由所得到的各肽段质量数差值推定肽段序列,用于数据库查寻,称之为肽序列标签技术(Peptide sequence tag,PST),目前广泛应用于蛋白质组研究中的大规模筛选。

4. 多糖结构的测定 多糖的免疫功能是近年来研究的热点领域,其结构的测定是功能研究的基础。多糖不像蛋白质和核酸,其少数的分子即可由于连接位点的不同,而形成复杂多变的结构,因而难以用传统的化学方法研究。质谱具备了测定多糖结构的功能,配以适当的化学标记或酶降解,可对多糖结构进行研究。

5. 寡核苷酸和核酸的分析 目前,生物质谱已经实现对数十个碱基寡核苷酸的相对分子质量和序列测定。基因库中有一个很丰富的资源,即 300 万个单核苷酸多态性片段(SNP),它是一类基于单碱基变异引起的 DNA 多态性,使得在鉴定和表征与生物学功能和人类疾病相关的基因时,它可作为关联分析的基因标志。质谱可以通过准确的相对分子质量测定,确定 SNP 与突变前多态性片段相对分子质量差异,由相对分子质量的变化可推定突变方式。一种快速而经济的方法是利用目前不断成熟的 DNA 芯片技术和质谱检测相结合,将杂交至固定化 DNA 阵列上的引物进行 PCR 扩增后,直接用质谱对芯片上 SNP 进行检测,该法将所需样品的体积由微升减至纳升,且有利于自动化和高通量的测定,该法既节省时间,又适于高通量分析,有利于特异性基因的定位、鉴定和功能表征。

6. 药物代谢 近年来质谱在药物代谢方面的研究进展迅速。其主要研究药物在体内过程中发生的变化,阐明药物作用的部位、强弱、时效及毒副作用,从而为药物设计、合理用药提供实验和理论基础。特别是采用生物技术获得的大分子药物的体内代谢研究,更是传统的研究手段难以解决的难题。体内药物或代谢物浓度一般很低,而且很多情况下需要实时检测,而质谱的高灵敏度和高分辨率以及快速检测为代谢物鉴定提供了保证。

7. 微生物鉴定 微生物的检验其重点主要在于微生物的分类鉴定上。由于微生物成分一般不是特别复杂,目前的 ESI 和 MALDI 技术已可以在其全细胞水平展开。在对微生物全细胞蛋白成分的鉴定上,可用 MALDI-MS 或 ESI-MS 对裂解细胞直接检测,测定其全细胞指纹谱,找出种间和株间特异保守峰作为生物标记(Biomarker),以此来进行识别。

8. 其他应用 质谱在医用材料如人工血、新型生物假肢、人工皮肤等研究中也有较大的潜在用途。主要是分析检测这些材料中活性物质的纯度、浓度及结构等,这是生物材料质量控制的重要依据之一。

二、同位素稀释质谱法

自 20 世纪中期,随着高性能单聚焦、双聚焦质谱仪器、动态质谱仪器的大量涌现,质谱仪与计算机、质谱仪与层析技术的联合使用,质谱分析获得了新的发展。方法的灵敏度、测量精度和测定值的不确定度有了较大的提高,应用范围不断拓宽。在稳定同位素、放射性同位素精确测量的基础上,同位素质谱与分析化学、化学计量学在样品消解、元素分离、浓缩和准确计量的成就相结合,为同位素稀释质谱法(Isotope Dilution Mass Spectrometry,IDMS)的发展奠定了基础,为化学成分的分析开辟了新的途径。

同位素稀释质谱法是通过同位素丰度的精确质谱测量和所加入稀释剂的准确称量,求得待测样品中某元素的绝对量,有效地把元素的化学分析转变为同位素测量,因此具有同位素质谱测量的高精度和化学计量的高准确度。一旦稀释剂加入并与待测物达到平衡,同位素比值即已恒定,只要测量操作正确不致污染就不会改变,即使在元素分离与取样过程中有所丢失,对分析结果也无影响,不需严格定量分离。测量结果可直接溯源到摩尔。使用高灵敏度的质谱仪可以进行微量、痕量和超痕量的分析,元素周期表中大约 80% 的元素都可用该法进行测量,与其他方法相比,IDMS 具有测量范围广、灵敏度高、准确度好的特点。

科技发达国家的相关实验室和国际计量委员会物质的量咨询委员会(CIPM-CCQM)、分析化学国际溯源性工作组等国际组织都很重视 IDMS 的应用研究,自 1993 年起 CIPM-CCQM 每年都组织 IDMS 国际比对,目的是检验该法在各国开展的水平,规范测量程序,为化学测量国际溯源体系的建立打下基础。

IDMS 对于有机化合物的检测,可以应用在稳定同位素标记的化合物,通常采用 ^{13}C 标记或氘标记的化合物作为同位素稀释剂。由于有机化合物种类繁多,对于某些异构体,可以采用结构相似的稳定同位素标记的化合物作为稀释剂使用。现在 IDMS 已广泛地应用在核科学、生物化学、医学、营养学、环境化学和地球化学等领域,并在实现化学测量国际溯源中起到重要的作用。

三、核磁共振法

核磁共振法(Nuclear magnetic resonance spectrometry)是稳定性核素分析的又一重要方法。随着核磁共振技术的飞速发展,核磁共振谱仪在有机物质的研究,化学反应动力学,高分子化学以及医药学和生物学等领域得到了广泛应用,已成为化学研究领域最重要的分析技术之一。

由于构成有机体主要元素的稳定性同位素 ^2H、^{13}C、^{15}N、^{17}O 和 ^{33}S 等的核自旋量子数均不为零,在外磁场的作用下,这些原子核都会像陀螺一样进动(Precession),若此时在磁场垂直方向加上一个射频电场,当其频率与这些原子核进动频率相同时,即出现共振吸收现象,核自旋取向改变,产生从低能级到高能级的跃迁;当再回到低能级时就放出一定的能量,使核磁共振能谱上出现峰值,此峰的位置是原子核种类的表征。磁场强度恒定时,根据共振时的射频电场频率,可以检出有机体样品中不同基团上的同位素,根据峰高,还可测定含量,但由于其测定灵敏度较低,一般不作定量分析用。核磁共振分析与同位素示踪技术相结合,在化学、生物学、医药学等领域已成为很有用的工具。

四、光谱法

光谱法(Spectroscopy)在稳定性同位素的分析中有多种方法,目前常用的有以下三种:

(一)红外光谱(Infrared spectroscopy)

当一束具有连续波长的红外光通过物质,物质分子中某个基团的振动频率或转动频率和红外光的频率一样时,分子就吸收能量由原来的基态振(转)动能级跃迁到能量较高的振(转)动能级,分子吸收红外辐射后发生振动和转动能级的跃迁,该处波长的光就被物质吸收。所以,红外光谱法实质上是一种根据分子内部原子间的相对振动和分子转动等信息来确定物质分子结构和鉴别化合物的分析方法。红外光谱对样品的适用性相当广泛,固态、液态或气态样品都能应用,无机、有机、高分子化合物都可检测。

(二)原子发射光谱法(Atomic emission spectroscopy)

它是利用原子或离子在一定条件下受激而发射的特征光谱来研究物质化学组成的分析方法。根据激发机理不同,原子发射光谱有 3 种类型:

1. 原子的核外光学电子受热能和电能激发而发射的光谱,通常所称的原子发射光谱法是指以电弧、电火花和电火焰(如 ICP 等)为激发光源而得到原子光谱的分析方法。以化学火焰为激发光源而得到原子发射光谱的方法称为火焰光度法。

2. 原子核外光学电子受到光能激发而发射的光谱,称为原子荧光。

3. 原子受到 X 射线光子或其他微观粒子激发使内层电子电离而出现空穴,较外层的电子跃迁到空穴,同时产生次级 X 射线,即 X 射线荧光。

(三)原子吸收光谱法(Atomic absorption spectroscopy)

每一种元素的原子不仅可以发射一系列特征谱线,也可以吸收与发射线波长相同的特征谱线。当光源发射的某一特征波长的光通过原子蒸气时,原子中的外层电子将选择性地吸收其同种元素所发射的特征谱线,使入射光减弱。特征谱线因吸收而减弱的程度称吸光度 A,与被测元素的含量成正比:

$$A = Kc$$
$$A = \lg(I_{0v}/I_v)$$

式中 K 为常数; c 为试样浓度; I_{0v} 为原始光源强度; I_v 为吸收后特征谱线的强度。按上式可从所测未知试样的吸光度,对照着已知浓度的标准系列曲线进行定量分析。

20 世纪 70 年代以来,原子吸收光谱法引入了化学或物理的预处理技术,提高了原子化效率,大大提高砷、锑、铋、锗、锡、铅、硒、碲、铟、铊等元素的分析灵敏度和选择性。此法不仅适用于各类试样中痕量元素的分析,而且对于较高含量的碱金属元素也可获得满意的分析结果,现已广泛应用于医药研究和临床医学领域。

五、气相色谱法

气相色谱法(Gas chromatography,GC)又称气相层析法。是一种以气体为流动相,采用洗脱法的柱色谱法。气相色谱是 20 世纪 50 年代初期发展起来的一种分离和分析的实验技术,适用于多组分混合物的分离,具有高分辨能力、选择性强及快速分析等优点。但是对于不易挥发或对热不稳定的化合物以及腐蚀性物质的分离还有其局限性。

其基本原理是以气体作为流动相,根据固定相是液体或固体,而分为气液色谱和气固色谱。气液色谱是分配色谱的一种形式,其固定相是吸附在载体表面上的高沸点液体(称为固定液),由于被分离各组分在固定液中的溶解度不同,而达到分离的目的。气固色谱的固定相是固体吸附剂(又称担体,一种化学惰性的物质,大部分为多孔性的固体颗粒),如硅胶、氧化铝和分子筛等,主要利用不同组分在固定相表面吸附能力的差别而达到分离的目的。

作为流动相的气体称为载气(Carrier gas),如氦、氢、氮、二氧化碳等。如果柱内填充固体(固定相)是固体吸附剂,称为气-固色谱法(Gas-solid chromatography);柱内填充物是表面涂有固定液的载体(填充色谱)或柱内壁涂有一层固定液(毛细管色谱),则称为气-液色谱法(Gas-liquid chromatography)。前者的分离基础是吸附与解吸,后者则为分配作用。一般用注射器或阀引进样品,其组分被载气带入色谱系统,由于各组分的性质及结构上的差异,因而在固定相中滞留时间不同,按一定的顺序被载气送入检测器进行鉴定,可作定性和定量分析。通常采用的检测器有:热导检测器、火焰离子化检测器、氩离子化检测器、超声波检测器、光离子化检测器、电子捕获检测器、火焰光度检测器、电化学检测器、质谱检测器等。

气相色谱分析具有高选择性、高效能、高灵敏度和分析速度快、应用范围广等特点,适合于微量和痕量分析,广泛应用于化学、化工、石油化工、农药残留量、生化物质、医药卫生、环境保护等方面。

六、中子活化分析

中子活化分析（Neutron activation analysis，NAA）又称仪器中子活化分析（Instrumental neutron activation analysis，INAA），是通过探测和鉴别测试样品因辐照感生的放射性核素的特征辐射，进行元素和核素分析的放射分析化学方法。

（一）活化分析基础

活化分析的基础是核反应。当以中子轰击测试样品靶核时，可产生三种作用方式：

1. 弹性散射　若靶核与中子的动能之和在散射作用前后不变，这种作用方式无法应用于活化分析。

2. 非弹性散射　若靶核与中子的动能之和在散射作用前后不等，则该能量差导致复合核的激发，引起非弹性散射，此时生成核为靶核的同质异能素，一些同质异能素的特征辐射可通过探测器测定，这种作用方式可用于活化分析。

3. 核反应　若靶核俘获中子形成复合核后放出光子，则被称为中子俘获反应，即(n,γ)反应，这就是中子活化分析利用的主要反应。此时用 γ 射线分光仪测定光谱，根据波峰分析确定测试样品成分，根据辐射能的强弱进行定性定量分析。

（二）活化分析步骤

一般中子源由核动力装置提供，质子源采用回旋加速器或范德格拉夫式加速器。活化分析大体分为 5 个步骤，即：试样和标准的制备、活化、放射化学分离、核辐射测量和数据处理。本法的特点在于灵敏度极高，可进行 ppt 级（Part per trillion，万亿分率）以下的超痕量分析；准确度和精密度也很高；可测定元素范围广，对原子序数 1～83 之间的所有元素都能测定，并具有多成分同时测定的功能，在同一试样中，可同时测定 30～40 种元素，是物质的多元素同时分析方法中灵敏度较高的一种。

中子活化分析对人体毛发的研究最早受到重视的是在法医学上的应用。毛发是人体代谢终端之一，它具有摄取、积累和排泄各种元素的机能，毛发中所含的各种元素量，大多超过血、尿中所含的浓度且比较衡定，毛发跟其他提供检验用的检材不同，可长期保存而不丧失其原有特性。20 世纪 60 年代以后，人体毛发的研究在国际上引起广泛的兴趣和极大的重视。随着各种微量元素对生命现象之功用及影响的深入研究，中子活化分析技术在生物医学的研究和应用方面必将发挥更大的作用。

第三节 稳定性核素分析在医学中的应用及其进展

一、概况

早在 20 世纪 20 年代,稳定性核素示踪技术就已被用于生命科学的研究。由于稳定性核素要用复杂、昂贵的仪器来测定,因而限制了它的发展和应用。近 30 年来,科学技术的发展使稳定性核素的生产及其标记化合物的制备和测量技术均有了重大突破,使稳定性核素分析技术在医学研究和临床应用中取得了长足的进步。例如:稳定同位素示踪技术在临床药代动力学研究中采用气相色谱-质谱或液相色谱-质谱联机技术检测生物样本中标记药物和未标记药物,具有较高的测试专属性和灵敏度。稳定同位素标记药物的生物利用度、生物等效性、药物吸收、药物处置及药物相互作用等的研究具有重要的临床意义。

二、医学领域常用的稳定性核素分析技术

1929 年,Naude 发现了 ^{15}N;1934 年,G. de Hevesy 用氚水测全身含水量,第一次在人体应用稳定性核素;1937 年,Urey 等首次报道人工生产 ^{15}N 的方法;1940 年,先后实现了具有生物学意义的 ^{15}N、^{18}O 和 ^{2}H 的批量生产,促进了稳定性核素示踪技术的应用。1947 年 9 月,在美国 Wisconsin 大学召开了"同位素在生物学和医学中应用"专题讨论会,从此开始了稳定性核素示踪技术应用的新纪元。目前,在医学基础研究和临床医学中常用的稳定性核素分析技术情况见表 3-1。

表 3-1 常用稳定性核素分析技术及其临床应用

分析方法	临床应用
^{13}C-尿素呼气试验	胃幽门螺杆菌感染
^{13}C-美沙西丁呼气试验	肝细胞储备功能
^{15}N 尿液试验	蛋白质、氨基酸代谢研究和代谢疾病的诊断
^{13}C-咖啡因呼气试验	检测肝功能,评估肝病严重程度和监测患者治疗反应
^{13}C-辛酸呼气试验	测定胃排空,功能性消化不良研究
双标稳定同位素 ^{13}C-乳糖、^{2}H-葡萄糖负荷试验	原发性乳糖酶缺乏症的研究,可定量分析小肠黏膜乳糖酶活性,同时可以计算体内乳糖消化量
稳定同位素稀释-质谱分析	用于肝硬化病人血浆 α酮异己酸的定量分析
体外或体内同位素反稀释法	体外或体内同位素标记物的定量测定
体外或体内同位素稀释法	尿、血清、乳汁中药物浓度和体液量的定量测定
血清微量元素分析	了解人体内多种微量元素含量有无缺乏或过量

表 3-1 所列项目显示，^{13}C-呼气试验、血清微量元素分析是目前临床应用最多的项目，其中尤以 ^{13}C-尿素呼气试验在幽门螺杆菌的诊断中的应用最为普及，受到消化科和儿科医师的青睐。此外，血清微量元素分析也是儿科医师在诊治小儿疾病中常用的项目。

三、稳定性核素分析技术的优点

在医学上应用稳定性核素分析技术具有很多优点，主要表现如下：

1. 安全无毒　无放射性，无辐射效应及不良影响，因此对人体无辐射伤害；无污染，不受环境条件限制。

2. 符合人体生理生化环境　与人体内元素一致的稳定同位素标记的化合物，具有与人体内天然生成的活性物质相同的生理生化性质，因此，应用此类标记化合物进行相关研究，能够真实精确反映人体生理生化的变化。

3. 无衰变　稳定同位素不发生核衰变，因此实验时间不受限制；可进行放射性示踪法难以进行的实验。

由于稳定核素不具有放射性，无毒性，无环境污染，对机体无辐射危害，因此临床应用尤为方便，更适用于儿童、妊娠及哺乳期妇女。更具生物学意义的是，应用稳定性核素中的碳、氮、氧等标记化合物，可对机体内活性物质的动力学路径进行观察，如对药物、激素、蛋白质等在体内的吸收、分布、代谢等方面的研究均具有重要价值。其灵敏度与用放射性核素方法相似，它与放射性核素的使用相结合，相辅相成可获得更加满意的结果。

例如，用氘标记的苯丙氨酸引入婴儿体内，可早期发现不典型的苯丙酮尿症，如及时给予饮食控制，可减少痴呆症的发生。

又如过去要测定人体血液中红细胞的寿命是个难题，现在利用氮的稳定性核素 ^{15}N 解决了这个问题。将 ^{15}N 标记的甘氨酸注入人体后，^{15}N 能标记到红细胞上，当红细胞死亡时，^{15}N 就随代谢产物排出，经过连续分析红细胞所含 ^{15}N 的平均浓度，可准确测定红细胞寿命。

再如，人体血液内尿酸含量过高会导致痛风性关节炎、痛风性肾病和尿酸盐结石病。如用 ^{15}N 标记尿酸可以测定血液中尿酸的含量及代谢的速率。正常人每 100 mL 血浆含尿酸 2～6 mg（0.12～0.36 mmol/L）。

四、稳定性核素分析技术在医学中的应用进展

近年来，随着科学技术的发展，稳定性核素分析技术也得到了飞速发展。如蛋白质飞行质谱装备——表面增强激光解吸电离飞行时间质谱仪（Surface enhanced laser desorption ionization time of flight mass spectrometry，SELDI-TOF-MS）、表面增强激

光解吸电离光谱技术(Surface enhanced laser desorption ionization spectrometry, SEL-DI)的应用取得可喜的进展,为蛋白质组学研究提供了最为有效的技术平台,筛选出了许多与疾病相关的新型生物标志,不仅为临床疾病的诊断和治疗等提供了新的选择,而且在基础科学、新药研制和疾病预防等方面具有广泛的应用前景。

SELDI-TOF-MS将芯片技术和飞行时间质谱技术相结合,整合样品分离、纯化及检测分析为一体,实现了快速、高效、高通量检测,是在分子水平上诊断疾病的非常重要的工具。SELDI-TOF-MS技术检测范围广泛,可检测尿液、血清、培养细胞、组织提取物等;可进行特定蛋白质表达物的识别、药物筛选、测定血清中的小分子物质等;尤其在癌症及遗传性疾病相关蛋白的识别上取得了一系列突破性进展,如老年痴呆、卵巢癌、乳腺癌、前列腺癌和膀胱癌等。

SELDI在现代分子生物学的研究中,已从个别基因研究转向基因组的研究以及后基因的研究。发现了许多过去无法分离检测的新的肿瘤蛋白图谱,使肿瘤诊断的敏感性和特异性大大提高。近年研究确认的人类基因谱表明,人类大约有1万个基因,以此估计人类至少有7 000~8 000种蛋白,而目前能检测的蛋白质不到1 000种。学术界希望能检测更多种类的蛋白质,并揭示其中携带的更多的疾病信息,解决目前医学中许多疾病难以早期诊断的问题。

在稳定性核素试剂方面,上海稳定性同位素工程技术研究中心从事的"^{13}C标记诊断试剂的研制"项目被批准为国家"863"计划项目;"NMR研究蛋白质结构用^{13}C,^{15}N氨基酸和氘代试剂的研制"项目通过科技部批准立项。该中心研发的稳定性核素标记化合物的品种有^{13}C-尿素、^{13}C-美沙西丁、^{18}O-H$_2$O及其试剂盒等医疗诊断试剂;用于研究蛋白质和氨基酸代谢的标记氨基酸;研究葡萄糖代谢的标记碳水化合物;脂解作用的标记脂肪酸;标记保护氨基酸、标记培养基、RNA/DNA标记产品、标记激素、标记蛋白质等分子生物NMR产品;还可以根据使用单位的要求进行研究开发,提供特需的稳定性核素标记化合物。

综观稳定性核素分析技术在我国医学领域的应用现状,还处在初级阶段。许多医疗单位尚未开展稳定性核素分析工作,即使已经开展的单位,也只是单一项目的应用,规模也很小。这些问题的存在,不外乎有三方面的问题:一是该技术虽然发展迅猛,但适合医学领域的应用,特别是适合于临床医学常规诊断应用的项目还是很少;加之仪器设备价格较高,影响了该技术在临床一线单位的开展。二是对现有分析技术在医学中的应用没有很好的推广和宣传,或者说推广宣传力度不够。三是临床医学和核医学教学中对稳定性核素分析技术的教学没有得到应有的重视,广大医务工作者自身对该技术不甚了解,何谈在临床实践中的运用。

我们相信,随着稳定性核素分析技术的不断发展,适合临床医学常规检测应用的技术将会越来越多,稳定性核素分析技术在我国医学领域的应用一定会有美好的前景。

第四章　实验核医学技术

检验核医学的基本技术主要出自实验核医学的相关技术,特别是以体外放射分析为主体的传统项目,大多采用放射性标记化合物作为示踪剂。实验核医学技术主要有:同位素示踪技术、放射性核素标记技术、核素稀释技术、放射自显影术、核酸探针标记技术和活化分析等。

第一节　同位素示踪技术

同位素示踪技术(Isotopic tracer technique)是利用放射性核素或稳定核素作为示踪剂对研究对象进行标记的微量分析方法。示踪实验的创建者是 Hevesy (G. 海韦希,匈牙利人)。Hevesy 于 1923 年首先用天然放射性^{212}Pb 研究铅盐在豆科植物内的分布和转移,并在 1943 年获得了诺贝尔化学奖。

一、同位素示踪原理

同位素示踪技术的原理是利用放射性核素或稳定核素及其标记化合物与自然界中相对应的同位素具有相同的化学性质和不同的物理性质,其基础包括两方面:

一是放射性核素或稳定核素及其标记化合物,虽然与自然界中存在的相对应的同位素和化合物的物理性质不同,但是具有相同的化学性质和生物特性。进入机体内后,在体内所发生的化学变化及生物学过程与被示踪的物质完全相同,这一性质在医学研究中非常重要。

二是放射性核素能自发地发生核衰变,并发射出射线,利用高灵敏度仪器的测量,可对标记物进行精确的定性、定量或定位研究;而稳定核素由于质量不同于相应的同位素,也借助质量分析仪进行定量测量。

原子丰度(Atomabundance)是指各种稳定同位素在各自元素的总原子数中所占比例一般是一个定值。如^{16}O 是 99.759%,^{17}O 是 0.037%,^{18}O 为 0.204%。如果使用一种稳定同位素标记某物质,引入待研究的系统,然后根据该稳定同位素原子丰度的变化,来判断物质的运动转化规律。

二、示踪实验的特点

同位素示踪包括放射性核素示踪和稳定核素示踪,它们有各自的优点和不足。

（一）放射性核素示踪方法的优点

1. 灵敏度高。目前其他精确的化学分析水平为 10^{-12} g,而放射性核素示踪法的分析水平可达 $10^{-14} \sim 10^{-18}$ g,对于研究体内或体外实验系统中微量的生物活性物质具有特殊价值。

2. 测量方法简便。放射性核素衰变不受其他理化因素(温度、pH)的影响,也不受样品中其他无放射性的杂质的干扰,因此可以省去分离提纯待测物的程序。尤其是 γ 射线可直接从体表测量。

3. 合乎生理条件。示踪方法是示踪物质用量接近生理剂量的条件下,研究其整体内的变化。这样少的物质不会干扰或破坏体内生理过程的平衡状态。这类实验是合乎客观实际的。

4. 定位定量准确。示踪法不仅能准确地定量测量和进行动态研究,还用自显影方法确定标记物在机体器官组织内的分布和积聚。结合显微镜或电镜,可进行细胞水平或亚细胞水平分析,使结构与功能研究结合起来。

（二）稳定核素示踪方法的优点

1. 没有辐射危害,适用于体内示踪,特别是孕妇和儿童使用时不需要防护设施。

2. 稳定核素标记物不会发生辐射分解,核素也不会衰变,因而无使用时间的限制,适用于实验周期长的示踪实验。

3. 稳定核素无化学毒性。

4. 稳定核素示踪方法灵敏度、准确度高,且能对标记原子的位置及标记化合物的分子结构进行分析。

三、示踪实验注意事项

（一）示踪剂选择条件

1. 半衰期　根据实验周期,选择半衰期比较合适的核素。周期短的实验应该选用半衰期短的核素,周期长的实验应该选用半衰期长的核素。用于人体内的医用放射性核素,一般应该尽可能选用半衰期较短的核素。

2. 射线的能量和类型　根据放射性核素辐射能量和类型的选择,既要便于测量,又要注意到辐射效应。常用作示踪剂的核素的辐射类型主要是 β 和 γ 衰变体。α 辐射的核素穿透力差,较难测量,且毒性很大,不宜用作生物实验,仅偶尔用于放射自显影。

3. 放射性比活度　进行放射性示踪实验时,放射性核素或其标记化合物一般被稳定同位素或其化合物所稀释,因此稀释前比活度必须足够高,才能使稀释后的样品达到一定的比活度,否则最后不能符合测量的要求。稀释后的样品放射性活度至少大于本底计数的2倍。

4. 放射化学纯度　标记化合物不应含有其他的有放射性的杂质,如果含有其他的放射性物质,必须知道含量,以便对实验数据校正。

5. 示踪核素标记位置　研究物质在体内的运动规律,只考虑原标记物的去向,而不管其代谢物,故不需要严格定位标记物。但是在整个实验过程中,示踪原子必须处在标记化合物稳定的位置上,而不能发生交换反应。研究物质转化的实验要求标记核素处在被标记物的一定位置上,如在某些氨基酸实验研究中,有意识地把^{14}C核素标记在化合物分子的氨基酸上。

（二）注意安全防护

在进行强放射性的操作前,一般都要先作无放射性物质的模拟实验,又叫冷实验,待操作熟练之后才能进行强放射性实验。所有操作均应在铺有吸水纸的器皿中进行,操作$1.85×10^7$ Bq以上的γ射线衰变体和操作$1.85×10^7$ Bq以上的能量较大的β射线衰变体,都必须有一定防护屏、通风橱或其他防护措施,使外照射降至剂量限值以下。

（三）防止实验过程中放射性污染

实验室内应划分活性区和非活性区,凡存放或操作放射性物质的器皿都必须作好放射性标记,不能与存放非放射性物质的器皿混用。

（四）放射性废物的处理

在生物示踪实验中,不可避免地可能会产生一些废物,如动植物尸体、粪便、反应废液等。这些废物常含有放射性核素,不能当作一般废物处理。放射性废水严禁倒入普通水槽中,应倒入标记有"放射性废液"的容器内,经专门放射性污染排放系统排放。水溶或能与水混溶的有机溶液,如乙醇等采用放置、稀释和浓集法（凝胶沉淀、蒸馏、离子交换）,溶剂可排入下水道,放射性浓集物做固体废物处理。不溶于水的有机溶剂,不能排入下水道,收集后按固体处理。对于可能产生放射性气体的实验,应在通风柜内进行,可通过烟囱稀释排放,必要时需净化过滤,使排出的气体及气溶胶经大气扩散稀释,不超过相应地区空气中的限制浓度。低浓度者经大气稀释排放入高空,高浓度者需经过滤、吸附法或液体净化法处理。实验中发生放射性事故时,例如盛放射性溶液的器皿破裂、打翻,放射性物质溅出、洒落,以及桌面、地面和人身的沾污等,应保持镇定,及时进行去污处理。

第二节　放射性核素标记化合物

一、放射性核素标记化合物基本概念

（一）放射性核素标记化合物

放射性核素标记化合物（Radionuclide labelled compounds）是用放射性核素原子取代化合物的分子结构中某一原子或某些原子后的化合物。

（二）同位素标记与非同位素标记

针对用于标记的放射性核素与被标记化合物组成的关系而将标记物分类的方法。

1. 同位素标记

同位素标记（Isotopic labeling）化合物的意思是化合物中某元素的稳定同位素原子被同一元素的放射性同位素或稳定同位素原子取代。例如：各种有机化合物分子中都含有碳、氢原子，可用它们的放射性同位素^{14}C、^{3}H 来取代；含硫、磷化合物则可用^{35}S、^{32}P 来取代等。所得标记化合物的物理化学及生物特性可与原化合物基本相同。

2. 非同位素标记

非同位素标记（nonisotopic labeling）是指标记化合物是用化学性质相似或根本不同的放射性核素取代原化合物中所含的某元素的稳定核素原子。如：^{131}I 或^{125}I 标记蛋白质，^{125}I 标记类固醇激素等。非同位素标记所得标记化合物与原化合物的组成不完全相同，可能会导致标记化合物的物理化学及生物学特性有所改变。

（三）放射性核素标记化合物的命名

放射性核素标记化合物一般根据习惯命名。对于无机化合物，通常在化合物的名称前注明标记核素的名称，如^{131}I-NaI，^{35}S-硫酸等；对于有机化合物，通常需在化合物名称前注明标记核素的名称及其在化合物中的位置，如：1-^{14}C-醋酸。这是最基本的方法，为了进一步说明在被标记化合物中的标记核素的原子种类、数量和分布，实际上还用以下方法命名：

1. 定位标记　定位标记（Specific labeling）用符号"S"表示。指标记分子中的标记原子95％以上被特定地标记在指定的位置上。如 5(S)-^{3}H-尿嘧啶。通常定位标记可以省略符号"S"。

2. 准定位标记　准定位标记（Nominal labeling）用符号"n"表示。指标记分子中的标记原子从合成方法上预测应在某一位置上，但由于未经实验分析证实不能保证只局限于指定位置,或者小于95%的标记原子被标记在指定的位置上。如 $6,7(n)-^3H$ 雌二醇。

3. 均匀标记 均匀标记(Uniform labeling)用符号"U"表示。指标记分子中的标记原子从统计学上讲均匀地分布于分子中,每一位置上的标记几率是相同的。如 $U-^{14}C$-葡萄糖。

4. 全标记 全标记(General labeling)用"G"表示。指标记分子中所有相同的原子都可能或多或少地被标记原子所取代,但几率各不相同。如 $G-^3H$-胆固醇。

5. 双标记或多标记 双标记或多标记(Double labeling and multiple labeling)指在化合物分子中的不同位置引入两种或两种以上的放射性核素原子,或引入一种元素的两种或两种以上同位素原子。如:$^{13}CH_3-^{14}COOH$、$CH_3-^{35}S-CH_2CH_2CH(NH_2)-COOH$ 等。

二、放射性核素标记化合物制备方法简述

(一) 化学合成标记法

化学合成标记法(Chemical synthesis)是标记化合物最常用的制备方法,原则上凡能用化学合成的化合物,均能用化学合成法制备标记化合物。其原理与普通的化学合成法十分相似,即应用化学反应将放射性核素的原子"引入"到所需的化合物分子结构中去,换言之,就是将放射性核素的初始原料,通过选定的工艺步骤,合成所需的标记化合物。化学合成法进一步可分为:① 逐步合成法:即以最简单的放射性化合物按预定合成路线逐步合成复杂的有机标记化合物;② 加成法:通过加成反应将不饱和有机分子制备成标记化合物;③ 取代法:有机分子中的原子或原子基团被放射性核素或基团所置换。

^{14}C、^3H 标记化合物常用此法进行合成标记。例如:^{11}C 的标记化合物其原料是由加速器生产初级产品 $^{11}CO_2$ 和 ^{11}CO,然后用 $^{11}CO_2$ 作原料,通过各种成熟的方法制备有机合成中有用的中间体($H^{11}CHO$、$H^{11}CN$、$R^{11}COCl$)等,再从此类中间体进一步合成各种含 ^{11}C 的药物。

(二) 同位素交换标记法

同位素交换法(Isotope exchange)是利用同一元素的放射性同位素与稳定同位素在两种不同化学状态之间发生交换反应来制备标记化合物,其反应如下:

$$AX + BX^* \longrightarrow AX^* + BX$$

式中,X 和 X^* 分别为同一元素的稳定同位素和放射性同位素;AX 为待标记化合物;BX^* 为放射性同位素的简单化合物。AX 与 BX^* 混合,交换反应是可逆反应,可通过调节反应条件(温度、pH 等)和加入催化剂以控制反应的进行。在特定条件

下发生同位素交换反应,除了同位素效应外,并不引起体系中这两种化合物化学状态的改变,它们的理化和生物学性质是相同的。该法操作快速、简便,不需要制备标记前体。如果反应条件选择适当,可获得较高放射性比活度的标记化合物。在放射性核素半衰期短、化学合成步骤多的情况下,其实用意义更大。常用于放射性碘、磷、硫、的标记。也是制备 ^3H 标记化合物的重要方法。缺点是不易作定位标记,有机化合物主链上的原子无法标记。

(三)生物合成标记法

生物合成标记法(Biosynthesis labeling)利用酶、微生物、动植物的生理代谢过程,将简单的标记化合物在体内或体外让生物吸收利用,转化成复杂的放射性标记的有机化合物。本法可合成一些结构复杂、具有生物活性而又难以用化学合成法制备的放射性药物。特别是对目前尚不能用人工方法合成的物质,如某些激素、蛋白质、抗生素、核酸、维生素等,生物合成法则成为其唯一的制备方法。在酶的催化下,该方法合成的标记化合物大都是具有旋光性的异构体,产物不必经过分离。用微生物或动植物进行生物合成的缺点是产量低,标记位置不易控制,易造成污染。例如,可用 ^{75}Se 或 ^{35}S 标记 L-蛋氨酸掺入杂交瘤的细胞培养液中,制得 ^{75}Se 或 ^{35}S 标记的单克隆抗体(McAb)。

生物合成法的特点是反应条件温和、简便、快速,复杂化合物能一步合成,往往能一次得到多种有生物活性的生化物质;原料消耗大,产量低,副产物多,分离纯化较复杂,产物的放射性比活度较低;通常情况下,不能制备定位标记化合物。

(四)金属络合法

一般采用金属放射性核素直接形成络合物的方法进行标记。络合法的大部分放射性药物是将放射性核素以共价键或配位键的形式络合到被标记的分子中,被标记分子不含标记的放射性核素的同位素。这类标记方法的特点是标记反应对试剂浓度、pH、离子强度等反应条件极其敏感。

(五)双功能螯合剂法

双功能螯合剂法是先把某种双功能螯合剂联机在被标记的分子上,再将放射性核素标记到螯合剂上,形成“放射性核素—螯合剂—被标记物”的复合物。此种方法大多用于标记多肽、单克隆抗体等。由于螯合剂的存在,被标记物有可能出现理化和生物学性质的改变,临床应用时要注意。

(六)热原子反冲标记

热原子反冲标记(Hot atom recoil labeling)是通过核反应产生的放射性反冲原子与周围的化合物相互作用形成标记化合物。例如利用 $^3He(n,p)^3H$、$^{14}N(n, p)^{14}C$、$^{35}Cl(n,p)^{35}S$ 或 $^{10}B(\alpha,n)^{13}N$ 等核反应产生具有反冲能的 ^{14}C、^3H、^{35}S 或 ^{13}N 原子,取代有机化合物分子中相应的稳定核素,或与有机化合物分子发生加成反应来制备标记化合物。

（七）加速离子标记

加速离子标记（Acceleration labeling）是把放射性离子在电场中加速到很高的速度后轰击欲标记物质。此法能制备 ^{14}C 和 ^3H 标记化合物。例如由电磁分离器离子源得到的 $^{14}C^+$、$^3H^+$、$^3H_2^+$ 等离子在电场中被加速后向固体靶子轰击。

热原子反冲标记及加速离子标记的优点是能制得一些难以合成的复杂化合物，缺点是产率不高、生产复杂、分离困难，并且需要反应堆及加速器等特殊装置。

此外，还有中子活化标记法、辐射诱发激活标记法。它们与反冲标记法、加速离子标记法一样，都属于辐射合成标记法。一般它们多用于化合物的 ^3H 标记，如甾族化合物、激素和维生素的 ^3H 标记。

三、放射性碘标记技术

（一）碘标记化合物的特性

碘元素的放射性同位素种类繁多，其中 ^{125}I、^{131}I 和 ^{123}I 等因半衰期和射线能量适合于医学、生物学应用，可作为蛋白质、多肽、活性物质及药物等的标记核素。特别是 ^{125}I 和 ^{131}I 价廉易得。例如，^{125}I 物理特性是：衰变方式为电子俘获，半衰期为60.2 天，γ 射线和特征 X 射线能量分别为 35.5 keV、27 keV。这些特性决定 ^{125}I 易于探测，保证一定的使用有效期，有利于 ^{125}I 标记化合物商品化，因此被广泛应用于体外放射分析中。

（二）蛋白质与多肽的放射性碘标记方法及基本原理

在有机化合物的碘标记中，苯环比直链更易于标记，而且标记芳香环上的碘原子也相对稳定。用于标记的放射性碘的化学形式为 Na^*I，I^- 必须氧化成高价的氧化态 $^*I_2$ 或者 $^*I^+$ 才能标记到有机化合物分子上去。蛋白质、多肽的碘标记方法分为直接标记法和间接标记法两类。

1. 直接标记法

以 Na^*I 形式提供的 $^*I^-$ 必须首先在氧化剂的作用下被氧化成中间活性形式 $^*I_2$ 或 $^*I^+$，然后再被标记到蛋白质分子的酪氨酸残基的苯环上（酚羟基的邻位）。一般来说，最少含有一个酪氨酸残基的蛋白质都能被标记，如果被标记物的分子结构中无酪氨酸，则需在该分子上先接一个含酪氨酸的物质，如酪氨酸甲酯（TME），然后才可以进行碘标记。除酪氨酸残基外，碘化反应也可以发生在蛋白质分子中的组氨酸残基或者色氨酸等有共轭 π 键的环状结构上，但是它们的反应能力比酪氨酸残基弱得多。基本反应式如图 4-1：

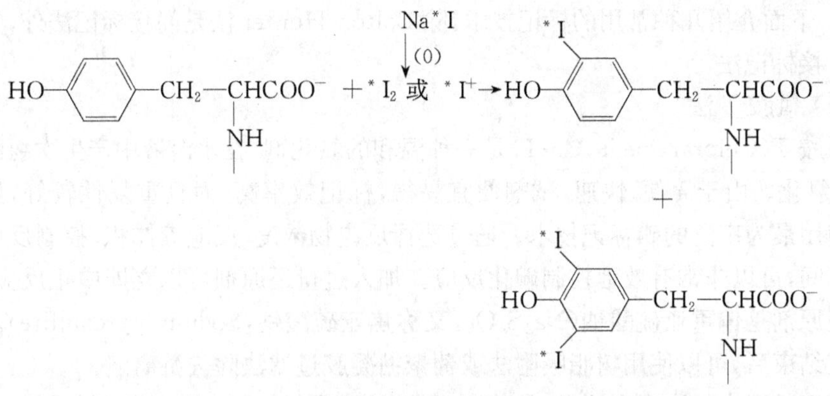

图 4 - 1　直接标记法

2. 间接标记法

间接标记法(Conjugation labeling)又称联接标记法,是先将放射性碘联接到一个小分子载体上,再将这个小分子物质与蛋白质结合。基本反应式如图 4 - 2:

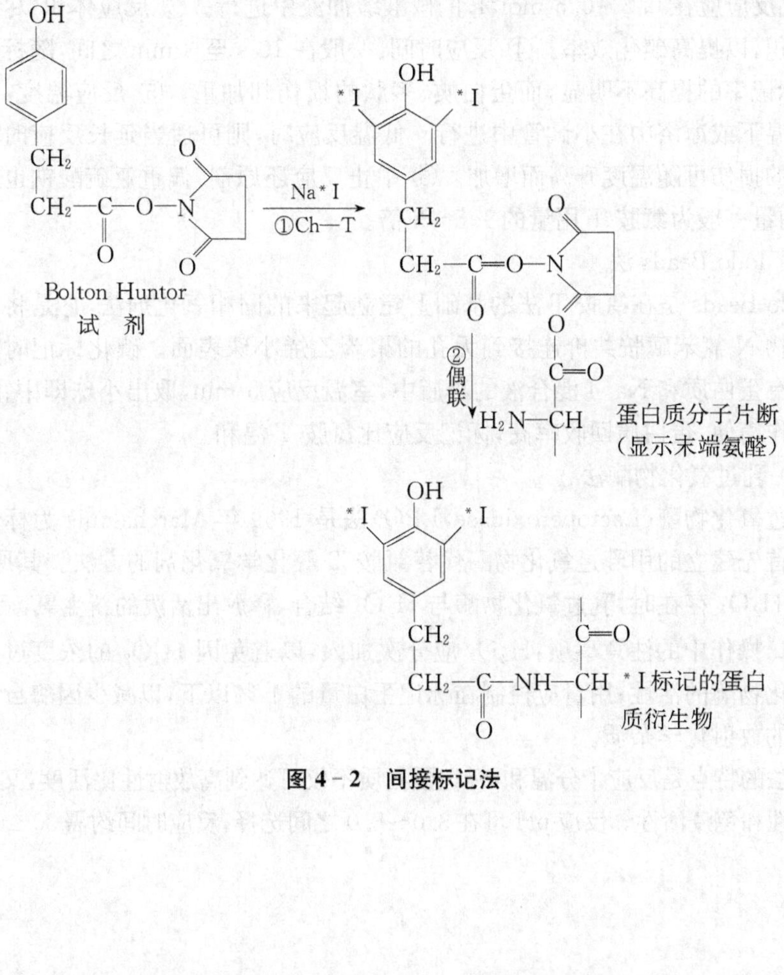

图 4 - 2　间接标记法

3. 下面介绍几种常用的标记技术,除 Bolton-Hunter 法是间接标记法外,其余均为直接标记法。

(1) 氯胺 T 法

氯胺 T(Chloramine T,Ch-T)是一种温和的氧化剂,在水溶液中产生次氯酸而使 *I^- 氧化。由于简便、快速,试剂便宜易得,标记效率高,而且重复性较好,至今仍是使用最为广泛的碘标记技术。通过选择反应物浓度、反应液体积、控制反应温度和时间,可以非常有效地控制碘化反应。加入过量还原剂可以立即中止反应,常用的还原剂是偏重亚硫酸钠($Na_2S_2O_5$,又称焦亚硫酸钠,Sodium pyrosulfite)。碘化反应结束后,可以使用树脂吸附法或葡聚糖凝胶过滤法除去游离碘。

标记过程中的注意事项是:① 氯胺 T 溶液和用量:溶液应新鲜配制,因其在光和空气中不稳定。氯胺 T 用量应严格控制,应通过实验来确定。用量过大会损伤标记蛋白质的生物活性和免疫活性;用量不足又会降低标记率。② 反应 pH:应根据不同的蛋白质来确定最适 pH,一般为 pH 7.4~7.8。为保证有足够大的缓冲容量,碘化反应在 0.2~0.5 mol/L 的磷酸缓冲液中进行。③ 反应体积:尽量减少反应体积,以提高碘化效率。④ 反应时间:一般在 10 s 至 3 min 之间,随标记时间增加,标记率的提高不明显,而蛋白质、多肽的损伤却加重。⑤ 反应温度:反应一般于室温下或冰浴中在小试管中进行。低温反应时,则可适当延长反应时间。被标记物的损伤可随温度升高而增加。⑥ 中止反应还原剂:偏重亚硫酸钠也应新鲜配制,用量一般为氯胺 T 用量的 1.5~2 倍。

(2) Iodo-Beads 法

Iodo-Beads 是在氯胺 T 法的基础上建立起来的固相氧化剂法,它是将氯胺 T 的衍生物 N-氯苯磺胺共价连接到无孔的聚苯乙烯小珠表面。碘化标记时将小珠放入含有蛋白质和 Na^*I 混合液的小瓶中,室温反应 5 min,取出小珠即中止反应。该法操作简便,蛋白质回收率高,标记反应比氯胺 T 温和。

(3) 乳过氧化物酶法

乳过氧化物酶(Lactoperoxidase,LPO)法是 1969 年 Marchalonis 为标记免疫球蛋白首先建立的用乳过氧化物酶代替氯胺 T 等化学氧化剂的方法。其原理是:当少量 H_2O_2 存在时,乳过氧化物酶与 H_2O_2 结合,释放出活泼的新生氧,后者使 *I^- 氧化。操作中的注意事项:H_2O_2 应分次加入,以避免因 H_2O_2 的浓度过大而抑制过氧化物酶的活性;用量应控制在标记蛋白量的 1% 以下,以减少因酶自身碘化而带入的放射化学杂质。

该法的特点是反应十分温和,标记蛋白质不仅可达到高放射性比活度,又保持其生物活性和免疫活性。反应 pH 可在 3.0~8.0 之间选择,反应时间约需 30~60 min。

中止反应用缓冲液稀释或加入半胱氨酸或巯基乙醇等。不足之处在于标记率比氯胺 T 法低,一般约 30%～40%。

(4) 葡萄糖氧化酶-乳过氧化物酶法

为了克服乳过氧化物酶法的一些缺点,进行了改进,采用葡萄糖氧化酶-乳过氧化物酶法(Glucose-oxidase -lactoperoxidase,GO-LPO)。该法的原理是利用葡萄糖氧化酶作用于底物葡萄糖,有控制地持续产生微量的 H_2O_2,代替外加的 H_2O_2,然后微量的 H_2O_2 再经乳过氧化物酶作用而使蛋白质碘化。该法的特点是 H_2O_2 边产生边用于氧化 *I^-,反应体系中无需加入氧化剂,反应更加温和,对蛋白质的损伤更轻微,能较好地保持蛋白质的生物活性和免疫活性。

(5) 固相氧化物酶法

将乳过氧化物酶或葡萄糖氧化酶交联到琼脂糖凝胶(Sepharose 4B)上,反应条件仍同于上述酶法标记。该法的特点是反应结束后,用离心法除去固相酶,使操作更加简便。

(6) 氯甘脲法

氯甘脲法又称 Iodogen 法,1978 年 FraKe 和 Speck 首先采用此法标记了蛋白质和细胞。氯甘脲即 1,3,4,6-四氯-3α,6α-二苯甘脲,引起碘化反应的机制基本与氯胺 T 相似。Iodogen 法属于固相氧化剂法,是将氧化剂交联在琼脂糖凝胶上或涂在塑料管或塑料珠子的表面,形成不溶性的固相氧化剂。该法的特点是简化标记步骤,中止反应不需加还原剂,避免了还原剂对蛋白质的损伤。操作方法:由于 Iodogen 在水中的溶解度非常低,应将其用氯仿溶解后涂于反应管底部,用 N_2 吹干,置于 $-20℃$ 冷藏备用。碘化反应时,加入按比例配好的蛋白质和 Na^*I 混合液,混匀后反应 5～10 min,倒出反应液即中止反应。标记率可大于 60%,标记产物主要是单碘化合物,极少为双碘化合物。但必须注意的是,当反应液中存在有机溶剂或洗涤剂时,会使 Iodogen 释放到溶液中。

(7) N-溴替丁二酰亚胺

N-溴替丁二酰亚胺(N-Bromosuccinimide)又称溴代琥珀酰亚胺(Succinbromimide)法,1982 年 Reay 用本法标记 RIA 的抗体,1987 年 Stephan 等用此法进行[131]I 标记单克隆抗体,都取得了高标记率的结果。

N-溴代琥珀酰亚胺的作用与氯胺 T 和 Iodogen 相似,是一种弱氧化剂。该法的特点是:标记率高,据报道碘化标记率大于 90%;标记产物可以不经分离纯化而直接使用;可用于标记浓度较低的蛋白质;操作简单、快速、安全。但 N-溴代琥珀酰亚胺没有从标记液中除去,体内实验可能产生毒性,标记单克隆抗体,因含量极微,其浓度仅为毒性剂量的 1/250 000。

(8) Bolton-Hunter 法

Bolton-Hunter 法属于间接标记法,使用的试剂是 3-(对羟基苯)丙酸-N-琥珀酰亚胺酯(称 Bolton-Hunter 试剂)。当蛋白质分子缺乏酪氨酸不宜用直接标记法或酪氨酸残基位于蛋白质活性中心,碘化后会引起蛋白质生物活性和免疫活性明显降低时,用本法标记可克服这些难题。标记方法分两步:先用氯胺 T 法使上述试剂碘化;再将该碘化的试剂偶联到蛋白质分子上。

该法的特点是:① 碘化的 Bolton-Hunter 试剂主要是联结到蛋白质分子表面赖氨酸残基的氨基或蛋白质分子的 N-末端上,避免了氧化剂与蛋白质直接接触,对蛋白质的活性影响较小。② 由于在蛋白质分子上引入了一个较大的分子所产生的位阻效应,对相对分子质量小于 1 万的蛋白质的生物活性会产生影响。③ 由于标记过程分两步,碘化蛋白质的放射性比活度和碘的利用率低于直接标记法。

四、放射性核素标记化合物的主要质量指标

作为示踪剂及体外放射分析的试剂的放射性核素标记化合物,应具有较高的质量。衡量质量的主要指标有:放射性核纯度、放射化学纯度、放射性比活度、生物活性或免疫活性,以及标记核素原子在化合物结构中的位置与定量分布情况等。介绍如下:

(一) 放射性核纯度

放射性核纯度(radioactive purity)是指所指定的放射性核素的放射性活度占药物中总放射性活度的百分比。放射性纯度只与其放射性杂质的量有关,与非放射性杂质的量无关。该指标主要用于监测其他放射性核素的沾染程度。放射性核纯度的测定方法可根据杂质核素的性质,选用锗(锂)或高纯锗探测器的多道 γ 谱仪,或其他核纯度测定方法。

(二) 放射化学纯度

放射化学纯度(radiochemical purity)是指一种放射性核素标记化合物中,特定化学结构的物质的放射性占总放射性的百分数。

该指标是衡量放射性药物质量最重要的指标之一,用于放射化学纯度测定的方法有纸层析法、聚酰胺薄层层析法、快速硅胶薄层层析法、离子交换色谱法、高效液相色谱法以及纸或凝胶电泳法,对某些特殊理化性质的放射性药物,可采用过滤法、萃取法和沉淀法。最常用方法是利用色谱技术,即放射层析法,通过纸层析或薄层层析将纯化后的标记产品中存在的各种成分分离开,然后测定各成分的放射性。代入下式计算放射化学纯度。

$$放射化学纯度(\%) = \frac{特定组分(化学形态)的放射性(cpm)}{各组分的放射性之和(cpm)} \times 100\%$$

（三）放射性比活度

放射性比活度(specific activity)简称比活度,是指单位质量物质所含的放射性活度。用 MBq/mmol 或 GBq/mmol 表示。欲测标记化合物的放射性比活度,要了解产品的放射性活度和化学量。

1. 直接测定计算法

将制备的标记化合物经纯化后,取部分配成溶液,测定其放射性浓度(kBq/mL),并用光谱法测定其化学浓度(μg/mL)。代入公式计算:

$$放射性比活度=\frac{放射性浓度}{化学浓度}\times100\%$$

2. 层析谱放射性测定计算法

将制备后尚未纯化的标记物进行层析,再分段切取测量各段的放射性,绘制放射层析谱并按以下计算步骤进行计算:

$$标记率=\frac{特定组分峰的各段放射性之和(cpm)}{全层析谱各段的放射性总和(cpm)}\times100\%$$

$$放射性比活度=\frac{投入标记的放射性活度(cpm)\times标记率}{投入标记的放射性待标记物的化学量(cpm)}\times100\%$$

（四）标记化合物生物（免疫）活性鉴定

应该明确,标记化合物无论用于生物体内的示踪研究,或是用于生物中活性物质分析,都要求其生物活性或免疫活性与未作标记前相同或者基本不变。还应知道,同一标记物的生物活性与免疫活性变化不一定平行,需分别测定。一般说来,受体的生物活性可通过受体和配基结合率测定,免疫活性可通过抗体和抗原结合率测定。

常用的鉴定方法是特异结合试验,鉴定免疫活性时,让其与抗体结合;鉴定生物活性时,让其与受体结合。首先以结合率是否高为指标判断其活性好坏,继而应观察标记物与特异结合试剂的亲和力是否与未标记的该物质相同。

五、放射性标记化合物的稳定性与贮存

（一）标记化合物的辐射分解

放射性标记化合物的稳定性较非标记化合物为差。按核衰变后使标记化合物损伤、破坏机制分类,将辐射分解分为三类:

1. 初级内分解　初级内分解(Primary internal decomposition)指核衰变产生子体核素,化合物的组成改变。

2. 初级外分解　初级外分解(Primary external decomposition)指核衰变释放的射线直接对标记物分子本身及周围的标记物分子作用,使这些分子激发、电离乃

至化学键断裂。

3. 次级分解　次级分解(Secondary decomposition)指核辐射使标记物周围的其他物质(如溶剂分子等)产生激活物质,如水分子被射线作用产生 $HO^{\cdot}$、$H^{\cdot}$、$HO_2^{\cdot}$ 等自由基(Free Radicals)。这些激活物质再与标记物分子作用,使标记物破坏。

辐射自分解(Autoradiolysis)是标记物分子结构中的放射性原子发生核衰变造成的,以上三类辐射分解都统称为放射性标记化合物的辐射自分解。

应指出,除了辐射自分解以外,标记化合物还会发生化学分解,标记化合物本身的不稳定性引起储存过程中发生分解,如水解、氧化、聚合等。对于氚,还会发生同位素交换反应,标记化合物分子的某些基团,如 $-SH$、$-NH_2$、$-COOH$、$=NH$ 中的标记氚原子都不稳定(称为不稳定氚),在极性溶剂中能与氢或其他元素发生交换而失去氚。

(二) 标记化合物的贮存原则

1. 降低标记物比活度。固体纯品贮存辐射自分解最严重,以液态贮存较好。

2. 稀释。在贮存高纯度的标记化合物时常用非标记的化合物稀释。选择稀释剂时,主要采用不易产生自由基的溶液作稀释剂,如苯。

3. 惰性气体环境,以防止标记物氧化。

4. 低温保存。

以低温度但不结冰条件下(2～4℃)避光贮存标记化合物为好。对 ^3H 的标记化合物来说也可采用深冻(−140℃)保存。

第三节　其他核技术

示踪技术的内容十分丰富,有些已逐渐由基础医学研究过渡到临床医学应用,充实了检验核医学的内容。本节简要介绍几项与检验医学关系较密切的示踪技术的基本原理和方法要点。

一、核素稀释法

(一) 基本原理

核素稀释法(Nuclide dilution technique)系一种应用极为广泛的定量示踪法。该方法首先由 Hevesy 于 1934 年提出。它为有些常规方法很难解决的问题提供了一个解决的方法,如在成分复杂的样品中测定某些成分,在混合物中分析性质类似、不易定量分离的元素,测定整体内无法定量分离的某些成分的总量等。核素稀释法既可用放射性核素也可用稳定性核素来进行。

（二）基本方法

1. 正稀释法

核素正稀释法（direct nuclide dilution）是用已知量的标记物作为示踪剂来测定未知量非标记物的稀释法。

（1）物质容量测定：设 C_1、V_1 代表稀释前标记物的放射性浓度与体积，C_2 为稀释后的混合物放射性浓度，V_2 为用以稀释标记物的物质体积。若混合过程中无任何耗损，则混合前后的放射性相等。

$$C_1 V_1 = C_2(V_1 + V_2), V_2 = \frac{V_1(C_1 - C_2)}{C_2}$$

当示踪物的容量 V_1 相对于 V_2 可以忽略不计时，上式可简写为：

$$C_1 V_1 = V_2 C_2, V_2 = \frac{C_1 V_1}{C_2}$$

本法适用于体内不易分离组分的容量测定。

（2）微量物质定量测定：正稀释法对微量物质作定量测定应用范围更广，既可用于对体外标本中的药物或生化物质作定量，又可稍加变化用于测定整体内的多种物质。

例如：欲测定蛋白质水解液中蛋氨酸的含量，将 10 mg 放射性比活度为 17 kBq/mg 的标记蛋氨酸加入水解液，充分混匀后分离出一部分高度纯化的蛋氨酸 0.21 mg，测得放射性比活度为 0.37 kBq/mg，求水解液蛋氨酸的含量。

2. 反稀释法

核素反稀释法（Inverse nuclide dilution）是用已知量的非标记物测定样品中标记物含量的稀释法。核素反稀释法的基本原理和正稀释法相同，但待测物是标记物，已知物是非标记物。

3. 核素双稀释法

核素双稀释法（Double nuclide dilution）主要用于反稀释法。当样品中未知量为 g 的标记物，其放射性比活度 s_g 不易直接测量时，可采用双稀释法。

4. 亚化学计量核素稀释法

亚化学计量核素稀释法（substoichiometric nuclide dilution analysis）是将亚化学计量分离原理用于核素稀释法的一种分析技术。对金属离子进行化学分离时，为使反应完全，所加反应试剂的量大大超过化学计算量。亚化学计量分离技术则不同，所加反应试剂少于化学计算量，故只有一部分金属离子被分离，所得的元素量由所加试剂的量决定。若在稀释法中运用这一原理，亦即向稀释前后两个样品所加的试剂是严格相等的亚化学计量，则分离出来的两份元素样品重量是相等的。

因此,稀释公式中的放射性比活度可由放射性活度代替,只要根据稀释前后分出样品的放射性活度之比,就能算出元素的未知含量。

二、放射自显影术

放射自显影(Autoradiography,ARG)是一种利用放射性核素发射的射线,使乳胶中的卤化银感光而形成影像,从而记录、检查和测量标本中放射性示踪剂的分布部位和数量的核技术。

放射自显影术的出现已有百余年的历史,近几十年来更是发展迅速,随着感光材料的不断改进及与其他技术的联合应用,目前放射自显影示踪研究已进入亚细胞水平。由于 ARG 能在形态学的基础上观察放射性示踪物在研究对象体内的动态变化过程,且能精确定位。对研究特定示踪物的代谢、更新以及作用的靶细胞部位,探讨功能与形态上的联系等尤有独到之处,所以在现代医学生物学研究的各个领域,如药理学、毒理学、分子生物学、组织胚胎学、病理学、生理学、微生物学、免疫学等诸多学科中广泛应用。

(一)基本原理

1. 放射自显影像基本原理

在放射性核素的示踪研究中可利用感光材料能极灵敏感受核射线的特性,用感光材料对核射线进行探测。把带有放射性示踪剂的标本与感光材料紧密接触,标本中放射性示踪剂发出的射线作用于相应部位的感光材料而形成潜影,经过显影、定影系列处理后获得与示踪剂所在部位和放射性活度一致的由银颗粒组成的影像,通过对影像的阅读分析便可得知示踪剂在标本中的准确位置和数量,这种利用感光材料检查、记录和测量核射线的方法称为放射自显影术。所得到的图像称为放射自显影像。

放射自显影(ARG)包括放射自显影术和放射自显影像。

2. 潜影形成机理

乳胶中的每颗溴化银晶体都是由 Ag^+ 和 Br^- 的点阵构成的。乳胶制作过程中,使其点阵发生缺陷,这些缺陷便是潜影形成过程中的敏化中心。当乳胶和含有放射性物质的标本紧密接触时,放射性核素放出的射线引起电离,带电粒子与乳胶撞击,使带负电荷的 Br^- 发射电子,并移向感光中心,形成负电荷的静电层;带正电荷的 Ag^+ 也聚集于此,便还原为原子。聚集的银原子虽然极少,但起催化作用,促使溴化银晶体还原为银原子。因此,被称之为显影中心。显影中心的生成过程,则称潜影形成。由于已形成潜影和未形成潜影的溴化银晶体显影的速度不同,经显影、定影处理,底片上便出现和组织结构中放射性物质分布相应的密度深浅不同的影像,从而显示出放射性核素及其标记物在组织细胞内外的分布和聚集。

（二）放射自显影的类型及基本方法

1. 自显影的类型

（1）宏观放射自显影

宏观放射自显影（Macroscopic ARG）观察范围较大，分辨率要求低，只能供肉眼或放大镜观察，或根据黑度判断示踪剂的分布及相对数量。小动物的整体标本、大动物的脏器标本以及各种电泳凝胶、层析板、免疫沉淀板都可作宏观放射自显影。

（2）光学显微镜自显影

光学显微镜自显影（Light microscopic ARG）观察范围较小，如组织学、细胞学标本要求较高的分辨率，需用光学显微镜进行观察，根据银颗粒来判断示踪元素的分布部位和数量的多少。

（3）电子显微镜放射自显影

电子显微镜放射自显影（Electron microscopic ARG）观察范围极小，适用于细胞、亚细胞水平的示踪研究，分辨率要求很高，需要用电镜技术进行标本制备及观察，以单层银粒为判断依据。

2. 放射自显影的基本方法

（1）示踪剂的引入 根据不同研究目的，采用不同的途径，引入不同的适合的放射性示踪剂。

（2）标本制备 采集组织样本，制作成切片或涂片，但操作过程中注意防止示踪剂的丢失、扩散或移位。

（3）放射自显影标本制备 向制备好的标本上敷加核乳胶。

（4）曝光 在避光、低温、干燥的条件下，使射线充分地作用于乳胶。

（5）显影处理 在充分曝光后，进行显影、定影、冲洗、染色和封固等相关处理。

（6）自显影的阅读、分析 自显影中显影银粒的有无和多少与标本中放射性的有无和多少是一致的，故借此可确定放射性示踪剂在标本中的位置和数量。

3. 影响放射性自显影质量的常见因素

（1）乳胶中溴化银晶体的大小与密度 银晶体颗粒小且排列致密者，射线穿透时形成的潜影多，因而效率高，且因对射线的吸收好，散射少，分辨率也较高。

（2）乳胶厚度 乳胶层较薄者影像交叉和散射减少，分辨率高。乳胶厚度小于示踪核素的射程，自显影效率会随之而增加；乳胶厚度超过示踪剂的最大射程时，射程外的乳胶不会被射线作用，自显影效率不再提高。

（3）标本的厚度 标本较厚，组织重叠，射线散射加重，导致分辨率低。

（4）标本与乳胶的距离 乳胶层与标本的距离增大时，散射较大，使分辨率下降,使效率下降。距离过大时,能量较低的核射线甚至达不到乳胶层。

(5)曝光时间 曝光时间的长短会影响分辨率。一般情况下最好通过实验曝光法决定适当的曝光时间。

(6)示踪核素的能量 能量高者在乳胶中射程较长,散射至放射源以外的银粒也较多,分辨率降低,实际工作中应尽可能选用与标本厚度适宜的核素。

(7)本底 在自显影中,除了标本中示踪剂能使银粒显影外,一些其他原因也能使银粒显影。这些显影的银粒构成自显影的本底,过高的本底会影响自显影的分辨率,应尽量避免。

三、物质转化示踪技术

研究细胞内各种代谢物转化规律,是深入认识生命本质的重要课题,核素示踪技术则是解决这一重要问题的主要手段,选用各种标记的前身物,即可从标记产物的情况来判断其前身与产物之间的关系,包括转化速度、转化发生的部位、转化所需要条件、转化过程(有无中间产物及中间产物种类)、影响转化因素等。核素示踪法研究物质转化的主要内容包括:核素参入实验、酶的放射分析、放射酶促分析、整体酶活力测定以及微生物放射测定法等。现将这几种方法简述如下。

(一)核素参入实验

生物体系中物质之间关系十分复杂,但大体上可以分为前身物、中间物和产物等三类。当用核素(放射性或者稳定性核素)标记物质 A,在一定的条件下(离体或整体)把其引入生物体系,经过一定时间之后,分离出去多余的 A,测产物 B 的放射性(稳定核素标记可以作质谱分析),如果可以测出放射性,则说明 A 是 B 的前身物。

1. 参入实验主要技术参数

(1)参入百分率:参入百分率(Incorporation percentage)也称相对参入量,可以对前身物和产物的关系作出定量分析。

参入百分率只可以表明加入的前身物转变为产物的百分率,而不可以完全说明前身物转化为产物的总量或速度。这主要是因为生物体系中存在的内源性前身物对标记前身物的稀释,以及内源性前身物也需要转化为非标记产物的结果。尤其是在内源性的前身物很多,而促使其转化的必要条件(如生物酶活力、机体免疫功能等)却很弱的情况下,由于内源性前身物的竞争,形成的非标记产物很多,产物的放射性反而降低。

(2)相对比活度:为了排除产物和前身物相对分子质量各自不同的影响,使用各自的比活度比值可以反映它们之间的转化关系。

在离体实验中,通常会使用过量的标记前身物,用来保持其比活度在实验过程中基本不变,这样可直接用产物的比活度来代表相对比活度。

相对比活度则反映的是转化率或标记前身物的利用率,即所谓的参入率(Incorporation rate)。参入率的大小一般与多种因素有关,如生物材料种类、参入时间长短、中间产物和产物的代谢库大小、转换速率等。这些因素既要在预实验中选定,也要在实验过程中严格控制。

2. 参入实验的分类

参入实验可以分为整体参入和离体参入。整体参入有利于观察物质在体内转化的全貌,易于获得最后结论。但是由于体内的循环交换和代谢旁路的转化细节无法了解,因此,一般采用离体参入实验。用作离体参入实验的生物材料一般有组织切片、组织匀浆、游离细胞、亚细胞颗粒或无细胞酶系统。由于实验条件较易控制,有利于在分子的水平阐明转化过程的具体步骤、转化条件及影响因素。但是离体参入实验结果只可以看作是一种可能,不能作出最后结论。

3. 参入实验的注意事项

(1) 标记前身物用量都应是"示踪量",即不改变系统原来的代谢状况。故对标记前身物的比活度要求尽可能的高,以保证产物中有足够的放射性来满足测量要求。

(2) 示踪物的放射性化学纯度要求相当高,最好应大于 99% ,否则难以获得较为可靠结果。

(3) 要求产物的分离必须达到放射性化学纯度,即有恒定的比活度。

(二) 微生物放射测定法

^{14}C 所标记的营养物(如 ^{14}C-葡萄糖、^{14}C-精氨酸等)经过细菌利用或降解,最终可以产生 $^{14}CO_2$。收集 $^{14}CO_2$ 作液闪测量,用放射性活度来确定细菌数量及其代谢特点。利用这个原理还可以进行抗菌素等的药敏性的测定,食物和人体内的某些物质含量测定(如人血浆或红细胞中叶酸水平测定),以及细菌的复制时间测定等。

微生物放射测定(Radiometric assay of microorganism)的方法是利用碱性物质(Ba、Na 的氢氧化物)吸收 $^{14}CO_2$,再利用液体闪烁计数器进行测定。其装置中应用得较多的是"两隔室闪烁瓶",即在普通闪烁瓶内放一个内杯作为反应瓶,里面盛培养液、放射性的底物和待检样品。内杯外放置一浸有闪烁剂的滤纸圆筒,滴加碱液以后加盖密封。此装置放在 $37℃$ 下培养,产生后的 $^{14}CO_2$ 被含有碱液的滤纸吸收,并利用液体闪烁计数器测量。

(三) 酶的放射分析、放射酶促分析、整体酶活力测定将在其他章节讨论。

四、核酸探针标记技术

核酸探针技术是指具有已知碱基序列的特定的单链多聚核苷酸片段,能与互补的核酸序列退火杂交,用来探测核酸样品中特定的核苷酸序列。要达到探测的目的必须将核酸探针先用示踪物(标记物)进行标记。然后根据所用的标记物是否为放射性物质而把其分为放射性核素标记法和非放射性标记法。

（一）核酸探针的种类

根据核酸探针性质及来源要分为:基因组 DNA 探针、cDNA 探针、RNA 探针及寡核苷酸探针。

1. 基因 DNA 探针　目前最广泛采用的核酸探针是克隆化的各种基因片段。基因片段经过克隆、纯化或聚合酶链反应(PCR)扩增后可以得到特异的 DNA 探针。

2. cDNA 探针　cDNA 是一种不含内含子及高度重复序列的较为理想的核酸探针。提取 mRNA 经逆转录合成 cDNA,再经过 cDNA 克隆或 PCR 制备。

3. RNA 探针　可通过 cDNA 克隆或者用含 T7 或 Sp6 启动子的表达载体克隆制备,但是 RNA 极易被降解,制备比较困难,故应用受一定限制。

4. 寡核苷酸探针　寡核酸片段为人工合成。根据基因序列或蛋白质多肽的氨基酸排列顺序先推测出编码序列,然后再合成一段 15～30 个核苷酸的寡核苷酸(Oligonucleotides)片段。

（二）核酸探针的标记

1. 放射性核素标记法

放射性核素标记核酸探针一般利用酶促反应来将放射性核素所标记的核苷酸参入到新合成的核酸链中去或者将放射性核素的原子转移到核酸链的 5′或 3′末端。

（1）缺口平移法

缺口平移法（Nick translation）为经典的常用核酸探针标记方法。先用 DNase Ⅰ 在 DNA 双链不同部位切开多个切口,再用放射性核素标记的 dNTP 替代原 DNA 链上的同种核苷酸,所以新旧链上的碱基序列完全相同,因反应在多个切口同时进行,故两条链都能被均匀地标记,从而获得较高的放射性比活度。

（2）随机引物法

随机引物法（Random priming）是近年发展起来且能获得高放射比活性的核酸探针标记法。随机引物可随机地与 DNA 单链上的同源区杂交提供 3′-OH 末端成为合成新 DNA 链的引物。在 Klenow 酶作用下沿模板（DNA 单链）在多个位点开始 DNA 的合成。在合成过程中将放射性核素标记的 dNTP 参入到新 DNA 链中。

（3）末端标记法核酸探针是多聚核苷酸片段,具 5′和 3′端,末端标记法（End labeling）是利用适当的酶促反应使探针的末端连接上特定的放射性核素标记的基团,达到标记的目的。如:T4 多核苷酸激酶(T4 polynucleotide kinase)可催化某种标记的三磷酸核苷(如 r-^{32}P-ATP)分子中 r-磷酸基团转移到多聚核苷酸片段的 5′-OH 基团上。末端脱氧核苷酰转移酶(Terminal deoxynucleotidyl transferase)能将 dNTP 与寡核苷酸片段 3′端的-OH 催化形成磷酸酯键,使得核酸探针的 3′端可连接上不同的标记 dNTP 基团。

(4) PCR 参入法

PCR 参入法(Hot pck)将待标记的核酸探针作为原始模板进行 PCR 扩增,使反应体系中 4 种 dNTP 底物中一种或一种以上为放射性核素所标记,而被参入到 PCR 产物中,达到标记目的。

2. 非放射性标记法

(1) 酶促标记法 利用生物素(Biotin),地高辛(Digoxigenin)标记的 dNTP 可与放射性核素标记的 dNTP 一样用聚合酶催化参入到新合成的 DNA 链中。

(2) 化学标记法 将生物素与另外一类化学性质较活泼的基团相连,在一定的条件下,使活泼基团活化而与核苷酸特定部位共价结合。

五、活化分析

活化分析(Activation analysis,AA)是一种利用粒子束(如中子、带电粒子、γ射线)照射样品,使其中待测稳定性核素发生核反应,从而对样品中的元素作定性和定量的超微量分析法。1936 年匈牙利放射化学家 Hevesy 和 Tevi 首先创建了活化分析法。经过不断改进和发展,目前活化分析法已广泛应用于生命科学(医学、生物学)、材料科学、社会科学(考古学、公安司法等)及地质科学等各个科学领域及国防、工业、农业、石油探测等行业领域。

(一) 基本原理

活化分析是用具有一定能量和流强的中子、带电粒子(质子、氘核、α 粒子等)或高能 γ 光子轰击样品,使待测元素发生核反应,测定核反应生成的放射性核素衰变时发生的缓发辐射或核反应时瞬发辐射的分析方法。通过测定射线能量和半衰期进行定性鉴定;测定射线活度进行定量分析。当样品放入反应堆辐照时,待测元素受到热中子的轰击,使它从稳定的原子核变成放射性的原子核,通过衰变,放射性的原子核变成其他稳定的核素。在这一过程中,原子核将放射 β 射线和 γ 射线,用探测器测定 γ 射线的能量和强度就可以进行定量分析。

它包括活化和分析两个步骤。活化,就是将稳定性核素经过核反应,转变成相应的放射性核素。分析,就是用化学方法配合仪器或单纯用仪器测量活化后放射性核素所发射射线的能量和强度,进行定性或定量分析。

(二) 活化分析分类

根据粒子束的种类不同可将活化分析技术分为三类:

1. 中子活化分析(Neutron activation analysis,简写为 NAA) 这是活化分析中应用最多的一种,按中子能量不同又可分为三种。

(1) 热中子活化 热中子(Thermal neutron)能量低于 0.2 MeV,引起的核反应主要是(n,γ)。热中子几乎能被所有的核俘获而放出 γ 射线,该反应的产物与靶核有相同的原子序数,多一个质量数。

(2) 共振中子活化 共振中子(Resonance neutron)为能量在 0.2~1 MeV 的中子。原子序数较高的元素,对此能量范围的中子能发生较强的共振辐射俘获,即(n,γ)反应。

(3) 快中子活化 快中子(Fast neutron)是指能量大于 1 MeV 的中子。其照射常发生的核反应是(n,p)、(n,α)、$(n,2n)$。如:$^{16}O(n,p)^{16}N$,$^{31}P(n,\alpha)^{28}Al$,$^{14}N(n,2n)^{13}N$。

2. 带电粒子活化分析 带电粒子为 p、d、α 等,核反应为(p,γ)、(p,n)、(p,α)、(d,p)、(d,n)、(d,α)等。如:$^{12}C(p,\gamma)^{13}N$,$^{32}S(d,\alpha)^{30}P$,$^{30}Si(d,p)^{31}Si$,$^{9}Be(d,n)^{10}B$。

3. γ 射线活化分析 核反应有(γ,n),(γ,p),(γ,γ)等,如:$^{19}F(\gamma,n)^{18}F$,$^{25}Mg(\gamma,p)^{24}Na$。该方法需高通量的 γ 射线,且反应截面小,在活化分析中较少用。

(三) 活化分析的主要特点

1. 灵敏度高,对大部分元素的探测极限在 10^{-9} g 左右,可以实现样品中微量元素和超微量元素的分析。

2. 无损分析,许多样品(如珍贵文物)非常稀奇,分析过程中不许有损伤,活化分析可以实现这一目标。

3. 在活化过程中,往往有多种元素被激发,可同时测定一个样品中的几种至几十种元素。

4. 可分析的元素很多,除部分轻元素和重元素外,元素周期表中几乎所有的元素都可用活化分析法测定。

5. 采用计算机数据采集和分析系统,易于实现自动分析,快速检测分析。

6. 活化分析的不足:不能测定化合物的量和分子结构;操作时放射性水平比通常放射性示踪法应用高;设备昂贵;某些分析耗时较长。但是,近年来人们针对上述缺点开发出小型、实用、经济的放射源,如小型中子发生器、小型医用加速器、高通量同位素中子源等,完善计算机的应用及软件开发,为活化分析技术的推广应用提供了条件。

六、质子激发 X 线发射分析

质子激发 X 线发射分析(Proton induced X ray emission analysis,PIXEA)是以核技术作为基础发展起来的又一种新的元素分析技术。其机理与活化分析有异曲同工的作用,即把待测元素用高速质子轰击,被测的元素的原子核外电子被击出而留下了空穴,由于更高能级轨道上的电子对该空穴的填充而出现了壳层电子轨道能级差,并以特征 X 线(或俄歇电子)的形式释放。特征 X 线的能量和入射粒子无关,只和被测元素的种类相关。特征 X 线谱的形态与元素的种类有关,线谱强度(峰值)则与该元素含量有关。因此,根据被测定元素的特征 X 线谱,分析待测的元素种类(定性)及元素的含量(定量)。

PIXEA 的特点:优点是可以对多种元素同时进行分析,分析灵敏度高,样品用量少,故很适宜于医学的生物学应用,目前已经用于人体的样品(血、尿、头发及活检组织)中的微量元素的测定。缺点是 PIXEA 技术建立需要质子静电加速器(Proton constant-potential accelerator)作为高速的质子源,还需建立较高要求的靶室(分析样品场所)和测量分析系统。这些因素制约了该技术的推广应用。

第五章 体外放射分析

体外放射分析是指在体外条件下,以放射性核素标记的配体为示踪剂,以免疫结合反应为基础,以放射性测量为定量手段,对微量物质进行定量分析的一类分析方法的总称。按反应机制可分为竞争性放射分析(Competitive radioassay)和非竞争性放射分析(Non-Competitive radioassay)两类。

竞争性放射分析(Competitive radioassay)是一系列体外超微量放射分析技术的总称,工作原理均为利用标记物与特异结合剂发生竞争性结合反应,从而对极微量的生物活性物质做定量分析。在竞争性放射分析中,创建最早且应用范围最广的是放射免疫分析(Radioimmunoassay,简称 RIA)。放射免疫分析是此类方法中创建最早、应用最广的具有代表性的方法。1959 年 Berson 和 Yalow 首先利用抗胰岛素抗体作为特异性结合剂,标记胰岛素作为示踪剂建立了血浆胰岛素的微量测定法,命名为 RIA,并因此获得了 1977 年诺贝尔生物医学奖。放射免疫分析技术的建立为标记免疫分析技术的发展奠定了基础,是对机体内微量和超微量生物活性物质分析的一个里程碑。继后出现的有竞争性蛋白结合分析(Competitive protein binding assay,简称 CPBA),放射受体分析(Radioreceptor assay,简称 RRA),放射酶分析,放射微生物分析等一系列方法。这些方法的工作原理都是用放射性核素标记物和被测物分别与相对应的特异结合试剂:抗体、天然存在于血浆中的特异结合球蛋白、受体蛋白、酶或微生物发生竞争性的结合反应,对样品中的那些极微量物质作定量分析。这些以竞争结合为反应机制的放射分析方法,也被称为饱和分析法(Saturation analysis)。

非竞争性放射分析,其基本原理是以过量的标记抗体直接与待测抗原结合,然后分离、测定其复合物的放射性活度。若待测抗原含量多,复合物记数率就高;反之,待测抗原含量少,复合物记数率就低。这样就能从标准曲线上查出待测抗原的浓度。

体外放射分析技术的特点为:

1. 特异性强 具有良好的特异结合试剂(如:抗体、受体),能识别化学结构上非常相似的物质,甚至能识别立体异构体;能准确测定生物活性物质的亚单位浓度。

2. 精密度高　重复性很高。

3. 灵敏度高　可测水平为 $10^{-9} \sim 10^{-15}$ g。一般化学分析法检出极限为 $10^{-3} \sim 10^{-6}$ g。

4. 准确度高　与真值的差异小。

5. 应用广泛　以放射免疫分析法为例,目前至少有 300 多种生物活性物质的检测建立了该方法。如:激素、蛋白质、抗体、免疫球蛋白、维生素及一些药物的分析。体外分析技术已成为现代医学临床诊断、治疗监测及评估、科学研究的重要手段。

第一节　放射免疫分析

一、放射免疫分析原理

RIA 是利用放射性核素标记抗原与非标记抗原(待测抗原或标准抗原),同时和限量特异性抗体进行竞争结合反应,通过测定放射性核素标记抗原与抗体复合物的放射性活度,经相应的数学函数关系推算待测抗原的含量。其基本原理是竞争抑制反应,由于放射性核素标记抗原和非标记抗原对特异性抗体具有相同的结合能力,所以当特异性抗体的量有限时,这种结合就出现相互竞争、彼此抑制的关系。

这种竞争关系可以用下列反应式表示:

$$^*Ag + Ab \rightleftharpoons {^*Ag}-Ab + {^*Ag}$$
$$+$$
$$Ag$$
$$\Updownarrow$$
$$Ag-Ab + Ag$$

式中 $^*Ag$ 代表标记抗原,Ab 代表抗体,Ag 代表非标记抗原,$^*Ag-Ab$ 代表标记抗原与抗体复合物,Ag-Ab 代表非标记抗原与抗体复合物,在特异性抗体的量一定时,标记抗原和非标记抗原与 Ab 结合的量取决于两者的浓度比。由于 $^*Ag$ 与 Ag 两者的免疫活性完全相同,对 Ab 具有同样的亲和力。当 $^*Ag$ 和 Ab 为恒量,Ag 和 $^*Ag$ 的总量大于 Ab 上的有效结合位点时,$^*Ag$、Ag、Ab 三者混合后 $^*Ag-Ab$ 结合量将随着 Ag 的增加而减少,表明 Ag 抑制了 $^*Ag-Ab$ 的结合;反之,则相反。测定反应系统中 $^*Ag-Ab$ 或游离 $^*Ag$ 的放射性活度,通过数据处

理即可求出待测 Ag 的量。（见图 5－1）

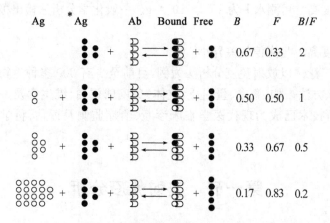

图 5－1 RIA 竞争反应原理示意图
(competitive radioassay principle diagram)

在竞争反应中，*Ag－Ab 复合物的放射性为 B（bond），游离*Ag 的放射性为 F（tree），T 为总的放射性（$B＋F$）。根据 B、F、T 可计算 B/F 部分的比值；也可计算 $B/T\%$（也称 $B\%$），即 $B/(B＋F)\times100\%$，称为结合率；或者计算 $B/B_0\%$（B_0 是不含有非标记抗原时的最大结合率）。

二、标准曲线的制作

（一）标准曲线是定量依据

在放射免疫分析工作中，对被测物进行测定的同时，设置一组标准抗原进行测定，用于绘制标准曲线（Dose response curve）。在这组反应系统的各反应管内，分别加入已知递增量的与被测抗原相同生物学活性的标准品，等量的抗体和标记抗原在一定的条件下进行反应，待反应达到动态平衡后分离出结合的部分和游离的部分并测放射性，计算反应参数，再绘制标准曲线。再用被测物反应管的反应参数从标准曲线上求出被测抗原的量。见图 5－2。

（二）制作标准曲线的具体步骤

1. 分别向不同反应管中加入已知浓度的一系列标准抗原以及已知的固定量的*Ag、Ab；

2. 经过一定时间温育，进行竞争结合反应；

3. 待竞争结合反应平衡后，分离结合部分和游离部分；

4. 利用放射性探测器测定*Ag－Ab 复合物或游离*Ag 的放射性 B 或 F；

5. 计算出结合率 $B\%[B/(B+F)\times100\%]$，或 $B/B_0\%$；

6. 以 $B/T\%$ 或 $B/B_0\%$ 为纵坐标，以标准抗原浓度为横坐标，绘制出 $B/T\%$ 或 $B/B_0\%$ 随 Ag 量变化的曲线即为标准曲线。$B/T\%$ 或 $B/B_0\%$ 有时可以取其对数，或者其 logit 值；

7. 在相同的条件下，测定被测样品的 $B/T\%$ 或 $B/B_0\%$ 与标准曲线对照，即可查出被测 Ag 的浓度；或者利用计算机根据标准抗原的浓度值和与其相对应的 $B/T\%$ 或 $B/B_0\%$ 值建立方程，再根据被测样品的 $B/T\%$ 或 $B/B_0\%$ 值计算待测样品的抗原浓度。

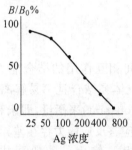

a. 以 $B/B_0\%$ 为纵坐标的标准曲线

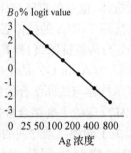

b. 以 $B_0\%$ logit value 为纵坐标的标准曲线

图 5-2　标准曲线

三、放射免疫分析方法学

（一）放射免疫分析的基本试剂

放射免疫分析的基本试剂包括：标准抗原、抗血清、标记抗原。

1. 标准抗原

标准抗原（Standard antigen）指具有已知真实含量的标准品，是 RIA 定量测定的依据。

（1）标准抗原在 RIA 中的用途

主要用途有三个方面：① 利用标准抗原免疫动物来制备抗体（Antibody）。② 用标准抗原通过化学的方法制备出放射性核素标记的抗原（Marker antigen）。③ 用标准抗原来替代被测抗原，参与 RIA 反应，绘制标准曲线。

（2）RIA 对标准抗原的基本要求

对标准品有如下要求：① 化学结构上的要求：标准品应该与待测物具有相同的化学结构。有时结构完全相同的标准品来源困难，可用结构类似且与特异性抗体亲和力亦类似的物质来替代。② 化学纯度上的要求：用化学合成法制得的小分子化合物应是化学纯度很高的纯品，有些蛋白质或多肽类物质不易制得足够量的高纯度标准品,要求其所含杂质对竞争性结合反应无干扰。③ 对含量标定值的要求:标准品应有准确的含量。小分子化合物可通过各自特有的化学或物理特性进行标定,蛋白质或多肽类物质可用精度较高的蛋白定量法进行标定。④ 运输和保存的要求:放射免疫分析的标准品大多为生物活性物质,易受环境变化的影响而变质,应注意有效期。不同的标准品有不同的最佳保存条件,应在建立方法时通过实验确定。

2. 抗血清

抗血清是指含有抗体的血清。RIA 法的特异性、灵敏度在很大程度上取决于抗体的质量。衡量抗体质量的指标有亲和力、特异性和滴度。目前使用的抗体有多克隆抗体,也有单克隆抗体(McAb)。

可应用于 RIA 的抗体必须具备以下基本条件:

(1) 与待测抗原(包括其标准品)的亲和力

亲和力(Affinity)是免疫反应中抗体和抗原之间相互作用的结合能力和强度。表示抗体与抗原结合的能力,亲和力高,抗原和抗体易结合且不易解离,可用抗原抗体反应的平衡结合常数(Equilibrium binding constant)来衡量,即亲和常数 K 值。由于同种属动物间的个体差异,对同种抗原的应答反应能力存在差异,表现在同种动物个体间抗血清的 K 值不同,有的相差较大。一般要求大于 $10^{10} \sim 10^{12}$ L/mol。

(2) 抗体的特异性

抗体的特异性(Specificity)是指抗体分别与相应抗原和抗原结构类似物的结合能力的比较。如果抗体特异性不高,则抗原类似物也能与抗体结合,成为干扰物质,影响分析结果。

(3) 抗血清滴度

抗血清滴度(Antiserum titer)是以免疫反应中所需抗血清(Antiserum)稀释度的倒数来表示。稀释倍数越高,滴度也就越高,表示抗体的效价越高。实际测定中抗体要稀释到适当的浓度才能使用,抗体的量多,当然与标记抗原的结合量就多,但灵敏度会有所下降。要找出抗血清的最佳稀释度,即抗血清与抗原比例、检测抗原的特异性最高、标准曲线斜率最大的稀释度。通常以 $30\% \sim 50\% B_0$.%抗体稀释度为佳。见图 5-3。

3. 标记抗原

标记抗原(Radionuclide labeled antigen,*Ag)既是 RIA 竞争结合反应的基本试剂之一,又是放射免疫分析示踪剂,是 RIA 放射性测量的放射性来源。因此,其质量的好坏对分析质量同样至关重要。放射性核素标记的抗原要求具有高纯度,其纯度直接影响方法的特异性、准确度及灵敏度,因此需要尽可能地提纯和纯化。

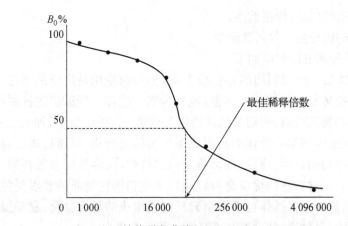

图 5-3 抗体稀释曲线(Antiserum titer curve)

(1) 标记抗原的放射性核素 标记抗原常用的放射性核素为^{125}I 及^{3}H。临床上^{125}I 多用于标记多肽类激素及蛋白质,而^{3}H 则多用来标记小分子化合物。最常用的标记方法是氯胺 T 法。

(2) 对标记抗原的基本要求:

① 高比活度 标记化合物的所用化学量越少,分析的灵敏度越高。但同时还需要每一反应管有一定的放射性比活度以控制测量误差,这就要求标记物有比较高的比活度,一般要求 3.7 GBq/mg。

② 生物活性与免疫活性 标记物的生物活性与免疫活性要与标记前一致。

③ 放射化学纯度 标记物的放射化学纯度应该在 95％以上。

④ 稳定性 即要求标记物要有良好的稳定性,标记方法、放射性原子标记的位置、置换的水平、化学环境、储存温度等都会影响标记物的稳定性。

(二) 分离结合与游离物的常用方法

当 RIA 反应达到动态平衡后应借助某些手段将结合的复合物(B)与未被结合的游离抗原(F)分离之后,才能测定它们的放射性。为了使放射性测量结果能代表反应结果,要求分离方法能使 B 与 F 得以完全有效地分开,而且要求分离方法不破坏已经达到动态平衡的免疫反应。

1. 分离结合抗原与游离抗原的方法很多,主要有物理化学法和免疫法两大类。分离方法的选择直接影响分析质量,通常需满足以下要求:

(1) 使结合部分和游离部分尽可能完全分开;

(2) 分离效果不受外界干扰因素影响;

(3) 操作简便,分离迅速,重复性好;

(4) 与游离标记物的非特异性结合尽可能小;

（5）试剂来源广泛，价格低廉；

（6）分离的成分便于放射性测量。

2. 常用的分离方法列举如下：

（1）双抗体法　原理利用的是免疫沉淀，为目前使用最广泛的方法之一。很多抗原的特异抗体都来自家兔或豚鼠，被称为第一抗体。所形成的抗原抗体复合物不能通过离心将其分离，若用其他动物制备抗第一抗体的血清，加入已平衡的反应系统中，则该抗体与第一抗体即可形成不可溶的复合物，可通过离心将其沉淀，从而达到分离的目的。后一种抗体被称为第二抗体，大多数用来制备第二抗体的动物来源为羊。这种方法的优点是可以应用于生物活性物质的放射免疫分析；非特异性吸附低；添加第二抗体也不会引起反应液组成的显著变化；易于操作；且具有良好的特异性、灵敏度、精确度和重复性。其反应式为：

$$\begin{array}{c}{}^*Ag \\ Ag\end{array} + Ab_1 \rightleftharpoons \begin{array}{c}{}^*Ag{-}Ab_1 \\ Ag{-}Ab_1\end{array} + Ab_2 \rightleftharpoons \begin{array}{c}{}^*Ag{-}Ab_1{-}Ab_2 \\ Ag{-}Ab_1{-}Ab_2\end{array}$$

（可溶解）

图 5-4　双抗体法反应式

（2）聚乙二醇（PEG）法　常选用相对分子质量为 6 000 D 的聚乙二醇，其最终浓度为 7％～8％时能使抗原抗体复合物沉淀，且价格低廉，操作方便，一次可处理大量样品。但分离效果易受 pH、离子强度和温度的影响，非特异性结合较高，多与其他方法联合使用，如双抗体-PEG 法。

（3）活性炭吸附法　用蛋白质、右旋糖苷包被的活性炭可以吸附相对分子质量小的标记物，大分子复合物则可以留在溶液中，经离心即可达到分离的目的。其优点是操作简便、经济、快速。但缺点是专一性差，若包被不均一，可使部分复合物被吸附。复合物也可能解离，解离后的标记物也能被吸附，因此本法必须在低温下进行，掌握操作时间。

（4）盐析法　利用不同蛋白质达到等电点所需中性盐的浓度不同来进行分离。如标记抗原与抗体所形成的复合物在 40％～50％饱和度的硫酸铵中可达到等电点而沉淀，而标记抗原在此浓度仍处于溶解状态，经离心即可将 B 与 F 分离。

（5）微孔滤膜法　由纤维素酯制成的滤膜，对大分子蛋白质有较强吸附能力，而小分子标记物则在过滤时能自由通过。本法简单快速，易自动化，分离效果也较好。

（6）葡萄球菌 A 蛋白（SPA）沉淀法　A 蛋白与免疫球蛋白，特别是与 IgG 有非常高的亲和力。因此可使用 SPA 代替第二抗体作为抗原抗体复合物的沉淀剂。它与复合物达到平衡的时间远较第二抗体快。

（7）固相抗体法　预先将抗体联接在某种固相载体上，分析时将标记和非标记抗原的溶液与固相抗体共同温育，反应结束时除去液体，测定固相载体上抗原抗体复合物的放射性活度。该方法操作简便，分离效果好，发展极快。对固相载体的材料有以下要求：非特异性结合低；能牢固地联接或吸附抗体；单位面积联接或吸附的抗体量多；物理化学性能稳定；价格低廉，来源丰富。目前认为多孔玻璃微球是较为理想的材料，其化学稳定性好，对酸碱有机溶剂均不起反应。使用时先采用双功能联接剂形成分子臂，再与抗体蛋白偶联。常用的固相载体材料有塑料（聚乙烯、聚苯乙烯、尼龙等）、纤维素、凝胶颗粒（葡聚糖、琼脂糖、聚苯烯酰胺）、多孔玻璃微球等。

（8）磁化颗粒法　使结合抗原的固相抗体在磁场作用下贴在管壁或管底，未结合抗原被倾倒掉，不需离心。磁化固体支持物很多，如氧化铁纤维素颗粒、用硅烷包被的氧化铁颗粒、多聚碳酸盐包被的铁磁珠等。

（9）间接固相化技术　先将抗原联接在聚合体支持物上，后再与抗血清保温，生成固相化抗体。

（10）屏蔽记数法　先用活性炭吸附游离部分并使之自然沉降，再用高密度的屏蔽粉将沉淀中的放射性加以屏蔽，测量其中结合部分的放射性活度。

（三）放射免疫分析的基本方法流程与加样顺序

放射免疫分析的测定方法（Determination）首先设计好反应总体积及各试剂和样品的加样体积。用缓冲液制备试剂的工作液，其浓度应满足最终浓度的需要。

1. 一般基本方法流程包括加样、孵育、分离、测量、数据处理五个步骤。

（1）加样　加入一系列的试剂：标记抗原、特异性抗体、非标记抗原（标准品，样品）。加标准品有两种方法：一种是先按各管所需不同浓度配制一系列浓度不等的标准液，然后各管加相同体积；另一种是只配一种较高浓度的标准液，然后各管加不同体积。要求加样准确，整批所有试管的加样总体积应一致，注意加缓冲液补足 NSB、B_0 管体积。

（2）孵育　全部反应管加样完毕后，振摇混匀，并进行温育。不同的试剂盒反应达平衡所需的温度和孵育时间不同，孵育时间到达后转入冰浴，等待分离。

（3）分离　把温育好后的工作液进行离心。将 F 和 B 进行分离。

（4）测量　测量 B 或者 F 的放射性。以 ^{125}I 标记的抗原，采用的发射低能 γ 光子的 ^{125}I 放射免疫计数器测量；^3H 标记的抗原，则用液闪计数器测量 β 射线。

（5）数据处理　测量计数 cpm 需换算成待测物的量或浓度，对测量结果进行分析以及计算，并对结果进行质控以最终确定结果的准确程度。目前，已有各种计算机软件供选用，数据自动拟合并处理、打印检测报告。

2. 根据加样顺序与水浴次数的不同，RIA 的反应方式可分为三种，各有特点：

（1）平衡法　非标记抗原及标记抗原与抗体具有相同的结合几率是平衡法的主导思想，平衡法易掌握，重现性较好，具有竞争性放射分析的典型特征，因此数据处理较为方便。其不足之处在于灵敏度不尽如人意。

平衡法加样顺序：将非标记抗原（标准曲线组各反应管用被测抗原标准品，样品组各反应管为被测抗原）、抗血清、标记抗原依次加进反应管，混匀后一次性水浴至反应达到动态平衡，再加分离剂以分离 B 与 F。

（2）顺序加样法　使非标记抗原和抗体之间的结合几率大于标记抗原和抗体间的结合，即从加样顺序上人为造成非标记抗原具有较高的竞争结合能力。这种反应方法可以增大标准曲线起始段的斜率，以提高方法的灵敏度。但标准曲线工作浓度范围变窄，且偏离竞争结合典型特征，给曲线数学处理带来一定的难度。此外，反应重现性易受温度时间，尤其标记抗原加入后的第二次水浴时间长短的影响。

加样顺序：先将非标记抗原及抗血清在反应管内作第一次水浴，待反应达到动态平衡后，再加入标记抗原，作较短时间的温育后分离 B 与 F。

（3）一天法（STAT 法）　此法是针对临床急需检测结果提出的反应方式，即不等 RIA 反应达到平衡就终止反应。此法对标记抗原有特殊的要求，对反应时间控制也十分严格。否则难以获得典型特征的标准曲线，分析误差也较大。

（四）数据处理

1. 数据处理的基本步骤

数据处理就是将实验测得的未知样品的直接结果换算成剂量，每次实验均需绘制标准曲线（即剂量反应曲线），从中查出待测样品的剂量。RIA 所获得的实验数据有两类处理方法：绘图法和数学模型计算法。绘图法是将加入的标准品剂量作为横坐标，反应参数作为纵坐标，在坐标上绘制标准曲线。按测定的反应参数在坐标曲线上查未知的测定样品的值。绘图法简便易行，但在绘图时难免发生人为的误差。数学模型计算法比绘图法准确，是目前最常使用的方法，它需用计算机处理数据。

2. 不同分析系统剂量反应关系的特点

了解所用分析系统剂量反应关系的特点是设计或选用合适数学模型的前提。多数 RIA 是均一性的，且在反应充分平衡后才分离 B 与 F。结合量 B 对剂量 X 的对数作图，呈对称的反 S 型曲线；若以 $\text{logit} \, B_x/B_0$ 对 $\lg B$ 作图则呈直线。若采用顺序加样法，所得剂量反应曲线常在低剂量区迅速下降，而在高剂量区特别平坦，以 B 对 $\lg X$ 作图呈不对称反 S 型曲线。STAT 在严格规定时间终止反应才能得到典型 RIA 系统的剂量反应曲线。

3. 几种数学模型

针对剂量反应曲线的实际形状寻找有相似曲线形状的函数式，如一般多项式函数及样条函数。以 RIA 的某些特性为基础设计函数式,如直线化模型及目前认为较好的一些非线性模型。临床应用 RIA 都配备了计算机系统,提供函数及数学模型的软件。

（1）一般多项式函数

一般多项式函数包括 2 次、3 次及 4 次等多项式及 3/2 幂函数,这些函数只在某一区域能模拟 RIA 的剂量反应曲线,普遍适用性差,目前已很少应用。

（2）样条函数

用若干个 3 次多项式分别代表各相邻标准点的连线,并给予若干限制条件,使各点线以一定方式连接起来,此即称直接样条函数,一般能模拟整条 RIA 剂量反应曲线,但对坏点无判断能力。后对该方法增加一条限制条件,只允许整条曲线有一个转折,称为平滑样条函数法。但在有坏点时,平滑的结果将使整条曲线有移位。由于平滑样条函数受坏点的影响较大,目前也已少用。

（3）直线化数学模型

直线化数学模型根据 RIA 中抗体基本被饱和的特点,以非标记抗原浓度为自变量,以 B_0/B_x 为因变量作图,得一直线。此法运算简便,缺点是直线化使误差严重不均匀,目前已很少使用。

（4）Logistic 模型

由 logit-lg 的通式整理重排即得四参数 Logistic 模型的通式,式中 4 个参数均可由实验数据通过曲线拟合求得。该模型有 4 个参数,因此适应性较强,其优点为灵敏度高及可避免 NSB 测定不准确引入的误差,为目前常用的数学模型。

由 logit-lg 的通式 $\text{logit}\dfrac{B_x}{B_0} = \lg W - b\lg X$ 两侧取反对数得到：

$$\frac{B_x}{B_0 - B_x} = \frac{W}{X^b}$$

令 $Y = B_x + d$, $a = B_0 + d$,其中 $d = \text{NSB}$,则上式变为：

$$\frac{Y - d}{a - Y} = \frac{W}{X^b}$$

设非标记物 X 的剂量为 C 时特异结合的放射性恰为 B_0 的一半,亦即：

$$Y_0 - d = \frac{1}{2}(a - d)$$

或

$$Y_0 = \frac{1}{2}(a + d)$$

则代入上式得 $W = C^b$。故上式可写成：

$$\frac{Y-d}{a-Y}=\frac{C^b}{X^b}$$

该式整理重排即得四参数 Logistic 模型的通式：

$$Y=\frac{a-d}{1+\left(\dfrac{X}{c}\right)^b}+d$$

式中,4 个参数 a、b、c、d 均可由实验数据通过曲线拟合求得。

（5）四参数单位点质量作用模型

该模型除直接从质量作用定律导出外,还把 NSB 作为一个与游离抗原成正比的参数引入函数式。

四、放射免疫分析的质量控制

放射免疫分析代表的体外放射分析,是一类超微量分析技术,影响测定精密度、准确度的因素也很多。为了确保测定结果的可信性,必须进行质量分析控制并评价。现将放射免疫分析的质量控制（Quality control）,简称质控（QC）的有关问题介绍如下。

（一）RIA 的误差及其主要来源

1. 误差与分类

（1）误差

任何一个样品中的被测物都有其客观存在的真值。实际测定的值与公认的"真值"之间存在的差异称为测定误差。

（2）分类

从误差产生的原因来区分,可将误差分为三种：

① 系统误差　产生此种误差的原因是确定的,例如:试剂变性、变质,称量、稀释不准,不同批号的明显差别等是系统误差的主要产生原因。因为原因明确可寻,所以能通过分析判断找出原因加以克服。系统误差的特点:测定结果呈现系统性的偏高或偏低,即有单向性的性质,且有规律性。故可通过适当的方法对测定结果进行校正。

② 随机误差　产生此种误差的原因纯属偶然,难以确定。误差的特点:测定结果忽高忽低,呈双向变化,总是围绕某个数值上下波动。误差具有统计性质,有一定的概率分布。

③ 过失误差　人为的过失造成的实验误差,其特点:测定结果严重失真,且无规律。

针对上述三种误差,从质量控制的角度只能考虑前两种,而过失误差形成的严重失真结果,应被排除在质量评价之外,在作质量评价前必须将这些极不真实的测定结果剔除。

2. 误差的主要来源

(1) 试剂的原因

试剂的质量和稳定性对测定结果有直接影响,化学试剂和生物试剂均能影响RIA 的质量,而生物试剂更易变性,所有试剂均应合理储存,并在使用期内使用。

① 标准品是样品定量过程中的标准。称量、稀释不准及在储存过程中的浓缩都可导致含量不准,使一批样品的测定结果系统地偏高或偏低。标准品与样品的免疫性质、溶剂、蛋白含量及 pH 的差异也可造成系统误差。

② 标记物在实际使用中较易变质,在储存过程中可发生放射性核素脱落、辐射损伤和标准品免疫活性下降。标记物品质下降可使标准品、样品的计数率都下降,NSB 记数率升高,标准曲线斜率变小。

③ 抗血清在冻干状态易保存,抗血清溶解后抗体效价会逐渐下降。若反复冻融、保存和使用不当,在室温环境下放置过久,则抗体很容易失效。

④ 分离剂的质量对测定结果的影响也十分明显。如以第二抗体作为分离剂,则二抗的质量、二抗与载体蛋白的比例、测定管中有无血清蛋白等都可影响沉淀物的形成并改变结合率。如用 PEG 作为分离剂,PEG 的相对分子质量、浓度、温度等可影响分离效果。

(2) 加样误差

RIA 的实验操作关键是加样,任何一次加样不准均会影响测定结果。加样时应选用精密的加样器;吸头应光滑清洁;正确使用加样器;标准品与样品用同一加样器;各试剂或样品应充分摇匀。

(3) 分离误差

分离过程也可造成误差。加分离剂后的温度与温育时间应作最佳条件的选择。离心时的温度、速度和时间应根据被测的物质而定。离心后移去上清液的操作过程最易引起误差,应特别注意。

(4) 测量误差

放射性测量仪器的准确性、计数效率、本底的大小、有无污染、测定蛋白厚度、几何位置及被测样品的体积等都会给测量带来误差。计数误差也是测量误差中的一个重要因素。

(5) 数据处理

数据处理的方法不同也会引起误差。手工绘制剂量反应曲线误差较大,自动化数据处理如数学模型选择不当也会引起误差。

(6) 样品的采集与制备

样品的采集应根据所测生物活性物质的特点和检测目的作适当安排,以保证采集到的样品能如实反映情况。样品的处理和保存条件是否得当,是影响测定结果准确性的一个重要因素,应按照不同情况与要求采用不同的处理和保存方法。

（二）放射免疫分析质量控制的主要任务与分类

质量控制是利用科学的方法对测定结果进行控制,以达到规定的质量标准。质量控制的实质是控制并减少误差。

依据质量控制的任务不同,将其分为两类、即实验室内质量控制和实验室间质量评价。

实验室内部质量控制是质量控制工作的基础,也是每个实验室应独立完成的日常工作。而实验室间的质量评价则要在地区或全国性的机构统一组织领导之下才能实施。

（三）质量控制指标

常用以下六个指标作全面的质量考核。

1. 精密度

精密度（Precision）是指在一定条件下,用同一实验方法多次检测同一样品所得结果的一致程度和重复性,它是评价随机误差的指标。在同一批实验内测定结果的重复性称为批内精密度,在不同批实验之间测定结果的重复性称为批间精密度。在医学统计学中,一般用标准差（SD）、变异系数（CV）、效应误差关系和精密度图来表示测定方法的精密度。

（1）用变异系数（CV）来表示   用均值 $\overline{X}$ 和误差 SD 计算一批和多批的 CV,分别称为批内和批间 CV。批内 $CV<5\%$,批间 $CV<5\%\sim10\%$。

$$SD=\sqrt{\frac{\sum(X_i-\overline{X})^2}{n-1}}$$

$$当\ n=2,SD=\frac{|X_1-X_2|}{\sqrt{2}}$$

$$CV\%=\frac{SD}{\overline{X}}\times100\%$$

式中 n 为数据（或样品）总数;i 为数据（或样品）编号,$i=1,2,3,\cdots,n$;X 为数据值;$\overline{X}$ 为 n 项数据的均值;X_1、X_2 为平行双复管的两个数据。

（2）反应误差关系（RER）   用以反映整批实验误差的综合指标,一般达到质量控制（QC）要求的 RER 应小于 0.04。计算如下式:

$$RER=\frac{双管计数误差之和}{双管计数均值之和}=\frac{\sum(A-B)/\sqrt{2}}{\sum(A+B)/2}$$

（3）精密度图 精密度图（Precision profile）以系列标准管的浓度值（x）为横坐标，以其相应浓度值的计数误差值（以 S_x 或 CV_x 表示）为纵坐标而绘制的一条函数关系曲线，按实验要求，S_x 或 CV_x 越小越好，通常采用 $CV \leqslant 10\%$ 的部分作为可测范围。

2. 准确度

准确度（Degree of accuracy）指测定值与真值的符合程度，其偏离真值的误差叫偏差（Bias）。偏差常以偏离真值的百分比表示。

$$偏差\ b = \frac{测定值 - 真值}{真值} \times 100\%$$

偏差是评价系统误差的指标。

从统计学角度，依据误差传递原理，准确度的计算应为：

$$准确度 = \sqrt{(偏差)^2 + (精密度)^2} = \sqrt{b^2 + SD^2}$$

还可以用图 5-4 来描述准确度、精密度、偏差三者的关系：① 准确度、精密度均好。② 准确度较好，精密度差。③ 准确度差，精密度好。④ 准确度、精密度均差。

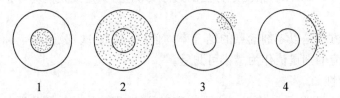

图 5-5 偏差、精密度、准确度三者关系示意图

常用来估计准确度的方法包括：

（1）质量控制样品：即出厂时，将已经标定好的已知量的待测样品分发于试剂盒中。用实际测量出的结果与厂家样品实际含量的偏差来衡量该批测量结果的准确度。一般采用可测范围的高、中、低剂量分别质控，并得出质控图。见图 5-5。

WHO 要求在一次实验中，有下列情况之一者，其结果应予舍弃：

① 三种 QCS 有一个测定值 $>3SD$。

② 三种 QCS 中在同一方向上有两种 $>2SD$。

③ 三种 QCS 均在同一方向上 $>1SD$。

（2）测量实际样品外加标准品的回收率：即将实际样品分为两份，把其中一份加入已知含量的标准品，对两份样品分别进行测量，两次测量结果的差与标准品的含量越接近，说明测量的准确度越高。准确度有时随剂量而异，最好测定高、中、低三种剂量标准品的回收率。

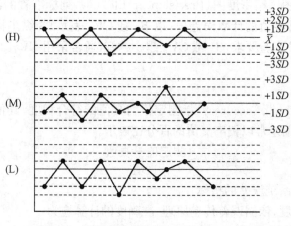

图 5 - 6　批间质控图(Quality control profile)

回收率(Recovery rate)＝测定值/真实值×100％。一般要求达到 90％～110％。

3. 灵敏度

灵敏度(Sensitivity)指测定方法的最小可测量,其定义是能与零剂量相区别的最小剂量。

其计算方法是以零剂量点的结合率均值(一般 10 次)减去两个标准差后的结合率的相对应的剂量值作为最小可测量。

4. 特异性

RIA 的特异性(Specificity)主要决定于抗体,即抗体与被测物质的类似物的交叉反应程度。交叉反应越小,特异性越好。特异性常用交叉反应率(％)来表示。

最常用 50％置换法(Abraham 法)来测定交叉反应率,也就是比较被测物质和类似物在置换零标准管结合率 50％时的浓度,其比值即为交叉反应率。

5. 稳定性

RIA 的稳定性(Constancy)主要是指批间的重复性。经常以剂量反应曲线参数的稳定性来验证方法的稳定性。常用的参数有:零标记结合率(B_0％)、非特异性结合率(NSB％)、有效剂量(ED)、标准曲线函数等,此外还有抗体的亲和常数、结合能力和测得值的相关系数等。

(1) 零标准管结合率(B_0％):标准抗原为零时,标记抗原与抗体之间的结合率,一般要求在 30％～50％。

(2) 非特异性结合率(NSB％):指不加特异性抗体时,标记抗原与非特异性物质的结合率,一般要求小于 5％～10％。

(3) ED_{25}、ED_{50}、ED_{75}:即标准曲线结合率在 25％、50％、75％时,横坐标上所

对应的抗原浓度值。也就是 $B_0\%$ 为 100％时,使结合率减少 25％、50％、75％所需要的 Ag 的量。其反映标准曲线的稳定性,可以进行批间结果的比较。

（4）标准曲线函数:标准曲线的截距、斜率要求稳定,而相关系数要求其绝对值接近于 1。标准曲线的可用部分斜率越大,灵敏度越高,但可测范围相应变小。

6. 临床有效性

临床有效性是指一个测定项目完成临床目的的程度。RIA 方法建立后,要进行临床观察,确定被测物质的正常值范围,统计假阳性率和假阴性率来评价这种方法的临床有效性。

第二节 放射免疫分析以外的体外放射分析法

放射免疫分析以外的体外放射分析法分类随着放射性标记免疫分析技术的发展日新月异。在放射免疫分析的基础上衍生出许多分析方法。可分为三大类:

（一）标记抗体替代标记抗原

免疫放射分析(Immunoradiometric assay, IRMA)。

（二）其他结合物替代抗体

1. 放射受体分析法(Radioreceptor assay, RRA)和受体放射配体结合分析法(Radioligand binding assay of receptors, RBA)。

2. 竞争性蛋白质结合分析法(Competitive protein binding assay; CPBA)。

3. 放射酶学分析法(Radiometric method of enzyme assay, REA)。

4. 放射微生物分析法(Radiomicrobiologic assay, RMBA)。

（三）非同位素物质替代放射性核素标记配体或结合物

1. 酶免疫分析技术(Enzyme immunoassay, EIA)。

2. 化学发光免疫分析技术:

（1）化学发光免疫分析(Chemical luminescent immunoassay, CLIA),也称免疫化学发光分析。

（2）化学发光酶免疫分析(Chemical luminescent enzyme immunoassay, CLE-IA)。

3. 时间分辨荧光免疫分析(Time-resolved fluoroimmunoassay, TR-FIA、TrFIA)。

一、免疫放射分析

免疫放射分析法(Immunoradiometric assay, IRMA)是利用放射性标记的抗体来测定样品中的抗原。所用的标记抗体是过量的,抗原全部是非标记的,所以反应系统是非竞争性的全量反应。

IRMA 是 1968 年由 Miles 和 Hiles 应用^{125}I 标记抗体测定牛血清胰岛素获得成功而建立的。当时由于纯化抗体难以得到,加上分离技术的困难,敏感性不高,应用面也有限,故发展不快。20 世纪 70 年代中期 McAb 制备技术问世以来,IRMA 的分离技术得到突破性发展,使其分析敏感度和精密度不断提高,应用迅速推广。

(一) 基本原理

免疫放射分析法是将放射性核素标记在抗体(*Ab)上,待测抗原与过量的*Ab进行非竞争性免疫结合反应,形成标记抗体抗原复合物(labeled antibody-antigen complex)及游离的标记抗体(Ag-*Ab+*Ab)。测定的对象是标记抗体抗原复合物。待测抗原的浓度与抗体抗原复合物的量(Ag-*Ab)呈正相关。

反应式:

$$Ag + {}^*Ab \longrightarrow Ag\text{-}{}^*Ab + {}^*Ab$$

(二) 分类

1. 直接法

被测配体内加入过量标记抗体,用配体的固相免疫吸附柱来去除游离*Ab,测定上清液中结合*Ab 的放射性活度与被测 Ag 量成正比。

2. 夹心法

IRMA 最典型的方法是夹心法,即待测抗原的一个抗体(Ab_1)先与固体支持物结合(例如结合在试管壁上),加入待测物溶液(含抗原),充分反应,使待测物(抗原)结合在固相抗体上,洗涤三次去掉未结合部分,再加入标记抗体($^*Ab_2$),在合适的条件下给予一定的反应时间,洗去未结合标记抗体,测定固体支持物的放射性即为抗原抗体复合物的放射性。值得说明的是,两个抗体为不同亚型,分别结合于两个抗原决定族。示意图如下:

$$Ab_1(固相) + Ag + {}^*Ab_2 \longrightarrow Ab_1\text{-}Ag\text{-}{}^*Ab_2 + {}^*Ab_2$$

3. 标记二抗法

标记第一抗体的抗体,如羊抗兔或兔抗鼠 IgG,通过与一抗相结合而测定其结合放射性活度,如夹心法为 Ab_1-Ag-Ab_2-$^*Ab_3$ 四复合物,称此$^*Ab_3$ 为通用试剂,使用方便且便于推广。

免疫放射分析法与 RIA 一样,同样需要用含梯度浓度的标准抗原用上述同样的方法制作标准曲线,将待测抗原的结合率与标准抗原制得的标准曲线比较,求出待测抗原的含量。其质量控制方法很多也与 RIA 相似。

（三）免疫放射分析的特点

免疫放射分析与放射免疫分析比较,具有许多优点,但也有其局限性,现将免疫放射分析的特点分析如下。

1. 反应动力学

在抗原与抗体的反应中,反应速度与反应物浓度呈正比,IRMA 标记的单克隆抗体是过量的,且反应是非竞争性的全量免疫结合反应,故比 RIA 反应速度快,一般 2～3 h 即达到平衡。

2. 灵敏度

与零剂量的计数误差有关。IRMA 的零剂量的反应值是非特异性结合,如果有接近零水平的抗原与固相结合,标记抗体就应与其结合形成复合物,只要标记复合物的放射性测量值超过非特异性反应,就应被检测出。因此,只要将非特异性反应控制在最小值,IRMA 的灵敏度就会明显比 RIA 的高。

3. 特异性

IRMA 法所用的固相抗体和标记抗体是分别针对抗原不同的抗原决定簇的单克隆抗体,不易发生一般的交叉反应,所以特异性较强。

4. 稳定性

在免疫反应中有些抗原抗体间的亲和常数 K 值有明显的温度依赖性,降低温度有利于 K 值的提高,从而增加灵敏度。但当有过量抗体时,由温度带来的 K 值的变化对实验的影响较小。另外,IRMA 法中待测物先与固相抗体结合,洗涤后再加标记抗体,这样已除去了样品中大部分杂质对反应系统的干扰,所以稳定性好。

5. 标准曲线的工作范围

IRMA 的工作范围较宽,在一般情况下,待测物含量低者不必浓缩,高者不必稀释,同样也就避免了由此带来的误差。

6. 缺点

IRMA 对蛋白质和多肽抗原检测是优越的,但需要的抗原至少具备两个抗原决定簇,这就限制了它对短肽及其他半抗原活性物的应用。

（四）IRMA 与 RIA 的比较(见表 5-1)

表 5-1　RIA 和 IRMA 的比较

	RIA	IRMA
标记物质	抗　　原	抗　　体
抗体用量	限　　量	过　　量
结合方式	竞争结合	非竞争结合
步　　骤	繁	简　　便
灵敏度	较　　低	较　　高
应用范围	所有生物活性物质	肽类和蛋白质

（五）应用

如 CEA、AFP、铁蛋白、HBsAg、ACTH、胰岛素、FSH、TSH、血管紧张素Ⅰ、血管紧张素Ⅱ、抗血友病因子、凝血Ⅷ因子均可用 IRMA 来检测。

二、受体的放射性配体结合分析法

受体放射性配体结合分析法（Radioligand Binding Assay of receptors，RBA）利用了放射性探测的高灵敏度，而且标记物可以不改变配基的构型的特点，使受体的研究从依靠生理（药理）效应进行的间接观察进入能精确定量的直接观察，从宏观进入微观，受体已被证实不再是一个空泛笼统的概念，而是客观存在的实体。1878 年 Langley 在药理学研究中首先提出受体（Receptor）学说，并且在药理学范畴内进行了大量研究。20 世纪 60 年代开始研究 RBA。20 世纪 80 年代以来，受体的分子生物学研究备受关注，RBA 不但可以直观观察受体的数量和分布，更能够了解受体对配体的亲和力，目前，这一技术应用广泛，并且不断地发展。

（一）受体概述

1. 受体

受体的本质是蛋白质，是细胞蛋白成分。能与受体特异性结合的物质称为配体（Ligand），受体与相应配体有极高的识别能力和高度亲和力，受体与相应配体结合，并通过中介的信息转导与放大系统，触发随后的生理反应或药理效应。其中，能激活受体的配体称为激动剂（Agonist），能阻断其活性的配体称为拮抗剂（Antagonist）。受体分子在细胞中含量极微，1 mg 组织一般只含 10 fmol 左右，多数配体在 1 pmol～1 nmol/L 的浓度时即可引起细胞的生理反应或药理效应。

2. 受体的特性

受体与配体结合具有以下四个特性：

（1）特异性和高亲和力　　一种受体只和一定结构的配体发生特异性的结合反应。

（2）识别能力和生物效应的一致性　　受体对配体的特异性结合保证了受体对机体内成千上万种生物活性物质的高度识别能力。这种识别能力必定和配体引起的生物效应相匹配。

（3）可饱和性　　每种受体在组织中的量是一定的，如果在含受体的新鲜组织匀浆中逐渐增加配体的浓度，在合适的反应条件下，结合到受体上的配体将渐趋饱和。

（4）可逆性　　如果在放射配体与受体结合后将受体周围多余的放射配体移去，则放射配体与受体的复合物会逐渐解离，即这种反应是可逆反应。

3. 受体的分类

根据受体在细胞中的定位，可以将受体分为膜受体和核受体。

膜受体根据分子结构和信息传递方式进一步又可分为若干个家族:如单一跨膜去激酶受体家族、G蛋白偶联受体家族、离子通道型受体家族、单一跨膜区无激酶型受体家族等。

核受体根据C区与靶基因结合的结构特征进一步分为:糖皮质受体激素受体类、甲状腺激素受体类、雌激素受体类。

目前,受体与疾病的关系越来越密切。很多疾病导致受体异常,或通过自身免疫机制产生受体抗体,或伴随着某种受体的缺陷异常,此外,受体和肿瘤的关系也越来越受到重视,已有证据表明,受体的基因突变与肿瘤的发病密切相关。

(二) RBA 的原理

RBA是放射性核素标记的配体(Ligand)与相应的受体进行特异性结合的方法。根据受体可与配体(如激素、介质、药物)进行特异性结合的特点,测定的是结合的配体复合物的放射性计数,从而达到对受体进行定量的分析的目的。

RBA原理与RIA相似,不同点是:放射性核素标记的配体与相应的受体进行特异性结合;RBA是代表配体与受体之间的生物活性,不是免疫活性,因此,具有较高的特异性。受体不易制得标准品,不能利用标准品制备标准曲线或将未知样品与标准品进行比较。只能测定受体与放射配体复合物的绝对放射性活度(SB),再根据SB和放射性核素标记配基的比放射性求得受体的分子数,即结合容量数。

(三) RBA 的测定方法

1. 受体放射配体结合分析法的基本过程

配体(L)与一定量的受体(R)起反应,加入一定量的放射性标记的配体;温育一定的时间;离心分离去除游离的部分;测定结合部分的放射性;计算样品中待测配体的量。

取一定量组织,制备成组织匀浆或细胞悬液,放射性核素标记的配体加入测定组受体样品中,适宜的条件下温育,待反应达平衡后,迅速过滤或离心分出放射性配体(L)与受体(R)结合物RL,用缓冲液洗去尚未结合的放射性配体,测定标本的放射活度,得到放射性配体与细胞结合的总量(TB);同样步骤另一组受体样品除加入放射性核素标记配体外,再加入过量 $500 \sim 1\,000$ 倍的非标记的配体竞争性与受体结合,测得的放射活度,代表非特异性结合量(NSB)。将总结合量减去非特性结合量就可以获得L-R的特异结合(SB)。经数据处理求得受体的结合位点数。

受体放射配体结合分析法不同于RIA和IRMA分析法等,受体不易制得标准品,不能利用标准品制备标准曲线或将未知样品与标准品进行比较测定。只能测定受体与放射配体复合物的绝对放射性活度 SB (Bq 或 dpm),再根据 SB 和放射性核素标记配体的比放射性(dpm/fmol)求得受体的分子数,即结合容量数。

2. 受体标本的制备

为保证受体标本的生物活性,整个制样过程须在 4℃ 以下操作;缓冲液应有适宜的离子强度、pH、EDTA 和 Mg^{2+} 等离子浓度等;为防止受体蛋白被内源性蛋白酶水解,有时需加蛋白酶抑制剂。

根据受体标本的形式分为三类:

(1)亚细胞组分 亚细胞组分需将组织细胞打制成匀浆,经差速离心法分成胞膜、胞浆、胞核等亚细胞组分,按受体的分布情况选用。此类主要优点是受体蛋白初步富集,减少大部分杂质蛋白和内源性配体等干扰因素。

(2)完整活细胞悬液 也可用完整活细胞悬液进行 RBA,例如体外培养的肿瘤细胞,血细胞和组织细胞等。此类主要优点是受体处于接近正常的环境中,更能反映受体的生理特性。

(3)组织切片 冷冻组织切片或活组织切片厚度为 5~50 μm,粘贴于涂有明胶的玻片上,向标本上滴加含有放射配体的缓冲液,进行受体结合反应,然后洗净游离部分。利用放射自显影或免疫组化等研究受体的分布,可进行定位、定量分析。

3. 标记配体的要求

(1)高比活度 一般要求比活度在 3.7×10^{11} Bq (10 Ci)/mmol 以上。由于受体标本中受体数量一般都很低,约在 0.01~1 pmol/mg 蛋白的水平,标记配体化学含量小,比活度高,才能充分与受体反应,获得高的灵敏度。

(2)放射化学纯度要高 一般要求放化纯度在 95% 以上。由于根据放射配体与受体结合物放射活度和放射配体的比活度计算受体结合位点数和动力学,放射性物质不纯可导致计算错误。

(3)高亲和力和特异性 亲和力和特异性高的配体与受体形成的复合物易于结合,难于解离,交叉反应小,有利于结合和游离配体的分离;反之,则相反。对于有两种以上亚型的受体,还需注意配体对亚型的亲和力和特异性。如果目的只是测受体的某一亚型,应只选择对该亚型有高亲和力而对其他亚型仅有低亲和力的标记配体,如果是为了测定总的受体结合位点数,则对各种亚型都有亲和力的配体均可选用。

4. 非标记配体的选择

非标记配体主要用于测定非特异结合(NSB)。一般非标记配体的用量为标记配体的 500~1 000 倍,使绝大多数受体不再与标记配体结合,如此测得的结合部分放射性代表 NSB。非标记配体可以是标记配体的同一化合物,也可以是该受体的另一种配体,有研究认为非同一配体效果更好,但必须能与标记配体竞争同一受体。

5. 结合与游离部分的分离

结合与游离部分的分离常使用的方法是过滤、离心、吸附、透析、电泳等,因为标记配体和受体的复合物是含蛋白质的大分子,游离标记配体是较小分子。通常为避免反应平衡被破坏,分离过程应在低温、快速的条件下进行,使复合物的解离降低到最低程度。过滤和离心法最常用。

6. 数据处理

(1) 单位换算 根据仪器的测量效率,将 TB 和 NSB 的测量结果 cpm 换算成放射性活度 dpm 或 Bq。将标记配体的比放射性 SR 换算成以 fmol 或 nmol 表示的放射性活度,即 dpm/fmol 或 dpm/nmol。

(2) 计算特异结合 从测量结果总结合 TB 减去非特异结合 NSB 得到受体与放射性配体的特异结合 SB(dpm 或 Bq)。

(3) 求受体的 fmol 数(RT) 从受体和配体结合的饱和曲线或 Scatchard 作图等方法可确定受体是多位点系统还是单位点系统。因为单位点系统复合物中受体和配体是 1:1 的关系,复合物 LR 的分子数也等于受体分子数。(而多位点系统,如受体和配体以 1:2 的关系形成复合物,则求得的结果还应除以 2)

以单位点系统为例,以受体与放射性配体的特异结合 SB 除以标记配体的比放射性 SR 得到受体的 fmol 数。RT(fmol)=SB(dpm)/SR(dpm/fmol)。

求得的 RT 亦是受体饱和曲线中饱和区的受体量,也称最大结合容量 Rmax(maximum binding capacity)。

(4) 受体的密度的换算 根据受体标本的蛋白定量或细胞计数求得每单位量蛋白的受体结合位点数(分子数);若是细胞悬液受体标本,也可用每 10^5 细胞数的受体分子数来表示。即从(fmol/mg 蛋白)或(fmol/10^5 细胞数)换算成(受体分子数/mg 蛋白)或(受体分子数/10^5 细胞)表示。1 fmol=6.022×10^8 个分子。

(四) 临床应用

1. 受体病的机理研究和治疗预后判断。

(1) Graves 病的研究:患者产生抗促甲状腺激素即 TSH 受体的抗体,直接持续激动甲状腺的 TSH 受体。

(2) 对糖尿病患者的研究:胰岛素正常,血糖高者在受体研究中发现体内缺乏受体结合点而胰岛素无法发挥作用。

(3) 其他:遗传病,一些与受体相关的肿瘤。

2. 为治疗提供依据。

如癌组织内有相应受体者,术后可采取相应激素治疗。

三、竞争性蛋白质结合分析法

竞争性蛋白结合分析(CPBA)是一类利用机体天然存在的,与一些小分子生物活性物质具有特异结合能力的球蛋白(或酶蛋白)作为特异结合试剂,测定生物样品中的小分子生物活性物质含量的方法。

1960 年 Ekins 首先建立这类方法,用存在于血浆中的甲状腺素结合球蛋白(Thyroxine binding globulin,简称 TBG)为特异结合试剂,测定样品中的甲状腺素浓度。1963 年 Murphy 用血浆中的皮质类固醇结合球蛋白(Corticosteroid binding globulin,简称 CBG)为特异结合试剂,测定样品中的皮质激素含量。

CPBA 的特异结合试剂还有性激素结合球蛋白、内因子(一种糖蛋白)、视蛋白、肌肉中提取的蛋白激酶、叶酸还原酶、互补 DNA 等,分别来测定雌雄激素、维生素 B_{12}、维生素 D、视黄醛、cAMP、cGMP、叶酸、RNA 等。CPBA 与 RIA 同步发展,但是,这类方法的发展速度远不如 RIA,因为 CPBA 有很大的局限性和方法缺陷。CPBA 的特异结合试剂的来源丰富、制备简单。但与 RIA 的抗体相比,特异性不强,亲和力不高(亲和常数介于 $10^7 \sim 10^{-9}$ L/mol),滴度较低(稀释度介于 50 ~200 倍)。灵敏度不高,其最小可测浓度约为 $10^7 \sim 10^{-9}$ g/L。对样品要求高,为了适应方法灵敏度,提高方法的特异性,往往要对生物样品中被测物进行提取,以提高样品中被测物浓度。应用范围小,因 CPBA 使用的特异结合试剂都是机体内天然存在的某些蛋白质或酶。这就极大地限制了 CPBA 的应用。

四、酶放射分析法

酶的放射分析(Radiometric method of enzyme assay)是用放射性核素标记酶的底物进行酶的活力测定法。该方法发展很快,时至今日已有数百种酶(包括六类酶)可用这种方法测定它们的活力。比酶活力生物化学测定法更灵敏、更特异。

(一)酶放射分析法基本原理

酶的放射分析法测定酶活力与传统的酶活力生物化学测定法一样,都基于底物在特定条件下(包括底物浓度、酶浓度、最适 pH、反应温度和时间等),被酶催化所生成的产物量而测定的。实质上是测定酶催化反应的速率。该速率以浓度/时间表达,是指单位时间内底物的消耗量或产物的生成量(通常多用后者)。该速率越大,酶活力越强。

(二)酶放射分析法基本特点

1. 灵敏度高　酶的放射分析方法测酶活力的灵敏度比传统的方法高 1~3 个数量级,据理论计算,酶催化 1 pmol ^{3}H 标记底物生成的产物放射性可达 10^4 数量级。因此,很少量酶液样中的酶活力即可用此法测出。由于高灵敏度,能在较宽的底物浓度范围内进行酶促反应,更利于酶的米氏常数 k_m 的测定。高灵敏度也有利于竞争性抑制剂的作用研究。因为这种作用相关于竞争抑制剂浓度和底物浓度之比。在底物浓度很低时,竞争抑制剂的作用更能明显显示。

由于高灵敏度,还可以对酶样品作多倍稀释后使用,酶样品中存在的干扰物也随稀释而大大减少,对酶促反应的干扰亦随之减轻。

2. 特异性强 酶的催化反应对外加底物和内源性底物是一视同仁的。在常用的酶活力测定法中,对产物测定所使用的光谱分析法(紫外分光光度法、荧光测定棒、比色法等)都不能区分外加底物的酶催化反应产物与内源性底物的产物。此外,样品中存在的其他内源性物质或药物也可能对光谱产生干扰。酶的放射分析法是外加标记底物,测定产物的放射性,因此只有将标记底物转化的放射性产物才被测出,这就容易将内源性底物转化的非放射性产物区分开。也不受其他内源性物质及药物等的干扰。

酶的放射分析的这种特异性更适合于分析酶提取液中的酶活力以及研究酶的激动剂、抑制剂、反应条件(pH 等)改变对酶活力的影响。

五、放射微生物分析法

放射微生物分析法(Radiomicrobiologic assay)是以特异微生物作为结合剂的分析方法。如用某种微生物测定叶酸。

第三节 非放射性标记免疫分析技术

非放射性标记免疫测定法(Unradiolabeled immunoassay)是将 RIA 或 IRMA 的标记物改为非放射性标记的化合物,以代替放射性标记物,其他步骤和 RIA 或 IRMA 基本相同,最后的信号是非放射性的,如光的强弱、色度的深浅以代替放射性测量。

非放射性标记免疫测定法的基本原理同于放射免疫分析(标记抗原、竞争结合)或免疫放射分析(标记抗体、过量抗体与抗原结合、夹心法),只是使用了一些发光物质来标记抗原或抗体,代替放射性核素作为测量的标记物。在抗原抗体反应后,先将抗原抗体复合物分离,测定抗原抗体结合物中标记物的量,从而推算出标本中的抗原量。

40 多年前,Berson 和 Yalow 建立了放射免疫分析的方法,实现了对血清中胰岛素的定量测定,这是标记免疫分析技术的一个里程碑,这一方法很快发展成一类体外标记免疫分析技术。在近 10 年中,由于检测的信号系统和测量系统性能也在不断地创新和发展,标记免疫分析技术被广泛地应用于其他分析方法中。为了避免放射性物质的污染及拥有保质期长的试剂,目前全自动非放射性标记免疫分析技术检测设备正在逐步替代放射免疫分析技术。目前应用最广泛的主要有酶标记免疫分析、时间分辨荧光免疫分析和化学发光免疫分析等。

一、酶标记免疫分析法

酶免疫分析技术(Enzyme immunoassay,EIA)是以酶标记的抗体或抗原为主要试剂的方法,利用酶促作用使底物反应,利用酶使底物显色的作用而使酶的作用得到放大,从而建立的高灵敏度分析方法。这种用酶分子代替放射性核素标记抗原或抗体分子,进行竞争性或非竞争性免疫分析的技术,统称酶免疫分析技术。1966年Nakane和Avrameas等分别报告用酶代替荧光素标记抗体对生物组织中的抗原定位和鉴定。1971年Engvall和Perlmann以及VanWeemen和Schuurs分别建立了以抗原或抗体固相化(免疫吸附剂,Immunosorbent)为特征的酶联免疫吸附试验(Enzyme-linked immunosorbent assay,ELISA)。特点:ELISA的灵敏度大致和IRMA相当。酶标记免疫分析技术一旦将底物显色后即难于复原,显色反应往往需要在一定时间内读数,因此是一次性的,无法重复测量,这是酶标记不如放射性标记之处。

(一)原理

在抗体分子上连接酶分子,代替放射性标记的抗体,进行和IRMA相似的夹心法免疫反应,反应结束后,和IRMA相似,将结合的复合物和游离抗体分开,取结合部分,利用酶的催化活性,由结合部分上的酶将特定底物转化为特定的颜色,用分光光度计测定,颜色的深浅与酶的量成正比,而酶的量又和复合物的量成正比,由此测定出复合物的量。此法常用多孔聚苯乙烯反应板作为固相载体,读取结果需用酶联检测仪。

(二)试剂组成

目前各种ELISA实验均有商品化的试剂盒,不需自己配制。

1. 标记用酶 最常用辣根过氧化物酶(Horseradish peroxidase,HRP)标记各种抗体、抗原或亲合素。

2. 酶底物与色原 HRP的底物是H_2O_2(或过氧化脲),催化时需供氢体参与,后者多为还原性染料,通过反应生成深色的或有荧光的氧化型染料。常用的为邻苯二胺(OPD),3,3′,5,5′-四甲基联苯胺(TMB),四甲基联苯胺硫酸盐(TMBS)等。H_2O_2(或过氧化物)与色原常在试验前混合。

3. 包被液(pH 9.6的碳酸盐缓冲液) 由Na_2CO_3 0.16 g、$NaHCO_3$ 0.29 g加蒸馏水溶解后补水至100 mL配制,4℃保存。

4. 洗涤液(0.02 mol/L、pH7.4 Tris-HCl-Tween 20 缓冲液) 由 Tris 2.42 g，1 mol/L HCl 13 mL，Tween20 0.5 mL，加蒸馏水至 1 000 mL 配制。

5. 终止液(2 mol/L H_2SO_4) 由浓 H_2SO_4 22.4 mL，加蒸馏水 177.6 mL 配制。

（三）检测方法

根据方法和步骤不同，可分为五种基本反应模式。

1. 间接法 用于检测样本中特异性抗体。

（1）将已知特异性抗原包被于聚苯乙烯板微孔，形成固相抗原，洗弃未结合的抗原。

（2）加待测样本，使其中含特异性抗体与固相抗原结合形成抗原-抗体复合物，洗弃未反应的成分。

（3）加酶标记抗体，在固相载体上形成抗原-待检抗体-标记抗体(或 SPA)复合物，洗弃未反应的成分。

（4）加酶底物/色原呈色，在一定波长下测吸光度(A)值判定待测抗体的有无和水平。

2. 竞争法 用于检测待检样本中未知抗原或抗体。

（1）测抗原时用已知抗体包被固相载体，将待测抗原的样本和酶标记抗原同步加入微孔，使待测抗原与酶标记抗原竞争结合在固相载体上的抗体；洗板；加酶底物及色原呈色。呈色深浅与待测抗原的量成反比。

（2）测未知抗体时用已知抗原包被固相载体，将待测抗体的标本和酶标记特异抗体同步加入微孔，二者竞争结合固相载体的抗原，待测抗体量越多，酶标记抗体与固相抗原结合的量就越少，呈色就越浅。待测抗体的水平与呈色程度成反比。

3. 双抗体或双抗原夹心法 双抗体夹心法用于检测相对分子质量相对较大的蛋白质抗原。

先将已知特异性抗体包被于固相载体上，加待测样本，若其中有相应的抗原，则与固相抗体特异性结合；洗板后加入酶标记特异性抗体，使其在固相上形成包被抗体-待测抗原-酶标抗体复合物；洗板；加酶底物及色原呈色。

双抗原夹心法则是利用包被抗原和酶标记抗原检测样本中的特异性抗体。抗原或抗体水平与所测吸光度(A)值成正相关。

4. 捕获法 用于检测样本中的抗体。

先将待测人血清样本加入已知特异性抗体(如抗人 μ 链)包被于固相载体的微孔中，其中的 IgM 被固相抗 μ 链抗体特异性捕获。洗板后加入酶标记特异性抗原，使其在固相上形成抗 μ 链抗体-待测 IgM 类抗体-酶标记抗原复合物；再洗板；加酶底物及色原呈色。在一定波长下测 A 值判定待测抗体的水平。此法常用于检测 IgM 类抗体。

5. 生物素-亲合素 ELISA 法

生物素-亲合素 ELISA（Avidin-biotin-peroxidase complex，ABC-ELISA）中，生物素是一种小分子物质，经活化后可高比度偶联抗体或抗原等大分子。亲合素（或链霉亲合素）与生物素的结合力极强，一分子亲合素可与 4 个生物素分子结合，本法是将生物素（biotin）和亲合素（avidin）或链霉亲合素（streptavidin，SA）引入 ELISA 的方法。在反应系统中引入生物素和酶标记亲合素，可将 ELISA 的反应多级放大，显著提高检测方法的敏感性。

（四）结果判定

ELISA 试验的结果判定分定性和定量两种。

1. 定性试验

定性是参比阴、阳性对照（或阴、阳性控品）的吸光度，以 P/N 或 S/CO 比值报告。

（1）P/N 比值：即（待测样本 A－空白对照 A）/（阴性对照 A－空白对照 A），一般以 P/N≥1.1 为阳性。

（2）S/CO 比值：S 为待测样本 A 值，CO 为 cutoff 值，常以阴性对照平均 A 值×2.1 代表 CO 值。一般以 S/CO≥1.0 为阳性，竞争法以 S/CO＜1.0 为阳性。

2. 定量试验

定量则必须用抗原或抗体的标准品制备标准曲线。将已知浓度或活性单位的标准抗原或抗体，按适当比例稀释后在试验系统中进行反应，分别测定 A 值，以抗原或抗体水平为横坐标，A 值为纵坐标，绘制标准曲线，根据检样的 A 值由标准曲线获得其浓度或单位。

目前规定，临床标本的检测不能仅根据目测判断，必须用仪器测定后报告。

二、时间分辨荧光免疫分析

（一）原理

时间分辨荧光免疫分析法（Time-resolved fluoroimmunoassay，TrFIA）是以镧系元素铕（Eu）、铽（Tb）、镝（Dy）、钐（Sm）作为标记物来标记抗原或是抗体的方法。

镧系元素有 15 种，属三价元素。在紫外光的激发下可以发射离子荧光（波长在 600 nm 以上），在 TrFIA 中，Eu^{3+} 的应用最为广泛。镧系元素通过一定的联结剂与抗体相连，从而形成了 TrFIA 的标记物。当其与待测物（抗原）反应后，形成的抗原抗体复合物就带有了镧系元素。由于常用的 Eu^{3+} 联结在抗体上所激发出来的荧光很弱，还需设法将其形成一个能发射强荧光的络合物。因此在免疫反应结束后需向体系中加入一个"荧光增强剂"。这种激发完全是物理现象，因此可以反复激发，从而大幅度增加信号强度，但同时也增加了干扰荧光信号。因为镧系元素受激活后产生的荧光寿命长,而一般干扰荧光的寿命短几百倍,因此设计的专用仪器把测量时间定在每次激发后的数百微秒之后才开始,此时干扰荧光已衰减到很低水平。待镧系元素的荧光也衰减到很低水平,就停止记录,然后开始下一次紫外线激发,这就是所谓的时间分辨。

$$Ag+Ab-Eu+增强液 \rightarrow (新的螯合物)Ag-Ab-Eu \leftarrow 脉冲辐射激发$$
$$\downarrow$$
$$发荧光$$

这种方法具有灵敏度高、特异性强、操作简便,不用放射性物质而用镧系元素作标记物,因此具有无放射性污染、标记物制备简便、稳定、便于长期保存、实验重复性好、分析速度快(1 份样品检测仅需 1 s)、样品用量少以及标准曲线量程宽等优点。

(二)试剂组成

1. 镧系元素 标记的抗体或抗原,要求有较高的纯度、比活性和免疫活性。

2. 固相抗体或抗原 固相载体多用聚苯乙烯微孔条。包被的抗原纯度要高,抗体效价要高,亲和力强。

3. 增强液 任何试剂纯度不高或不明原因的污染,均可导致增强液荧光本底升高。

4. 标准品 用于制作计量-反应曲线,标准品的浓度应用法定标准物为基准进行过标定。

5. 质量控制样品 同放射免疫部分。

(三)检测方法

TrFIA 技术自动化程度极高,只需分离血清,包括加样、分离、搅拌、温育、测定、打印结果内的各项操作均由仪器自动进行。

三、化学发光免疫分析法(见第六章)

第六章 化学发光免疫分析

化学发光免疫分析(Chemiluminescence immunoassay,CLIA)是将化学发光技术与免疫反应系统相结合,用以检测各种抗原、半抗原、抗体、激素、酶、脂肪酸、维生素和药物等的检测分析技术。该技术建立于 20 世纪 70 年代中期,是在放射免疫分析技术原理的基础上,以化学发光剂为标记示踪信号建立起来的一种超微量非放射性标记免疫分析技术。该法以化学发光物质为示踪物,具有简便、快速、重复性好、无放射性污染的特点,是继放射免疫分析、酶联免疫分析、荧光免疫分析和时间分辨荧光免疫分析之后发展起来的一项最新免疫测定技术,在临床上已得到非常广泛的应用。

第一节 化学发光免疫分析技术的原理

20 世纪 70 年代中期 Arakawe 首先报道 CLIA,发展至今已经成为一种成熟的、先进的超微量活性物质检测技术,应用范围广泛,近 10 年发展迅猛,是目前发展和推广应用最快的免疫分析方法,也是目前最先进的标记免疫测定技术,灵敏度和精确度比酶免法、荧光法高几个数量级,可以完全替代放射免疫分析,彻底淘汰酶联免疫分析。CLIA 主要具有灵敏度高、特异性强、试剂价格低廉、试剂稳定且有效期长(6~18 个月)、方法稳定快速、检测范围宽、操作简单、自动化程度高等优点。高灵敏度的化学发光检测技术已被广大研究人员所认可,并正逐渐替代传统的生物检测技术。

化学发光免疫分析系统包含两个部分,即化学发光分析系统和免疫反应系统。化学发光分析系统是利用化学发光物质经催化剂的催化和氧化剂的氧化,形成一个激发态的中间体,当这种激发态中间体回到稳定的基态时,同时发射出光子($h\nu$),利用发光信号测量仪器测量光量子数。免疫反应系统是将发光物质(在反应剂激发下生成激发态中间体)直接标记在抗原(化学发光免疫分析)或抗体(免疫化学发光分析)上,或酶作用于发光底物。

一、化学发光分析系统

一种物质由电子激发态回复到基态时,释放出的能量表现为光的发射,称为发光(Luminescence)。化学发光(Chemiluminescence,CL)是指物质在进行化学反应过程中伴随的一种光辐射现象。化学发光是一个多步骤的过程,其机制为某些化合物(发光剂或发光底物)可以利用一个化学反应产生的能量使其产物分子或反应中间态分子上升至电子激态。当此产物分子或中间态分子衰退至基态时,以发射光子的形式释放能量(即发光)。

（一）直接发光与间接发光

根据化学发光激发态物质产生的方式可以将化学发光反应分为两类:一类是由体系中的反应物发生化学反应后直接生成激发态的产物,即直接发光;另一类则是由体系内存在的易于接受能量的荧光物质,获得化学反应释放的能量后转变为激发态,即间接发光。

1. 直接发光 直接发光是最简单的化学发光反应,由两个关键步骤组成:即激发和辐射。如反应试剂 A 和 B 发生化学反应生成物质 C,化学反应中释放的能量可被物质 C 的分子吸收并跃迁至激发态 C^*,处于激发态的 C^* 在回到基态的过程中产生光辐射。这里 C^* 是发光体,此过程中由于 C 直接参与反应,故称直接化学发光。通常这一过程可描述为:

$$A+B \rightarrow C^* \rightarrow C+光辐射$$

2. 间接发光 间接发光又称能量转移化学发光,主要由三个步骤组成:首先是反应试剂 A 和 B 发生反应形成激发态中间体 C^*(能量给予体);当 C^* 分解时释放出能量转移给 F(能量接受体),使 F 被激发而跃迁至激发态 F^*;最后,当 F^* 跃迁回基态时产生光辐射。这一过程称为间接发光,可描述为:

$$A+B \rightarrow C^* \rightarrow F \rightarrow F^* \rightarrow F+光辐射$$

（二）化学发光的条件和类型

1. 化学发光的条件 在化学反应中,要产生化学发光现象,必须满足如下条件:

（1）足量的激发能 该化学反应能够提供足量的激发能,并由某一步骤单独提供,因为前一步反应释放的能量将因振动弛豫消失在溶液中而不能发光。

（2）合适的反应过程 要有合适的反应过程,使化学反应的能量至少能被一种物质所接受并生成激发态。

（3）化学发光量子效率 激发态分子必须具有一定的化学发光量子效率释放出光子,或者能够转移它的能量给另一个分子,使之进入激发态并释放出光子。

2. 化学发光的类型 根据化学发光反应的发光时间长短情况,可以将化学发光分为闪光型(Flash type)和辉光型(Glow type)两种。

(1) 闪光型 该型发光时间很短,只有零点几秒到几秒。闪光型的样品必须立即测量,必须配以全自动化的加样及测量仪器;

(2) 辉光型 该型发光时间从几分钟到几十分钟或几小时甚至更久。辉光型样品的测量可以使用通用型仪器,也可以配有全自动化仪器。

二、免疫反应系统

免疫反应系统是将发光物质(在反应剂激发下生成激发态中间体)直接标记在抗原(化学发光免疫分析)或抗体(免疫化学发光分析)上,或酶作用于发光底物。其反应原理见图6-1:

- 起动发光试剂＋L→电子激发态中间体→基态＋$h\nu$

- Ag＋Ag－L＋Ab→Ag－Ab＋Ab－Ag－L $\xrightarrow{\text{起动发光试剂}}$ $h\nu$

- (Sp－Ab＋Ag→Sp－Ab－Ag) Sp－Ab－Ag＋Ab－L→Sp－Ab－Ag－Ab $\xrightarrow{\text{起动发光试剂}}$ $h\nu$

- Ab－酶＋Ag→Ag－Ab－酶 $\xrightarrow{\text{起动发光试剂}}$ $h\nu$

式中:L为发光标记物或发光底物,Ag为抗原,Ab为抗体,Sp为固相,$h\nu$为光子。

图6-1 免疫反应系统反应原理示意图

第二节 化学发光免疫分析中的标记物

化学发光免疫分析所使用的标记物根据其参与的化学反应不同,可分为三类:一是发光免疫分析反应中直接参与发光反应的标记物;二是以催化作用或能量传递参与发光反应的酶标记物;三是以能量传递参与氧化反应的非酶标记物。

一、直接参与发光反应的标记物

这类标记物在化学结构上有产生发光的特殊基团,在发光免疫分析过程中直接参与发光反应。通常这类物质没有本底发光,在反应中能用于检测低浓度或微量浓度的样品。其中研究得较多的是吖啶酯类化合物。吖啶酯包括吖啶酯Ⅰ、吖啶酯Ⅱ和吖啶酰胺Ⅲ,是一类发光效率很高的发光剂。它们的结构中都有共同的吖啶环,在过氧化阴离子的作用下,生成激发态中间体N-甲基吖啶酮,当其回到基态时发出光子($h\nu$)。吖啶酯Ⅰ、Ⅱ分子和吖啶酰胺Ⅲ均可与抗体或抗原结合,生成具有化学发光活性强、免疫反应特异性高的标记抗体,当其与相应抗原结合时即可以按照免疫反应原理测定待测抗原或抗体的含量。这类化合物只要在 H_2O_2 和 OH^- 存在下就能迅速产生化学发光,且有很高的量子产率,如吖啶芳香酯的光量子产率可达 0.05。目前,应用较多的标记物有吖啶酯和吖啶-9-(N-磺酰基)碳酰胺。吖啶酯作为标记物用于免疫分析,其发光体系简单、快速、无需催化剂,且标记效率、发光效率均很高。检测小分子抗原采用竞争法,大分子抗原则采用夹心法,非特异性结合少,本底低;与大分子的结合不会减少所产生的光量,从而增加灵敏度;可在中性或碱性条件下标记多肽、抗体和抗原等,偶联物的发光效率和生物活性几乎不损失,但是价格较异鲁米诺类高。吖啶酯的化学发光机理如图 6-2 所示。

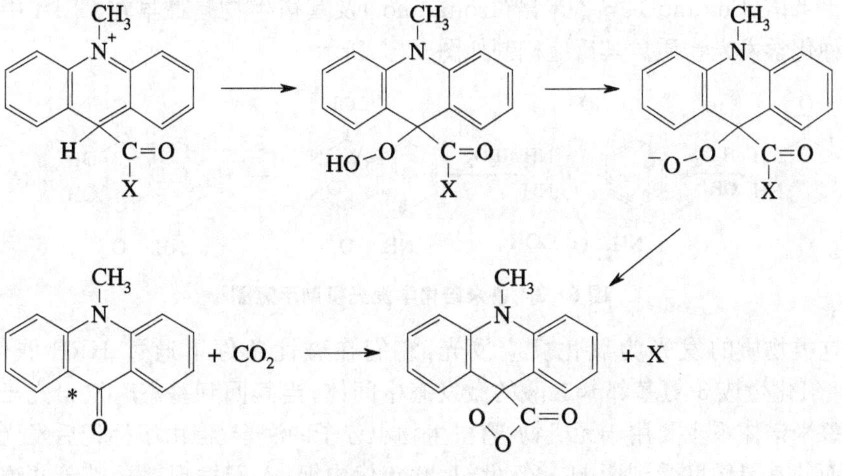

图 6-2　吖啶酯的化学发光机理示意图

二、以催化反应或能量传递参与发光的酶标记物

在这类发光反应中,采用某些酶作为标记物,这类标记物作为发光反应的催化剂或作为一种能量传递过程中的受体,其本身又直接参与发光反应。通常用酶标记抗体,检测反应中形成的抗原-抗体复合物上的标记酶催化其反应底物后形成的产物,作用于发光物质产生化学发光,该被测样品的含量和发光效率的强弱与酶催化反应后形成产物的量密切相关。

(一)辣根过氧化物酶

辣根过氧化物酶(HRP)是应用最广泛的酶之一,它可以与 H_2O_2 催化氧化许多电子给予体的底物。

$$HRP + H_2O_2 \longrightarrow CPDI + H_2O_2$$
$$CPD\,I + AH_2 \longrightarrow CPD\,II + AH \cdot$$
$$CPD\,II + AH_2 \longrightarrow HRP + AH \cdot + H_2O$$

如上式所示，HRP 在反应中只起催化作用，CPD I 和 CPD II 分别为氧化的中间产物，AH_2 和 $AH \cdot$ 分别为电子给予体和带有一个电子自由基的氧化产物，氧化产物用化学发光进行检测，进而可测出 HRP 及其标记物的含量。在化学发光酶免疫分析中，使用过氧化物酶标记抗体，进行免疫反应后，利用常用的鲁米诺类标记物作为发光底物，在过氧化物酶和启动发光试剂（NaOH 和 H_2O_2）作用下，鲁米诺发光，发光强度依赖于酶免疫反应物中酶的浓度。

鲁米诺（Luminol）、异鲁米诺（Isoluminol）及其衍生物是最早在 CLIA 中使用的一种化学发光物质。其反应机制如图 6 - 3 所示。

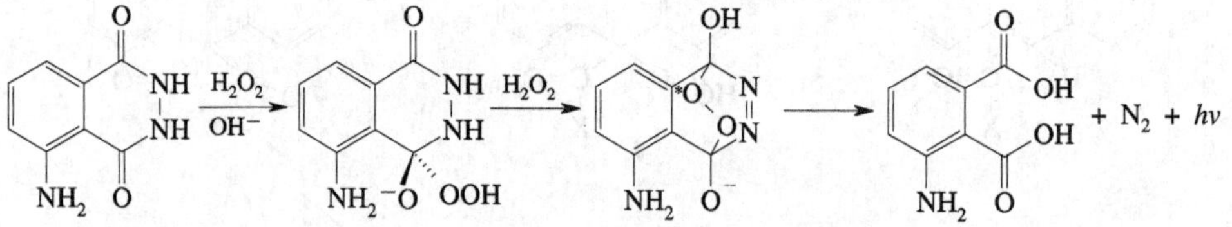

图 6 - 3　鲁米诺化学发光机制示意图

这类物质的发光为氧化反应发光，它们在碱性条件下通过 HRP 催化，被 H_2O_2 氧化生成 3-氨基邻苯二酸的激发态中间体，当其回到基态时发出光子。早期的鲁米诺体系主要用于无机物、有机生物小分子的测定，但由于标记后发光强度降低而使其灵敏度受到影响。20 世纪 80 年代中期，人们发现 6-羟基苯并噻唑衍生物类和对酚类物质对该体系的发光有显著增强作用，在这些增强剂的作用下，鲁米诺化学发光强度可被提高 1 000 倍，并且氧化剂与发光剂等单独作用时出现的"本底"发光显著降低，发光时间也得到延长。这些重大改进使得该体系在基因、免疫分析领域得到广泛应用。发光剂鲁米诺标记探针是通过其芳香氨基直接标记得到的，这样会导致发光量子产率降低为 1/10。异鲁米诺量子产率虽是鲁米诺的 1/10，但其芳香氨基被反应后，量子产率可增强约 10 倍，因而这类物质直接做标记物时，多使用异鲁米诺或其衍生物。

鲁米诺体系的化学发光只有在催化剂存在下才能进行，背景干扰大；而且鲁米诺与抗原或抗体偶联形成复合物后，发光效率降低而使灵敏度受到影响。异鲁米诺或其衍生物作为标记物，标记后空间位阻的影响较鲁米诺标记的小，发光强度可增强 10 倍，有较低的检测限。

（二）碱性磷酸酶

碱性磷酸酶（ALP）相对分子质量小、稳定性好、活性高、易分离提纯，已广泛用于酶联免疫分析和核酸杂交分析的标记物。碱性磷酸酶和 1,2-二氧环乙烷构成的发光体系是目前最重要、最灵敏的一类化学发光体系。这类体系中具有代表性的是 Bronstein 等提出的 ALP-AMPPD［4-甲氧基-4-（3-磷酰氧基）苯基-螺-（1,2 二氧乙烷)-3 -2′-金刚烷］发光体系，此发光体系具有发光持续稳定，发光时间长，既可用发光仪也可用简单的感光胶片检测，检测灵敏度高等特点。AMPPD 是一种超灵敏的 ALP 底物，性质十分稳定。AMPPD 的发光机制如图 6－4 所示：

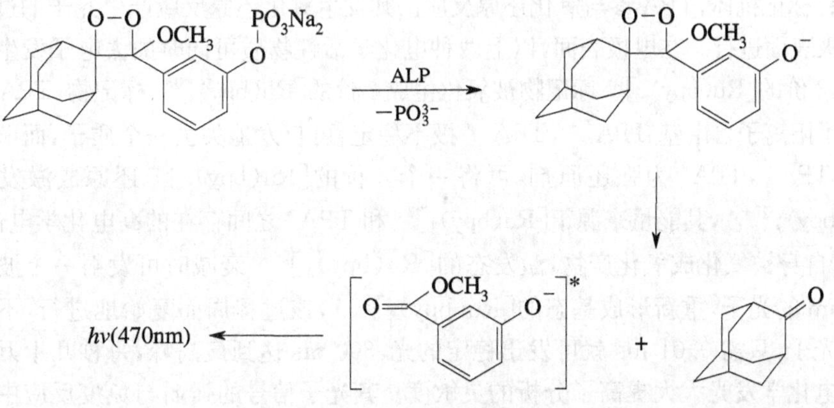

图 6－4　ALP-AMPPD 的发光机制示意图

AMPPD 在 ALP 作用下，磷酸酯基发生水解而脱去一个磷酸基，得到一个中等稳定的中间体 AMPD，此中间体经分子内电子转移裂解为一分子的金刚烷酮和一分子处于激发态的间氧苯甲酸甲酯阴离子，当其回到基态时产生 470 nm 的光，可持续几十分钟。AMPPD 为磷酸酯酶的直接发光底物，可用来检测碱性磷酸酶或抗体、核酸探针及其他配基的结合物。ALP-AMPPD 发光体系具有非常高的灵敏度，无论是固相还是液相检测，对标记物 ALP 的检测限可达 10^{-21} mol，是最灵敏的免疫测定方法之一。

在化学发光酶免疫分析中，ALP-AMPPD 体系已应用于肿瘤标志物，如 α-铁蛋白、癌胚抗原、CA-199 和 CA-125、β-hCG、LH、FSH 以及 TSH 的免疫测定。在临床诊断的商业化试剂中，美国 DPC 公司的 Immulite system 和 Beckman Coulter 公司的 ACCESS 自动免疫分析系统都是采用 Dioxetane/ALP/Enhance System。在 AMPPD 基础上加以改进并具有更好反应动力学和更高灵敏度的新一代产物 CSPD、CDP-Star 也已出现。

三、以能量传递参与氧化反应的非酶标记物

这类标记物作为化学发光反应的催化剂或能量传递过程中的中间体(或受体),不直接参与化学发光反应。在这类反应中参与能量传递反应的标记物含量与免疫反应中抗原-抗体复合物形成的量呈正相关,并直接与反应底物产生的光子强度相关。该体系中的发光物质在激发态与基态的活动越强,产生的光子就越多,其发射光的强度与被检测物的浓度呈正相关。最常用的有三联吡啶钌标记物。该系统由三丙胺(TPA)和三联吡啶钌$[Ru(bpy)_3]^{2+}$ N-羟基琥珀酰胺酯(NHS)组成,吡啶钌标记抗体,TPA参与氧化还原反应。其发生氧化还原反应产生光子的过程需在电极表面进行。在电极表面,以上两种电化学活性物质可同时失去电子发生氧化反应,2价的$[Ru(bpy)_3]^{2+}$标记物被氧化生成3价的$[Ru(bpy)_3]^{3+}$标记物,TPA被氧化成了阳离子自由基$TPA^{+\cdot}$,$TPA^{+\cdot}$极不稳定,可自发地失去一个质子,而形成自由基$TPA^{\cdot}$,$TPA^{\cdot}$为强还原剂,可将一个3价的$[Ru(bpy)_3]^{3+}$还原成激发态的$[Ru(bpy)_3]^{2+*}$,其能量来源于$[Ru(bpy)_3]^{3+}$和$TPA^{\cdot}$之间存在的高电化学电位差。TPA自身被氧化成氧化产物,激发态的$[Ru(bpy)_3]^{2+*}$衰减时可发射一个波长为620 nm的光子,重新形成基态的$[Ru(bpy)_3]^{2+*}$,该过程周而复始地进行,不断地产生光子,只需0.01 ms就可发出稳定的光,300 ms达到最高峰,每秒几十万次的循环电化学发光大大提高了分析的灵敏度。其光子信号的强弱与免疫反应中形成的吡啶钌标记抗原-抗体复合物的量呈正相关,复合物越多,参与氧化还原反应的吡啶钌越多,光子信号越强。电化学发光免疫分析有其突出的优点:标记物稳定,灵敏度高,可实现多元检测、均相免疫分析、全自动化。$[Ru(bpy)_3]^{2+}$的电化学发光过程如图6-5所示。

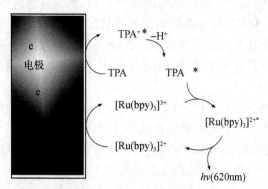

图6-5 $[Ru(bpy)_3]^{2+}$的电化学发光过程

第三节　化学发光免疫分析的类型

根据发光免疫分析中所采用的发光反应的体系不同和标记物不同,可将发光免疫分析分为:化学发光免疫分析、化学发光酶免疫分析、微粒子化学发光免疫分析和电化学发光免疫分析。

一、化学发光免疫分析

化学发光免疫分析亦称化学发光标记免疫测定,是用化学发光剂直接标记抗原或抗体,与待测标本中相应抗体或抗原、磁颗粒性的抗原或抗体反应,通过磁场把结合状态和游离状态的化学发光剂标记物分离开来,然后加入发光促进剂进行发光反应,通过对发光强度的检测进行定性或定量检测。因此吖啶酯是理想的发光底物,在反应体系中发光物质在碱性介质中氧化时释放大量自由能,产生激发态的中间体,该激发态的中间体由最低振动能级回到稳定的基态,从而产生发光现象(图6-6)。

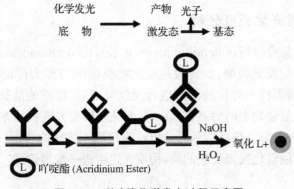

图6-6　吖啶酯化学发光过程示意图

(一) 技术类型

1. 分离方法　常用磁颗粒分离技术。

2. 免疫学反应模式　同酶发光免疫测定技术,主要也有双抗体夹心法、双抗原夹心法和固相抗原竞争法三种主要模式,所不同的只是相应标记抗原或抗体上标记的是吖啶酯而不是酶。

(二) 技术要点

以双抗体夹心法为例,其技术要点如下:

1. 抗原抗体反应　将包被单克隆抗体的磁颗粒和待测标本加入到反应管中,

标本中待测抗原与磁颗粒上抗体结合,再加上吖啶酯标记抗体,经过温育,形成磁颗粒抗体-抗原-吖啶酯标记抗体复合物。

2. 游离和结合部分的分离　在电磁场中进行3～5次洗涤后,很快将未结合的多余抗原和标记抗体洗去。

3. 化学发光反应　经过洗涤的磁颗粒中,加入氧化剂(H_2O_2)和 pH 纠正液(NaOH)使其成碱性,这时吖啶酯在不需要催化剂的情况下分解并发光。

4. 集光器和光电倍增管接收放大,记录 1 s 内所产生的光子能,这部分光的积分与被测抗原的量成正比,可从标准曲线上计算出待测抗原的含量。

（三）注意事项

1. 吖啶酯作为标记物的优点是其背景噪音低、化学反应简单、快速而无催化剂。

2. 吖啶酯用做标记物时,其与大分子的结合并不减少所产生的光子量,从而增加灵敏度,灵敏度可达 10^{-15} g/mL。

3. 吖啶酯标记试剂有效期长,可达一年。

4. 固相分离剂为极细的磁粉,除增大包被面积,加快反应外,亦同时使清洗及分离更简易、快捷。

二、化学发光酶免疫分析

化学发光酶免疫分析(Chemiluminescent enzyme immunoassay,CLEIA)是采用以催化反应参与发光的酶,如辣根过氧化物酶(HRP)作为标记物,标记检测用的抗体或抗原,待测样本与检测试剂进行免疫反应后,形成的酶标记抗原-抗体复合物。其结合在复合物上的酶对鲁米诺-过氧化氢体发光底物体系发生催化作用,产生发光效应,测定发光强度信号可分析被测抗原或抗体的含量(图6-7)。由于该系统中加入了能催化发光反应的酶,使发光速度进一步增快。

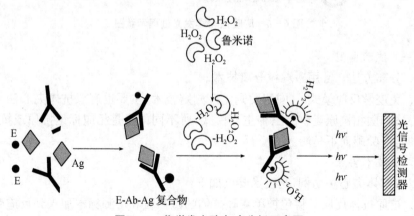

图6-7　化学发光酶免疫分析示意图

传统的化学发光反应多在几秒钟内以闪光形式发射,因此须在反应物瞬间形成发光物时立即测定,且常因混合不均及测定不及时而影响结果的重复性,在以后的研究中,利用酶促催化反应原理与抗原-抗体特异性结合反应的原理相结合,使发光反应更加稳定而持久,检测的灵敏度和特异性进一步提高,通常可检测微量水平。在该类分析中,化学发光强度取决于抗原-抗体结合的量,抗原-抗体复合物越多,参与催化反应的酶越多,发光信号越强。

(一)技术类型

1. 根据酶促反应底物不同分类　可分为荧光酶免疫测定技术和化学酶免疫测定技术。前者是利用理想的酶荧光底物,生成的产物稳定并有强的荧光强度,通过测定荧光强度进行定量;后者是利用酶对发光底物催化作用而直接发光,通过测定光的强度而进行定量。

2. 根据免疫学反应模式分类　主要有以下三类:

(1)双抗体夹心法:用微粒子固相抗体和酶标的抗体与待测标本中相应抗原反应,生成微粒子抗体-抗原-酶复合物,经纤维膜柱分离,加入底物,经酶促反应后发光,其发光量与待测标本中抗原含量成正比。

(2)双抗原夹心法:该法常用于抗体的检测,用包被在微粒子上抗原和酶标抗原与待测标本中相应抗体反应,生成微粒子抗原-待测抗体-酶标抗原复合物,经纤维膜柱分离,加入底物进行酶促发光,其发光量与待测标本中抗体含量成正比。

(3)固相抗原竞争法:该法常用于多肽类小分子抗原的测定,用已知抗原包被微粒子制成微粒子抗原,和待测标本的相应抗原与恒定的相对不足的酶标记抗体发生竞争性结合反应,反应平衡后经纤维膜柱分离微粒子,抗原与酶标抗体形成复合物,被截留在膜上。通过加入底物进行酶促发光反应,其发光量与待测标本中抗原含量成正比。

(二)技术要点

1. 抗原抗体结合反应　将已被包被了抗体的乳胶微粒和待测标本加入反应板中,经温育一定时间后,再加入碱性磷酸酶标记抗体,再温育一定时间后,形成固相包被抗体-抗原-酶标抗体复合物。

2. 分离技术　常用的分离技术有以下几种:

(1)磁颗粒分离法:用抗原或抗体包被磁颗粒,与标本中相应抗原或抗体和酶标的抗体或抗原通过一定模式的免疫学反应后,最终通过磁场将结合酶标记物免疫复合物和游离酶标记物进行分离的技术。

(2)微粒子捕获法:与磁颗粒分离法不同,它用无磁性微粒子颗粒作为抗体或抗原的包被载体,然后用纤维膜柱进行酶标记物的结合状态和游离状态的分离。通常将复合物转移到玻璃纤维上,用缓冲液洗涤,未结合的抗原被洗涤下去,酶标抗体-抗原-乳胶微粒抗体复合物则被保留在纤维膜柱上。

（3）包被珠分离法：用聚苯乙烯等实验材料制成小珠，在小珠上包被抗原或抗体，经抗原抗体反应后，将结合状态和游离状态的酶标记物进行分离。

（三）注意事项

1. 洗涤要彻底，以免血清中其他来源的过氧化物酶类物质所产生的非特异性发应从而影响要测定的结果。

2. 酶标抗体或酶标抗原会因非特异性吸附而造成较高的本底，实验评价应引起注意。

三、微粒子化学发光免疫分析

微粒子化学发光免疫分析（Microparticle chemiluminescence immunoassay, MCIA）最常用的是双抗体夹心法，是以顺磁性微珠作为载体包被抗体，利用磁性微珠能被磁场吸引，在磁力的作用下发生力学移动的特性，迅速捕捉到被测抗原，当加入标本后，标本中的抗原与磁珠抗体形成复合物，在磁力作用下，协助该复合物快速地与其他非特异性物质分离，使抗原-抗体结合反应的时间缩短，测定时间减少，降低了交叉污染的几率，此时再加入碱性磷酸酶标记的第二抗体，形成磁珠包被抗体-抗原-酶标记抗体复合物，经洗涤去掉未结合的抗体后，加入 ALP 的发光底物 AMPPD，AMPPD 被复合物上的 ALP 催化，迅速地去磷酸基团，生成不稳定的中间体 AMPD，AMPD 快速分解，从高能激发态回到低能量的稳定态时，持续稳定地发射出光子，发射光所释放的光子能量被光量子阅读系统记录，通过计算机处理系统将光能量强度在标准曲线上转换为待测抗原的浓度，并报告结果。其检测水平可达 pg/mL 水平，重复性好。微粒子化学发光免疫分析中除了最常用的双抗体夹心法（图 6-8）外，尚

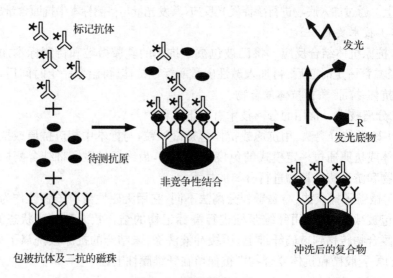

图 6-8　双抗体夹心法

有竞争性结合法(图6-9)和抗体探测分析法,用以测定不同类型的小分子物质。

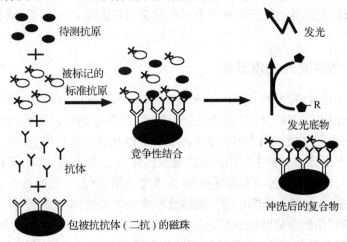

图6-9 竞争性结合法

(一) 技术类型

1. 分离方法 磁颗粒分离技术。

2. 免疫学反应模式 常用的是双抗体夹心法,尚有竞争性结合法和抗体探测分析法,用以测定不同类型的小分子物质。

(二) 技术要点

以碱性磷酸酶标记抗原或抗体、以磁性微粒子为固相载体,用AMPPD(Dio-mums)作为化学发光剂,这种化学发光剂发光稳定、持续时间长,因此比闪烁发光容易控制。其测定原理和过程简述如下:

1. 单克隆抗体包被磁性微粒L,微粒直径<7 μm。

2. 抗原抗体结合:包被单克隆抗体的磁性微粒中加入标本后,标本中的抗原与微粒表面的抗体结合,再加入碱性磷酸酶标记的抗体,经温育后形成固相包被抗体-抗原-酶标记抗体复合物。

3. 洗涤、分离。

4. 加入底物AMPPD发光剂:AMPPD在酶标记抗体上的碱性磷酸酶催化作用下,迅速去磷酸,生成不稳定的中介体AMPD。AMPD很快分解,从高能激发态回到低能量的稳定态,同时发射出光子,这种化学发光持续而稳定,可达数小时之久。通过光量子阅读系统记录发光强度,并从标准曲线上计算出待测抗原的浓度。

(三) 注意事项

1. 应严格按照仪器说明书要求做好维护保养工作,保持管路清洁疏通。

2. 系统对运行环境要求较高,应严格控制室内温度和湿度。

3. 所有的定标液、质控液、标本在操作前必须复温至 20～25℃,试剂和标本应充分混匀。

四、电化学发光免疫分析

电化学发光免疫测定(Electrochemiluminescence immunoassay,ECLIA)是化学发光免疫分析中的新一代标记免疫分析技术,与其他的标记发光免疫分析的原理不同,是一种在电极表面由电化学引发的特异性化学发光反应,包括了电化学和化学发光两个部分。分析中常用的方法是双抗体夹心法(图6-10),反应中生物素标记的抗体与标本中抗原结合形成抗原-抗体复合物,再与三联吡啶钌或其衍生物 N-羟基琥珀酰胺(NHS)酯标记的二抗结合形成生物素抗体-抗原-钌标记抗体复合物,加入亲和素化的顺磁性微粒后,形成亲和素微粒-生物素化抗体-抗原-钌标记抗体复合物及剩余游离抗体,游离的标记抗体在反应中被冲洗掉,而生物素-亲和素微粒双抗体夹心复合物留在检测反应池中,与碱性溶液中的三丙胺(TPA)反应,该反应中由于磁性微粒被电极板下的磁铁吸附而留在电极板表面,在加压的阳性电场条件下,复合物的吡啶钌与 TPA 发生氧化还原反应,在该反应中 NHS 与 TPA 两种电化学活性物质可同时失去电子发生氧化反应,由激发态回复到基态的过程中发射光子($h\nu$),这一过程中在电极表面的循环反应产生多个光子,使光信号增强。该光信号由仪器的光电倍增管接收传输到计算机系统,计算机系统将其在标准曲线上换算为标本中待测抗原的浓度单位,并报告结果。由于该技术中使用了"链霉亲和素-生物素"放大系统,使检测的灵敏度更高。由于三联吡啶钌 NHS 酯可与蛋白质、半抗原激素、核酸等物质结合,因此 ECLIA 的检测范围很广泛,检测灵敏度达 pg/mL 水平。电化学发光免疫分析中除了最常使用的双抗体夹心法外,也设计有竞争法、间接法等。

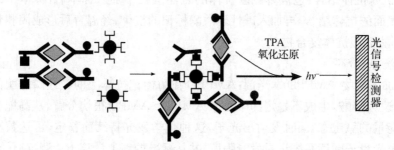

图 6-10　双抗体夹心法反应原理示意图

（一）技术类型

1. 分离方法 磁颗粒分离技术。

2. 免疫学反应模式 其反应模式与酶发光免疫测定技术相同,主要也有双抗体夹心法、双抗原夹心法和固相抗原竞争法三种主要模式,所不同的只是相应标记抗原或抗体上标记的是三联吡啶钌而不是酶。

（二）测定方法

电化学发光反应模式（以双抗体夹心法为例）：

1. 首先将特异性抗体包被在磁性微珠上。另外将发光剂$[Ru(bpy)_3]^{2+}$标记在特异性抗体上。

2. 将待测样本与包被抗体的磁性微珠和发光剂标记的抗体共同温育,形成磁性微珠包被抗体-抗原-发光剂标记抗体复合物。

3. 将上述复合物吸入流动室,同时加入 TPA 缓冲液。当磁性颗粒复合物流经电极表面时,被安装在电极下面的磁铁吸引,使$[Ru(bpy)_3]^{2+}$和 TPA 在电极表面进行电子转移,产生电化学发光。光的强度与待测抗原的浓度成正比。

4. 这一反应模式中还可引入生物素-亲和素技术,使灵敏度更高。

（三）注意事项

1. 标记物的再循环利用,使发光强度更高、时间更长、易于测定。

2. ECLIA 的优点是灵敏度高、测定速度快、线性范围宽、结果稳定、自动化程度高、试剂保存期长、应用范围广等。

第四节 化学发光分析仪及诊断试剂

目前,投入临床应用的化学发光免疫自动化分析仪器多达数十种,大多采用了先进的计算机全自动控制技术,具有方法稳定、特异性强、灵敏度和精密度高等特点。

一、化学发光免疫分析仪的基本结构

化学发光免疫分析仪的工作原理是将发光物质直接标记在抗原或抗体上,或使酶作用于发光底物上,利用发光信号测量仪器测量出发光物质或酶反应底物上光子的数量,就可以得到免疫反应时的被测物质的浓度。在单光子计数器问世之前,人们大多采用光度计作为光信号的主要检测仪器,其原理为通过光电转换器件将光信号转换为电压或电流信号,再加以放大。其主要特点为:结构简单、性能稳定,但灵敏度低、线性范围较窄。目前常见的光学检测仪器,如:红外/可见光/紫外分光光度计、荧光分光光度计、酶标仪、照度计等均采用类似原理。这类技术主要采用光敏二极管、光敏电池、光电耦合器(CCD),或者以光电流放大方式工作的常规光电倍增管作为检测器件。

化学发光免疫分析仪器的基本结构主要包括:进样系统、反应系统、信号检测系统、数据处理与输出系统。具体针对不同的免疫分析仪器,又可以细分为反应器传送系统,测试包被物装载系统,样本装载系统,条码读取系统,试剂装载系统,加样系统,温育系统,清洗、分离系统,发光计数测量系统,计算机控制系统等。

（一）进样系统

加样系统的机械结构包括加样探针、步进电机、机械臂、注射器、电磁阀门;电路系统包括电机驱动电路、液面探测传感器、探针堵塞传感器、位置传感器以及管路系统等,是整个全自动化学发光中较为复杂的部分。

（二）反应系统

在化学发光分析中,样品的混合状况是影响灵敏度的一个关键条件。因此,反应器(包括样品转载系统和反应杯转载系统)的设计就成了所有化学发光仪器的重要因素。商品化的化学发光仪器的反应器主要有管式和微孔板两种。

（三）信号检测系统

对辉光型化学发光免疫分析仪,以往的光信号检测仪器大多采用光电二极管、光敏电池、电荷耦合器(CCD)或者以光电流放大方式工作的常规光电倍增管作为检测器件。

（四）数据处理与输出系统

几乎所有的化学发光免疫分析仪器电信号的检测都采用光子计数法,化学发光反应发出的光由光电倍增管转移为模拟信号,然后再经由甄别电路转变为数字信号发送给计算机的分析系统。分析系统根据标准样品中的不同浓度的样品发出不同的光子数进行线性回归计算,得到样品浓度和发光值之间的相关规律,拟合成函数表达式,再把待测样品的发光值代入相关函数中即可得到它的浓度值。

二、常见的化学发光免疫分析仪

目前我国各医疗单位使用的化学发光免疫分析仪主要有以下类型:

（一）ACS:180SE 和 ACS:CENTAUR 全自动化学发光免疫分析系统

该系统是利用化学发光技术和磁性微粒子分离技术相结合的测定方法。以吖啶酯为发光的标记物,固相载体为极细小的磁性颗粒。其测定原理与放射免疫和酶联免疫中的双抗体夹心法和竞争结合法相似。

（二）ABBOTT AXSYM Plus 全自动化学发光免疫分析系统（图 6-11）

ABBOTT AXSYM Plus 全自动化学发光免疫分析仪是当今世界最新最先进的临床免疫技术的集中体现,该设备同时采用四种专利测试原理和多项雅培独创的专利技术,根据待测物的不同,灵活选择不同的分析技术、分析步骤和分析过程,以达到最佳的检测效果、最高的检测精度、最快的检测速度,是继放射免疫、酶联免疫、普通的化学发光技术之后的新一代标记免疫分析技术。检测的灵敏度高,可达 pg 水平;检测速度快,从上机到出第一个结果的时间最快仅需 10 min,大大节省病人等结果的时间;检测范围宽,可达 6 个数量级。

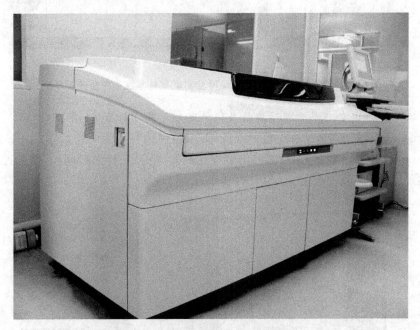

图 6-11　ABBOTT AXSYM Plus 全自动化学发光免疫分析系统

（三）Roche 全自动电化学发光免疫分析系统（图 6-12）

该系统采用世界上最先进的电化学发光技术生物素-亲和素技术,并以磁性微粒为固相载体。电化学发光免疫测定（ECLIA）是继放射免疫、酶联免疫、荧光免疫、化学发光免疫以后的新一代标记免疫测定技术,是电化学发光和免疫测定相结合的产物。电化学发光标记物发光的原理与一般化学发光不同,是一种在电极表面由电化学引发的特异性化学发光反应。它包括电化学和化学发光两个过程。ECLIA 的优点是灵敏度高、测定速度快、线性范围宽、结果稳定、自动化程度高、试剂保存期长、应用范围广等。

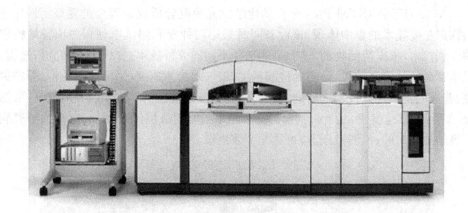

图 6-12　Roche MODULAR E170 全自动电化学发光免疫分析系统

（四）Access 全自动微粒子酶放大化学发光免疫分析系统（图 6-13）

该系统以碱性磷酸酶标记抗原或抗体，以磁性微粒子为固相载体，用 AMPPD（Diomums）作为化学发光剂，这种化学发光剂发光稳定、持续时间长，因此比闪烁发光容易控制。

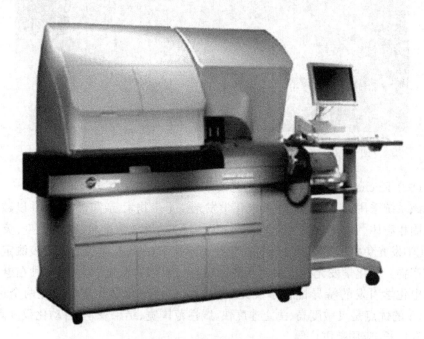

图 6-13　Beckman Access 全自动微粒子酶放大化学发光免疫分析系统

三、化学发光诊断试剂

　　化学发光诊断试剂作为免疫诊断试剂的一种,是以化学发光检测技术为基础的一类诊断试剂,理论上所有免疫反应均可以制备为化学发光诊断试剂盒。化学发光反应试剂以三种形式提供:① 冰冻干燥的混合试剂;② 分开的单独溶液和固体,使用前按比例混合;③ 已预先测好体积的备用试剂溶液。

　　化学发光诊断试剂的质量主要在于敏感性、特异性、准确性和稳定性。对上市的试剂盒一般要求是:① 选择测定项目特异性好的,灵敏度高、准确性好;② 试剂盒的有效期至少为 1 年;③ 低黏性、无毒害、不爆炸、不易燃,操作要求不超出使用单位的实际条件;④ 所有标准品符合卫生部临床检验中心、IFCC、WHO 推荐的标准要求。要注意的是,确保有药监局的批准文号,购买后注意保管,以防止试剂盒变质。

下　篇
检验核医学的临床应用

第七章 下丘脑-垂体-甲状腺轴激素

甲状腺是人体内最重要,也是最大的内分泌器官。主要功能是自血中摄取和浓聚碘,在下丘脑分泌的促甲状腺激素释放激素(Thyrotropin-releasing hormone,TRH)和垂体分泌的促甲状腺激素(Thyroid stimulating hormone,TSH)的调控下以碘为主要原料合成甲状腺激素[四碘甲状腺原氨酸(3,5,3′,5′-四碘甲状腺原氨酸,T_4)和三碘甲状腺原氨酸(3,5,3′-三碘甲状腺原氨酸,T_3)]。

碘化物进入甲状腺细胞后,经过氧化酶的作用,生成活性碘,迅速与胶质腔中的甲状腺球蛋白分子上的酪氨酸基结合,形成一碘酪氨酸(Monoiodothyrosine,MIT)和二碘酪氨酸(Diiodothyrosine,DIT);碘化酪氨酸通过氧化酶的作用,使 MIT 和 DIT 偶联结合成三碘甲状腺原氨酸(Triiodothyronine,T_3),DIT 和 DIT 偶联结合成甲状腺素(Thyroxine,T_4),贮存于甲状腺滤泡腔内;当 T_3、T_4 分泌至血液循环后,主要与血浆中甲状腺素结合球蛋白(Thyroxine binding globulin,TBG)结合,以利转运和调节血中甲状腺素的浓度。T_4 在外周组织经脱碘酶作用分别形成生物活性较强的 T_3 和无生物活性的 3,3′,5′-三碘甲状腺原氨酸(reverse T_3,rT_3),脱下的碘可被重新利用。进入体液与 TBG 结合的 T_4、T_3,在溶酶体中蛋白酶的作用下,使 TBG 中的 T_3 和 T_4 裂解,生成游离 T_3(FT_3)和游离 T_4(FT_4),释放并作用于体内所有细胞,影响机体所有组织的成熟、生长和代谢活动。

正常生理状态,甲状腺激素的合成与分泌受下丘脑和腺垂体的调控。下丘脑合成和分泌的 TRH 促使腺垂体分泌 TSH;TSH 是调节甲状腺机能的主要激素,它促进甲状腺摄取碘,合成和分泌甲状腺激素;血浆中 T_3、T_4 又反馈地抑制 TSH 的分泌。这种下丘脑、垂体与甲状腺之间的相互作用构成了下丘脑-垂体-甲状腺轴(Hypothalamic-pituitary-thyroid axis)(图 7-1),使得甲状腺激素能保持动态平衡,以维持机体的正常生理机能。

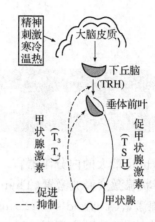

图 7-1 下丘脑-垂体-甲状腺轴示意图

第一节 甲状腺激素与相关蛋白

一、甲状腺素与三碘甲状腺原氨酸

（一）概述

正常情况时,甲状腺分泌的主要激素是 T_4,而 T_3 仅有 $10\%\sim20\%$ 由甲状腺分泌,$80\%\sim90\%$ 为 T_4 在外周组织(肝脏)中脱碘形成。甲状腺素合成后进入血液循环与血浆蛋白结合,其中 $70\%\sim75\%$ 与 TBG 结合,$15\%\sim20\%$ 与甲状腺素结合前白蛋白(Thyroxine-binding prealbumin,TBPA)结合,约 $5\%\sim10\%$ 与白蛋白结合。仅有 0.04% 的 T_4 及 0.3% 的 T_3 呈游离状态。与血浆蛋白结合的激素不具有生物活性,只有游离的激素才能进入细胞发挥生物活性作用。

甲状腺的分泌功能主要受下丘脑-垂体-甲状腺轴之间的调节与反馈性调节,以维持血液中甲状腺激素的相对稳定,并使游离的激素浓度维持在正常范围。其自身的自我调节作用还可以调节碘的供应使其在正常生理贮量的范围,不致因碘的供应异常而造成激素的异常波动。

（二）正常参考值

各实验室条件及所用方法的灵敏度、特异性不同,正常值略有差异,所以各实验室应有其本室的正常标准,一般核医学科的正常参考值为:TT_3 $1.08\sim3.23$ nmol/L,TT_4 $58.05\sim161.25$ nmol/L。

注:正常人 TT_3、TT_4 测定值亦会随着年龄增长而变化。

（三）临床意义

1. TT_3 增高

（1）甲状腺机能亢进症　甲亢患者 TT_3 浓度的增高一般与 TT_4 浓度的改变相平行，TT_3 测定是诊断甲亢的灵敏指标，甲亢时血清 TT_3 可高于正常人 4 倍以上。

（2）T_3 型甲亢　T_3 甲亢临床表现与常型甲亢相似，惟血清 TT_3 水平升高而 TT_4 水平在正常范围。在鉴别诊断中应注意以下问题：

① T_3 甲亢的发生与缺碘程度有关，在某些缺碘地区 T_3 甲亢的发生率约占甲亢患者的 12.5%。

② 通常型甲亢患者在接受抗甲状腺药物治疗期间亦常见甲亢症状尚未控制，血清 TT_3 水平仍较高，而血清 TT_4 水平已降至正常范围，呈 T_3 型甲亢。此等情况是腺体为适应碘量不足，合成的甲状腺激素以需碘较少的 T_3 为主。

③ plummer 病甲亢患者亦见 TT_3 增高，而 TT_4 正常，如临床又有明显甲亢症状者，则为 T_3 甲亢，此类病人经[131]I 治疗或手术摘除腺瘤后，甲亢症状消失，血清 TT_3 水平恢复正常，这表明是由腺瘤分泌 T_3 过多而引起的高代谢症候群，而非在外周组织 T_4 转化 T_3 过多所致。

④ 甲亢治疗后复发的患者常见血清 TT_3 水平升高先于血清 TT_4 升高，这种 TT_3 升高可能是甲亢复发的先兆。

（3）甲亢疗效评价　甲亢患者在抗甲状腺药物治疗过程中，定期检测 TT_3、TT_4 可以了解甲亢是否得到控制，临床症状控制后 T_3、T_4 可下降到正常。如果 T_3 仍然增高，不论 T_4 是否趋向正常，仍应判断为甲亢未得到有效控制。

（4）甲亢复发的诊断　甲亢患者复发早期通常表现为 TT_3 增高，因此 TT_3 值的检测是判断甲亢复发的灵敏指标，较 TT_4 更有临床价值。

（5）TBG 结合力增高　以正常妊娠生理性 TBG 增高最为常见。肝炎、口服避孕药、雌激素治疗、葡萄胎、淋巴肉瘤等也会使 TBG 增高，TT_3 随之增高。

2. TT_3 降低

（1）甲状腺机能低下　甲低患者 TT_3 降低，但不如 TT_4 下降幅度明显。

（2）低 T_3 综合征　在各种非甲状腺性全身性疾病中，时常会出现血清 T_3 降低，T_4 降低或正常，rT_3 升高，TSH 则正常，一般称之为正常甲状腺病态综合征（Euthyroid sick syndrome，ESS），亦称非甲状腺疾病综合征（Nonthyroidal illness syndrome，NTIS），又名低 T_3 综合征。低 T_3 综合征的发病机制尚未完全明了。

低 T_3 综合征的诊断依据：① TT_3 降低，② TT_4 低下或正常，③ rT_3 增高，④ TSH 正常，⑤ FT_3 降低或正常、FT_4 在正常范围内。某些非甲状腺疾病如肾病综合征、慢性肾衰、肝硬化、糖尿病、心肌梗死、恶性肿瘤等均会出现低 T_3 综合征。

3. TT_4 增高

(1) 甲状腺机能亢进症　甲亢时 TT_4 明显增高,可较正常值高 2～3 倍。

(2) 高 T_4 血症诊断依据　TT_4 增高,FT_4、FT_3 正常。由 TBG 过多引起,以正常妊娠生理性增高最为常见。其他如肝炎、肝硬化、原发性肝癌、全身感染性疾病、心肌梗死、心衰、外科应激与蛋白营养不良等非甲状腺疾病,也会呈现 TT_4 增高。

(3) 外周组织对 T_4 反应缺陷　有少数病人是以家庭性发病为多见,偶见个别散发性病人。由于垂体和外周组织对甲状腺素敏感程度不一,临床症状呈多样性。T_3、T_4、FT_3、FT_4 均增高,TSH 水平正常,也无甲亢临床症状。表现为甲状腺肿、聋哑、骨龄延迟及斑点状骨骺、散发性或常染色体显性遗传及各种听觉和骨发育异常。

(4) 药物影响　除诱发 TBG 增高的一些药物和苯丙胺外,近年又发现乙胺碘呋酮、碘泛酸等可使 TT_4 升高。

4. TT_4 降低

(1) 甲状腺机能低下症(甲低)　甲低患者血清 TT_4 浓度一般低于正常值,少数患者与正常值有较大的重叠,与 TSH 同时检测诊断意义更大。诊断甲低 TT_4 较 TT_3 更为敏感。在 TBG 浓度正常的情况下,若以正常人 TT_4 均数±2 个标准差作为判断甲状腺功能正常人,甲亢未治疗组和甲低组诊断符合率均在 96% 以上。

(2) 慢性淋巴细胞性甲状腺炎　该病早期患者 TT_4 降低、TT_3 正常、TSH 增高,但无甲低的临床表现。

(3) 地方性甲状腺肿　由于缺碘造成地方性甲状腺肿而不能合成足量的甲状腺素,可出现 TT_4 稍低而 TT_3 正常的情况。

(4) 甲亢治疗的疗效监测　丙苯硫氧嘧啶以外的抗甲状腺药物用于治疗时,可见到 T_4 降低、T_3 正常或 T_3 增高的分离现象,此为抗甲状腺药物抑制了甲状腺激素的合成而不抑制外周组织中 T_4 转化为 T_3 的结果。只要 FT_3 仍增高,甲亢便未被控制。

(5) TBG 减少所致 TT_4 降低　雄激素、糖皮质激素、生长激素、水杨酸、安妥明、肾病综合征、严重的肝功能衰竭、遗传性 TBG 减少、活动性肢端肥大症、应激反应均可使 TBG 减少而导致 TT_4 降低。

二、游离甲状腺素、游离三碘甲状腺原氨酸

(一) 概述

游离甲状腺素(FT_4)和游离三碘甲状腺原氨酸(FT_3)在人体血液中仅占 TT_4 和 TT_3 的 0.025%～0.05% 与 0.35%～0.5%。但它们与甲状腺激素的生物效应

密切相关,只有游离的甲状腺激素才能在人体内发挥其特有的生理作用。机体内游离甲状腺激素的水平与机体代谢状态相一致,因此测定血液中的 FT_3 和 FT_4 更能准确地反映甲状腺的功能状态,并且不受 TBG 浓度变化的影响。

（二）正常参考值

血清:FT_3:6.0～11.4 pmol/L　　FT_4:(32.5±6.5)pmol/L

（三）临床意义

1. FT_3 增高

（1）甲状腺机能亢进　不论症状典型与否均见 FT_3 增高。符合率明显高于 TT_3、TT_4。

（2）T_3 型甲亢　仅见 FT_3 增高,而 FT_4 正常。

（3）甲亢和甲低的疗效监测　甲亢患者在 PTU 以外抗甲状腺药物治疗后 FT_4 先于 FT_3 下降。甲状腺激素替代治疗后 FT_3 先于 FT_4 升高,治疗中应配合检测 TSH,若 FT_3 仍增高即可判断为甲亢未得到控制;若 FT_3 已正常,TT_4 低于正常可判断为甲亢已得到控制,并非为甲低。当 FT_3、TT_4 均低于正常时可认为抗甲状腺药物过量引起了甲低。

（4）亚临床甲亢　患者无明显甲亢症状,而 FT_3 增高,TSH 降低。

2. FT_3 降低

（1）甲低　症状典型的甲低患者 FT_3 降低。

（2）低 T_3 综合征　TT_3 降低或正常。

（3）药物影响　可见到长期服用苯妥英钠的患者 FT_3 降低,但 TSH 水平并不增高。

3. FT_4 增高

（1）甲状腺机能亢进　甲亢时,血清 FT_4 水平增高,其水平可间接反映病情的严重程度。

（2）T_4 型甲亢　T_4 型甲亢又称甲状腺素型甲亢,是指血清 TT_4、FT_4 增高,而 TT_3、FT_3 正常的一类甲亢。1975 年 Turner 首先报告了 T_4 型甲亢的名称,其临床表现与典型的甲亢相同,可发生于 Graves 病、毒性结节性甲状腺肿或亚急性甲状腺炎。多见于一般情况较差的中老年,如严重感染、手术、营养不良等患者。实验室检查血清 TT_4 和 FT_4 增高,TT_3 和 FT_3 正常。甲状腺摄[131]I 率明显增高,甲状腺片或 T_3 抑制试验异常。

本病需要和急性应激性甲亢(假 T_4 型甲亢)相区别。所谓应激性甲亢患者是指患有各种急性或慢性全身性疾病患者,由于这些疾病的关系,患者血清 TT_4、FT_4 增高,而 TT_3、FT_3 正常或降低;除少数患者伴有甲状腺肿大外,其他方面均无甲亢的证据,当原发疾病治愈后,上述实验室指标于短期内恢复正常。

4. FT_4 降低

(1)甲低 患者 FT_4 明显降低,TT_4 同时降低,而 TSH 则升高。

(2)亚临床甲低 临床无明显症状,但 FT_4 降低同时伴有 TSH 升高。

(3)新生儿甲低 正常新生儿脐血 TT_3、FT_3 偏低,TSH 略高,而 TT_4 在正常范围。

(4)抗甲状腺药物治疗过量时 FT_4 和 TT_4 可出现降低。

三、3,3′,5′-三碘甲状腺原氨酸

(一)概述

血循环中的 3,3′,5′-三碘甲状腺原氨酸(reverse T_3,rT_3)仅 3% 直接由甲状腺分泌,绝大部分是甲状腺激素代谢过程中 T_4 内环 5 位上脱碘形成的。每日约有 55% 的 T_4 转化为 rT_3。在血浆中主要与 TBG 结合。TBG 浓度的变化明显影响 rT_3 的检测。rT_3 无生物活性,但在调节外周组织中 T_3 的水平起重要作用。故甲状腺疾病中血清的 rT_3 的变化不仅与甲状腺分泌功能有关,更重要的是能反映外周甲状腺激素代谢的情况。

(二)正常参考值

血清:(0.58 ± 0.09)nmol/L,脐血:(2.67 ± 0.02)nmol/L,羊水:$2.62\sim8.31$ nmol/L。

(三)临床意义

虽然 rT_3 无生物活性,但在不同的生理及病理状况下,血清 rT_3 含量有显著变化,因此,测定血清中 rT_3 水平在临床上仍有一定意义。

1. rT_3 增高

(1)甲亢 甲亢患者 rT_3 浓度增高且与 T_3、T_4 的浓度相平行。有报道 rT_3 是诊断甲亢的灵敏指标,其灵敏度较 TT_3、TT_4 高。

(2)非甲状腺疾病 某些非甲状腺疾病如心肌梗死、脑血管意外、肝硬化、恶性肿瘤、糖尿病、营养不良、饥饿时可见 rT_3 增高。

(3)药物影响 应用抗心律失常药乙胺碘酮治疗时,由于组织内含大量碘,T_4 上升,同时由于 5′-脱碘酶作用受抑,外周组织中 T_4 转化 T_3 减少,使 rT_3 上升,T_3 下降,呈现高 rT_3、低 T_3 综合征,因此可利用血清 rT_3 测定来监测药效及毒性作用,用以指导用药。在甲低应用甲状腺激素替代治疗中,若 rT_3、T_3 正常,反映用量适当;若 rT_3、T_3 明显升高,T_4 正常或偏高,则提示用量过大。

2. rT_3 降低

(1)甲低 原发甲低 TSH 增高、rT_3 降低。轻型及亚临床型甲低的诊断 rT_3

优于 T_3 及 T_4，但不如 TSH 灵敏。

（2）新生儿先天性甲低　新生儿脐带中 rT_3 与 T_3 含量之比低于 4 应考虑患儿是先天性甲低。另外，检测妊娠时羊水中 rT_3 含量，可反映胎儿甲状腺功能状态。

（3）鉴别原发性甲低和低 T_3 综合征　原发性甲低时，T_3 和 rT_3 同时减低，而许多非甲状腺疾病如慢性肝炎、肝硬化、肾功能不全、糖尿病等临床上发生低 T_3 综合征时，血清 rT_3 水平明显升高，病情好转时可恢复至正常。

四、甲状腺素结合球蛋白

（一）概述

甲状腺素结合球蛋白（Thyroxine binding globulin,TBG）由肝脏合成的一种糖蛋白。甲状腺素在血液中的运输依靠与 TBG 及其他一些血浆蛋白的结合。T_4 约有 70%～75% 与 TBG 结合，部分 T_3 也与 TBG 结合，但结合力较弱。甲状腺激素与血浆蛋白的结合是可逆的。

（二）正常参考值

TBG（RIA 法）：男性　（17.0±3.3）mg/L
女性　（17.6±3.9）mg/L

（三）临床意义

1. 甲状腺疾病

（1）甲低　TBG 明显增高，随甲低症状的缓解，TBG 可降至正常。

（2）甲亢　TBG 明显低于正常，在抗甲状腺药物治疗时随病情的缓解可恢复正常。

2. 非甲状腺疾病　患有肢端肥大症、严重感染、重度营养不良、重症糖尿病、恶性肿瘤、急性肾功能衰竭等疾病时血清 TBG 降低。

3. 影响因素　许多临床因素可影响血中 TBG 的浓度水平，进而影响检测结果。详见表 7-1。

表 7-1　影响血中 TBG 浓度的因素

TBG 增高	TBG 降低
一、遗传性　遗传性高 TBG 血症	一、遗传性　TBG 缺乏或低下
二、获得性	二、获得性
1. 激素　处于高雌性激素状态（妊娠、新生儿、葡萄胎、某些产生雌性激素的肿瘤）	1. 激素　雄性激素、蛋白合成类固醇
2. 疾病　急性间歇性卟啉病、传染性肝炎、骨髓瘤、结缔组织病、甲状腺机能减退症	2. 疾病　营养不良、肾病综合征、肝硬化、肠道丢失蛋白、活动性肢端肥大症、甲状腺机能亢进症
3. 药物　奋乃静、吩噻嗪、氟尿嘧啶、安妥明、海洛因及美痛成等	3. 药物　水杨酸盐、肝素、苯乙酸衍生物保泰松、大量糖皮质类固醇

五、甲状腺球蛋白

（一）概述

甲状腺球蛋白（Thyroglobulin，TG）属糖蛋白，相对分子质量约 660 kD，由 2
条蛋白链构成。TG 是由甲状腺上皮细胞合成、贮存于甲状腺滤泡腔内的大分子
蛋白。正常情况下，只有微量 TG 进入血循环；甲状腺因癌肿、炎症、手术等被破
坏、损伤，使 TG 进入血液中；分化型甲状腺癌也合成分泌一定量 TG；TSH 刺激使
血清 TG 水平升高。早在 20 世纪 60 年代末期，国外学者就提出了将 TG 作为甲
状腺癌的肿瘤标志物，至 70 年代中期，TG 已受到临床医生的广泛重视。

（二）正常参考值

成人正常参考值：血清 TG（RIA）：$(7.5\pm4.1)\mu g/L$（中华人民共和国国家标
准 GB 16390—1996 放射性甲状腺疾病诊断标准及处理原则）

有学者报道 8～10 岁儿童血清 TG 检测结果：中位数为 3.50 $\mu g/L$，均数
为 5.47 $\mu g/L$。

（三）临床意义

1. 分化型甲状腺癌　血清 TG 含量检测对分化型甲状腺癌及其转移的诊断、
疗效判定和随诊观察均有重要价值。甲状腺癌患者在施行甲状腺根治术后或者用
大剂量 $Na^{131}I$ 完全消除甲状腺功能后，血清中的 TG 水平应该恢复正常，如果血清
TG 再次高于正常，并持续升高，提示有甲状腺癌复发可能。

2. 亚急性甲状腺炎　亚急性甲状腺炎在急性期时血清 TG 可增高，在疾病发
展过程中或病情出现反复时血清 TG 的变化与血沉的变化有一定的正相关性。
TG 测定也可用于鉴别亚急性甲状腺炎和假性甲状腺毒症。后者因 TSH 的抑制，
甲状腺球蛋白含量低。

3. 先天性甲低　在先天性甲状腺功能低下患者中，检测甲状腺球蛋白可鉴别
甲状腺完全缺损、甲状腺发育不全或其他病理状况。另一方面，甲状腺滤泡壁的损
伤可导致大量的甲状腺球蛋白进入血液，因此，甲状腺球蛋白也被认为是甲状腺体
形态完整性的特殊标志物。

4. 其他　甲状腺腺瘤、囊性肿块、慢性淋巴性甲状腺炎、甲亢时也有部分患者
血清 TG 增高。

（四）注意事项

抗甲状腺球蛋白抗体（TGAb）的存在会严重干扰 TG 的检测，导致甲状腺球蛋
白测定的结果错误。TG 的检测应在 TGAb 阴性的情况下才有意义。在进行甲状
腺穿刺术后或甲状腺扫描后的 1～2 周内，血清 TG 可有不同程度的升高。

第二节 甲状腺相关的垂体、下丘脑激素

一、促甲状腺激素

（一）概述

促甲状腺激素（Thyroid stimulating hormone，TSH）是相对分子质量为 27.8 kD 的一种糖蛋白，由 α 和 β 两个亚单位组成。β 亚单位具有特定的生物学活性结构，α 亚单位本身无活性，当与 β 亚单位结合起来时则会产生特有的生物活性。血清中的 TSH 与甲状腺滤泡上皮细胞膜上的特异受体相结合，促进甲状腺摄取碘并合成和分泌甲状腺激素。

血清中 TSH 水平受下丘脑 TRH 的促进作用以及血中甲状腺激素水平的负反馈作用控制。外周 FT_4 的任何变化均会导致血清 TSH 的加倍响应。20 世纪 60 年代建立了第一代 TSH 的放射免疫分析法，到现在已进入了第四代，检测的灵敏度由 1 mU/L 提高到 0.001～0.002 mU/L。高灵敏人血清促甲状腺素（Sensitive TSH，S-TSH）是诊断甲状腺疾病最灵敏的指标，使甲亢、甲低的诊断提高到亚临床水平，对用甲状腺激素替代治疗的监测显示出独特的价值。目前，S-TSH 检测方法已在临床得到普及。

（二）正常参考值

血清 S-TSH：0.3～5 mU/L。

血清 TSH 值男女之间无明显差别，但 TSH 受饮食、环境、生理条件的影响，例如低碘饮食、寒冷刺激、新生儿、老年、妊娠等，TSH 值均偏高，近年来使用高灵敏的测定方法，发现正常人血清 TSH 一日内有明显的周期变化。肾上腺皮质激素能抑制 TSH 的分泌，与 TSH 周期性变化呈负相关。

（三）临床意义

S-TSH 测定是反映下丘脑-垂体-甲状腺轴功能的敏感指标。甲状腺功能改变时，TSH 的改变较 T_3、T_4 更迅速而显著，尤其对亚临床型甲亢和亚临床型甲减的诊断有重要意义。

1. TSH 增高

（1）原发性甲低　由于甲状腺激素水平降低，引起对 TSH 负反馈作用减弱，使垂体分泌 TSH 增多。

（2）亚临床甲低　患者 TT_4、FT_4 正常，TSH 增高。常见于慢性淋巴细胞性甲状腺炎、产后甲状腺炎。

（3）垂体分泌 TSH 腺瘤　由于垂体腺瘤能够自主性地分泌 TSH，使血清 TSH 增高。

（4）地方性甲状腺肿　多为缺碘，甲状腺激素合成降低导致 TSH 增高。

（5）先天性甲低　患儿血清 TSH 增高。但须注意与出生后暂时性高 TSH 相鉴别，宜同步检测 TT_4 或 FT_4 予以鉴别。

2. TSH 降低

（1）甲亢　由于甲状腺激素增高，通过负反馈作用抑制 TSH 分泌，造成 TSH 水平降低。

（2）亚临床甲亢　特点是 FT_4、FT_3 均在正常范围，而 TSH 降低。亚临床甲亢可以是一种过渡状态，常见于甲亢患者经放射性[131]I 治疗后引起的甲低或原发甲低患者用甲状腺素替代治疗时药物过量及桥本氏甲状腺炎的早期等。

（3）其他疾病　如继发性甲低、PRL 瘤、库兴氏症、肢端肥大症及应用糖皮质激素、多巴胺等均会造成 TSH 降低。

二、促甲状腺激素释放激素

（一）概述

促甲状腺激素释放激素（Thyrotropin releasing hormone，TRH）是一种简单的三肽结构，即：焦性谷氨酸-组氨酸-脯氨酰胺，相对分子质量为 359.5 D。主要存在于下丘脑，其他如垂体、心、肝、脾、肺和肾等组织中也存在 TRH。TRH 的半衰期是 30 min，降解后主要由尿排出。TRH 主要作用是刺激垂体释放 TSH，进而影响甲状腺的机能，同时其本身也受甲状腺激素及其他神经、体液因素的调节。TRH 对垂体前叶其他激素的分泌活动也起调节作用，如刺激催乳素（PRL）的释放，在某些病理情况下能促进或抑制生长激素（GH）的释放等。TRH 还有垂体外效应，尤其是对中枢神经系统的作用。此外，大剂量的 TRH 还有抗休克作用。

（二）正常参考值

血清 TRH：13.8～165.7 pmol/L（5～60 pg/mL）。

（三）临床意义

检测血清 TRH 对检查下丘脑-垂体-甲状腺轴功能状态有重要的临床意义。

1. 血清 TRH 增高

（1）原发性甲低　由于甲状腺激素减少，通过正反馈调节作用使 TRH 水平增高，同时 TSH 也会增高。

（2）继发性甲低　垂体性甲低如席汉氏病，由于垂体破坏或功能低下使 TSH 分泌减少，进而 TT_3、TT_4 减少引起 TRH 增高。

（3）其他疾病　亚急性甲状腺炎后期、结节性甲状腺肿、晚期乳腺癌、脊髓瘤等疾病的患者 TRH 会有不同程度的增高。此外,应用某些药物如士的宁等也可出现 TRH 升高。

2. 血清 TRH 降低

（1）下丘脑疾病　如下丘脑功能减退、下丘脑功能紊乱,血清 TRH 往往降低,同时伴有 TSH、TT_3、TT_4 降低。

（2）其他　老年性痴呆也可出现 TRH 水平降低。脑外伤后及应用某些药物如巴比妥类镇静剂均可使 TRH 降低。

由于 TRH 在外周血中浓度极微,又很快被酶所灭活,因此检测较困难。目前多采用 TRH 兴奋试验代替 TRH 测定。

三、TRH 兴奋试验

（一）原理

TRH 具有促进垂体合成和释放 TSH 的功能。给患者注射一定量的 TRH 后,垂体分泌 TSH 增加,刺激甲状腺滤泡分泌甲状腺激素;当血浆中甲状腺激素升高时,通过反馈调节功能抑制垂体分泌 TSH 并阻断对 TRH 的反应,借以了解垂体 TSH 储备功能。

（二）方法

检查前患者应停用皮质醇、甲状腺制剂、左旋多巴等对垂体有抑制作用的药物一个月左右。检查时患者无需特殊准备,给患者静脉注射 TRH $200 \sim 300$ μg（用 $2 \sim 4$ mL 盐水溶解,快速静脉推注）,于注射前、注射后 15 min、30 min、60 min、120 min 时采静脉血,检测 TSH 水平。然后根据注射前的基础 TSH（BTSH）和兴奋后 TSH（即注射 TRH 后 30 min 时的 TSH,ATSH）计算出 TSH 增加值（ΔTSH）。

TSH 增加值的计算:ΔTSH＝ATSH－BTSH。

（三）结果判断

1. 正常人于注射 TRH 后 30 min 血浆 TSH 浓度达到高峰。

2. 根据 ΔTSH 值可将垂体对 TRH 的反应分为以下五种类型:

（1）正常反应型:ΔTSH 在 $5 \sim 25$ mIU/L,高峰为 30 min。

（2）过度反应型:ΔTSH＞25 mIU/L。

（3）低弱反应型:ΔTSH＜5 mIU/L。

（4）延迟反应型:高峰出现在 30 min 以后。

（5）无反应型:ΔTSH 为 0 mIU/L。

（四）临床意义

1. 甲低的鉴别诊断　TRH 兴奋试验是诊断原发性甲低最灵敏的指标,呈过度反应或延迟反应。垂体性甲低呈低弱反应或无反应。下丘脑性甲低呈过度反应或延迟反应,其 BTSH 低于正常,病程长者最初对 TRH 兴奋试验可能呈低弱反应,加大 TRH 剂量后仍可呈延迟反应。TRH 兴奋试验和相关检测在原发与继发甲低鉴别诊断中的变化情况见表 7-2。

表 7-2 TRH 兴奋试验鉴别甲低情况

病 种	病变部位	TRH	TSH	T_3	T_4	TRH 兴奋试验
继发性甲低	下丘脑	↓↓	→↓	↓	↓	TSH 增高,反应迟缓
	垂 体	→	↓↓	↓↓	↓	TSH 无或弱反应
原发性甲低	甲状腺	→↓	↑↑	↓↓	↓↓	TSH 明显提高,为过度反应

2. 甲亢 甲亢患者对 TRH 无反应,可用于诊断亚临床甲亢或隐匿性甲亢,若出现反应则可排除甲亢的诊断。

3. 其他疾病 TRH 兴奋试验还可用于溢乳和/或闭经的病因分析:病人在多巴胺阻滞剂的作用下给予一定量的 TRH 后,仍不引起 PRL 分泌,则应高度怀疑下丘脑产生多巴胺的组织存在着功能或器质性损害,可能同时并发垂体病变,若 TSH 和 PRL 均不能分泌而呈弱反应,可能病变在垂体。

对甲功正常的内分泌突眼者,TRH 兴奋试验呈无反应型。另外,TRH 兴奋试验对甲状腺激素抵抗综合征的诊断有着重要的意义。

(五) 注意事项

雌激素、茶碱与过量的 ATD 治疗能增强垂体前叶对 TRH 的刺激反应。而皮质醇、甲状腺制剂、左旋多巴能抑制垂体对 TRH 的反应,故试验前应停药一个月。

第三节 甲状腺相关抗体

在自身免疫性甲状腺疾病中,可检测到的甲状腺相关抗体最重要的有:TSH-受体抗体(TRAb);甲状腺过氧化物酶抗体(TPO-Ab);甲状腺微粒体抗体(TMAb);甲状腺球蛋白抗体(TGAb);甲状腺激素自身抗体(THAAb)等。

一、TSH 受体抗体(anti-TSH receptor antibody,TRAb)

(一) 概述

早在 1956 年 Adams 和 Purves 在 GD 患者的血清中,发现了一种 TSH 效应持久的异常物质,称之为长效甲状腺刺激物(Long-acting thyroid stimulator, LATS),并被认为是确定 GD 是一种自身免疫性疾病的最初证据,以后认识到

LATS 是一种针对 TSH 受体(TSHR)的自身抗体,即 TRAb。

TRAb 可分为两类,即甲状腺兴奋性抗体(Thyroid stimulating antibody, TSAb)和 TSH 阻断(结合)性抗体(TSH-binding antibody,TBAb)。TSAb 与 TSH 受体结合后,主要通过腺苷酸环化酶-cAMP 和(或)磷脂酰肌醇-Ca^{2+} 反应途径产生与 TSH 一样的生物学效应,使 T_3、T_4 合成和分泌增加导致 GD。TBAb 与 TSH 受体结合则阻滞 TSH 与 TSH 受体结合,并抑制 TSH 受体后的信息传递。

TRAb 也是一种多克隆抗体,其中包括:甲状腺功能抑制抗体(Thyroid function inhibitory antibodies,TFIAb)、甲状腺生长刺激免疫球蛋白(Thyroid growth-stimulating immunoglobulins,TGSI)、甲状腺生长阻断免疫球蛋白(Thyroid growth inhibiting immunoglobulin,TGII)等。

TRAb 和 TSHR 结合后,产生与 TSHR 和 TSH 结合后极为相似的作用,即通过刺激 G 蛋白连接机制激活腺苷酸环化酶而使细胞内 cAMP 水平增高,进而刺激 T_3 和 T_4 过多产生,从而导致甲亢;血中 T_3、T_4 水平升高又反馈抑制 TSH 的合成与释放,使外周血中 TSH 浓度降低。故 TRAb 的形成是 GD 的重要发病机理。

(二)TRAb 检测方法

1. 放射受体分析法(RRA)　即检测放射标记 TSH 与其受体结合的抑制性。

2. 生物学测定法　检测 TRAb 对 TSH-R 信号途径的功能性效果(刺激或抑制)。目前临床主要采用放射受体分析法(RRA)对患者血清进行 TRAb 检测。

(三)正常参考值

血清:正常参考值范围<9 U/L,可疑范围 9~14 U/L(应定期复查),阳性范围>14 U/L。

(四)适应证

1. 甲亢类型鉴别诊断;

2. 内分泌性眼病的评估;

3. GD 患者治疗随访,以及有 GD 病史的孕妇随访;

4. 是否有阻断抗体存在时甲减的评估;

5. 临床现象变化的甲状腺功能障碍的病人。

(五)临床意义

1. 甲状腺疾病　以前仅在不到 50% 的 GD 患者血中检测到 TRAb,一些学者因此曾怀疑过其在 GD 发病机制中的意义。近年来,随着检测方法的发展,在 95% 以上未经治疗的 GD 患者外周血中检测到了针对 TSHR 的 TRAb,并且认为,另外 5% 左右的患者未检测到这种抗体的原因是因其滴度太低,以至现代手段尚无法测出或其仅在甲状腺本身中浓度较高而无法在外周血中检测到。此外,在较罕见的桥本甲状腺炎和原发性黏液性水肿的病人中也可发现。

2. 抗甲状腺药物治疗后复发的预测　治疗 GD 的方法较多,包括应用抗甲状腺药物(ATD)如甲巯咪唑、卡比马唑和丙硫氧嘧啶,^{131}I 治疗和甲状腺手术等。ATD 是我国目前最为常用的治疗方式,接受 ATD 治疗的患者 TRAb 滴度常可减少,但减少的量有差异;TRAb 滴度下降至正常,预示治疗效果良好。ATD 治疗后血清 TRAb 仍为阳性的患者甲状腺毒症的复发概率较高。且数值越高,复发率越高。TRAb 数值高的患者几乎没有能保持正常甲状腺功能的。

3. 放射性碘治疗中的应用　部分 GD 患者经放射性碘治疗,在开始的 3 个月内由于放射性引起甲状腺抗原破坏性释放,可导致 TRAb 在原有基础有一定程度的升高,在治疗 4～6 个月 TRAb 开始下降。

4. 甲状腺手术后的应用　手术后大多数患者在 9 个月内 TRAb 减少至未能检出。甲状腺术后效果主要决定于剩余的甲状腺量。很多回顾性研究表明,甲亢的术后复发与 TRAb 的持续存在有关。

5. GD 妊娠　GD 在育龄期女性中是常见疾病。在妊娠妇女中 GD 约占 0.5‰～2‰。妊娠 28～30 周胎儿甲状腺安全发育,TRAb 可穿过胎盘屏障引起胎儿甲状腺毒症。GD 放射性碘或外科术后 TRAb 的产生可持续多年,以往 GD 已根治的甲状腺功能正常的妇女其胎儿仍有面临 TRAb 的危险。为此,欧洲甲状腺协会制定了妊娠期间测定 TRAb 的指导原则:

(1) 经 ATD 治疗缓解的妊娠妇女,胎儿-新生儿甲亢的危险性小,不需系统性测 TRAb。但妊娠期间应评估甲状腺功能以检测可能的复发。如复发则应检测 TRAb。

(2) 以往用放射性碘或甲状腺手术治疗的 GD 妊娠妇女不论目前甲状腺情况如何,(甲状腺功能正常,补充或不补充甲状腺素)应在妊娠早期检测 TRAb(最终亦用生物测定法测 TSAb)以评估胎儿甲亢的危险。如数值升高,应强制性监测甲亢症状(脉率>170 bpm,生长速率受损、羊水过少、甲状腺肿)。目前注射 ATD 可治疗胎儿甲亢。

(3) 应用 ATD 的 GD 妊娠妇女保持甲状腺功能正常(妊娠前或妊娠期开始治疗),于妊娠最后 3 个月应检测 TRAb。如 TRAb 阴性或数值很低,则胎儿-新生儿不可能患甲亢。如抗体水平高(TBⅡ>40 U/L 或 TSAb>300%),必须强制性评估胎儿甲亢(临床评估、脐血甲状腺功能试验、4～7 天后测早期和迟缓型甲亢)。这种情况推荐用放射免疫法测 TRAb。少数血清阳性患者应持续做刺激和封闭的生物学测定。应强调 TSH 封闭抗体(TSH-blocking antibodies,TSHBAb)能穿透有自身免疫性甲状腺炎的甲减的胎盘屏障,引起一时性胎儿-新生儿甲减。另外,以往有甲亢新生儿的妇女应在妊娠早期检测 TRAb。

二、甲状腺球蛋白抗体与甲状腺微粒体抗体

（一）概述

甲状腺球蛋白、甲状腺微粒体都是甲状腺细胞的正常成分。甲状腺球蛋白抗体（Thyroid globulin antibodies TGA）是甲状腺滤泡内的 TG 进入血液后产生的抗体，主要属于 IgG，小部分为 IgA 和 IgM，是一种非补体结合性抗体。可以和甲状腺球蛋白结合成复合物，并能与巨噬细胞或 K 细胞结合，对甲状腺滤泡上皮细胞产生破坏作用。

甲状腺微粒体抗体（Thyroid microsomal antibodies，TMA）是由于甲状腺微粒体由细胞内向外周泄漏而产生的抗体，属于补体结合的 IgG。它对器官的作用有一定的特异性，与靶器官甲状腺发生作用使甲状腺组织受到破坏。

（二）正常参考值

TGA：<30%；TMA：<15%。

（三）临床意义

1. 慢性淋巴细胞性甲状腺炎　有80%～90%的患者增高，部分无症状的慢性淋巴细胞性甲状腺炎的患者 TGA 正常，仅 TMA 增高。TGA 与 TMA 联合检测可使阳性率达到 98.1%～100%，因此临床对 TGA 和 TMA 联合检测显得尤为重要。

2. 甲状腺机能亢进　约有 60%左右的甲亢患者 TGA、TMA 也会增高，阳性率为 50%～85%。在抗甲状腺药物治疗后，随着病情好转滴度逐渐下降。

3. 亚急性甲状腺炎　患者可出现一过性 TMA 阳性。

4. 其他　某些非甲状腺疾病如慢性肝炎、长期慢性感染、类风湿、红斑狼疮也可检测到 TMA、TGA 呈阳性反应。

三、甲状腺过氧化物酶抗体（Thyroid peroxidase antibody，TPO-Ab）

（一）概述

甲状腺过氧化物酶（TPO）位于甲状腺上皮细胞的顶端细胞膜上，直接参与甲状腺细胞中碘的氧化、酪氨酸的碘化及碘化酪氨酸的偶联等。它是甲状腺激素合成过程中的关键酶。近年来，通过免疫学、生物化学及基因重组研究，已证实 TPO 是甲状腺微粒体（TM）的主要成分，因此 TPO-Ab 又归类为抗微粒体抗体。TPO 也是自身免疫性甲状腺疾病（AITD）重要的自身抗原，可以刺激机体免疫系统产生抗 TPO 抗体（TPO-Ab）。

（二）正常参考值

血清 TPO-Ab 含量的测定方法较多，不同的方法正常参考值也不同。

RIA:<15%;IMMULITE 化学发光法:<35 IU/mL。

（三）临床意义

血清 TPO-Ab 水平的检测,对 AITD 的诊断、病程进展、用药和预后观察等方面具有很高的特异性和灵敏度,是诊断 AITD 的不可缺少的实验室指标。目前,临床在诊疗 AITD 中,已将血清 TPO-Ab 水平的测定和监测作为该病实验室诊断的常规检测项目。

1. 甲状腺炎　慢性淋巴细胞性甲状腺炎（HT）血清 TPO-Ab 阳性率可达 100%。产后甲状腺炎的病人中,TPO-Ab 升高率达 90%。

2. 弥漫性毒性甲状腺肿（GD）　血清 TPO-Ab 阳性率可达 60%~70%。

3. AITD 与非 AITD 鉴别　AITD 患者血清 TPO-Ab 水平明显高于非 AITD 患者。与 TGA、TMA 相比 TPO-Ab 更具临床意义。

4. 特发性甲低　TPO-Ab 作为 AITD 的主要自身抗体,可通过激活补体、抗体依赖细胞介导的细胞毒作用和致敏的 T 杀伤细胞直接杀伤等作用机制,引起甲状腺滤胞损伤,间接地抑制甲状腺素的合成,导致甲状腺功能减退。

5. 预后判断　TPO-Ab 的持续存在,对 GD 和 HT 有提示预后的意义,即此类 HT 易发生甲低;而 GD 在[131]I 治疗或手术后也较易出现甲低。

6. 其他　TPO-Ab 在甲状腺功能完全正常的健康人体内也可能呈阳性,特别是老年人。有文献报道,在 85 岁以上的具有代表性的人群中,既往无已知的甲状腺功能障碍的妇女（16%）和男人（9%）的 TPO-Ab 浓度可增高。妇女的 TPO-Ab 产生,能通过常染色体显性方式遗传。

四、甲状腺激素内生抗体

（一）概述

甲状腺激素内生抗体（Thyroid hormone autoantibodies,THAAb）是直接针对 T_3、T_4 的一类非常少见的自身抗体,THAAb 增多明显干扰游离甲状腺激素（FT_3、FT_4）放射免疫测定结果,是造成临床上误诊、误治的重要原因。正常情况下,T_3、T_4 均是不具备抗原性的半抗原物质,一般不会刺激机体产生抗体。但在甲状腺免疫性疾病时,自身免疫性炎症过程促使大分子 TG 过多地释放入血,可能由于某种特殊情况,TG 与血循环中 T_3 或 T_4 偶联,使半抗原性的 T_3 或 T_4 产生免疫原性,刺激机体免疫系统产生 T_3 或 T_4 内生抗体。

自 20 世纪 70 年代后期,人们就发现了甲状腺激素内生抗体干扰 T_3、T_4 RIA 分析结果的现象,如果血中内生 T_4 抗体结合 ^{125}I-T_4-X（^{125}I-T_4 类似物）,将导致 FT_4 的测定值假性升高,同理也使 FT_3 测定值假性升高。

（二）测定方法

甲状腺激素内生抗体测定可采用如下方法：

1. 抗体结合实验　将患者血清 25 μL 加 pH 为 7.4 PBS 75 μL 后，加入^{125}I-T$_3$ 或^{125}I-T$_4$ 100 μL 混匀，以同样方法用正常人混合血清作对照样本，在 37 ℃保温 1 h，然后加入 25％ PEG 200 μL，低温离心（4℃，3 500 r/min）15 min，弃上清液，测沉淀物放射性计数。

2. 抗体稀释度实验　首先采用 PBS 对患者血清进行不同比例的倍比稀释，然后进行分析（后续步骤同上）。

（三）正常参考值

通常正常人混合血清与^{125}I-T$_3$或^{125}I-T$_4$ 的结合率小于 10％。但应以每次正常人混合血清对照样本的结合率为标准。

（四）临床意义

1. THAAb 增多症　临床高度怀疑 THAAb 增多症者，T$_3$ 或 T$_4$ 抗体可明显增高。采用放射免疫沉淀法检测 T$_3$ 或 T$_4$ 抗体简单实用、特异性高，是确定 THAAb 增多症的可靠方法。

2. 甲低替代治疗　在较长期的应用甲状腺制剂替代治疗甲低的过程中，由于 T$_4$ 或 T$_3$ 可能会与其相应内生抗体结合，产生抗原-抗体复合物，使机体产生一定症状显示替代剂量不足，可采用本法测定机体内是否生成 T$_3$ 或 T$_4$ 抗体。

3. 慢性淋巴细胞性甲状腺炎　由于内生 T$_3$ 或 T$_4$ 抗体结合甲状腺素形成不能发挥生理效应的复合物，机体为维护其功能，靠甲状腺激素分泌来代偿，但慢性淋巴细胞性甲状腺炎患者由于自身免疫过程，甲状腺组织受到不同程度的破坏，一旦腺体失去代偿，临床就会出现甲低症状。

4. 干扰测定结果　含有 THAAb 的血清可造成甲状腺激素测定结果与临床表现不符合的情况。因此，对含有 THAAb 的血清除进行内生抗体测定外，还应将该血清进行提取或用平衡透析法测定，才能真正反映其甲状腺功能。

曾有报道，分别检测甲状腺功能正常的血清、甲亢血清、甲减血清中 THAAb 的结果显示：甲状腺功能正常组阳性率为 2.80％，甲亢组阳性率为 5.35％，甲减组阳性率为 5.88％。因此，在甲状腺激素检测过程中，如遇检测结果与临床不符合的情况，要注意 THAAb 对检测结果的干扰问题。

第八章　下丘脑-垂体-肾上腺轴激素

下丘脑-垂体-肾上腺轴(Hypothalamic-pituitary-adrenal axis, HPA-axis)是神经内分泌系统的重要组成部分。HPA-axis 产生的多种激素是生命活动不可缺少的重要活性物质(图 8-1)。

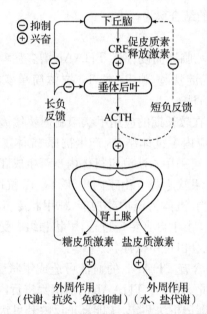

图 8-1　下丘脑-垂体-肾上腺轴示意图

肾上腺位于肾的上方、脊柱两旁,左侧呈半月形,右侧呈三角形,成人肾上腺长约 4~6 cm,宽约 2~3 cm,厚约 0.5~1 cm,每侧肾上腺平均重为 4~6 g。

肾上腺由皮质和髓质组成。两部分的胚胎来源、组织结构及其分泌的激素完全不同。肾上腺皮质分泌类固醇激素,肾上腺髓质分泌儿茶酚胺类激素。

肾上腺皮质在胚胎发育时期是来自中胚层,与性腺同源。皮质由外向内有球状带、束状带、网状带三层。球状带合成和分泌以醛固酮(Aldosterone, ALD)为代表的对维持水和电解质平衡起重要作用的盐皮质激素;束状带合成和分泌以皮质醇(Cortisol)为代表的对糖类代谢有重要调节作用的糖皮质激素;网状带则分泌雄激素和雌激素。

肾上腺皮质细胞在垂体分泌的促肾上腺皮质激素（Adrenocorticotropic hormone，ACTH）的作用下，以胆固醇为原料，经一系列酶的催化完成对肾上腺皮质激素的合成，见图8-2。

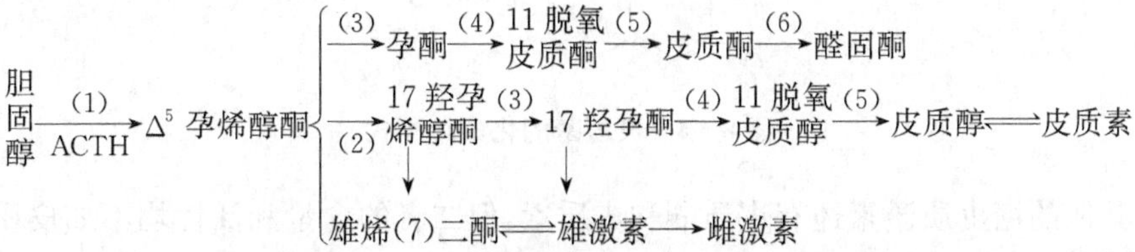

(1) 碳链裂解酶　(2) 17α-羟化酶　(3) 3β-脱羟酶和 Δ^5 异构酶
(4) 21β-羟化酶　(5) 11β-羟化酶　(6) 18-羟化酶　(7) 17β-羟脱氢酶

图8-2　肾上腺皮质激素合成示意图

肾上腺髓质发生于外胚层。胚胎发育过程中，神经嵴的外胚层细胞向两侧移动，分化成交感神经细胞，其中一部分分化成嗜铬细胞。嗜铬细胞移行至发育中的肾上腺皮质附近，与皮质相连接，继而由皮质内侧进入皮质形成肾上腺髓质。嗜铬细胞合成、储存和分泌儿茶酚胺类激素（Catecholamine，CA）。这类激素包括肾上腺素（Epinephrine，E），去甲肾上腺素（Norepinephrine，NE）和多巴胺（Dopamine，DA）。

肾上腺素和去甲肾上腺素的前身物是酪氨酸，其不同在于肾上腺素比去甲肾上腺素多1个 N-甲基团。其合成过程见图8-3。

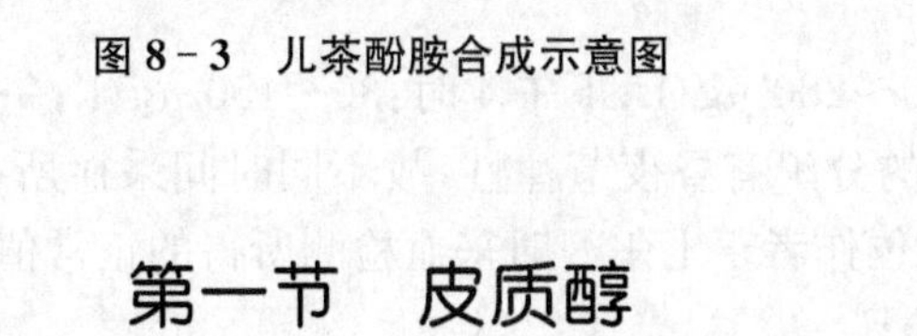

TH：酪氨酸羟化酶　　DD：多巴脱羧酶
PNMT：苯乙醇胺-N-甲基转移酶　　DBH：多巴胺β-羟化酶

图8-3　儿茶酚胺合成示意图

第一节　皮质醇

一、概述

皮质醇又称氢皮质素或化合物F（Compound F），是肾上腺皮质束状带合成和分泌的 C-21 类固醇，系人体内最重要的糖皮质激素。皮质醇的化学结构式见图8-4。

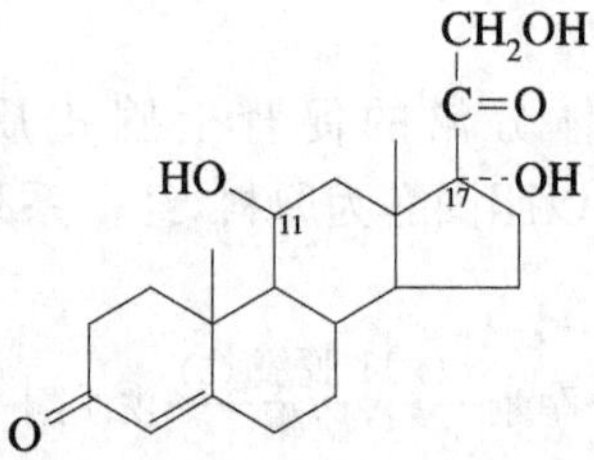

图 8-4　皮质醇的化学结构式

其他的糖皮质激素还有皮质酮和皮质素,但二者的含量和活性均不如皮质醇。皮质醇影响糖、脂肪和蛋白质代谢。它通过增加糖的异生、促进蛋白质转化为糖、抑制葡萄糖进入脂肪细胞等作用而维持血糖的稳定。此外,皮质醇还有抗炎、抗过敏、抗毒以及增强中枢神经兴奋性等作用;能增加生长激素的合成和反馈抑制 ACTH 的分泌。

正常人平均每天分泌皮质醇 15～30 mg。血中皮质醇的半寿期约 80～120 min。在 24 h 内,其分泌有节律变化:一般上午 6～8 时最高,下午逐渐降低,晚上 10 时至次日凌晨 2 时为最低。分泌入血的皮质醇 77% 与皮质类固醇结合球蛋白(CBG)结合,15% 与白蛋白结合,其余部分才是有活性的游离皮质醇。正常情况下,游离皮质醇和结合皮质醇保持相对平衡。当皮质醇分泌增多,CBG 达到饱和时,随着血浆皮质醇总量增加,游离部分也会增加;当肝脏合成 CBG 增多时,结合皮质醇会增加。由于雌激素促进 CBG 合成,故妊娠时血浆中皮质醇总量增加。肝病、肾炎及先天性合成障碍使 CBG 浓度降低时,血浆皮质醇总量会随之下降。皮质醇主要在肝脏降解。降解产物与葡萄糖醛酸结合后从尿排出,临床检查的尿-17 羟类固醇即主要包括这些物质。

二、正常参考值

(一)血浆 F

上午 8 时:50～280 $\mu g/L$;下午 4 时:30～150 $\mu g/L$;午夜 0 时:20～80 $\mu g/L$。

由于皮质醇的分泌有昼夜节律性,故不同时间采血所得测定值差异颇大。表 8-1 列出国内几位作者于上午 8 时采血检测所得的正常值。

(二)尿游离 F

47～110 $\mu g/24\ h$。尿游离 F 排出量与血浆中游离 F 含量成正比,较血浆总 F 和尿 17-羟、17-酮的变化更为显著。不同肾上腺皮质功能状态之间差异显著,且无重叠,故检测价值更大。

表 8-1　血浆皮质醇正常值(μg/L)

作者	例数	浓度($x\pm S$)
李泽孟	84	146.0±77.7
王秀芬	74	113.0±66.5
汪寅章	55	128.0±38.0
陈辉霖	36	145.1±29.5

（三）影响皮质醇浓度及其节律变化的生理因素

正常血浆皮质醇浓度及其节律变化可受多种生理因素的影响：

1. 新生儿　出生后12 h其浓度可增加两倍，以后逐渐减少，一周后正常。

2. 孕妇　由于CBG增加血中F随妊娠时间逐渐增高，临产时可达1 000 μg/L以上，分娩后急剧下降，6~8日恢复正常。

3. 其他因素　各种应激情况如手术、严重创伤、大出血、寒冷、剧痛、心肌梗死等均可引起下丘脑-垂体-肾上腺皮质轴的兴奋，导致血浆总皮质醇浓度升高。

三、临床意义

（一）血浆皮质醇增高

1. 柯兴氏综合征　此系肾上腺皮质增生，肾上腺腺瘤、肾上腺癌等肾上腺自身疾病引起，亦可能为垂体嗜碱细胞分泌过量的ACTH刺激肾上腺皮质引起。

2. 异位ACTH综合征　血浆皮醇增高也可见于异位产生ACTH的肿瘤，如燕麦细胞肺癌，胰、甲状腺、甲状旁腺、卵巢、睾丸、大肠、胆囊、乳腺以及纵膈癌瘤等疾病时。此类肿瘤组织具有分泌ACTH样物质的功能，可促进肾上腺皮质束状带合成皮质醇，使血浆皮质醇含量升高。

3. 代谢性疾病　当肝硬化和严重肾病时，皮质醇降解减慢，排泄减少，血浆皮质醇含量可高于正常。正常生理状态时，皮质醇是成骨细胞谱系和破骨细胞谱系分化和功能调节的必需激素，但超过生理剂量的皮质醇及其类似物则对骨组织的生长、发育与代谢有明显不利影响。这种作用主要是通过抑制成骨细胞谱系的作用而诱发，皮质类固醇激素诱导的骨质疏松患者其破骨细胞谱系活性没有明显抑制。

（二）血浆皮质醇降低

1. 原发性慢性肾上腺皮质机能减退症　即阿狄森氏病（Addison's disease），是由肾上腺皮质组织破坏（至少破坏95％以上）所引起，主要症状为缺乏糖皮质激素和盐皮质激素的表现。

2. 继发性肾上腺皮质功能低下　可见下丘脑-垂体功能低下患者，如席汉氏综合征等,由于促肾上腺皮质激素释放因子(Corticotropin releasing factor,CRF)或 ACTH 的分泌不足,导致肾上腺皮质萎缩。

3. 先天性肾上腺皮质增生　先天性肾上腺皮质增生是一种先天性肾上腺皮质激素合成障碍疾病,因皮质醇分泌不足,垂体 ACTH 分泌增多,刺激肾上腺皮质增生,但其血浆皮质醇却常有降低。

4. 其他　临床上长期接受 ACTH 或皮质激素治疗的病人,因下丘脑和垂体受反馈性抑制,致使 ACTH 分泌不足,肾上腺处于萎缩状态,其血浆皮质醇低于正常水平。

(三)兴奋试验与抑制试验

根据诊断和鉴别诊断的需要,临床常须进行兴奋试验或抑制试验:

1. ACTH 兴奋试验　利用外源性 ACTH 对肾上腺皮质的兴奋作用,检测血浆皮质醇的含量变化,用以了解肾上腺皮质的储备功能。

ACTH 兴奋试验方法有多种,如 8 h 静滴法、1 h 快速法等。本文介绍 3 h 静脉推注法:

(1) 试验前空腹静息时抽血(测血皮质醇基础值);

(2) 静脉推注 ACTH 0.25 mg;

(3) 注射后 15 min、30 min、60 min、90 min、120 min 和 180 min 取血测定皮质醇。

(4) 结果判断:以注射前所测值作为基础值,对各时相测定值进行分析判断:① 肾上腺皮质功能正常者,血浆皮质醇较基础值增加 1～2 倍;② 肾上腺皮质增生者,呈过度反应,各时间皮质醇较基础值增加 2 倍以上;③ 肾上腺皮质腺瘤者,皮质醇增加不明显;④ 肾上腺癌者,往往无反应,提示癌的"自主"分泌;⑤ 肾上腺皮质功能减退者,如基础值低,而反应又不明显时,说明肾上腺功能已降至极限。

2. 地塞米松抑制试验　生理情况下,地塞米松可明显抑制 ACTH 分泌,使皮质醇分泌减少。肾上腺皮质功能亢进时,其正常的调控紊乱,这种作用减弱或消失,皮质醇的分泌不受影响。故可用本试验达到鉴别诊断的目的。方法:检测血浆皮质醇基础值,口服地塞米松 0.5 mg,每 6 h 一次,2 天后采血检测皮质醇含量。正常人用药后的测定值较基础值降低 50%以上,皮质功能亢进者无明显变化。

第二节　醛固酮

一、概述

醛固酮是肾上腺皮质球状带分泌的类固醇,分子式为 $C_{21}H_{28}O_5$,化学结构式见图 8-5。

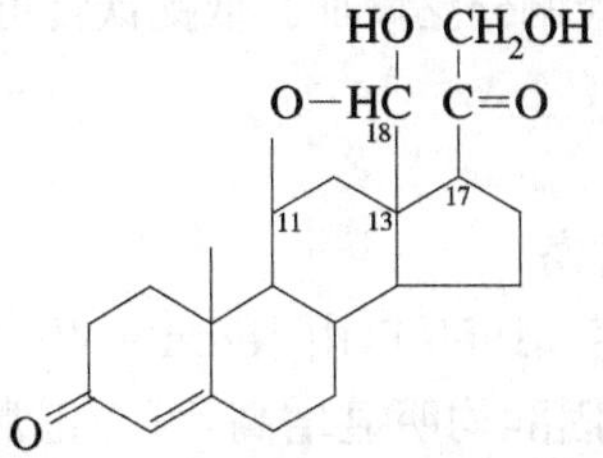

图 8-5　醛固酮的化学结构式

醛固酮系体内活性最强的盐皮质激素。其他的盐皮质激素还有 11-去氧皮质酮和 11-去氧皮质醇,但活性均远不如醛固酮。醛固酮对电解质的作用比 11-去氧皮质醇强 100 多倍,其潴钠作用较 11-去氧皮质酮强 25 倍左右,而 11-去氧皮质醇的潴钠作用仅为 11-去氧皮质酮的 3%。正常人每天分泌醛固酮 50~150 μg,呈脉冲式分泌。分泌入血的醛固酮与血浆中白蛋白结合能力很差,与 CBG 的结合也很少,大部分以游离形式存在。因此,血中醛固酮总量虽少,却能表现很强的生理功能。醛固酮在血中的半衰期为 20~30 min,更新速度较快。80%~90% 的醛固酮在肝脏被灭活,其余的则在肾脏、结缔组织等处被灭活。醛固酮降解后,主要变为四氢醛固酮自尿液排出。正常人 24 h 尿排泄的四氢醛固酮约 25~35 μg,孕妇排泄量可达 150~200 μg。有少量的游离醛固酮可直接由尿液排出。

醛固酮的靶器官是肾脏,但对肾外组织也有一定作用。醛固酮促进肾脏远曲小管上皮细胞排钾保钠,对肾功能和钠、钾、水的代谢,维持体内电解质平衡和体液量的恒定起着重要作用。

二、正常参考值

在普食(含钠 160 mmol/d,钾 60~100 mmol/d)7 天后,上午 8 时空腹卧位取血,然后起床立位 2 h 后再取血,立即分离血浆,采用 RIA 测定血浆醛固酮正常值参考范围为(卧位):28~138 pmol/L;(立位):138~415 pmol/L。尿醛固酮:普食下为 14~53 nmol/24 h。

测定肾素活性(PRA),计算 ALD/PRA 比值(ARR)作为原发性醛固酮增多症(Primary aldosteronism,PA)的初步筛选方法。文献报道,ARR 以 30 为临界值时,可使 PA 的检出率增加 10 倍,而且这一方法可以在血浆 ALD 水平还未升高的时期对 PA 作出早期诊断。

血中醛固酮浓度与每日分泌和代谢清除率保持平衡,并有昼夜节律:一般是午夜最低,上午 10 时最高。不同体位的血中醛固酮浓度也有不同,立位比卧位高。在女性正常月经黄体期以及妊娠 15～19 周,血浆醛固酮常增高。有效血容量低时(如大量出汗、出血等)也会导致醛固酮分泌增加。低钠饮食可引起醛固酮分泌增加。

三、临床意义

(一)血浆醛固酮浓度增高

1. 原发性醛固酮增多症　1955 年由 Jerome W. Conn 所定义并报告,故又称 Conn 综合征。该病血、尿醛固酮均明显增高,可为正常值的 2～4 倍。引起本病最常见的原因为醛固酮瘤,约占 PA 的 60%～80%,大多数为单个腺瘤,左侧多见。其次有双侧肾上腺皮质弥漫性增生,又称为假性或特发性醛固酮增多症(Idiopathic hyperaldosteronism,IHA),约占 20%～30%。由于 PA 与 IHA 的病因不同,故治疗方法也不同。PA 是由肾上腺皮质腺瘤引起,故又称腺瘤型原发性醛固酮增多症,可经手术切除肿瘤而治愈。IHA 系双侧肾上腺弥漫性增生引起,又称为增生型原发性醛固酮增多症,此型的手术疗效不佳,主要采取内科保守治疗。因此,明确诊断对确定治疗方案至关重要。

虽然两型的血、尿醛固酮均增高,但对体位刺激的反应则有所不同:PA 病人血浆醛固酮浓度在清晨高,立体 2～4 h 后血浆醛固酮浓度下降。IHA 病人一般其血浆醛固酮水平较 PA 略低,但立体后升高。因此,借助于卧、立位血浆醛固酮的变化可对两型病人作出鉴别诊断。

此外,在原发性醛固酮增多症中罕见原因有地塞米松可抑制醛固酮增多症(Dexamethasone suppressible hyperaldosteronism,DSH),醛固酮癌、异位分泌醛固酮肿瘤等疾病中血浆醛固酮浓度均有不同程度的增高。

2. 继发性醛固酮增多症(Secondary aldosteronism)　这是一种醛固酮的代偿性反应过程。常见于充血性心力衰竭、肝硬化肝功能失代偿期、肾病综合征、肾动脉狭窄、肾素瘤、Bartter 综合征、特发性水肿、妊高征等。其发病机制主要是由于上述疾病导致的有效血容量减少,刺激肾小球旁器使肾素分泌增多,肾素使血管紧张素增加而促使醛固酮的分泌增多,在肝病和心衰时还与醛固酮的灭活减慢有关。由于醛固酮的分泌增加,临床上可引起钠水潴留。

3. 其他　应用某些药物时,如利尿剂、口服避孕药等。

(二)血浆醛固酮浓度降低

1. 醛固酮缺乏症(Aldosterone deficiency)　又称为低醛固酮血症(Hypoaldosteronism),是由于醛固酮分泌减少或者外周作用缺陷所致的一种内分泌疾病。临床上以高血钾、低钠血症、低血容量、体位性低血压和尿盐丢失为主要表现。

醛固酮缺乏可以是全肾上腺皮质功能减退症的表现之一,也可以是单纯的选择性醛固酮缺乏。前者包括 Addison 病、先天性肾上腺皮质增生症、慢性垂体功能减退症、感染、出血或转移瘤破坏肾上腺,手术切除肾上腺后等;后者指醛固酮选择性分泌不足,肾上腺其他激素(如糖皮质激素)正常,或 ALD 的外周作用缺陷所致。根据病因和发病机制不同,可将醛固酮缺乏症分为四类:① 先天性原发性醛固酮缺乏症;② 获得性原发性醛固酮缺乏症;③ 获得性继发性醛固酮缺乏症;④ 假性醛固酮缺乏症。原发性与继发性是根据血浆 ARR 比值来划分的。原发性醛固酮缺乏症的比值低于正常(高肾素性低醛固酮血症),而继发性的比值正常(低肾素性低醛固酮血症)。

2. 其他　应用心得安、可乐宁、利血平、甘草等药物;急性乙醇中毒等。

第三节　促肾上腺皮质激素

促肾上腺皮质激素(Adrenocorticotropic hormone,ACTH)是脑垂体分泌的一种多肽类激素。它能促进肾上腺皮质的组织增生以及皮质激素的生成和分泌。ACTH 的生成和分泌受下丘脑促肾上腺皮质激素释放因子(CRF)的直接调控。分泌过盛的皮质激素反过来也能影响垂体和下丘脑,减弱它们的活动。

一、概述

(一)生物化学

ACTH 是由 39 个氨基酸组成的直链多肽,相对分子质量为 4 464 D。ACTH 的免疫活性部分与生物活性部分不同,其最有效的免疫活性决定簇位于 C-末端,即第 22～39 氨基酸组成的肽。人工合成的第 22～39 氨基酸组成的肽,可以与抗 ACTH 抗体结合,据此可建立 ACTH 的放射免疫分析测定方法。猪的 ACTH 因与人的 ACTH 只在第 31 位氨基酸上不同,在很多情况下,可以作为人 ACTH 的代用品。

ACTH 的分泌过程是脉冲式的和应变的,释放的频率和幅度与昼夜交替节律性相关。在应激情况下,如烧伤、损伤、中毒,以及遇到攻击使全身作出警戒性反应时,ACTH 的分泌都可增加,随即激发肾上腺皮质激素的释放,增进抵抗力。正常人腺垂体每天约分泌 ACTH 5～25 μg,紧张情况下其分泌量可显著增加。血中 ACTH 水平具有昼夜节律,一般上午 6～8 时达高峰,至下午 6～11 时最低,以后又渐升。血中 ACTH 的半衰期约 10～25 min。

(二)生理作用

ACTH 能维持和促进肾上腺皮质,主要是束状带和网状带的增生,又能促进肾上腺皮质合成和分泌皮质激素,其中主要是促进皮质醇的分泌,其次是促进雄激素和雌激素的分泌。虽然也能促进醛固酮的分泌,但作用较弱。ACTH 对肾上腺外组织的作用,主要表现在它能刺激胰岛 β 细胞分泌胰岛素、刺激腺垂体分泌生长激素。在代谢方面,ACTH 可加速脂肪氧化、增加生酮作用,降低血糖。ACTH 能增强大脑活动,加快心率;刺激肾小球旁细胞分泌肾素;对下丘脑有反馈抑制作用。

二、正常参考值

血浆 ACTH 值差别很大,其范围为 $5\sim180$ ng/L。上午测定值最高,为 $10\sim80$ ng/L;晚上 12 时最低,在 10 ng/L 以下。妇女妊娠期 ACTH 值增高,可达 200 ng/L 以上。

三、临床意义

(一)ACTH 值的病理变化

1. ACTH 增高   阿狄森氏病、先天性肾上腺皮质增生、肾上腺切除和垂体依赖型柯兴氏综合征患者,血浆 ACTH 增高;罹患异位 ACTH 分泌的肿瘤,如支气管癌、肺癌、胸腺癌、胰腺癌和卵巢癌,ACTH 明显升高。

Drury 等人曾对部分 ACTH 分泌过多型柯兴氏综合征患者,作选择性静脉导管取血测定 ACTH,并与其本人外周血 ACTH 最高值进行比较,结果提示一些患者有异源性 ACTH 分泌部位。据此作者认为,对柯兴氏综合征和某些异源性 ACTH 过多病人的病变定位来说,选择静脉导管插管取血测定 ACTH 是一种有效的方法,可提供有价值的诊断依据。

2. ACTH 降低   主要见于肾上腺皮质恶性肿瘤、肾上腺腺瘤和 ACTH 缺乏症。ACTH 缺乏症最常见的原因是垂体肿瘤和产后大出血,但一般都合并存在其他垂体激素缺乏。单纯性 ACTH 缺乏病(isolated ACTH deficiency syndrome)是一种少见疾病,该病的原发性损害和病因学尚不清楚。

(二)CRH 刺激试验及其临床应用

1. 原理   促肾上腺皮质激素释放激素(Corticotropin releasing hormone,CRH)是由下丘脑分泌的多肽,由 41 个氨基酸组成,相对分子质量为 4 832 D。CRH 具有强烈刺激 ACTH 释放的作用。人 CRH 的半寿期为 25 min,在体内排泄较快,故其作用时间较短。人工合成的羊 CRH 在体外或体内均能刺激垂体分泌 ACTH 及有关多肽,生物活性较天然羊 CRH 强 10 倍左右。用羊 CRH 制备抗体可建立人 CRH 的放射免疫分析,但因 CRH 半寿期短,易被破坏排泄,故应用甚少。然而基于 CRH 能选择性地刺激垂体分泌 ACTH,且不影响其他激素释放这一特点建立的 CRH 刺激试验,可有效探查垂体 ACTH 储备功能。

2. 方法   试验前 1 h 预先留置静脉通路,给药前 15 min 及给药时先采血测定

ACTH 和皮质醇基础值,将 100 μg 或 1 μg/kg 体重的 CRH 稀释在 20 mL 生理盐水中,30 s 内一次静脉注射,注射后 15 min、30 min、60 min、90 min、120 min、150 min 及 180 min 分别采血测 ACTH 及皮质醇值。正常人在注入 CRH 后 2 min,ACTH 及皮质醇开始上升,15～30 min 达到峰值,可高达基础值的 3.6 倍,然后逐渐下降,2～3 h 内恢复。

3. 临床应用　CRH 刺激试验为临床鉴别诊断和研究提供了新方法,它主要应用在以下三个方面:

(1) 柯兴氏综合征的鉴别诊断:柯兴氏病(CD)患者 CRH 刺激呈反应增强,而异位 ACTH 综合征及肾上腺源性柯兴氏综合征(CS)则无反应。

(2) 肾上腺皮质功能减退的鉴别诊断:原发性肾上腺皮质功能减退者,血中皮质醇浓度极低而基础 ACTH 水平升高;CRH 刺激时,ACTH 可进一步升高,但皮质醇无反应。继发性肾上腺功能减退,多系腺垂体或下丘脑病变所致,故血中基础 ACTH 和皮质醇水平均低;对 CRH 刺激无反应,提示为垂体性病变;延迟的正常反应者,提示为下丘脑病变。

(3) 应用性研究:有作者用 CRH 刺激试验研究长期服用糖皮质激素患者的垂体-肾上腺轴功能,发现患者停药 12 h CRH 刺激呈明显延迟反应,停药 36 h 呈轻度延迟反应,然而 ACTH 刺激试验均在正常范围。据此认为,长期使用糖皮质激素治疗的患者,其受抑制的部位主要是包括下丘脑在内的中枢神经系统。

第四节　儿茶酚胺类激素

一、概述

儿茶酚胺类激素系肾上腺髓质激素和肾上腺能神经元所释放的神经介质,包括肾上腺素、去甲肾上腺素、多巴胺及其代谢产物如 3-甲氧基肾上腺素、去氧肾上腺素、去甲-甲氧基肾上腺素等。

(一) 儿茶酚胺类激素的释放与降解

在肾上腺髓质内合成的儿茶酚胺大部分贮存在嗜铬细胞颗粒囊泡中,在交感神经兴奋作用下,儿茶酚胺先被释放注入细胞外液,继而进入微血管内,被输送至各靶器官发挥其生理作用。

儿茶酚胺的降解代谢途径,约三分之一可先经单胺氧化酶(Monoamine oxidase,MAO)的作用变为 3,4-二羟苦杏酸;三分之二先经儿茶酚-氧-甲基转移酶(Catechol-O-methyltransferase,COMT)的作用变为 3-甲氧基肾上腺素(ME)或 3-

甲氧去甲肾上腺素,最后转变为 3-甲氧-4 羟苦杏仁酸,又称香草基杏仁酸(VMA),由尿排出。3-甲氧肾上腺素及 3-甲氧去甲肾上腺素也可直接由尿排出。多巴胺也可经 MAO 和 COMT 的作用进行降解代谢,其最终产物为高香草酸(HVA)随尿液排出。

儿茶酚胺可被体内大多数组织降解,但与儿茶酚胺降解有关的 MAO 和 COMT 主要存在于肝脏中,因此儿茶酚胺主要在肝脏降解。降解产物或与硫酸或与葡萄糖醛酸结合,或为游离型由肾脏排出。另有一小部分由嗜铬细胞释放的儿茶酚胺,不经代谢而直接从尿排出。因此,尿中可含有游离的肾上腺素和去甲肾上腺素,以及 3-甲氧基肾上腺素、去甲-甲氧基肾上腺素等代谢产物。

(二) 生理作用

儿茶酚胺在神经、内分泌的调节以及对内脏各系统、器官功能的影响方面具有重要作用。这些作用又是通过在效应器官中与特异性的肾上腺素能受体相结合而表现。肾上腺素能受体分 α 受体和 β 受体两种。儿茶酚胺与 α 受体结合后使其被兴奋,可使血管、子宫、胃肠道括约肌、瞳孔扩大肌、立毛肌等收缩。β 受体被兴奋后,效应器官表现有抑制作用,例如可使血管、支气管扩张,子宫松弛,胃肠运动和张力减弱等;但对心脏则有兴奋作用,可使心率增快,心房和心室收缩力增强,传导速度加快。

儿茶酚胺类激素对脏器各系统,血管系统,中枢神经系统,糖、脂代谢及各种内分泌功能都有一定作用,但肾上腺素和去甲肾上腺素在各种作用的强度等方面有所区别,见图 8-6 示。

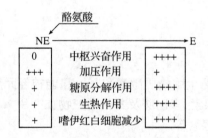

酪氨酸		
NE ———————————————		→ E
0	中枢兴奋作用	++++
+++	加压作用	+
+	糖原分解作用	++++
+	生热作用	++++
+	嗜伊红白细胞减少	++++

图 8-6　E 与 NE 生理作用的比较

二、检测方法与正常参考值

正常人儿茶酚胺及代谢产物的排出量,可因测定方法的不同或检测时的体位、精神状态等因素的变化而有差异。放射免疫分析法和高效液相色谱法是目前最为常用的分析方法。

（一）样品采集方法

1. 尿液

收集 24 h 的尿液样本，用 6 mol/L 的 HCl 调样本的 pH 至 2～4，记录总量，取 5～10 mL 置于冰箱中保存。样本进行测定时 pH 不应低于 2，否则会影响测定结果。如果将 HCl 预先加入盛尿液的容器中，则按成人 1～2 L/24 h 的尿液量计，加入 6 mL 6 mol/L 的 HCl 就可达到满意的效果；儿童的尿样应另外进行 pH 调整。

2. 血浆

通常，病人在进行肝素抗凝血样本采集前，应处于清醒状态并仰卧 30 min。样本采集后应立即置于冰浴中并尽快进行离心。样本在－70℃ 下可以稳定 6～8 h，但在室温或 4℃ 条件下不稳定。

（二）放射免疫分析法

血浆游离儿茶酚胺：肾上腺素＜480 pmol/L；去甲肾上腺素 615～3 240 pmol/L；多巴胺＜888 pmol/L。

我国学者杨永青、肖祥熊收录国内外部分作者报道的正常值列于表 8－2；李振甲等介绍用 [3]H 标记物和 [125]I 标记物两种方法，测定尿液中的 3-甲氧基肾上腺素（ME）含量，正常值见表 8－3。

表 8－2　儿茶酚胺正常值

	E	NE	DA
血浆(ng/L)	20～40,79±47	174±52,249±85.5	39±22.1
	20～97,26±10.8	125～310	
尿液(µg/24 h)	121±45	41.5±11.0	224.7±60.4

表 8－3　人尿液 ME-RIA 正常值

项　目	正常值(µg/d)
[3]H 标记物测尿游离 ME	3.49±1.04
总量 NE	16.93±11.44
[125]I 标记物测尿 ME	92.40±45.70

（三）高效液相色谱法（HPLC）

有文献报道的 HPLC 进行尿液儿茶酚胺的检测，其不同年龄组的正常参考值范围见表 8－4。

表8-4　不同年龄组尿液儿茶酚胺类激素参考值范围

年龄	去甲肾上腺素 （μg/总体积）	肾上腺素 （μg/总体积）	多巴胺 （μg/总体积）
0～1	0～10	0～2.5	0～85
1～2	1～17	0～3.5	10～140
2～4	4～29	0～6.0	40～260
4～7	8～45	0.2～10	65～400
7～10	13～65	0.5～14	65～400
10～15	15～80	0.5～20	65～400

　　在分析过程中,应注意影响儿茶酚胺检测结果的医源性相关问题:某些药物治疗会引起尿液中儿茶酚胺含量的极度升高(有时是不可预料的)而对实验产生干扰。如 α-甲基多巴干扰多巴胺的含量、MAO 抑制剂影响儿茶酚胺的生理水平;病人接受异丙肾上腺素、乙基异丙肾上腺素和拉贝洛尔治疗后不能进行血浆儿茶酚胺的定量检测。

三、临床意义

　　当人体受到内外环境不利因素作用或处于应激状态,以及罹患嗜铬细胞瘤、交感神经母细胞瘤、神经节细胞瘤、肝昏迷、心肌梗死、心力衰竭、原发性高血压、慢性肾功能不全、甲状腺功能低下、糖尿病酮症酸中毒等疾病时,儿茶酚胺均可增高。儿茶酚胺水平降低可见于:甲状腺功能亢进症、帕金森病、自主神经病变等。

　　运用相关分析方法检测血液或尿中儿茶酚胺含量或其代谢产物,对嗜铬细胞瘤的临床诊断和鉴别诊断具有重要价值:

　　1. 嗜铬细胞瘤的鉴别诊断　测定尿中的 3-甲氧基肾上腺素可对原发性高血压及嗜铬细胞瘤作出鉴别诊断。前者的 3-甲氧基肾上腺素在正常上限,而后者的含量远远超过正常上限。

　　2. 嗜铬细胞瘤的定位　基于肾上腺髓质同时分泌有肾上腺素和去甲肾上腺素,而以去甲肾上腺素为主;肾上腺外嗜铬体和交感神经节因缺乏苯乙醇胺-N-甲基转移酶,只分泌去甲肾上腺素而不能分泌肾上腺素这一特点,通过对肾上腺素和去甲肾上腺素的分别测定,有助于肿瘤的定位。如测定血浆或尿液中的肾上腺素大于正常上限,可认为嗜铬细胞瘤体位于肾上腺髓质或主动脉旁嗜铬体内,统称肾上腺型肿瘤;如果测定血浆或尿液中的儿茶酚胺几乎全部为去甲肾上腺素,则可认为瘤体位于肾上腺外或腹腔内,称为非肾上腺型肿瘤。

　　3. 分析嗜铬细胞瘤体大小　以放射免疫分析方法分析测定血浆或尿液中儿茶酚胺及其代谢产物的排量,计算儿茶酚胺排出量/代谢物排出量的比值,根据比值的大小,可对瘤体的大小进行评估分析。儿茶酚胺排出量/代谢物排出量之比值大于1,即瘤体分泌儿茶酚胺多,代谢物少,说明肿瘤中儿茶酚胺运转迅速,主要分泌肾上腺素或去甲肾上腺素,早期出现症状就能获得诊断,提示瘤体小。如果比值小于1,则病人排出的主要是儿茶酚胺的代谢物,而具有活性的儿茶酚胺少,说明瘤体本身可代谢儿茶酚胺,分泌的主要是活性低的代谢物,因此出现症状晚,延迟诊断,致使瘤体长得甚大,可达50 g以上。

此外,儿茶酚胺浓度测定,还可作为某些药物的疗效、剂量、使用方式或预后等的指标。

第九章　下丘脑-垂体-性腺轴激素

下丘脑-垂体-性腺轴(Hypothalamus-pituitary-gonad axis)是调节性腺、分泌性激素的三级轴心体系。在男、女性又分别称为：下丘脑-垂体-睾丸轴(Hypothalamus-pituitary-testis Axis)、下丘脑-垂体-卵巢轴(Hypothalamic-pituitary-ovary axis)。下丘脑可释放促性腺激素释放激素(Gonadotrophin releasing hormone,GnRH)，刺激垂体前叶分泌促性腺激素[Gonadotrophin,Gn,包括卵泡刺激素(Follicle stimulating hormone,FSH)、黄体生成素(Luteinizing hormone,LH)]，后者再分别刺激性腺分泌性激素。三者从不同水平即下丘脑、垂体、性腺水平共同促进性激素分泌。当外周循环血中性激素的水平过高，则会抑制下丘脑、垂体的上述功能，称为负反馈调控机制。这就形成三级"轴"的调控体系，对维持体内外周循环血中激素水平的恒定极为重要。

下丘脑的释放激素(RH)可使相应的腺垂体激素合成及分泌增加。位于下丘脑下部促垂体区域的神经分泌细胞，具有内分泌细胞和神经细胞的双重特性，它的活动既受体液因素的反馈调节，也受神经递质的影响。神经细胞分泌的多种垂体激素释放激素，在正中隆起、垂体柄处释放入血，然后沿垂体门脉系统到达前叶，作用于垂体前叶相应的促激素分泌细胞，调节各种促激素的合成和分泌。这些促垂体激素释放激素(因子)的作用可分为兴奋性和抑制性两类，见表9-1。垂体在下丘脑的调控下共分泌或释放9种蛋白激素，见表9-2。

表9-1　下丘脑促垂体激素释放激素(因子)

	名　　称	效应细胞分泌的激素
兴奋性	促垂体激素释放激素	
	促甲状腺素释放激素(TRH)	TSH、PRL
	黄体生成素释放激素(LRH)	LH
	卵泡刺激素释放激素(FRH)	FSH
	LRH和FRH又统称为促性腺激素释放激素(GnRH)	LH、FSH
	促肾上腺皮质激素释放因子(CRF)	ACTH
	生长激素释放因子(GRF)	GH
	催乳素释放因子(PRF)	PRL
抑制性	抑制垂体激素释放激素(因子)	
	生长激素释放抑制激素(GRIH)	GH、INS
	催乳素释放抑制因子(PIF)	PRL

表 9-2　九种垂体激素及其特性

	名　称	分泌细胞	化学本质	靶细胞
腺垂体	促肾上腺皮质激素(ACTH)	嗜碱性细胞	多肽	肾上腺皮质
	促黄体激素(LH)	嗜碱性细胞	糖蛋白	卵巢黄体睾丸间质细胞
	促卵泡激素(FSH)	嗜碱性细胞	糖蛋白	卵巢滤泡睾丸支持细胞
	促甲状腺激素(TSH)	嗜碱性细胞	糖蛋白	甲状腺滤泡
	生长激素(GH)	嗜酸性细胞	蛋白质	肝及其他组织的颗粒内质网
	催乳素(PRL)	嗜酸性细胞	蛋白质	乳腺　黄体
	促黑激素(MSH)	嗜碱性细胞	多肽	细胞黑素颗粒
神经垂体	催产素(OXT)	下丘脑室旁核神经元细胞体	蛋白质	子宫平滑肌乳腺腺泡肌上皮
	抗利尿激素(ADH)	下丘脑视上核神经元细胞体	蛋白质	肾集合管、远曲小管

表 9-2 所列激素 TSH、ACTH 已在第七、八章中叙述。GH 和 ADH 虽不属性腺轴激素,但因它们的化学结构分别与 PRL 及 OXT 相近似,生理作用亦有交叉,故在本章一并介绍。

性腺的主要功能是分泌性激素促进性器官发育、生殖功能成熟,促进并维持第二性征。妇女在妊娠期,胎盘合成和分泌的包括雌激素和孕激素在内的雌性激素以及某些蛋白质激素,如人胎盘催乳素(Human placental lactogen,HPL)、人绒毛膜促性腺激素(Human chorionic gonadotrophin,HCG)等激素对维持正常的妊娠,以及胎盘、胎儿的发育和准备哺乳均有重要作用。

性激素有共同的生物合成途径:以胆固醇为前体,通过侧链的缩短,先产生 21 碳的孕酮或孕烯醇酮,继而去侧链后衍变为 19 碳的雄激素,再通过 A 环芳香化而生成 18 碳的雌激素(见图 9-1)。性激素的代谢失活途径也大致相同,即在肝、肾等代谢器官中形成葡萄糖醛酸酯或硫酸酯等水溶性较强的结合物,然后随尿排出,或随胆汁进入肠道由粪便排出。

在正常生理条件下,人体内的性激素水平处于动态平衡状态。这种平衡主要依赖下丘脑-垂体-性腺轴调控系统来实现:下丘脑通过分泌 GnRH 调节腺垂体的分泌活动,垂体则通过分泌促性腺激素(LH 和 FSH)。与此同时,血液性激素水平在过盛状态又抑制 GnRH 的分泌,从而构成反馈环路,经反馈调节达到激素生理水平的动态平衡。

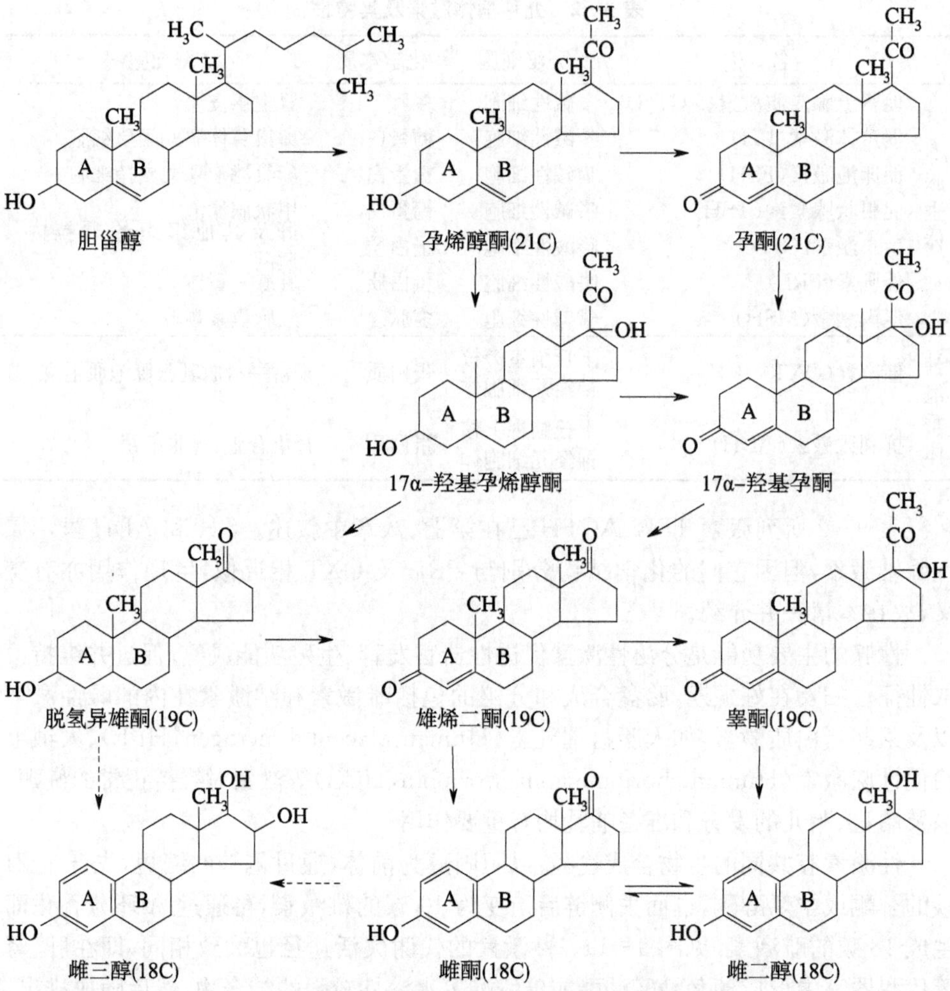

图 9-1 各种性激素分子结构及生物合成途径

第一节 腺垂体促性腺激素

一、促性腺激素

（一）概述

1. 生物化学 腺垂体分泌的促性腺激素（Gn）有促卵泡激素（FSH）和促黄体

生成激素(LH),二者均为糖蛋白激素,由蛋白质中心和糖链所组成。FSH 共有 204 个氨基酸,相对分子质量为 31.7 kD;LH 有 204 个氨基酸,相对分子质量为 33.7 kD。FSH、LH 均由 α 及 β 两条肽链,通过非共价键组合而成,并含有糖基,糖基部分通过共价键结合于肽链上的个别天冬酰胺残基、丝氨酸残基或苏氨酸残基。两肽链可拆分与重组。FSH、LH 与 TSH、HCG 的 α-肽链结构相同,而 β-肽链各有特征,从而决定上述各激素的功能特异性。血中 FSH 及 LH 与球蛋白结合而运转,半衰期分别为 170 min 和 60 min。

2. 生理作用 FSH 和 LH 作为下丘脑-垂体-性腺轴参与性腺内分泌功能的调控,二者通常协同作用。

(1) FSH:对男性 FSH 可刺激睾丸支持细胞发育,并促进产生一种能结合雄激素的蛋白,通过这种蛋白可使发育的生殖细胞获得高浓度的雄激素,促进生殖细胞发育和分化成为成熟精子。对女性,FSH 促进卵泡的早期成熟,并在 LH 的协同下促进卵泡的最后成熟;FSH 促进颗粒细胞增殖,卵泡生长、卵泡液分泌,在 LH 协同下,促进分泌雌激素及促进排卵。

(2) LH:对男性,LH 的主要作用是促进睾丸间质细胞增生,促进其合成和分泌睾酮,睾酮扩散入曲细精管,协同 FSH 促进精子成熟。对女性,LH 的作用主要是在卵泡期协同 FSH 促进卵泡的成熟、雌激素的合成和分泌,促进排卵和使排卵后的卵泡转变为黄体,促进间质的生长,并促进黄体合成和分泌孕激素与雌激素。

3. 分泌调节 Gn 的分泌受 GnRH、雌激素和雄激素的调控。

(1) 女性:Gn 的分泌既受下丘脑控制,也受雌激素反馈调节。下丘脑通过 GnRH 调节 FSH 和 LH 分泌,以调节性功能。血浆性激素对腺垂体分泌 FSH 和 LH 有正、负反馈调节。

负反馈:雌激素在卵泡期之早期,可抑制 FSH 和 LH 分泌;在黄体期,雌激素和孕激素分泌增加,二者共同作用,也抑制 FSH 和 LH 分泌。一般中等量的雌激素与孕酮持久作用,可发挥负反馈效应,这种抑制效应可通过抑制 GnRH 的合成与释放所致。雌激素亦可直接作用腺垂体,降低垂体促性腺细胞对 GnRH 的反应性。通过负反馈作用,可维持血浆性激素基础水平的相对稳定。

正反馈:在排卵前,卵泡分泌雌激素量迅速增加,致血浆雌激素大量增加,引起 LH 峰和排卵,FSH 也有所增高。通过正反馈,可调节 LH 的周期性释放和排卵。

(2) 男性:下丘脑分泌的 GnRH 刺激腺垂体分泌 LH 和 FSH 而促进睾丸合成和分泌睾酮,当血浆睾酮增加时,可反馈抑制 LH 分泌,但对 FSH 无作用,FSH 是通过刺激睾丸支持细胞分泌抑制素,经抑制素的反馈作用而使其自身的分泌受到抑制,由此调节雄激素的水平。

（二）正常参考值

FSH、LH 的正常值因性别和发育阶段不同而异（表 9-3）；正常月经周期的不同时期，血浓度也有很大差别（表 9-4）。

表 9-3　血清促性腺激素正常参考值($\bar{x}\pm S$)

发育时期	FSH(IU/L)		LH(IU/L)	
	男	女	男	女
儿童期	1.79±0.05	1.98±0.22	6.42±2.06	3.74±0.57
青春期	1.35±0.28	3.40±0.23	8.70±2.35	8.33±1.03
成年期	4.19±0.35	8.90±8.30	4.65±0.33	12.05±13.26
老年期	5.20±0.90	60.00±5.90	11.49±2.04	49.70±3.5

表 9-4　正常月经周期血清促性腺激素浓度

月经周期	FSH(IU/L)		LH(IU/L)	
	$\bar{x}\pm S$	实测范围	$\bar{x}\pm S$	实测范围
卵泡期	2.30±0.25	0.35~3.98	7.40±0.69	2.0~12.90
排卵期	10.50±0.91	3.13~19.40	47.10±4.00	21.60~92.00
黄体期	1.55±0.21	0.18~3.46	4.70±0.51	1.59~7.60

（三）LHRH(10 肽)激发试验

本试验主要基于 LHRH 能刺激腺垂体释放 LH 和 FSH，特别是 LH 的反应较 FSH 的反应快和明显的原理，用于检验垂体促性腺细胞的储备功能具有重要意义。

1. 方法　本试验可有多种方法，如：单次静脉推注法（2 h）、连续静脉点滴法（4 h）、静脉推注和脉冲式给药联合刺激等方法。目前临床常用的方法有两种：

（1）单次静脉推注法（2 h）　一次性静脉或皮下注射 LHRH 60~100 $\mu g/m^2$，于注射前和后 15 min、30 min、60 min、90 min、120 min 分别取血测定 LH 和 FSH。青春期对 LHRH 反应强度 LH＞FSH，注射后 15~30 min 达峰值，LH 峰值至少为基础值 2 倍，FSH 峰值常无明显规律。

（2）单次静脉推注法（1 h）　由于 LHRH 注射后 30 min LH 已达峰值，45~60 min 时 LH 浓度仍维持在峰值时的相似水平，因而只需在注射 LHRH 的 0 min、30 min、60 min 时 3 个点采血，所得测定值具有与上述传统试验方法相同的诊断意义。诊断青春期性早熟更进一步的简化试验为给 LHRH 后 30~60 min 内测定某一时间点的单一血样的 LH 水平，也可对真性性早熟进行确诊。

2. 结果分析

（1）正常反应：除正常青春期 LH 升高外，正常升高反应还见于体质性青春发育延迟。

（2）无 LH、FSH 峰值出现者，考虑青春前期或垂体病变。

（3）LH、FSH 峰值增高，可发生于真性性早熟、Turner 综合征（又称先天性性腺发育不全）、Kallmann 综合征（又称性幼稚嗅觉丧失综合征），偶尔可见于甲状腺功能减退。

3. 测量方法的差异　需要说明的是，中枢性性早熟（CPP）LH 激发峰值显著升高，但对诊断 CPP 的界定值因所用的测定方法不同而异：

（1）以多克隆抗体的放射免疫测定方法测定时，对于女性，LH 峰值＞12～15 IU/L 时，提示真性性早熟。FSH 的激发峰值低于 LH，且常无规律性，并可见于青春前期儿童；因此，FSH 激发值对真性性早熟的诊断意义不大。LH、FSH 激发峰值之比值（LH/FSH）＞0.66～1.0 对 CPP 诊断有意义，如 LH/FSH＜1 提示可能为单纯性乳房早发育。对于男孩，CPP 诊断值的报道有限，LH 峰值＞26 IU/L 时，提示真性性早熟。

（2）用免疫放射法测定，LH 峰值＞15 IU/L 时，提示真性性早熟。

（3）免疫化学发光法较前 2 种方法灵敏，LH 峰值＞6 IU/L，LH/FSH＞0.3时，已可提示真性性早熟。

LHRH 激发试验对 CPP 诊断至关重要，但有时阴性的结果也不能完全排除，因为在 CPP 极早期时，LHRH 激发试验可呈阴性结果，此时结合 E_2 水平可有参考诊断意义。因此，对可疑 CPP 者而 LHRH 激发试验呈阴性结果者应随访，对副性征发育持续进展者可在 3～6 个月后重复试验。

（四）临床意义

1. FSH、LH 增高　常见于性腺原发性病变，如卵巢功能早衰、性腺发育不全、原发性闭经、原发性性功能减退、曲细精管发育障碍、完全性（真性）性早熟。

2. FSH、LH 降低　主要见于垂体或下丘脑性闭经、不完全性（假性）性早熟。

3. 垂体瘤　如垂体 FSH 瘤或 LH 瘤以及 FSH/LH 瘤患者，因腺瘤类型不同，血清 FSH 和 LH 浓度呈不同类型的改变：FSH 瘤者主要表现为 FSH 增高，LH 可正常；LH 瘤者，LH 明显增高，FSH 降低；FSH/LH 瘤者，FSH 和 LH 皆增高。

4. 闭经　检测闭经妇女 FSH 和 LH 浓度，可对卵巢性闭经和垂体或下丘脑性闭经作出有效鉴别。一般认为低 LH（＜5 IU/L）较可靠地提示腺垂体分泌 Gn 功能不足；而高 FSH（＞40 IU/L）则较可靠地提示卵巢功能衰竭；如为高 FSH 伴高 LH，可确定为卵巢功能衰竭。如果血清 FSH、LH 均为异常低值或 FSH 在正常下限，LH 为异常低值，可诊断为垂体或下丘脑性闭经。

应用 LHRH 激发试验，可进一步区分垂体与下丘脑性闭经。兴奋试验表现为

LH 和 FSH 增高两峰时推迟,提示垂体储备功能良好,应考虑为下丘脑性闭经,如 LH 和 FSH 弱反应,提示垂体储备功能低,应考虑为垂体性闭经。综上所述,可联合分析多项指标对闭经的病变部位作出鉴别,见表 9-5。

表 9-5　闭经的病变部位分析

病变部位	GnRH	LH	FSH	E_2	LHRH 兴奋试验
下丘脑性闭经	↓↓	↓	↓	↓	LH 和 FSH 增高而反应迟缓
垂体性闭经	→	↓↓	↓↓	↓	LH 和 FSH 弱反应
卵巢功能衰竭	→或↓	↑↑	↑↑	↓↓	LH 和 FSH 无或弱反应

二、催乳素

(一) 概述

1. 生物化学　催乳素(Prolactin, PRL)是垂体嗜酸细胞分泌的一种蛋白质激素,相对分子质量为 21.8 kD,垂体分泌 PRL 有昼夜节律:入睡 1~1.5 h 后 PRL 开始上升,早晨 5~7 时达最高峰,醒后急剧减少,上午 10 时左右最低,呈脉冲式分泌。妇女妊娠期 PRL 水平升高,产后未哺乳者 2~4 d 即开始下降,4~6 周降至产前水平。产后哺乳者,第 1 周血清基础 PRL 仍高,产后第 2~3 周至 2~3 个月血清基础 PRL 较未孕妇女的高 1 倍。哺乳后 15~30 min 明显升高,可增至 10~20 倍。3 个月后基础 PRL 值同未孕妇女,而且在每次哺乳后的上升也不甚明显。新生儿血清 PRL 浓度与母体临产时的水平相仿,以后逐渐下降,约于 6 周后降至正常人水平。

2. 生理作用　PRL 无需通过靶腺即可直接引起生物效应。其主要生理作用是:促进乳腺生长发育和生乳;参与月经调节,促黄体分泌类固醇激素。在男性,PRL 可增强 LH 刺激睾丸产生睾丸酮,协助睾酮刺激前列腺和精囊生长和分泌。

(二) 正常参考值

女性血清 PRL 含量大于男性。据国内作者报道,正常成人男性测定值为 6.2~13.0 μg/L 至 5~25 μg/L 不等,女性为 9~14 μg/L 至 6~27 μg/L 不等,差异颇大。故各实验室应建立自己的正常参考值。应指出的是,影响 PRL 的因素较多,临床上若仅作单次测定,其意义不大,最好在不同时期分别多次检测,其价值方为可靠。

(三) 临床意义

1. 高 PRL 血症　血清 PRL 基础值>30 μg/L 时,临床称为高 PRL 血症。此症影响性功能,可导致育龄期妇女不孕,月经失调、闭经、溢乳等一系列症状。下列各种情况下均可出现高 PRL 血症。

(1) 下丘脑病变:侵犯正中隆突及垂体柄的器质性病变,如颅咽管瘤、结节病、动脉瘤、假性脑瘤、转移性肿瘤等；功能性障碍，如产后闭经-溢乳综合征时亦表现有高 PRL 血症。

（2）垂体病变：垂体催乳素瘤、垂体增生、垂体柄切除后、出血性蝶鞍综合征、肢端肥大症等。

（3）其他内分泌疾病，如甲状腺功能亢进、柯兴综合征、多囊卵巢等。

（4）产生异位 PRL 的非内分泌肿瘤，如肾癌、未分化支气管癌和个别的卵巢癌等。

（5）药物作用：雌激素、口服避孕药、氯丙嗪、奋乃静、可待因、甲睛咪胺等均可导致血清 PRL 基础值上升为高 PRL 血症。

（6）乳房疾病，如慢性乳腺炎、囊性乳腺炎、乳腺癌、男子乳房女性化等。

（7）神经刺激，包括皮肤和周围神经损伤（手术创伤和灼伤等）、骨髓病变、子宫切除和精神创伤。

2. 血清 PRL 降低　主要见于全腺垂体功能减退症和单一性 PRL 分泌缺乏症。

三、生长激素

（一）概述

1. 生物化学　生长激素（Growth hormone，GH）是腺垂体分泌的蛋白质激素。人生长激素是非均一的，其分子形式有多种，但以 191 个氨基酸组成的生长激素占多数（90%），相对分子质量为 21.8 kD，其氨基酸排列与 PRL 相似，因而生长激素有微弱的 PRL 作用。正常人每天生成生长激素约 5 mg，其半衰期为 20～30 min。

2. 生理作用　生长激素有强烈的促进生长作用。主要表现为促进骨骼、肌肉、结缔组织和内脏的生长。在幼年期，如果生长激素分泌过多，由于身体生长过快而成巨人症；如在成年后分泌过多，由于骨骺发育成熟，长骨纵行生长已不可能，但生长激素仍能使骨膜细胞分裂，使骨变粗向宽厚方向生长，尤以骨端和扁骨为著，以致出现形态特殊的肢端肥大症。相反，若幼年期生长激素分泌过少，则身体矮小而成侏儒症。

3. 糖、蛋白质和脂肪代谢　生长激素对糖、蛋白质和脂肪代谢都有明显影响，从而实现其促生长作用。

（1）糖代谢：生长激素有对抗胰岛素的作用，它抑制肌肉和脂肪组织利用葡萄糖、促进糖的异生使血糖升高，导致胰岛素分泌增多。如果生长激素长期增多，势必会使胰岛功能减退，引发糖尿病。

（2）脂肪代谢：生长激素有脂解作用，可使血浆游离脂肪酸的浓度升高，故能增加酮体生成。

(3) 蛋白质代谢：生长激素可使氨基酸加速进入细胞，促使 DNA 和 RNA 合成，因而也就增加了蛋白质的合成。

生长激素对机体代谢的影响，除其自身参与作用之外，它还能刺激体内产生被称为生长介素(Somatomedin,SM)的肽类因子(SM 亦称生长调节素，有 A、B、C 三种因子)。这类因子具有胰岛素样的作用，能够促进软骨中胶原和其他蛋白质合成。SM 主要由肝脏产生，肾和肌肉组织也可能有少量分泌。

(二) 检测方法与正常参考值

由于 GH 呈脉冲性分泌，两次脉冲分泌之间的血 GH 水平极低，因此任意一次取血测定 GH 水平对评价 GH 分泌状况毫无意义。必须经生理性或药理性激发后的 GH 水平才能用以评价 GH 分泌细胞的功能。对促生长素轴方面的激发试验检查可较准确了解垂体 GH 分泌状况以及是否存在 GH 抵抗等。此外，血胰岛素样生长因子 I(IGF-I)浓度依赖于 GH 水平，测定血 IGF-I 水平可间接反映 GH 分泌状态。

GH 激发试验主要有生理性和药理性两种，生理性 GH 激发试验又有深睡眠试验和运动试验：

1. 深睡眠试验　　GH 在夜间入睡后分泌增加，尤其在Ⅲ、Ⅳ相慢波睡眠状态下 GH 分泌达高峰，因此可于夜间睡眠状态下动态观察 GH 分泌的频率、脉冲强度及平均 GH 浓度等指标。

(1) 方法：患儿连续两晚留宿于安静、利于入睡的室内，在第二晚开始本项试验。睡前采血一次，自然入睡后监测脑电图记录睡眠状态，并每 20～30 min 采血一次测定 GH，共历时 12 h，计算平均 GH 浓度，或于入睡后 30 min、60 min、90 min 各采血一次测定 GH 水平。

(2) 评价：① 60%～70%正常儿童入睡后 GH 峰值超过 10 μg/L。GH 峰值低于 3 μg/L 常提示有 GH 分泌不足。② 正常儿童 GH 脉冲频度约 6～10 次，其中至少 4 次以上 GH 脉冲幅度≥10 μg/L，脉冲频数少或幅度低，提示 GH 分泌不足。③ 12 h 平均 GH 浓度可根据正常儿童参考值评估(表 9-6)。12 h GH 平均浓度测定对于 GH 神经分泌功能紊乱所致生长迟缓有诊断意义。但存在操作繁琐、患儿较难配合、采血量多的缺点。

表 9-6　夜间 12 h 血 GH 平均浓度(μg/L)

Tannar 分期	男	女	Tannar 分期	男	女
Ⅰ	2.7±1.8	2.8±1.3	Ⅳ	3.6±0.6	6.9±3.1
Ⅱ	3.3±1.7	4.2±3.3	Ⅴ	4.5±3.0	3.0±1.9
Ⅲ	5.9±2.8	6.8±3.5			

2. 运动试验　原理为运动可通过激发肾上腺素能神经递质分泌而介导 GH 分泌增加。

（1）方法：空腹 4 h。运动前采血测基础 GH 并记录基础心率。激烈运动 10～20 min（快速跳跃、翻滚、跑步、踏车或上下楼梯，要求心率在 120 次/min 以上）后即刻、20 min、40 min 分别采血测定 GH 浓度。

（2）评价：80%～90% 正常儿童运动后 GH 峰值＞6 μg/L，GH 峰值＜5 μg/L 提示 GH 缺乏。

（3）意义：如以运动试验作为生长激素缺乏症（GHD）诊断标准，运动量不足情况下 20%～30% 正常儿童可因 GH 峰值低而被误诊为 GHD（即 20%～30% 假阳性率），因此目前此项目只作为筛查试验而不宜作为 GHD 的确诊依据。

3. 药理性 GH 激发试验　药理性激发试验有多种药物（表 9-7），神经递质可影响生长激素释放激素（GHRH）或生长抑素（SS）释放，从而影响 GH 分泌，因此可采用药物人为激发 GH 分泌以评估 GH 分泌状态。

（1）方法：于清晨空腹进行。激发前一晚开始禁食，大于 2 岁至少空腹 8 h，小于 2 岁至少空腹 6 h，试验全过程禁食。激发药物可选择可乐定、左旋多巴、吡啶斯的明、吡啶斯的明联合左旋多巴口服或胰岛素、精氨酸、人工合成 44 肽或 29 肽 GHRH 静脉给药。给药前采血一次，用作测定 GH 基础值，然后于给药后特定时间多次采血测定 GH 水平。

GHRH 激发于注射后 15 min、30 min、45 min、60 min 采血。

精氨酸需以蒸馏水或生理盐水稀释成 10% 溶液，在 30 min 内静脉滴注完毕；自滴注完毕开始每 30 min 采血一次直至滴注完毕后 120 min。

胰岛素激发试验过程中需要同时检测血糖，以血糖降至 2.2 mmol/L 或至基础值 50% 以下为有效激发，血糖无明显下降者其 GH 激发值诊断意义不大。

表 9-7　常用的 GH 激发药物

用药途径	药物名称	用药剂量
静脉	胰岛素（Ins）	0.05～0.1 U/kg
	精氨酸（ARG）	0.5 U/kg，以生理盐水稀释至 10%，30 min 内滴完
	GHRH	1 U/kg
	可乐定（CLO）	4 U/kg
口服	左旋多巴（L-DOPA）	10 U/kg
	吡啶斯的明（PD）	1 mg/kg

（2）评价：任一次 GH 激发峰值≥10 μg/L 为正常。单独两次不同 GH 激发峰值均＜10 μg/L 为 GHD，＜5 μg/L 为完全性 GHD，5～10 μg/L 之间为部分性

GHD;但是,对激发峰值在 $7\sim10~\mu g/L$ 者,应注意与特发性矮身材鉴别。

(3) 意义:① 药理激发试验是目前实验室诊断 GHD 的主要手段,但 GH 激发峰值截断值是人为划定,因存在对激发反应个体特异性、药物之间激发效能差异等因素,任何 GH 激发试验均存在一定假阳性与假阴性。因此 GH 激发试验不是"金标准",其结果必须结合生长速率或生长趋势、血 IGF-I 水平综合判断。② 因药物激发效能直接影响诊断的准确性,可多种药物联合使用以增强激发作用,如 GHRH+精氨酸、可乐定+左旋多巴、吡啶斯的明+GHRH 等。对儿童,吡啶斯的明的 GH 激发作用较强。吡啶斯的明加左旋多巴联合激发分别通过 GHRH、SS 途径作用,激发作用甚至优于胰岛素,且方便、安全,因此更适合儿童使用。③ GHRH 激发试验对于下丘脑垂体通路病变而垂体分泌功能正常类型的 GHD 易于漏诊。④ 为减少假阳性,甲状腺功能低下者应补充甲状腺素后再作试验。疑为体质生长和青春发育延迟者,应在激发前给予性激素预充,男孩在试验 3 天前肌注一次丙睾酮 100 mg,女孩连续两天给予炔雌醇 $40~\mu g/m^2 \cdot d$。⑤ 胰岛素激发试验中应注意低血糖的危险性。尤其有低血糖发作癫痫史者更应慎重。

4. 血 IGF-I 及 IGF-BP3 测定 血 IGF-I 及 IGF-BP3 水平与 GH 分泌状态有依赖关系,可间接反映垂体 GH 分泌功能。

(1) 方法:任意时间单次采血清 IGF-I、IGF-BP3。

(2) 评价:用同一方法检测,IGF-I 或 IGF-BP3 低于与性别、年龄、青春发育期匹配的正常人群均值的 $-2SD$ 以下提示有 GH-IGF$_s$ 轴异常。如 GH 激发峰值同时低于正常,提示 GHD。如 GH 激发峰值正常或高水平,提示 GH 抵抗。

(3) 意义:① 操作简便,适合儿童初步筛查 GH-IGF$_s$ 轴功能,与 GH 激发试验结合可作为 GHD 的确认依据。② IGF-I、IGF-BP3 单独用于诊断 GHD,特异性高而敏感性较低。IGF-I、IGF-BP3 水平均低于正常者,GHD 可能性大,但正常者不能排除 GHD。近年有学者提出以 IGF-I 或 IGF-BP3 测定结合一次 GH 药物激发试验诊断 GHD 准确性较高,可推荐替代以往传统的进行两次 GH 激发实验的做法。③ IGF-I 水平可受性别、年龄、青春期和营养等影响,应根据实验室所采用的检测方法及与之匹配的正常参考值评估。④ IGF-I、IGF-BP3 水平降低,除 GHD 外尚需排除甲状腺功能低下、营养不良等疾病。

5. 血生长激素结合蛋白测定 生长激素结合蛋白(GHBP)由肝脏 GH 受体(GHR)胞外部分衍化而来,因此血中 GHBP 活性能反映体内 GHR 浓度,对筛查是否存在 GH 抵抗有意义。

(1) 方法:任意时间一次性采血测定 GHBP 水平。

(2) 评价:根据实验室建立的检测方法及正常参考值范围评价。GHBP 减低在排除了肝硬化、肾功能不全、重度营养不良疾病基础上,提示存在 GHR 缺陷或

GH抵抗。

6. 葡萄糖抑制GH分泌试验　试验前一日晚餐后禁食,当日空腹采血后口服葡萄糖100 g,之后30 min、60 min、120 min、180 min取血测定血清GH。正常人口服葡萄糖后60~120 min,GH浓度降至最低点,服糖后男性<2 μg/L,女性<3 μg/L;若>5 μg/L则为异常。

生长激素分泌有明显的昼夜节律性,其变化程度与年龄有关,成人最为明显。每天晚上10时至午夜到达高峰,白昼血中GH浓度很低。由于影响因素较多,故应严格规定标本的采集条件,并应建立自己实验室的正常参考值。一般检测基础值的采血条件是:受试者避免剧烈运动,于早餐后30~60 min采血(表9-8)。

文献报道:18~50岁同性别不同年龄组间无差别,而同年龄组不同性别间差别明显,女性GH值高于男性(表9-9)。

表9-8　血清GH正常参考值

作者	例数	血清GH值(μg/L)	
		$\bar{x}\pm S$	实测范围
杨丽珠	100	2.48±1.90	0.72~11.50
孙克诚	272	2.62±1.79	0.08~16.50
董淑亭	40	3.66±1.09	
林祥通等	102	1.2(男中位数)	0~19.3
		2.1(女中位数)	0~27.1

表9-9　不同性别正常人血清GH值

组别	性别	例数	血清GH值(μg/L)	
			$\bar{x}\pm S$	实测范围
基础值	男	62	0.34±0.30	<0.20~1.60
	女	62	0.83±0.98	<0.20~3.60
空腹值	男	33	2.82±6.87	<0.20~31.5
	女	37	9.95±13.80	<0.20~45.0

(三) 临床意义

GH的放射免疫分析主要用于GH过多症及GH缺乏症的诊断和疗效观察。

1. GH过多症　血清空腹GH值上升超过正常上限值就应考虑为GH过多综合征,儿童期表现为巨人症,成年期表现为肢端肥大症,个别病人血清GH可高达100 μg/L。这类病人葡萄糖抑制试验结果大多不受抑制,或虽有抑制但GH值仍明显高于正常水平。

2. GH缺乏症　见于垂体性侏儒症、垂体前叶功能减退症、席汉氏病患者。由于垂体分泌不足,血清 GH 值低下,常需 GRF 兴奋试验来进行诊断。由于 GRF 能特异性地促进 GH 释放,而不影响垂体其他激素分泌,且无副作用,比胰岛素低血糖、左旋多巴试验及胰高血糖素试验更为安全可靠。Wood 等 GRF 兴奋试验的方法为:给 GRF 前 45 min 内每 15 min 采血测基础 GH 值,然后静脉注射 GRF 100 μg,在 0 min、30 min、60 min 分别取血测 GH。垂体病变者可为正常或延迟反应。GRF 兴奋试验也用于了解肢端肥大症的病变活动状态,并有助于病因诊断和疗效观察。Wood 等人根据在肢端肥大症组病人做得的结果,将病人分为 A、B 两组:A 组,注射 GRF 后 GH 升高与正常人相似,口服葡萄糖后 GH 分泌至少可以抑制 20%,提示病变处在相对静止状态或活动减弱;B 组,在注射 GRF 后 GH 升高反应比正常幅度大,时间长,口服葡萄糖后 GH 分泌不被抑制,甚至呈反应性增高,提示病变处在活动状态。异位分泌 GRF,如胰岛细胞瘤及类癌等所致的肢端肥大症,因为垂体 GH 细胞已长久处于最大刺激状态,故对 GRF 试验可不反应,这有助于与由垂体腺瘤引起的肢端肥大症相区别。肢端肥大症患者在手术切除肿瘤后 5 天,GRF 兴奋试验即可恢复正常;如仍持续异常,则提示手术不彻底或复发,故 GRF 兴奋试验对判断手术疗效也有一定价值。

第二节　神经垂体激素

所谓的神经垂体激素是指在下丘脑室旁核神经元细胞体、下丘脑视上核神经元细胞体产生而贮存于神经垂体的催产素与抗利尿激素(升压素),化学结构都是 9 肽,催产素与抗利尿激素只是第 3 位与第 8 位的氨基酸残基有所不同(图 9-2)。

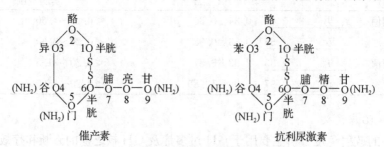

图 9-2　催产素与抗利尿激素的结构示意图

一、催产素

(一)概述

催产素(Oxytocin,OXT)是神经垂体释放的一种 9 肽激素。OXT 主要由室旁核神经细胞体合成随即与载体蛋白结合,再形成有被膜的囊泡,囊泡沿轴突流向神经垂体,贮存在膨大的神经末梢,受刺激时经细胞分泌作用释放入血。

OXT对平滑肌有刺激作用,能引起子宫体肌肉强烈收缩,子宫颈却不受影响,仍保持松弛状态,故能催产,而且也有利于产后子宫收缩,减少出血。OXT的另一重要作用是刺激哺乳期乳腺的腺泡肌上皮细胞,导致射乳反射。由于结构相近似,OXT尚有一定的抗利尿激素(ADH)活性。药用剂量的催产素可使FSH、肾上腺皮质类固醇及催乳素分泌增加。

(二)正常参考值

孕妇血清催产素含量为(17.4±4.8)ng/L(妊娠7～14周,催产素随孕期增加而增加,由<1 ng/L渐增至27 ng/L);足月妊娠时,羊水催产素含量为375 ng/L,分娩时为695 ng/L。

(三)临床意义

妊娠高血压综合征时催产素增高;先兆早产者血中催产素明显增高,可达58.5 ng/L以上;急性肝炎、慢性活动性肝炎及慢性迁延性肝炎者,由于肝细胞受损,肝脏灭活催产素的能力降低,其血清催产素也可增高。

二、抗利尿激素

(一)概述

抗利尿激素(Antidiuretic hormone,ADH)主要由下丘脑视上核神经细胞分泌的一种9肽神经肽,分泌后即与载体蛋白结合,沿轴突运送并贮存在垂体后叶,根据机体的需要而释放入血。ADH又称升压素或加压素,但实际上几乎没有收缩血管而致血压升高的作用,对正常血压调节没有意义。该激素的抗利尿作用十分明显,因此称为抗利尿激素。但在失血情况下由于ADH释放较多,对维持血压有一定的作用。

抗利尿激素的主要生理作用是增加肾远曲小管和集合管对水的重吸收,减少水排泄,从而保持体液渗透压的稳定和维护正常体液容量。较大量的抗利尿激素能收缩血管平滑肌,增加血压,并降低内脏血流量和门静脉压。另外,抗利尿激素可作用于致密斑,抑制肾素分泌;能激活血浆磷脂酶,增加花生四烯酸的释放而促进前列腺素的合成。由于结构上与ACTH释放因子相似,抗利尿激素还具有较强的释放ACTH的活性。

ADH的分泌受以下因素影响:

1. 渗透压　下丘脑视前区的渗透压感受器,对细胞外液渗透压的改变很敏感,渗透压增加时,渗透压感受器刺激加强,抗利尿激素分泌增加;反之,当细胞外液呈低渗时,抗利尿激素的分泌受到抑制。在生理情况下,调节抗利尿激素最敏感的因素就是血浆渗透压的变化。

2. 血容量　血容量感受器位于左心房和肺静脉,血容量过多时,心房及肺静脉内压增高,容量感受器兴奋,神经冲动由迷走神经传导至下丘脑抗利尿激素分泌细胞,反射性抑制抗利尿激素的分泌,引起利尿而恢复正常血容量;反之,当血容量降低时,心房及肺静脉内压降低,可反射性地使抗利尿激素分泌增加。容量感受器不如渗透压感受器敏感,血容量改变7%～10%才能明显引起抗利尿激素的分泌与释放。

3. 血压　血压降低时,位于颈动脉窦和主动脉弓等处的压力感受器所受刺激减弱,可反射性地引起抗利尿激素的分泌,促使水的重吸收增加,有利于血容量和动脉血压恢复。

4. 其他　情绪刺激、疼痛可引起抗利尿激素释放增加;某些药物,如尼古丁、吗啡、巴比妥类、长春新碱、安妥明和氯磺内脲等,有兴奋抗利尿激素释放的作用;而苯妥因、可乐亭和氯丙嗪等则有抑制抗利尿激素释放的作用。

(二) 正常参考值

血浆中抗利尿激素呈游离型,正常人血浆中浓度生理差异较大。国内报告其正常参考值为(13.5±6.2)ng/L 及(11.6±4.8)ng/L。

(三) 临床意义

1. 中枢性尿崩症　由于下丘脑抗利尿激素合成、分泌障碍,血浆抗利尿激素水平降低,病人出现多尿和烦渴等症状。

2. 肾性尿崩症　由于肾脏对 ADH 无反应或反应减弱所致。其病因复杂,有先天性、继发性以及其他病症所致。

(1) 先天性肾性尿崩症是一种少见的遗传性疾病,由肾小管对抗利尿激素的作用不敏感引起。

(2) 继发性肾性尿崩症可继发于多种疾病导致的肾小管损害,如慢性肾盂肾炎、阻塞性尿路疾病、肾小管性酸中毒、肾小管坏死、淀粉样变、骨髓瘤、肾脏移植与氮质血症。上述病症可导致慢性肾功能不全,对抗利尿激素分解代谢降低,慢性肾衰患者血浆抗利尿激素浓度较正常人高。慢性肾衰患者出现的夜尿、多尿和烦渴,乃是内髓结构破坏、血流改变,髓袢升支粗段氯化钠运转受阻,残存肾小球的强制性溶质利尿,以及集合管对抗利尿激素反应的敏感性降低等综合因素引起尿浓缩功能障碍的结果。

(3) 电解质紊乱,如高血钙、低血钾可影响尿浓缩功能。这可能与高血钙或低血钾可刺激前列腺素 E 的合成而拮抗抗利尿激素作用有关。

(4) 其他因素,如心功能衰竭时,由于压力感受器的激活导致副交感传入张力降低,抗利尿激素释放增加,病人血浆抗利尿激素水平升高。

3. 抗利尿激素过多症候群　是指在无生理性兴奋抗利尿激素分泌的条件下（如血浆渗透压增高、有效血容量减少等），机体产生抗利尿激素过多而引起的低血钠、高尿钠、尿渗透压增高等一系列症候，此类病人分解代谢降低，出现上述慢性肾功能不全的表象。

第三节　雄激素

雄激素由睾丸产生；在女性，雄激素主要由肾上腺皮质分泌，卵巢亦能分泌少量睾酮。睾酮的主要功能为刺激雄性副性器官使其发育成熟，维持正常性欲，促进精子发育成熟，促进蛋白质的合成与骨骼肌的生长，使肌肉发达；抑制体内脂肪增加，刺激红细胞的生成和长骨的生长；促进第二性征的形成。雄激素还具有刺激食欲，减少尿氮排出等作用。

雄激素是 C-19 类固醇激素。具有雄激素活性的类固醇有多种，主要有睾酮（Testosterone，T）、雄烯二酮（Androstenedione，ASD）、去氢表雄酮（Dehydroepi-androsterone，DHEA）和雄酮（Androsterone）四种。其中睾酮的活性最强，是雄烯二酮的 5～10 倍，是去氢表雄酮的 25～50 倍。

一、睾酮

（一）概述

1. 生物化学　睾酮的化学分子式为 $C_{19}H_{28}O_2$，化学结构式见图 9-1。男性血浆约 95% 为睾丸间质细胞所分泌，其余的来自肾上腺皮质；正常男子每天分泌睾酮 4～9 mg，血浆浓度为约 6 $\mu g/L$。女性血浆睾酮不足 0.5 $\mu g/L$。

血浆中具有代谢活性的睾酮仅约 2%；其余的与蛋白质结合而运转，其中 60% 与白蛋白结合，40% 与 β-球蛋白结合。这种球蛋白是由肝脏产生的一种循环固醇类结合球蛋白，也可结合雌激素，故通常将其称为性激素结合球蛋白（Sex hormone binding globulin，SHBG）。睾酮主要在肝脏灭活，除少数（5%）被彻底氧化外，大部分经还原或结合，以 17-氧类固醇结合型由尿排出，少量经胆汁排泄。

2. 生理作用　睾酮进入靶细胞后先与胞质内的受体结合，随后再转移至核内，产生生物效应。在某些细胞内，睾酮需转变为二氢睾酮后，才能发挥作用。睾酮的主要生理作用表现在以下几个方面：

（1）刺激内生殖器的生长与苗勒氏管（Mollerian）分化，在 FSH 的协同作用下促进精子的形成和成熟。

（2）刺激并维持正常的男性第二性征。

（3）促蛋白质合成作用，特别是肌肉和骨骼以及生殖器官的蛋白质合成，从而使尿氮减少，呈现正氮平衡。这种作用在妇女和儿童表现尤为突出。

（4）促进骨基合成增加，有利于钙盐沉着，故能促进骨骼生长。

（5）增加肾脏促红细胞生成素的制造，从而刺激红细胞的生成。

（二）正常参考值

正常成人参考值见表 9-10。放射免疫分析检测睾酮浓度，各家报道的正常值虽略有些差别，但总的规律是：正常男性 20～50 岁浓度最高，11 岁以前和 50 岁以后正常值相对较低，其中老年男性和妇女绝经后浓度降低较明显。血浆睾酮水平存在昼夜差别：上午 8～11 时最高，午夜 2 时最低。

表 9-10　血浆睾酮正常值

性　别	n	浓度（$\mu g/L$）	
		$\bar{x}\pm S$	范围
男（20～50 岁）	12	5.70±1.56	3.60±9.10
女（20～50 岁）	16	0.59±0.22	0.21±0.91

（三）临床意义

各种导致睾酮合成、分泌和代谢紊乱的疾病，均可出现睾酮浓度异常变化，故测定血、尿或唾液中的睾酮浓度有助于临床诊断及研究，对探讨避孕药的药理作用也有重要价值。

1. 睾酮浓度增高　常见于睾丸良性间质细胞瘤、先天性肾上腺皮质增生症（21-羟化酶和 11-羟化酶缺陷）、真性性早熟、男性假两性畸形、女性男性化肿瘤、多囊卵巢综合征、皮质醇增多症和应用促性腺激素、肥胖以及晚期孕妇，血中睾酮浓度皆可增高。

2. 睾酮浓度降低　男子性功能低下、先天性曲细精管发育不全、原发性睾丸发育不全性幼稚、高催乳素血症、垂体功能减退、系统性红斑狼疮、甲低、骨质疏松、隐睾炎、男子乳房发育等均可见睾酮水平降低。

二、双氢睾酮

（一）概述

双氢睾酮（Dihydrotestosterone，DHT）在男性的产生率约 300 $\mu g/d$，女性约 50～70 $\mu g/d$。睾酮在某些器官（如前列腺）的组织细胞内，被 5α 还原酶还原生成双氢睾酮。双氢睾酮的血浆含量远较睾酮低（正常人血浆睾酮与双氢睾酮比值，男性为 10:1，女性为 3:1）。因睾酮在某些细胞内只有转化为双氢睾酮之后才能发挥其活性,且活性比睾酮大 2～3 倍,故 DHT 可能是这些细胞内真正的雄激素。因此检测双氢睾酮具有实用价值。

（二）正常参考值

1. 血浆:儿童,0.24 nmol/L(0.07 μg/L);

　　　　　男性,2.1～10.3 nmol/L (0.6～3.0 μg/L);

　　　　　女性,0.3～1.4 nmol/L(0.0 1～0.4 μg/L)。

2. 精液:(19.2±7.7)μmol/L[(5.57±2.25)μg/L]。

（三）临床意义

双氢睾酮增高见于前列腺肥大症,女子多毛症、多囊卵巢综合征。女性外阴硬化性苔藓患者的双氢睾酮值降低,少精、精子活动度减弱者双氢睾酮明显降低。

前列腺癌患者肿瘤组织的双氢睾酮检测有助于判断预后。Geller 报道 32 例晚期前列腺癌患者中,24 例双氢睾酮>2.25 ng/g 肿瘤组织,经治疗后平均缓解间歇期为 24 个月,而 8 例双氢睾酮<2.0 ng/g 肿瘤组织的患者,平均缓解间歇期仅为 9.75 个月。说明双氢睾酮<2.0 ng/g 肿瘤组织的患者,其平均缓解间歇期显著缩短($P<0.01$)。

第四节　雌激素

雌激素(Estrogen)主要是卵巢卵泡在生长发育过程中由颗粒细胞层及卵泡内膜层分泌,在排卵期达高峰。肾上腺皮质和睾丸也有少量分泌。妇女妊娠时,胎盘则是分泌雌激素的主要组织。雌激素是 18C 类固醇激素,与其他类固醇不同之处是其 A 环为酚,故具有酸性。具有雌激素活性的类固醇主要有雌二醇(Estradiol,E_2),雌三醇(Estriol,E_3)和雌酮(Estrone,E_1)三种,其中雌二醇的活性最高,雌酮次之,雌三醇最弱。

雌激素在血中约 70% 与 SHBG 结合而运转,25% 与白蛋白结合,其余为游离型。雌激素在肝脏降解,雌二醇就是在肝脏经羟化酶的作用而降解为雌三醇和雌酮的。故一般认为只是雌二醇才是卵巢实际分泌的天然雌激素。雌激素的降解产物大部分与葡萄糖醛酸(或硫酸)结合经肾排出。

一、雌二醇

（一）概述

1. 生物化学　雌二醇的化学分子式为 $C_{18}H_{24}O_2$;有 α,β 两种类型,化学结构式见图 9-1;α 型生理作用强。在妊娠期,母体及胎儿血中 DHEA 在胎盘组织内转化为 E_2 和 E_1,产生 E_2 的大量基质是 DHEA 硫酸盐。E_2 的主要降解部位在肝脏,主要降解产物为 E_3。其降解产物最终与葡萄糖醛酸(或硫酸)结合经肾排出,也有极少量经胆汁由肠道排出。在妊娠晚期,尿中雌激素总量的 90% 为 E_2。

2. 生理作用 雌二醇促进青春期女性外生殖器、阴道、输卵管的生长和发育;促进卵泡发育而在周期性排卵控制中起核心调节作用。它还促进并维持正常女性的副性征;增强阴道对细菌的抵抗力;此外,雌二醇对蛋白质、糖、脂类、水和电解质平衡,以及对钙磷代谢均有重要影响;对中枢神经和垂体有正、负反馈调节作用。

(二) 正常参考值

血清雌二醇:

1. 男性

青春期前为(112.08±24.29)pmol/L[(32.3±7)ng/L];

成年为(173.55±55.52)pmol/L[(50±15)ng/L];

老年为(86.75±17.35)pmol/L[(25±5)ng/L]。

2. 女性 女性血清雌二醇水平在不同期有较大变化,绝经期<86.77 pmol/L(<25 ng/L);其他各期参见表 9-11。

表 9-11 女性各期 E_2 正常参考值[pmol/L(ng/L)]

分　期	卵泡期	排卵期	黄体期
青春期	124.92±21.51 (36.0±6.2)	204.73±52.05 (59.0±15.0)	229.02±25.33 (66.0±7.3)
成年期	166.56±31.23 (48.0±9.0)	1224.91±628.07 (353.0±181.0)	801.57±270.66 (231.0±78.0)

(三) 临床意义

1. 正常妊娠 雌二醇轻度升高,胎盘娩出后急剧下降。

2. 异常妊娠 双胎或多胎妊娠以及糖尿病孕妇,雌二醇大多升高;妊娠高血压综合征重症患者雌二醇较低,若雌二醇特别低,则提示胎儿宫内死亡的可能性,宜结合其他检查予以确定,以便及时处理;无脑儿雌二醇降低;葡萄胎时,雌二醇低落,尿中雌二醇含量仅为正常妊娠者的 1%~12%。

3. 雌二醇值增高的病理病因

(1) 卵巢疾患:卵巢颗粒层细胞瘤、卵巢胚瘤、卵巢脂肪样细胞瘤、性激素生成瘤等,均表现卵巢功能亢进,雌二醇分泌量增加。

(2) 心脏病:心肌梗死、心绞痛、冠状动脉狭窄。

(3) 其他:系统性红斑狼疮、肝硬化、男性肥胖症。

4. 雌二醇降低的病理病因

(1) 卵巢疾病:卵巢缺如或发育低下,原发性卵巢衰竭、卵巢囊肿。

(2) 垂体性闭经或不孕。

(3) 其他:甲低或甲亢、柯兴氏综合征、阿狄森氏病、恶性肿瘤、较大范围的感染、肾功能不全、脑及垂体的局灶性病变等,均可使血浆雌二醇降低。

二、雌三醇

(一) 概述

雌三醇是生物活性低于雌二醇的雌激素,也具有促进和调节女性器官生长发育,促进和维持副性征等生理作用。一般认为非孕期的雌三醇仅是雌二醇的代谢产物。童年期尿中雌三醇含量很少,成人男子尿中雌三醇排量比较恒定,主要来自肾上腺和睾丸。孕妇血、尿的雌三醇均明显高于非孕妇女,晚期妊娠妇女尿雌三醇排量可以为非孕期的 1 000 倍。孕期雌三醇绝大部分(约 90%)来自胎儿-胎盘。孕妇血中的游离雌三醇通过三个途径自血中清除:一是在母体肝内与葡萄糖醛酸(或硫酸)相结合,经肾脏直接滤入尿中排出;二是在肝内结合的雌三醇约 25% 进入胆囊而达到小肠,大部分再吸收,小部分由粪便排出;三是通过胎盘的渗透,或经过胎儿肾脏进入羊水。故不仅可检测血中雌三醇含量,亦可检测尿及羊水中的雌三醇含量,用以反映胎儿-胎盘功能。

(二) 正常参考值

1. 血清总 E_3(RIA)　男性:(0.24 ± 0.17)nmol/L;女性:(0.31 ± 0.19)nmol/L;孕妇随妊娠周期而升高:26 周为 (15.75 ± 1.74)nmol/L,35 周上升为 (35.26 ± 7.95)nmol/L,41～42 周达高峰值 (56.39 ± 11.00)nmol/L,43 周后逐渐下降。羊水、尿 E_3 水平较血清高,>75 nmol/L,而 <15 nmol/L 提示胎儿危险。

2. 血清游离 E_3(发光法)　孕妇随妊娠周期而升高:26～28 周 >4.1 mg/L;29～32 周 $7.4～8.5$ mg/L;33～36 周 $9.3～13.7$ mg/L;37～38 周 $16.7～23.7$ mg/L;39～40 周 $17.7～25.4$ mg/L;>40 周 $19.3～30.0$ mg/L。

(三) 临床意义

1. 监测胎盘功能　胎盘功能不良,胎盘硫酸脂酶缺乏症以及妊娠高血压综合征影响子宫胎盘血液循环者,均可导致雌三醇值下降。一般说来,孕周>42 周的孕妇,其胎盘功能逐渐减退,每周检测雌三醇浓度 2～3 次,将有助于临床随时发现问题。如雌三醇持续高水平,可等待自然分娩;当雌三醇值降低,则反映胎儿-胎盘功能已趋向不良,胎儿随时可发生宫内意外,临床应及时引产或进行剖宫产。

2. 监护高危妊娠　定期动态检测孕妇血或尿液雌三醇含量,可帮助估计孕期:雌三醇继续上升,提示妊娠未足月;若几次检测均在同一水平,提示为足月妊娠;如测定值逐步下降则常为过期妊娠;明显降低,提示胎儿宫内窒迫,临床应严密监测胎动、胎心等指标,并针对实际情况积极采取相应措施;血浆雌三醇含量<2 mg/L,则胎儿宫内死亡的可能性很大。

3. 协助诊断胎儿疾病 胎儿宫内生长发育迟缓、因孕妇吸烟过多或营养不良而影响胎儿发育者,雌三醇下降;胎儿先天性肾上腺发育不全或因无脑儿等畸形影响肾上腺功能者,雌三醇下降,仅为正常值的10%左右。

4. 其他疾病 冠心病、肝硬化等疾病时,雌三醇含量增高。

第五节 孕激素(孕酮)

人体内具有孕激素活性的类固醇虽有多种,但真正的孕激素是孕酮(Progesterone,P)。月经周期正常的妇女,孕酮首先来自卵巢,发育卵泡的泡膜细胞产生一定量的孕酮,在排卵前形成一个小的峰值,每天产生2～3 mg;排卵后,泡膜细胞和颗粒黄体细胞分泌更多的孕酮,上升为每天20～30 mg,经延伸入黄体的微血管输入大循环,在黄体期产生分泌高峰。妊娠时,孕酮主要由胎盘合体细胞滋养层利用胆固醇合成并分泌。男性的孕酮主要来自肾上腺,具有稳定的低水平。

一、孕酮的理化特性与作用

(一) 生物化学

孕酮又名黄体素、黄体酮;分子式为$C_{21}H_{30}O_2$,相对分子质量为314.47 D。分子结构式见图9-1。孕酮主要在肝脏中降解,转变为孕羟二醇、孕醇酮及孕二醇后与葡萄糖醛酸结合,再由尿、胆汁和粪便排出,有少量孕酮可随乳汁排出。

(二) 生理作用

1. 对子宫的作用 孕酮可促进子宫内膜增厚,使其中的血管和腺体增生并引起分泌以便使受精卵着床。与此同时,它又能降低子宫对催产素的敏感性,减少前列腺素的生成,降低母体的免疫排斥反应,维持正常妊娠。

2. 对乳腺的作用 在雌激素影响的基础上,促进乳腺腺泡与导管的发育,并在受孕后为泌乳准备条件。

3. 对黄体的作用 孕酮对黄体功能有直接调节作用。

4. 致热作用 正常妇女排卵后,基础体温可升高0.5～1.0℃,并在黄体期维持此水平,这就是孕酮的致热作用。临床上常将这种基础体温的变化作为判断排卵期的一个标志。

5. 其他作用　孕酮对丘脑下部的负反馈作用,可影响脑垂体促性腺激素的分泌。孕酮还可使血管和消化道平滑肌松弛。

从以上的功能可以看出,雌激素的作用主要是促使女性生殖器和乳房发育,而孕激素则是在雌激素作用的基础上,进一步促进它们的发育,为妊娠准备条件,两者之间有协同作用;另一方面,从子宫的收缩,输卵管的蠕动,子宫颈黏液的变化,阴道上皮细胞角化和脱落,以及钠和水的排泄等方面来看,雌激素与孕激素又有拮抗作用。

二、正常参考值

男性血中孕酮含量为$(0.48\pm0.17)\mu g/L$。女性正常月经周期的不同阶段其含量差别较大,卵泡期为$(0.79\pm0.4)\mu g/L$;排卵期为$(2.05\pm1.11)\mu g/L$;黄体期为$(13.59\pm4.25)\mu g/L$;绝经期$<1.0\ \mu g/L$。妊娠期孕酮的参考值见表9-12,旧转换为新乘上系数3.12)。

表9-12　妊娠期孕酮参考值

孕　　期	标　　本	旧制单位正常值	法定单位正常值
孕7周	血清	$(24.5\pm7.6)\mu g/L$	$(76.4\pm23.7)nmol/L$
孕8周	血清	$(28.6\pm7.9)\mu g/L$	$(89.2\pm24.6)nmol/L$
孕9～12周	血清	$(38.0\pm13.0)\mu g/L$	$(118.6\pm40.6)nmol/L$
孕13～16周	血清	$(45.5\pm14.0)\mu g/L$	$(142.0\pm43.7)nmol/L$
孕17～20周	血清	$(63.3\pm14.0)\mu g/L$	$(197.5\pm43.7)nmol/L$
孕21～24周	血清	$(110.9\pm35.7)\mu g/L$	$(346.0\pm111.4)nmol/L$
孕25～34周	血清	$(165.3\pm35.7)\mu g/L$	$(514.8\pm111.4)nmol/L$
孕35周	血清	$(202.0\pm47.0)\mu g/L$	$(630.2\pm146.6)nmol/L$
孕13～36周	羊水	$55\ \mu g/L$	$171.6\ nmol/L$
足月妊娠	羊水	$26\ \mu g/L$	$81.1\ nmol/L$

三、临床意义

1. 确定卵巢有无排卵　正常妇女月经周期中,血中孕酮含量以黄体期最高,卵泡期最低。利用动态检测,有助于判定排卵期,了解黄体功能以及研究各类固醇避孕药及抗早孕药的作用机理。

2. 妊娠期监护　在妊娠中后期,胎盘可分泌大量孕酮,测定血清孕酮可以反映胎盘功能,若妊娠期血清孕酮持续降低,则预示早产。通常,正常妊娠自第11周开始,血中孕酮含量升高,至35周达高峰。当先兆流产时,孕酮仍可为高值;若有下降趋势,则有流产之可能。多胎妊娠时,孕酮增高。

3. 孕酮的病理性增高　见于糖尿病孕妇、葡萄胎、卵巢颗粒层膜细胞瘤、卵巢脂肪样瘤、先天性肾上腺增生、先天性 17α-羟化酶缺乏症、原发性高血压等疾病。

4. 孕酮的病理性降低　主要见于黄体生成障碍和功能不良、多囊卵巢综合征、无排卵型功能失调子宫出血、严重妊娠高血压综合征、妊娠性胎盘功能不良、胎儿发育迟缓及死胎。

第六节　胎盘激素

胎盘是一个多功能的器官。它是连接胎儿与子宫的桥梁,也是母体与胎儿间物质交换的场所。胎盘是母体与胎儿多种激素的靶器官,同时也是一个分泌器官。胎盘可分泌多种物质,包括垂体激素样激素、下丘脑激素释放样激素、类固醇激素等生物活性物质。

垂体激素样激素:如人绒毛膜促性腺激素(Human chorionic gonadotropin,HCG)、人胎盘催乳素(Human placental lactogen,HPL)、人绒毛膜促甲状腺素(Human chorionic thyrotropin,HCT)、人绒毛膜促肾上腺皮质激素(Human chorionic adrenocorticotrophic hormone,HCATH)等。

下丘脑激素释放样激素:如人绒毛膜促性腺激素释放激素(Human chorionic gonadotropin releasing hormone,HCGnRH)、人绒毛膜促甲状腺激素释放激素(Human chorionic thyrotropin releasing hormone,HCTRH)、类促肾上腺皮质激素释放激素(Corticotropin-releasing hormone,CRH)等。

类固醇激素:如人胎盘雄激素(Human placental androgen,HPA)、人胎盘孕酮(Human placental progesterone,HPP)等。

一、人绒毛膜促性腺激素

(一)概述

1. 生物化学　人绒毛膜促性腺激素(HCG)是胎盘合体滋养层细胞分泌的一种糖蛋白激素。妊娠 4~10 周分泌量最大,10 周后有所减少,直至产后 2 周恢复到未孕水平。妊娠期间,胎盘组织与血清中的 HCG 浓度基本相同。正常未孕或绝经后的妇女以及男子的血清中亦存在 HCG 样物质,但不具 HCG 活性。

HCG 的相对分子质量为 39 kD,由 237 个氨基酸组成,结构中包括 α、β 两个非共价键结合的亚基。α 亚基由 92 个氨基酸组成,相对分子质量为 16 kD,其核心部分有 80% 氨基酸与垂体分泌的 LH、FSH 及 TSH 的 α 亚基相类似,能与这些激素产生交叉免疫反应。β亚基由 145 个氨基酸组成,相对分子质量为 23 kD,与 LH、FSH 及 TSH 有较大差异,交叉免疫反应很小。HCG 的血中半衰期为 12～36 h,单独的 α 亚基和 β 亚基各自的半衰期仅 6.2 min 和 11.0 min。

2. 生理作用 HCG 是维持妊娠过程的重要激素,其主要作用如下:

(1) HCG 能兴奋糖原磷酸化酶,并将胆固醇转化为孕烯醇酮,同时加强 C-19 底物进行芳香化而形成雌激素。因此,HCG 可于妊娠早期维持黄体的继续发育,使黄体分泌雌激素和孕酮。

(2) 降低母体淋巴细胞活力,防止母体对胎儿的排斥反应。

(3) 促进男性胎儿的睾丸或其前身组织分泌少量睾酮,这对男性胎儿副性器官的发育有一定意义。在妊娠晚期,HCG 可促使胎儿睾丸下降。

(4) 具有一定的促甲状腺功能作用。

(二) 正常参考值

国内现有 HCG 和 β-HCG 两种分析试剂盒。后者能把交叉反应降至最低限度,故特异性强,可精确反映 HCG 在血、尿中的浓度。

血清 HCG<10 μg/L,尿 HCG<30 μg/L;血清 β-HCG <3.1 IU/L,尿液含量比血清含量高 3～4 倍。

(三) 临床意义

1. 诊断早孕 在受精卵着床后 5～7 天(末次月经后 26 天左右)即能测出 HCG。孕妇血清 HCG 的浓度变化见表 9-13。

以血清 HCG 值作为诊断早孕的指标,符合率达 98%～100%。

表 9-13 孕期及产前产后 HCG 浓度变化

孕后天数	HCG(μg/L)	产前产后天数	HCG(μg/L)
停经≤39 天	25～4 000	产前	1 158
停经 40～44 在	19.5～9 800	产后 1 天	1 319
停经 50～54 天	81～6 000	2 天	517
4 个月	6 700	3 天	307
5 个月	6 100	4 天	136
6 个月	5 770	5 天	62

2. 滋养层细胞肿瘤的诊断、疗效观察和预后判断 葡萄胎和绒毛膜上皮癌患者的血清 HCG 明显高于正常妊娠,且其分泌量与癌细胞总数以及病情严重程度呈正相关。国外学者的研究发现,当绒癌的病灶体积大小为 1～5 mm³(10^6～10^7个细胞)时,HCG 放射免疫分析已能确诊;每个绒癌细胞在体内每天能分泌 HCG 5～10^{-5}IU。因此,在治疗过程中动态检测所得 HCG 浓度,实际上反映了癌

细胞群生长或退化的状态。这对临床选择治疗方案,观察疗效和判断预后都有实用价值。一般葡萄胎刮宫术后,血清 HCG 浓度降低至正常,随访期间若回升则示复发。同时测定脑脊液和血清 HCG 浓度,计算其浓度比值,尚有助于确定有无绒癌脑转移。

3. 诊断宫外孕　对月经过期而无早孕症状,HCG 较高而人工流产未见绒毛组织者,应考虑为宫外孕。

4. 先兆流产的处理依据　临床上发现孕妇有先兆流产的症状时,通过动态检测,观察 HCG 的变化,对 HCG 浓度下降不明显而仍接近正常者,可积极保胎,经治疗 HCG 浓度渐上升,并与妊娠月份相符,多能继续妊娠;而对 HCG 逐渐下降,且下降至一定程度者,孕妇流产已不可避免,宜人工流产以终止妊娠。

5. 不全流产的鉴别诊断　流产 4 周后 HCG 应转为正常,而不全流产者 HCG 仍会高于正常;若宫腔感染或产后子宫复旧不全,其 HCG 在正常范围。

6. 诊断异位 HCG 肿瘤　作为肿瘤标志物,不同组织脏器肿瘤 HCG 的阳性检出率高低不一,依次分别为:肝毛细胞管细胞癌 66%,乳腺癌 60%,睾丸癌 51%,卵巢腺癌 36%,胰腺癌 33%,胃癌 22%,肝癌 17%,肠癌 13%,肺癌 9%。

7. 用于生育研究　HCG 可作为观察抗早孕药物效果的指标之一。

二、人胎盘催乳素

(一) 概述

1. 生物化学　人胎盘催乳素(HPL)由胎盘合体滋养层细胞分泌、贮存和释放,大部分进入绒毛间隙和母血,很少到达胎儿体内。孕妇血清中 HPL 量与胎儿及胎盘重量相关。HPL 为单链多肽激素,分子结构以酸性氨基酸为主,不含糖和脂质,相对分子质量为 22.13 kD。其免疫活性与 GH 相类似,二者有交叉免疫反应。

2. 生理作用　HPL 的主要生理作用可归纳为 4 点:

(1) 促进乳腺泌乳,直接地或是与 PRL 协同作用,为乳腺泌乳作准备。

(2) HPL 有 2%～5% 的生长激素活性,它能增加蛋白质合成以促进生长。

(3) 具有类似生长激素对糖的代谢作用,参与母体血糖水平调节,促进肝脏释放葡萄糖而又抑制外周组织对葡萄糖的作用,从而保证胎儿的生长需要。

(4) 促黄体作用,使黄体期延长。

(二) 正常参考值

1. 血清 HPL(RIA 法)

(1) 未孕女性　<0.5 mg/L。

(2) 正常妊娠　第 5 周左右即可在母血中检出 HPL,其后 HPL 随孕周增加而逐渐增多,自 34 周到分娩时达高峰,分娩后迅速下降,产后 7 h 即不能查出。

（3）孕期含量　上海第一妇幼保健院测定 120 名正常妊娠 21～40 周的孕妇,其血清 HPL 的浓度在妊娠 21～22 周为(1.8±0.4)mg/L,以后逐渐上升,37～38 周达高峰,为(10±3.99)mg/L,随后有所下降;39～40 周为(7.03±2.60)mg/L,41～42 周为(6.6±1.88)mg/L,42 周以上为(6.6±2.09)mg/L。

2. 羊水 HPL　妊娠＜20 周 300～400 mg/L;30～40 周 400～600 mg/L。

3. 尿液 HPL　孕妇 4 mg/L。

（三）临床意义

1. 反映胎盘功能和胎儿发育状况　由于母血 HPL 浓度与胎盘重量相关,而胎盘大小与胎儿相关,故动态检测母血 HPL 浓度可反映胎盘功能和胎儿发育状况。在妊娠 5～20 周这一时期,若母血 HPL 较同期正常水平低,提示为先兆流产,若有流产征兆,伴有 HPL 值下降者则应流产;反之,虽有流产征兆而 HPL 仍正常,则妊娠可继续。在妊娠晚期,经连续 3 次以上测定,HPL 均＜4 mg/L,则提示胎盘功能不全、胎儿发育障碍。双胎、妊娠合并糖尿病时,因胎盘大,HPL 水平相应升高。妊娠高血压综合征、小胎儿和小胎盘、死胎和早产者,HPL 均可呈低值。可见,通过母血 HPL 水平的动态观察可及时了解胎盘功能变化,对监护胎儿安全、预测高危妊娠的发展及结局、指导临床诊断和处理都有重要价值。

2. 葡萄胎的诊断　葡萄胎患者的血清 HPL 水平较同期正常妊娠低,而血清 HCG 为高值,呈分离现象,据此可帮助诊断。

3. 肿瘤标志物　睾丸绒毛膜上皮癌、乳癌、卵巢恶性畸胎瘤、肺癌等恶性肿瘤可有 HPL 的异位分泌,故血清 HPL 可作为肿瘤标志物而有助于临床诊断。

第十章 胰腺激素与糖代谢

胰腺是人体内仅次于肝脏的消化腺,它具有外分泌和内分泌两种功能。外分泌液是由胰腺的腺泡细胞和小导管的管壁细胞分泌的胰液,胰液中含有各种消化酶,经过胰导管排入肠腔,帮助食物消化。胰腺的内分泌是分散在胰腺内能够分泌激素的很多小细胞群,好似海洋中的小岛,故称为胰岛(Pancreatic islet),又称为郎格罕岛(Islets of langerhans)。胰岛主要由四种内分泌细胞组成。

1. A 细胞 又称 α 细胞。胰岛细胞中 A 细胞约占 20%,分泌胰高血糖素,能促进肝糖原分解入血,使血糖升高。

2. B 细胞 又称 β 细胞。胰岛细胞中 B 细胞约占 75%,分泌胰岛素,可促进糖原合成及葡萄糖分解,降低血糖。B 细胞还可分泌胰岛素原和 C 肽。

3. D 细胞 又称 σ 细胞。胰岛细胞中 D 细胞约占 5%,分泌生长抑素(Somatostatin)。它可直接作用 A 细胞或 B 细胞,使其分泌减少。

4. PP 细胞 胰岛中 PP 细胞含量极少,分泌胰多肽,可促进胃酸和胃蛋白酶原的分泌、抑制胆汁和胰蛋白酶的分泌。

胰岛激素调节食物的吸收及营养物质在细胞内的贮存和代谢,胰岛素的分泌和调节主要与糖代谢有着密切关系,这是体内唯一能降低血糖的激素。一旦胰腺分泌功能发生障碍或靶细胞对激素的反应异常,都会导致营养物质内环境稳定的失调。糖尿病就是一组因胰岛素分泌绝对或相对不足以及靶组织细胞对胰岛素敏感性差,引起糖、蛋白、脂肪、水和电解质等一系列代谢紊乱,在临床上以高血糖为主要共同标志的一组常见病。

第一节 胰岛素原与胰岛素

一、胰岛素原

(一)概述

胰岛素原(Proinsulin)是胰岛 B 细胞的最初合成物,含 86 个氨基酸(图 10 -

1),是一单链多肽,经胰蛋白酶和羟肽酶的作用,裂解为等分子的胰岛素和 C-肽。胰岛素原相对分子质量为 8.93 kD,血半衰期为 17.2 min,生物活性较弱,具有双重免疫活性,既与胰岛素抗体结合,又与 C-肽抗体结合。肾脏为主要的降解器官,肝脏降解极少。

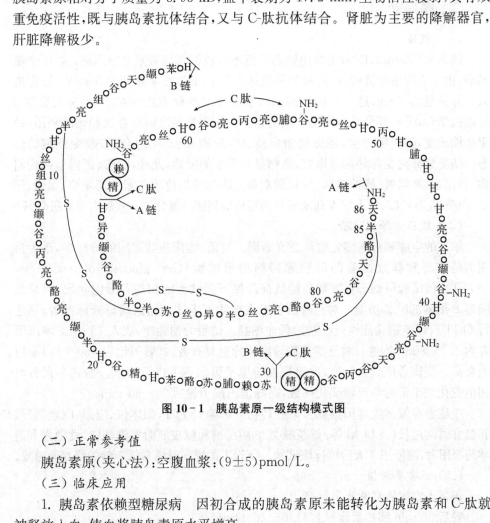

图 10-1　胰岛素原一级结构模式图

（二）正常参考值

胰岛素原（夹心法）:空腹血浆:(9±5)pmol/L。

（三）临床应用

1. 胰岛素依赖型糖尿病　因初合成的胰岛素原未能转化为胰岛素和 C-肽就被释放入血,使血浆胰岛素原水平增高。

2. 胰岛 B 细胞增生或 B 细胞瘤　两者的 B 细胞可自行合成并分泌胰岛素原,使血浆胰岛素原含量增加。

3. 肾脏病　胰岛素原主要在肾脏降解,因而,慢性肾功能衰竭时,血浆胰岛素原水平增高。

4. 家族性高胰岛素原血症　本病是常染色体显性遗传,男女均可发病。由于某种酶的先天性缺陷使胰岛素原不能分解为胰岛素和 C-肽,血浆胰岛素原水平升高,空腹和餐后血糖异常增高。

二、胰岛素

(一) 概述

胰岛素(Insulin,INS)主要由胰岛 B 细胞合成的胰岛素原分解而成,含 51 个氨基酸,由 α、β 两条肽链构成,相对分子质量为 5.75 kD,血半衰期为 5 min。正常成人日分泌量约 2 mg,进入血循环的胰岛素主要以两种方式存在,一部分与血浆 β 球蛋白结合,另一部分呈游离态。胰岛素生理作用是促进糖原合成和糖的利用,稳定血糖浓度,抑制糖异生,还促使蛋白质、DNA 和 mRNA 的合成,改变细胞的形态。胰岛素分泌受各种因素影响,血糖是最重要的因素,此外,脂肪、蛋白质的代谢物、胃泌素、胰泌素、肠抑胃肽、生长激素和皮质醇等均使胰岛素分泌增多;饥饿、运动、应激、儿茶酚胺、肾上腺素和苯妥英钠等均抑制胰岛素分泌。胰岛素在肝脏降解。

(二) 胰岛素释放试验

单一的空腹胰岛素测定临床意义有限。目前,临床在糖尿病的诊疗中,最为常用的是胰岛素释放试验即口服葡萄糖耐量试验(Oral glucose tolerance test, OGTT),该试验可动态观察葡萄糖负荷条件下受试者的胰岛素分泌状况,以反映胰岛 B 细胞的贮备功能。对空腹及餐后血糖浓度未达到糖尿病诊断标准者,须进行 OGTT,以鉴别功能性(反应性)低血糖症。试餐为葡萄糖,成人 75 g,12 岁以下者为 1.75 g/kg(体重);对已经明确诊断治疗后复查者,试餐可给以 100~150 g 白面食品。受试者应禁食一夜,次日晨在静思平卧状态下进行测试。血胰岛素各时相值变化在正常时与血糖变化一致,高峰值出现于餐后 30~60 min。

应注意有较多生理因素以及某些药物可影响 OGTT,如体位、应激、呕吐、吸烟和禁食时间过长(>14 h)等;氨茶碱类、β-阻滞剂和糖皮质激素类药物,性激素和避孕药服用者,应停用 3 天后再行该试验。OGTT 的糖耐量值常随年龄的增加而递减。

(三) 正常参考值

正常人空腹胰岛素水平:(18.1±5.9)mU/L;

餐后 30 min 胰岛素水平:(51.0±26.1)mU/L;

餐后 60 min 胰岛素水平:(87.9±25.1)mU/L;

餐后 120 min 胰岛素水平:(70±25.9)mU/L;

餐后 180 min 胰岛素水平:(44.8±11.9)mU/L。

(四) 临床应用

1. 糖尿病分型 糖尿病是指机体内胰岛素绝对或相对不足、靶细胞对胰岛素敏感性降低、胰岛素本身结构缺陷、胰岛素受体反应异常等原因引起的高血糖及继发产生的脂肪、蛋白、水电解质紊乱的全身性综合征。糖尿病可分为胰岛素依赖型糖尿病(Insulin dependent diabetes mellitus,IDDM;也称为Ⅰ型糖尿病)、非胰岛素依赖型糖尿病(Non-insulin dependent diabetes mellitus,NIDDM;也称为Ⅱ型糖尿病)、继发性糖尿病。

(1) Ⅰ型糖尿病由于 B 细胞功能严重损害,导致空腹胰岛素水平低下,OGTT 亦不能使胰岛素水平随血糖增高而增高,呈低平曲线,甚至不能测得。

(2) Ⅱ型糖尿病血胰岛素延迟释放或虽增高而相对不足,与餐后血糖不相同步。肝硬化时,降解胰岛素的酶活性受损,导致糖代谢障碍,血胰岛素水平增高。在Ⅱ型糖尿病晚期,也可导致胰岛 B 细胞功能衰竭,致空腹胰岛素水平低下。

(3) 继发性糖尿病是由于其他已知原因的疾病引起的胰岛素分泌受损,或胰岛素不能正常发挥作用而引起的高血糖症。如嗜铬细胞瘤,肢端肥大症和皮质醇增多症等均可分泌生糖激素,对抗和干扰胰岛素的外周作用,由高血糖而继发高胰岛素血症。胰岛炎可使胰岛功能受损,胰岛素分泌减少。

2. 判断显性糖尿病的发生　糖耐量降低且胰岛素分泌量比正常人少,发生显性糖尿病的危险性明显增高(可高达 40%);糖耐量降低而胰岛素分泌量正常者,则很少发生显性糖尿病(发生率约 5%)。

3. 胰岛 B 细胞增生或 B 细胞瘤　二者均生产过多胰岛素,使血胰岛素水平明显增高,致严重低血糖状态。空腹胰岛素升高不明显,血胰岛素/血糖比值>3.0时,应高度怀疑此病。

4. 肥胖　这是Ⅱ型糖尿病的重要诱发因素。进食过多,使血糖升高,进而刺激胰岛素分泌增多。

第二节　C-肽

一、概述

C-肽或连接肽(Connective peptide,C-P)由胰岛素原在胰岛素转化酶作用下分解为胰岛素和 C-肽,并等分子分泌入血。C-肽含 27 个氨基酸,相对分子质量为2.99 kD,血半衰期为 11.1 min,无生物活性,但具有抗原性和种属特异性,与胰岛素抗体不存在交叉反应。C-肽不被肝脏摄取,主要由肾脏降解,因而尿 C-肽与血C-肽有较好的相关性,二者均是评价胰岛 B 细胞功能的指标。凡能刺激或抑制胰岛素分泌的物质,同样能刺激或抑制 C-肽的分泌。

C-肽分泌的特点:① C-肽与胰岛素是等分子释放的,所以可通过测定 C-肽来了解胰岛素的水平;② C-肽分子比胰岛素稳定,在体内存在的时间较胰岛素长,故对测定胰岛功能更为有利;③ C-肽分子的大小与胰岛素相差甚远,对于注射胰岛素的患者无法测定自身分泌胰岛素的状况,但测定血清 C-肽就不受注射胰岛素的影响。所以说,C-肽是反映自身胰岛素分泌能力的一个良好指标,还可以用它来鉴别Ⅰ型糖尿病和Ⅱ型糖尿病。

二、正常参考值

1. 血清 C-肽测定　RIA 法测定空腹 C-肽,为 0.3~0.6 nmol/L,均值为(0.56±0.29)nmol/L;葡萄糖负荷试验后,高峰出现的时间与胰岛素一致,比空腹时高 5~6 倍。

2. 尿液 C-肽测定　24 h 尿液中 C-肽含量正常参考值为(10.76±1.2)nmol/L。24 h 尿液测定 C-肽的方法不仅标本留取方便,病人乐于接受,而且可以准确地反映胰岛 B 细胞的贮备功能。

三、临床应用

1. 判断胰岛 B 细胞功能和指导糖尿病治疗　外源性胰岛素制剂的使用和胰岛素抗体的产生严重影响糖尿病患者的内源性胰岛素测定,导致血清胰岛素测定不能准确反映 B 细胞功能;C-肽和胰岛素均等分子分泌入血,且 C-肽又不受胰岛素制剂和胰岛素抗体的干扰,可准确反映 B 细胞的功能,并指导患者对胰岛素的用药。此外,肾病时血 C-肽水平增高,尿 C-肽水平下降,肝硬化时,血 C-肽可正常。

2. 疗效观察　胰岛细胞增生症或胰腺癌切除术后,若可测到 C-肽的含量,揭示有胰腺组织残存;若血 C-肽含量仍持续高水平,提示肿瘤复发或已转移。

3. 移植组织功能判断　胰腺或胰岛移植后定期测定血清 C-肽,有助于观察移植组织是否存活及其功能状况。

4. 移植后糖尿病　器官移植后糖尿病(Post transplantation diabetes mellitus,PTDM)是一种发生于器官移植手术后的继发性糖尿病,通常认为属Ⅱ型糖尿病。多发生在移植后 1 年内,发病率为 7%~20%。其发生原因与免疫抑制剂的应用有关。24 h 尿液中 C-肽含量降低。

第三节　胰岛素抗体

一、概述

胰岛素抗体(Insulin Antibody,INS-AB)是 γ 球蛋白。糖尿病患者由于使用具有免疫原性的胰岛素制剂使机体产生了相应抗体。此抗体可中和血中胰岛素,延缓胰岛素降解,使之半衰期延长,并导致胰岛素的抗药性;与其抗体结合的胰岛素,可激活补体,引起或加重微血管病变。胰岛素抗体主要是 IgG,少数为 IgM、IgA、IgD 和 IgE,IgE 主要存在于对胰岛素过敏的患者体内。血清中的胰岛素抗体绝大部分与胰岛素结合,少部分呈游离态。

二、正常参考值

胰岛素抗体(RIA)法:阳性:＞5.0%;
　　　　　　　　　阴性:＜5.0%。

三、临床应用

1. 胰岛素抗药性的监测　糖尿病患者在使用胰岛素制剂过程中,因产生胰岛素抗体而出现胰岛素抗药性。胰岛素制剂的剂量渐增,但疗效不明显,血胰岛素抗体的结合率增加。因而,胰岛素抗体测定可用来监测患者对胰岛素剂量变化的反应。

2. 反映Ⅰ型糖尿病的复发　胰岛素抗体可反映Ⅰ型糖尿病的自发性缓解期后的复发,Ⅰ型糖尿病患者经胰岛素制剂治疗一年后,B 细胞功能可有所恢复,病情缓解,即"自发性缓解期"。此时,若患者血胰岛素抗体呈阳性,提示复发率将明显提高。

3. 胰岛素抗体与妊娠糖尿病的关系　糖尿病妇女怀孕后,母体的胰岛素抗体可透过胎盘沉积于胎儿胰腺内,导致遗传性糖尿病。因而,妊娠的糖尿病妇女若血胰岛素抗体结合率增高,应换用高纯胰岛素制剂治病,并对胎儿进行周密监控,或适时中止妊娠。

4. 胰岛素制剂质量的评价　血胰岛素抗体的检出率是评价胰岛素制剂免疫原性的可靠指标。制剂越纯,免疫原性越弱,其抗体阳性检出率越低,患者的临床治疗效果越好。

第四节　胰多肽

一、概述

胰多肽(Pancreatic polypetide,PP)是由 36 个氨基酸组成的直链多肽,相对分子质量约为 4 166 D,主要由存在于胰岛及胰腺外分泌部分中的 PP 细胞分泌,少数由存在于胃肠黏膜的 PP 细胞分泌。PP 的半衰期为 5～10 min。进食后血中 PP 水平迅速上升,蛋白质是刺激 PP 分泌的最强因素,其次是脂肪,糖类作用较弱,高峰出现于餐后 60 min,正常人的高峰值为基础值的 4～6 倍。迷走神经兴奋可刺激 PP 释放。胆囊收缩素(CCK)则为刺激 PP 释放的主要激素,而生长抑素可抑制 PP 释放。PP 主要从肾脏排出。在 PP 的生理水平,它抑制胆囊收缩和胰酶的分泌,使胆囊松弛减少胆汁分泌。

二、正常参考值

血 PP 水平随年龄增加而增高,天津医学院报道 20～29 岁正常人 PP 的浓度为(12.9±1.0)pmol/L,以后每十年增加 7.1 pmol/L,北京协和医院和国外报道的正常值见表 10-1。

表 10-1　正常人血浆胰多肽水平

协和医院		国　外	
年龄(岁)	$x \pm S(\mu g/L)$	年龄(岁)	$x \pm S(\mu g/L)$
20～29	69±41	30～39	56±28
30～39	92±35	40～49	115±98
40～49	129±43	50～59	165±159
50～59	191±78	60～69	181±166
60～69	288±74	70～79	207±129

三、临床应用

1. 慢性胰腺炎　慢性胰腺炎患者早期 PP 细胞无明显减少,PP 仍可正常;病情中度至重度时,PP 细胞大量损失,反应能力减低,PP 浓度明显降低,餐后也不升高。血 PP 测定可作为监测胰腺外分泌功能的一种手段。

2. 胰腺切除　胰腺切除的患者,基础及餐后均不能测出 PP。

3. 胰多肽瘤　临床罕见,至今只有个别病例报告。胰多肽瘤常与其他胰腺内分泌肿瘤并存,能分泌大量的 PP,空腹血 PP 值可高达 2 000 pmol/L。

4. 分泌功能性胰腺肿瘤　如胰岛细胞瘤、胰高血糖素瘤、VIP 瘤患者,PP 水平明显升高,常超过 300 pmol/L。

5. 急性胰腺炎　PP 升高,可能由于炎症刺激 PP 细胞释放 PP 所致。

6. 糖尿病　未控制的糖尿病患者,其 PP 值约 2～3 倍于已控制者;而已经控制的患者,PP 可降至正常。测定 PP 含量可反映治疗效果。

7. 溃疡病　十二指肠溃疡病患者的血 PP 值增高,由于迷走神经兴奋性升高所致;而胃溃疡病人则较低,可能与迷走神经张力降低有关。

8. 慢性肾脏疾病　慢性肾衰时 PP 升高,可达(662.4±96.4)μg/L,与肾小球滤过率降低有关。

9. 迷走神经损伤的指标　此时 PP 明显减少。

10. 肝硬化　肝硬化患者血 PP 可增高,餐后可达(605±105)μg/L。

第五节　胰高血糖素

一、概述

胰高血糖素(Glucagon)是由 29 个氨基酸组成的直链多肽,相对分子质量约 2.976 kD,在胰岛 A 细胞内由胰高血糖素原(相对分子质量约 8.928~10.912 kD)裂解而来,通过低血糖、氨基酸、神经影响及应激的刺激而释放出来,高血糖时抑制它的分泌。所以胰高血糖素是维持血糖正常的重要激素,它在肝脏与肝细胞表面的特异性受体结合,刺激 cAMP 生成,促进肝糖原分解、葡萄糖异生、脂肪分解、蛋白质水解和生酮作用来升高血糖水平,与胰岛素作用相反,拮抗低血糖。胰高血糖素的血浆半衰期为 3~6 min,主要在肝脏降解。

二、正常参考值

胰高血糖素:空腹 50~120 μg/L(RIA 法,血浆)。

三、临床应用

1. 诊断胰高血糖素瘤　临床少见,系胰岛 A 细胞肿瘤,能分泌大量的胰高血糖素。临床表现为糖尿病及皮肤损害。血浆胰高血糖素显著升高,其值可高达 700~7 000 μg/L。

2. 诊断糖尿病　IDDM 及 NIDDM 患者中,胰高血糖素水平均有绝对或相对的增加,其增高程度与病情严重程度成正比,糖尿病酮症时,血浆浓度可明显增高达 500 μg/L 以上。

3. 诊断原发性胰高血糖素缺乏　胰高血糖素值减低。

4. 胰性霍乱的判断　胰性霍乱即水泻、低血钾及无胃酸综合征,又称 VIP 瘤,是由胰岛细胞腺瘤、胰岛细胞癌或胰岛细胞增生所引起的。临床表现为大量水泻,低血钾及代谢性酸中毒。胰高血糖素值可高达(193.0±10.0)μg/L。

5. 慢性胰腺炎、胰腺切除的判断　可出现低胰高血糖素血症。

6. 其他疾病时胰高血糖素分泌的变化　心肌梗死、肝硬化、慢性肾衰、肾上腺皮质功能亢进、嗜铬细胞瘤、肢端肥大症、急性胰腺炎、甲低、神经性压食、使用糖皮质激素、外伤、感染等均可出现胰高血糖素浓度有不同程度的增高。

7. 临床与基础研究　近年来的研究表明,胰岛素以及胰高血糖素(次要的)的分泌和作用的异常,是糖尿病发病机制的中心点,即在糖尿病的发病中,既有胰岛素分泌减少,也有胰高血糖素分泌过多,称为双激素紊乱学说。

第六节　诊断胰岛素瘤的激发和抑制试验

一、甲磺丁脲(D860)试验

(一)原理

D860 能刺激胰岛 B 细胞分泌胰岛素,使血糖迅速下降,并很快恢复到用药前水平。故可根据病人口服或注射 D860 后血糖下降的速度及水平以了解胰岛储备功能。

(二)方法

试验前三日高糖饮食,每日大于 300 g,24 h 前停用降糖药,试验前一天晚饭后禁食。试验当日清晨空腹抽血测血糖,并口服 D860 及碳酸氢钠各 2 g;如注射则取 5%D860 1.0 g(20 mL),2～3 min 内注射完毕。服药后于 30 min、60 min、120 min、180 min 分别抽血测血糖及胰岛素;或在注射后第 5 min、10 min、20 min、30 min、60 min、90 min 和 120 min(180 min)分别采血测血糖及胰岛素。

(三)临床意义

正常人服 D860 后 30～60 min 血糖降至空腹的 50%～60%,而 90～120 min 可恢复至服药前水平。胰岛素瘤病人服药后 30～60 min 时血糖较空腹值下降 50%以下,120～180 min 仍不恢复并常诱发低血糖症状。静注 D860 后正常人血胰岛素在 5 min 时低于 100 mIU/L,到 30～60 min 可降到基础值。胰岛素瘤患者血胰岛素值超过 100 mIU/L,10～20 min 血胰岛素值大于 5 min 时的值。

二、胰高血糖素试验

(一)原理

注射胰高血糖素后,肝糖原分解,血糖升高,刺激胰岛素分泌。而胰岛素瘤对胰高血糖素的刺激反应敏感。

(二)方法

试验当日清晨空腹肌注胰高血糖素 1 mg 后,血糖高峰在 45 min 时出现,血糖增高 50～100 mg/dL,2 h 恢复正常,胰岛素高峰在 15 min 时出现。胰岛素瘤病人血糖高峰在 30 min 时出现,1 h 后血糖即下降并可出现低血糖反应,胰岛素水平为正常人的 2 倍。

三、胰岛素抑制试验

正常时低血糖可抑制胰岛 B 细胞分泌胰岛素,给予外源性胰岛素也可抑制内源性胰岛素分泌。方法是应用鱼胰岛素每千克体重 0.2 单位,肌肉注射,每 45 min 一次,直至发生低血糖症。鱼胰岛素注射期间每 10 分钟测定血糖和胰岛素一次,观察有无内源性胰岛素分泌。正常人胰岛素停止分泌或分泌减少,而胰岛素瘤患者其胰岛素分泌并不减少,即外源性胰岛素无抑制作用。由于鱼胰岛素与人体胰岛素在放射免疫测定中无交叉免疫反应,因此并不妨碍测定结果。

四、C-肽抑制试验

方法为静脉滴注胰岛素(每小时每千克体重 0.1 单位)后,引起低血糖从而抑制 C-肽分泌。

$$抑制率 = \frac{注前血清\ C\text{-}肽 - 低血糖时\ C\text{-}肽}{注前血清\ C\text{-}肽} \times 100\%$$

抑制率大于或等于 50% 为正常;若不受抑制,提示有自主分泌的胰岛素,故为胰岛素瘤的一种诊断试验。

第十一章　钙磷代谢相关激素

正常情况下机体对钙磷代谢有相当完善的调节机制，主要由甲状旁腺素（Parathyroid hormone，PTH）、降钙素（Calcitonin，CT）和维生素D通过肾、骨和肠三个靶器官来调节。

第一节　钙磷代谢

一、概述

正常成年人体内钙总量约占体重的 1.5%，约有 0.7~1.4 kg；磷的总量约为 0.4~0.8 kg。约 99% 以上的钙和 87% 以上的磷存在于骨骼和牙齿中。每 100 mL 血液中含钙约 8.5~11.5 mg，以游离钙或与其他离子、血浆蛋白结合的方式存在。血液中的磷以无机磷酸盐的形式存在，成年人每 100 mL 血液约含磷 3~4.5 mg。正常人血浆中钙磷浓度相对恒定，当血磷增高时，血钙降低。当血钙增高时血磷减少。此种关系在骨组织的钙化中有重要作用。

体内的钙磷主要来自食物，大部分在小肠的上段吸收。钙的吸收量与肠道内钙浓度、机体的需要量以及肠道内酸碱度有关。正常成人每日摄取钙约 1 g、磷约 0.8 g，儿童及妊娠、哺乳期妇女需要量相应增加。食物中的磷主要以无机磷酸盐和有机磷酸酯两种形式存在，肠道主要吸收无机磷，有机含磷物则经水解释放出无机磷而被吸收。磷的吸收较易，吸收率可达 70%。其吸收部位遍及小肠，以空肠吸收率最高。磷的吸收量比钙大，而且是逆电荷梯度进入小肠黏膜细胞，可见其有独立的吸收机制，目前对磷吸收机制尚未完全了解。肠道中酸碱性、食物成分以及血钙和血磷浓度均可影响钙和磷的吸收。

人体钙磷排出主要有两条途径：约有 80% 的钙从粪便排出，20% 从肾排出，从肾小球滤过的钙有 98% 被重吸收。磷从尿液和粪便排出，前者约占 60%。尿磷排出量取决于肾小球滤过率和肾小管重吸收功能，并随肠道摄入量的变化而变化。

二、钙磷调节

在正常人体内,钙磷调节是通过甲状旁腺素、降钙素和维生素 D 的代谢产物 $1,25$-二羟基维生素 $D_3[1,25$-$(OH)_2D_3]$ 的相互制约、相互协调,以适应内环境变化,保持血钙、磷浓度的相对恒定。血浆钙、磷水平的动态平衡有赖于上述 3 种激素或活性物质的协同作用(图 $11-1$)。

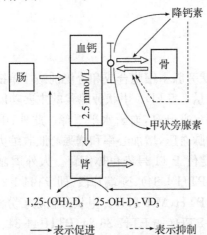

—→表示促进　　----→表示抑制

图 $11-1$　PTH、CT 与 $1,25$-$(OH)_2D_3$ 对血钙的调节

（一）甲状旁腺素

甲状旁腺素是由甲状旁腺分泌的,调节血钙水平的主要内分泌激素。当切除甲状旁腺后,血钙很快下降。血钙水平对甲状旁腺素的分泌起负反馈调节作用,当血钙超过 120 mg/L 时,甲状旁腺素的分泌极少;反之,当血钙低于每 40 mg/L 时,甲状旁腺素的分泌水平达高峰。甲状旁腺素对肾脏排磷的调节作用较对钙重吸收的调节更明显。

（二）降钙素

降钙素是由甲状腺的滤泡旁细胞(C 细胞)分泌的一种可降低血钙水平的激素。降钙素的生理作用是降低血钙与血磷的水平,它可以直接抑制骨质溶解,使释放入血的骨盐减少,同时骨骼仍继续从血浆中摄取钙,从而起到降低血钙和血磷水平的作用。还可抑制肾小管对钙、磷的重吸收,因而使尿钙、尿磷增加,而使血钙、血磷减少。降钙素抑制肠道对钙的吸收是间接的。

（三）$1,25$-$(OH)_2D_3$

$1,25$-$(OH)_2D_3$ 是维生素 D(Vitamin D,VD)的活性代谢物,其靶器官是小肠和骨,对肾脏作用较弱。$1,25$-$(OH)_2D_3$ 最主要的生理功能是促进小肠对钙、磷的吸收对骨有溶骨和成骨的双重作用。$1,25\text{-}(OH)_2D_3$ 对肾脏的作用主要是促进肾小管对钙、磷的重吸收，但此作用较弱，处于次要地位。只在骨骼生长和修复期，钙、磷供应不足的情况下较明显。

第二节 甲状旁腺素

一、概述

甲状旁腺素是由甲状旁腺主细胞合成和分泌的碱性单链多肽类激素，由 84 个氨基酸组成，相对分子质量 9.5 kD。甲状旁腺素的主要功能是调节脊椎动物体内钙和磷的代谢，促使血钙水平升高，血磷水平下降。此外，甲状旁腺素还具有扩张离体和在体血管，降低动脉血压，增加心率和增强心肌收缩力的作用。

人甲状旁腺素基因定位于 11 号染色体短臂。人外周血中的甲状旁腺素不均一，包括"整分子 PTH"(PTH 1-84)、N-端片段(即 PTH 1-34)、C-端片段(C-PTH)及中间片段(Mid-region PTH，M-PTH)。甲状旁腺除了分泌 PTH(1-84)外，还有少量的 PTH(1-34)和 C-PTH(如 PTH 36-84、PTH 44-84、PTH49-84、PTH53-84等)。PTH(1-84)具有全部生物学活性，半衰期<10 min。PTH(1-34)也具有生物学活性，在外周存在的时间很短(2~5 min)。C-PTH 是循环中最主要的成分，占PTH 总量的 80%左右，半衰期较长(25~60 min)。M-PTH 主要为 PTH(44-68)，无生物学活性。

血钙浓度可以调节甲状旁腺素的分泌，当细胞外钙离子浓度升高时，PTH(1-84)的分泌减少，N-端片段或 C-端片段的产生相对增加；相反，当细胞外钙离子浓度降低时，甲状旁腺主要产生 PTH(1-84)，C-端片段相对减少。血镁浓度很低时，甲状旁腺素分泌减少。生长抑素可抑制甲状旁腺素分泌。

肾脏是甲状旁腺素代谢的主要场所，随年龄的增长，血甲状旁腺素水平升高。肾功能减退时血浆甲状旁腺素片段清除减少，造成外周血中 C-端片段的大量聚积，患者血甲状旁腺素水平明显升高，甚至>1 000 pg/mL。甲状旁腺素主要在肝脏水解灭活，代谢产物经肾排出体外。

二、甲状旁腺素的生物学作用

甲状旁腺素对靶器官的作用是通过 cAMP 系统实现的。

(一)对骨骼的作用

骨骼是体内最大的钙贮存库，甲状旁腺素可促进骨钙入血，使血钙浓度升高，这一作用包括快速效应与延缓效应两个时相。

1. 快速效应 在甲状旁腺素作用后数分钟即可发生,是将位于骨和骨细胞之间的骨液中的钙转运至血液中,骨细胞和成骨细胞在骨内形成一个膜系统,全部覆盖了骨表面和腔隙的表面,在骨质与细胞外液之间形成一层可通透性屏障。甲状旁腺素能迅速提高骨细胞膜对 Ca^{2+} 的通透性,使骨液中的钙进入细胞,进而使骨细胞膜上的钙泵活动增强,将 Ca^{2+} 转运到细胞外液中。

2. 延缓效应 在甲状旁腺素作用后 $2\sim14$ h 出现,通常在几天甚至几周后达高峰,这一效应是通过刺激破骨细胞活动增强而实现的。甲状旁腺素既加强已有的破骨细胞的溶骨活动,又促进破骨细胞的生成。破骨细胞向周围骨组织伸出绒毛样突起,释放蛋白水解酶与乳酸,使骨组织溶解,钙与磷大量入血,使血钙浓度长时间升高。

甲状旁腺素的两个效应相互配合,不但能对血钙的急切需要做出迅速应答,而且能使血钙长时间维持在一定水平。

(二) 对肾脏的作用

甲状旁腺素促进远球小管对钙的重吸收,使尿钙减少,血钙升高,同时还抑制近球小管对磷的重吸收,增加尿磷酸盐的排出,使血磷降低。

(三) 激活 1_α-羟化酶

甲状旁腺素对肾脏的另一重要作用是激活 1_α-羟化酶,使 25-羟维生素 D_3(25-OH-D_3)转变为有活性的 1,25-二羟维生素 D_3[1,25-$(OH)_2D_3$]。

三、甲状旁腺素的分泌调节

甲状旁腺素的分泌主要受血浆钙浓度变化的调节。血钙浓度轻微下降时,就可使甲状旁腺分泌甲状旁腺素迅速增加,血钙浓度降低可直接刺激甲状旁腺细胞释放甲状旁腺素,甲状旁腺素动员骨钙入血,增强肾重吸收钙,结果使已降低了的血钙浓度迅速回升。相反,血钙浓度升高时,甲状旁腺素分泌减少。长时间的高血钙,可使甲状旁腺发生萎缩,而长时间的低血钙,则可使甲状旁腺增生。

甲状旁腺素的分泌还受其他一些因素的影响,如血磷升高可使血钙降低而刺激甲状旁腺素的分泌。血 Mg^{2+} 浓度很低时,可使甲状旁腺素分泌减少。另外,生长抑素也能抑制甲状旁腺素的分泌。

四、正常参考值

正常人血浆中甲状旁腺素浓度:

N-PTH$(0.7\sim1.6)\mu g/L$;C-PTH$(165.1\pm125.9)\mu g/L$;PTH$(0.87\pm0.11)\mu g/L$。

五、临床意义

（一）甲状旁腺功能亢进的辅助诊断

甲状旁腺功能亢进症简称甲旁亢，可分为原发性、继发性、三发性和假性四种。

1. 原发性甲状旁腺功能亢进　原发性甲旁亢是由于甲状旁腺增生、腺瘤或腺癌所引起的甲状旁腺素合成与分泌过多，导致高血钙、低血磷、尿钙增多和肾结石等表现。甲状旁腺瘤引起的原发性甲状旁腺功能亢进最常见，约占85％。

2. 继发性甲状旁腺功能亢进　继发性甲旁亢是由于在慢性肾功能不全、维生素D缺乏或抵抗以及妊娠、哺乳等情况下，甲状旁腺受到低血钙、低血镁或高血磷的刺激而分泌过量的甲状旁腺素，以提高血钙、血镁或降低血磷的一种慢性代偿性变化。

3. 三发性甲状旁腺功能亢进　三发性甲旁亢是在继发性甲状旁腺功能亢进的基础上，由于腺体受到持续刺激，部分增生组织转变为腺瘤，自主地分泌过多的甲状旁腺素，临床上较少见。

4. 假性甲状旁腺功能亢进　假性甲旁亢是指某些恶性肿瘤，如：肺、肝、肾和卵巢等肿瘤分泌类PTH多肽物质，导致高钙血症，也称伴瘤高钙血症。

（二）甲状旁腺功能减退症的辅助诊断

甲状旁腺功能减退症简称甲旁减，是由于甲状旁腺素分泌过少而引起的一组临床症群，表现为神经肌肉兴奋性增高、低钙血症、高磷血症与血清甲状旁腺素减少或不能测得。甲状旁腺素从合成、分泌与靶器官受体结合的过程中，任何一个环节的障碍均可引起甲旁减。本症可由多种原因所引起，较常见者为继发性甲旁减与特发性甲旁减两种。如因靶细胞对甲状旁腺素反应缺陷所致，则称为假性甲旁减。

1. 继发性甲旁减　大多由于甲状腺手术误将甲状旁腺切除或颈部手术损伤甲状旁腺所致，或因颈部放射治疗所致。患者血清甲状旁腺素减少或不能测得。

2. 特发性甲旁减　病因尚未明确，可能与自身免疫有关，多呈散发性，呈家族性者极少见。本病患者血中可检出甲状旁腺抗体，同时也可有肾上腺皮质、甲状腺或胃壁细胞抗体。还可伴有其他自身免疫性疾病，如原发性甲状腺功能减退、恶性贫血、特发性肾上腺皮质萎缩所致的Addison病等。本病可有家族史。

3. 假性甲旁减　本症较少见，是一种罕见的家族性疾病，患者甲状旁腺素靶细胞对甲状旁腺素反应性完全或不完全丧失，大部分患者的骨和肾对甲状旁腺素均无反应，患者有低血钙症，血清甲状旁腺素升高，其升高的程度与血钙降低呈正比关系。

4. 低血镁性甲旁减　严重低镁血症（血清镁低于0.4 mmol/L）患者也可出现

低钙血症与手足抽搐,血清甲状旁腺素可降低或不能测得;但缺镁纠正后,低钙血症迅即恢复,血清甲状旁腺素也随之正常。

5. 特发性甲旁减与假性甲旁减的鉴别诊断　后者较少见,血清甲状旁腺素常增高,注射甲状旁腺素后尿磷与尿 cAMP 不增加。若假性甲旁减是由于受体缺陷所致,注射甲状旁腺素后尿 cAMP 可增加,但尿磷排出不增加,且常伴有其他发育畸形。

(三) 代谢性骨病的辅助诊断

1. 骨质疏松　系多种原因引起的一组骨病,骨组织有正常的钙化,钙盐与基质呈正常比例,以单位体积内骨矿物含量减少为特点的代谢性骨病变。该病发病大多缓慢,个别较快,以骨骼疼痛、易于骨折为特征。生化检查基本正常;病理解剖可见骨皮质菲薄,骨小梁稀疏萎缩。病人血清 $1,25-(OH)_2D_3$ 降低,而甲状旁腺素升高。

甲状旁腺素能使骨细胞活跃,发挥其溶骨吸收作用,同时促进少数无活性的前破骨细胞变为有活性的破骨细胞,加快溶骨吸收作用。从破骨细胞到前成骨细胞和成骨细胞的转变过程由于胞质中无机磷水平下降而受到抑制,成骨细胞既小又少,导致骨钙盐外流、血清钙上升。甲状旁腺素除促进已经存在的骨细胞和破骨细胞溶骨吸收作用外,还促使间质细胞经过原始骨细胞,前破骨细胞转变为破骨细胞,从而使破骨细胞在数量上大为增多,溶骨吸收过程进一步加强。其骨骼改变程度因病期而异,有患者可发生囊肿样改变,但骨皮质的骨膜下吸收为其特征性改变。

由于雌激素有对抗甲状旁腺素的作用,绝经后雌激素水平降低,甲状旁腺素分泌相对过盛,尿钙排出增加,造成骨质疏松。

2. 畸形性骨炎　是一种原因未明的慢性侵袭性代谢性骨病,又叫变形性骨营养不良症。1870 年由 Paget 首次描述,故又称 Paget 病。发病年龄多在 50 岁以上,有阳性家族史者占 14%,男女比例为 3∶2。南非及美国发病率均很高,国内报告甚少,病因至今尚不明确。有学者认为可能是一种慢性病毒感染,将骨组织活检标本作细胞培养,发现破骨细胞中有病毒存在,而成骨细胞及正常骨组织中并未找到病毒。患者血甲状旁腺素、血钙均升高。

3. 肾性骨营养不良　简称肾性骨病,是一种继发于慢性肾功能衰竭的代谢性骨病。肾衰引起钙、磷、甲状旁腺素、维生素 D 代谢紊乱,血浆甲状旁腺素升高,铝沉积是肾性骨病发生的主要原因。骨病类型包括继发性甲旁亢性骨病(高转化骨病)、骨软化症或动力缺陷性骨病(低转化骨病)、混合性骨病(高转化和矿化障碍骨病)及铝中毒性骨病等。

第三节　降钙素

一、概述

降钙素(CT)是由甲状腺滤泡旁细胞(C 细胞)分泌的含有一个二硫键的三十二肽类激素,相对分子质量约为 3.4 kD,血浆半衰期<1 小时。C 细胞首先合成前降钙素原(Proprocalcitonin,PCT),前降钙素原主要由 N 端 84 个氨基酸(含有 25 个氨基酸的前导肽)、活性降钙素(32 肽)、前降钙素的 C 端(Katacalcn,21 肽)三部分组成,后两部分被 4 肽(-Gys-Lys-Arg-)隔开,前降钙素原进入内质网经糖基化和酶切除多肽,转变为降钙素原,降钙素原又经不同蛋白酶分别作用,先切除 N 端肽形成 57 肽,57 肽进一步降解生成成熟降钙素和 Katacalcin,成熟降钙素的末端尚需酰胺化才能最后形成活性降钙素。在不同种属间降钙素存在氨基酸序列的明显变异。这种变异主要存在于多肽的中段氨基酸,而 N 端和 C 端变化小。

降钙素可减低血浆中钙、磷浓度,抑制钙、磷的吸收,与 PTH 是一对相互拮抗的激素,两者协调作用共同维持血钙的正常水平。降钙素主要在肾脏降解排出。

二、降钙素的生物学作用

(一)对骨骼的作用

降钙素对骨骼的作用能抑制骨的自溶和骨的吸收,使骨骼释放的钙减少,同时骨骼又不断摄取血浆中的钙,导致血钙下降。还可抑制骨盐的溶解和转移,抑制骨基质分解,增加尿中钙磷的排泄,使血钙和血磷降低。降钙素抑制破骨细胞活动,减弱溶骨过程,这一反应发生很快,大剂量的降钙素在 15 min 内便可使破骨细胞活动减弱 70%。在给降钙素 1 h 左右,出现成骨细胞活动增强,持续几天之久。这样,降钙素减弱溶骨过程,增强成骨过程,使骨组织释放的钙磷减少,钙磷沉积增加,因而血钙与血磷含量下降。

成人降钙素对血钙的调节作用较小,因为降钙素引起的血钙浓度下降,可强烈地刺激甲状旁腺素。甲状旁腺素的作用完全可以超过降钙素的效应。另外,成人的破骨细胞每天只能向细胞外液提供 0.8 g 钙,因此,抑制破骨细胞的活动对血钙的影响是很小的。然而,儿童骨的更新速度很快,破骨细胞活动每天可向细胞外液提供 5 g 以上的钙,相当于细胞外液总钙量的 5~10 倍,因此,降钙素对儿童血钙的调节则十分明显。

（二）对肾的作用

降钙素对肾脏的作用主要是通过抑制肾小管对钙、磷、钠及氯的重吸收,使这些离子从尿中排出增多,对钾和氢离子影响不大。

此外,降钙素可抑制肠道转运钙,抑制胃酸,促进胃泌素和胰岛素的分泌。

三、降钙素的分泌调节

降钙素的分泌主要受血钙浓度的调节。当血钙浓度升高时,降钙素的分泌亦随之增加,降钙素与甲状旁腺素对血钙的作用相反,共同调节血钙浓度的相对稳定。

比较降钙素与 PTH 对血钙的调节作用,有两个主要的差别:① 降钙素的分泌启动较快,在 1 h 内即可达到高峰,其作用快速而短暂,而甲状旁腺素分泌则需几个小时,对血钙浓度发挥长期调节作用;② 降钙素只对血钙水平产生短期调节作用,其作用很快被甲状旁腺素作用所拮抗。

由于降钙素的作用快速而短暂,进食可刺激降钙素的分泌,所以,对高钙饮食引起的血钙升高回复到正常水平起着重要作用。这可能与几种胃肠激素如胃泌素、促胰液素以及胰高血糖素的分泌有关,它们都有促进降钙素分泌的作用,其中以胃泌素的作用最强。

四、正常参考值

正常人血浆降钙素浓度:22~65 pmol/L。

五、临床意义

（一）甲状腺髓样癌

又称滤泡旁细胞癌,较少见,约占甲状腺癌的 5% 左右。多发于中年女性患者,恶性程度较高,易经血行或淋巴转移。血中降钙素水平明显升高,这是甲状腺髓样癌的重要标志。约有 90% 的肿瘤分泌降钙素,有的同时分泌 CEA、生长抑素、前列腺素及其他多种激素和物质,故血中该激素水平增高,表现为典型的多发性内分泌腺瘤。

（二）辅助或鉴别诊断

异源性降钙素综合征的患者由甲状腺外肿瘤分泌降钙素,如肺燕麦细胞癌、前列腺癌、胰腺癌、支气管癌、上颌窦癌等均可引起降钙素水平升高。发生能力性肾功能不全时,降钙素的排出减少,高血磷刺激其分泌,因此降钙素升高。其他如肢端肥大、恶性贫血、胰腺炎、高胃泌素血症时降钙素升高;重度甲状腺功能亢进、甲状腺发育不全或切除者、绝经后骨质疏松等降钙素降低。

第四节　维生素 D

一、概述

维生素 D(VD)是一组有抗佝偻病活性的类固醇衍生物,其种类很多,以麦角骨化醇(VD₂,calciferol)及胆钙化醇(VD₃,cholecalciferol)为主要代表。VD_2 由来自植物油或酵母中所含的麦角固醇,经紫外线照射后转变而成。VD_3 则存在于动物性食品如肝及蛋内。VD_2 和 VD_3 的分子结构式见图 11 - 2。

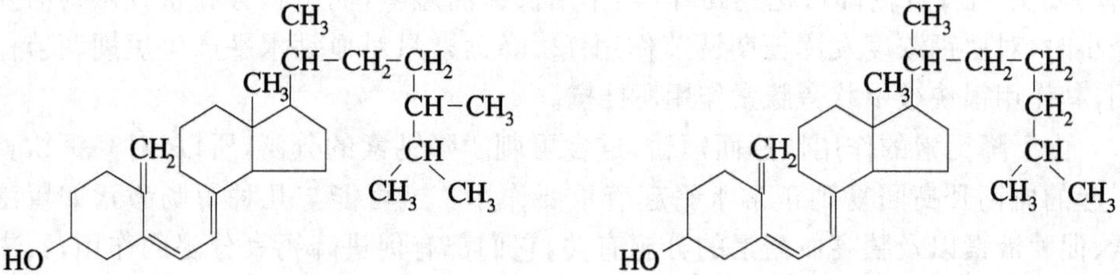

图 11 - 2　VD_2 和 VD_3 的分子结构式

由皮肤转化生成的和肠道吸收的 VD_3 入血后,首先在肝细胞微粒体中 25-羟化酶催化下,转变为 $25\text{-}(OH)\text{-}D_3$,再在肾近曲小管上皮细胞线粒体内 1α-羟化酶作用下,转变成 $1,25\text{-}(OH)_2D_3$,其活性比 VD_3 高 10～15 倍。$1,25\text{-}(OH)_2D_3$ 的化学结构、生物学作用方式均似类固醇激素。它可促进肠道对钙、磷的吸收;增进肾曲管对钙、磷的回吸收;促使钙、磷自骨中溶于血;同时促进钙、磷沉着于骨基质,故维生素 D 能预防及治疗佝偻病和骨软化症。

二、$1,25\text{-}(OH)_2D_3$ 的生物学作用

(一) 促进小肠对钙磷的吸收和转运

$1,25\text{-}(OH)_2D_3$ 与肠黏膜上皮细胞特异受体结合后,直接作用于刷状缘,改变膜磷脂的结构与组成(增加磷脂酰胆碱和不饱和脂肪酸含量),从而增加钙的通透性;与受体结合,进入细胞核,加快 DNA 转录成 mRNA,促进与 Ca^{2+} 转运有关的蛋白质(钙结合蛋白、Ca^{2+}-ATP 酶)的生物合成;刺激基底膜腺苷酸环化酶的活化,Ca^{2+} 向血液转运是在 Ca^{2+}-ATP 酶作用下的主动耗能过程。这样,进入细胞的

Ca^{2+} 和 cAMP 都作为第二信使,发挥其调节作用。

(二)溶骨和成骨的双重作用

$1,25-(OH)_2D_3$ 既能刺激破骨细胞和加速破骨细胞的生成,又能刺激成骨细胞分泌胶原等,促进骨的生成。钙磷供应充足时,主要促进成骨。当血钙降低、肠道钙吸收不足时,主要促进溶骨,使血钙升高。

(三)促进肾小管上皮细胞对钙磷重吸收

其机制是增加细胞内钙结合蛋白的生物合成。此作用较弱,只是在骨骼生长、修复或钙磷供应不足时作用增强。

三、$1,25-(OH)_2D_3$ 的分泌调节

肾脏中 $1,25-(OH)_2D_3$ 的生成受血中钙磷浓度、甲状旁腺素和降钙素等的调节。其中有些因素可能直接影响 1_α-羟化酶系的活性,例如甲状旁腺素能提高 1_α-羟化酶活性,促进 $1,25-(OH)_2D_3$ 的生成;而降钙素能抑制其活性,减少 $1,25-(OH)_2D_3$ 的生成。另有一些因素则可能通过间接作用,例如低血钙时引起甲状旁腺素分泌增多,使血钙升高。

甲状旁腺机能减退的病人缺乏甲状旁腺素,影响 $1,25-(OH)_2D_3$ 的生成,使血中钙浓度低于正常,可导致严重的骨骼疾病。反之 $1,25-(OH)_2D_3$ 对甲状旁腺素的分泌则有抑制的影响。此外,$1,25-(OH)_2D_3$ 也有负反馈抑制作用,可抑制 α-羟化酶,减少 $1,25-(OH)_2D_3$ 的生成。

四、正常参考值

正常人血清 $1,25-(OH)_2D_3$ 浓度:62~159 pmol/L;25-(OH)-D_3:夏季 37~200 nmol/L,冬季 35~105 nmol/L。

五、临床意义

(一)$1,25-(OH)_2D_3$ 含量增多

1. 抗维生素 D 佝偻症 靶器官缺乏 $1,25-(OH)_2D_3$ 特异性受体,使肠道效应细胞功能受累,导致钙不能同蛋白结合进入血浆,血钙降低,血中 $1,25-(OH)_2D_3$ 水平升高。

2. 甲状旁腺机能亢进 患者因甲状旁腺素大量分泌,促进肾脏合成 $1,25-(OH)_2D_3$,继而肠钙吸收增多,血钙上升,血中 $1,25-(OH)_2D_3$ 含量增多。

(二)$1,25-(OH)_2D_3$ 含量正常或降低

1. 维生素 D 过多症 长期应用高剂量维生素 D 或短期内使用超大剂量维生

素 D 皆可使外周血中维生素 D 浓度升高。测定血清 25-(OH)-D_3 含量明显升高，可达 350 mg/mL 以上，血钙上升，而 1,25-$(OH)_2D_3$ 浓度则无明显改变。

2. 低血磷抗维生素 D 佝偻症　又称家族性低磷血症或肾性低血磷性佝偻病。由于原发性肾小管上皮细胞刷状缘及肠道对磷的转运障碍，致尿磷增加，临床上有明显的佝偻症表现和低血磷。测定血中 1,25-$(OH)_2D_3$ 含量正常，血钙正常，而血磷明显降低。

3. 营养性维生素 D 缺乏症　维生素 D 缺乏多见于婴幼儿，特别是早产儿及人工喂养的乳儿。主要表现为佝偻症状，如血钙、磷含量下降、骨基质脱钙、骨变型和骨软化症等。测定 25-(OH)-D_3 及 1,25-$(OH)_2D_3$ 含量皆降低。

4. 维生素 D 依赖性佝偻症　维生素 D 依赖性佝偻病为常染色体隐性遗传，临床特征与典型维生素 D 缺乏症相似，故亦称之为假性维生素 D 缺乏性佝偻病。本病分为两型：Ⅰ 型因肾小管上皮细胞 25-(OH)-D_3 的 1 位羟化酶活性降低，合成 1,25-$(OH)_2D_3$ 减少，致肠道钙吸收减少，产生低钙血症，进而刺激甲状旁腺大量释放甲状旁腺素以致尿磷增多，发生类似抗维生素 D 佝偻病的骨骼损害；Ⅱ 型系靶器官对 1,25-$(OH)_2D_3$ 无反应，考虑为 1,25-$(OH)_2D_3$ 受体缺乏所致。

5. 肾性骨营养不良　在慢性肾小球及肾小管功能不全患者，表现为骨质疏松、软化、纤维营养不良。小儿可有生长障碍，常伴有继发性甲旁亢，测定血中 1,25-$(OH)_2D_3$ 含量显著降低。

6. 甲状旁腺机能减退　患者因甲状旁腺素分泌减少，肾脏生成 1,25-$(OH)_2D_3$ 减少，肠吸收障碍，导致低血钙高血磷，测定血中 1,25-$(OH)_2D_3$ 含量减低。

第五节　环核苷酸

一、概述

环磷酸腺苷(Cyclic adenosine monophosphate，CAMP)是 Sutherland 等人于 1957 年从肝匀浆中提取的一种耐热小分子化合物。环磷酸鸟苷(Cyclic guanine monophosphate，CGMP)是 Asham 等于 1963 年从大鼠的尿液中分离出的另一种环核苷酸。环磷酸腺苷与环磷酸鸟苷是一对拮抗物，正常情况下，两者的血浓度保持着较为稳定的比例，它们共同调节和控制细胞的生长与繁殖，并和许多生理、生化反应有密切的关系。

环核苷酸门控离子通道(Cyclic nucleotide-gated ion channels,CNG)是非选择性的阳离子通道,直接被环核苷酸活化6个不同基因编码CNG离子通道蛋白,4个A亚单元(A1~A4)和2个B亚单元(B1,B3)。CNG离子通道是由2个或3个不同的亚单元组成的异四聚体复合物,是Ca^{2+}进入细胞内的主要通道之一。CNG离子通道的活性可被Ca^{2+}/CaM及磷酸化/去磷酸化作用所调节,从而改变细胞内钙离子浓度,触发一系列生理效应。

二、正常参考值

环磷酸腺苷:血浆(17.4~30.6)nmol/L;尿液(2.5~4.7)nmol/mg·肌酐;脑脊液(5.4~12.0)nmol/L。

环磷酸鸟苷:血浆(5.95±0.36)nmol/L;尿液(0.21±0.1)nmol/mg·肌酐;脑脊液(2.4±0.7)nmol/L。

三、临床意义

(一)环磷酸腺苷检测的临床意义

环磷酸腺苷作为肽类激素的第二信使,在激活蛋白激酶、加速翻译、促进特异性蛋白合成中起非常重要的作用,亦对细胞功能和代谢起重要调节作用。因此,测定体内环磷酸腺苷的浓度在临床疾病的诊断中有重要意义。临床可见急性心肌梗死、尿毒症、甲亢、肝硬化、肝炎、糖皮质激素治疗、脑出血、蛛网膜下腔出血、脑囊虫病、结核等疾病时血和脑脊液中环磷酸腺苷增高;甲状腺功能减退、支气管哮喘患者血浆和尿中环磷酸腺苷减少。

1. 心肌梗死 急性心肌梗死患者血中环磷酸腺苷升高,可作心肌梗死观察治疗效果及判断预后的指标。

2. 甲旁减性质鉴别 甲状旁腺功能减低可有甲状旁腺素减少或增多。甲状旁腺素减少性甲旁减系由甲状旁腺素合成减少或缺乏所致,肾小管上皮细胞上的甲状旁腺素受体正常,给予甲状旁腺素后,尿中环磷酸腺苷明显增多。甲状旁腺素增多性甲状旁腺功能减低为受体或受体后缺陷所致,给予甲状旁腺素后,尿环磷酸腺苷不增高。

3. 其他 甲状旁腺功能亢进的患者,血、尿环磷酸腺苷都升高,尤以血钙高者为甚。肾功能不全时,环磷酸腺苷与环磷酸鸟苷均升高,尿毒症者升高更明显,且环磷酸腺苷与环磷酸鸟苷比值降低。甲状腺功能低下和甲状旁腺功能低下时环磷酸腺苷与环磷酸鸟苷均降低。

(二)环磷酸鸟苷检测的临床意义

环磷酸鸟苷含量测定主要用于医药学的基础理论研究。在急性心肌梗死、甲状腺功能亢进、慢性肾炎、尿毒症等疾病时环磷酸鸟苷浓度升高;降低可见于甲状腺功能减低。

急性心肌梗死早期血中环磷酸鸟苷明显升高,且与病情平行,平均为(39.3 ± 4.0)nmol/L,环磷酸鸟苷升高比环磷酸腺苷更显著,而且持续时间较长,随着病情的好转其值也下降,所以可作心肌梗死治疗效果观察及预后判断的指标。

第十二章　胃肠激素

第一节　概述

在胃、小肠与大肠的上皮与腺体中散布着数十种内分泌细胞,其中尤以胃幽门部和十二指肠上段为多。由于胃肠道黏膜的面积巨大,这些细胞的总量超过其他内分泌腺腺细胞的总和。因此,在某种意义上,胃肠系统是体内最大、最复杂的内分泌器官。它们分泌的激素统称为胃肠激素。主要胃肠内分泌细胞名称、分布和分泌产物见表 12-1。

表 12-1　主要胃肠内分泌细胞名称、分布和分泌产物

细胞名称	分布部位	分泌产物
D 细胞	胃底、幽门 空肠、回肠、结肠	生长抑素(Somatostatin,SS)
D₁ 细胞	胃底、幽门 空肠、回肠、结肠	血管活性肠肽(Vasoactive intestinal peptide,VIP)
EC 细胞	胃底、幽门 空肠、回肠、结肠	5-羟色胺(5-hydroxytryptamine,5-HT) P 物质(Substance P,SP)
ECL 细胞	胃底	组胺(Histamine)
G 细胞	幽门、十二指肠	胃泌素(Gastrin,GAS)
I 细胞	十二指肠、空肠	胆囊收缩素-促胰酶素 (Cholecystokinin-pancreozymin,CCK-PZ)
K 细胞	空肠、回肠	抑胃肽(Gastric inhibitory polypeptide,GIP)
L 细胞	空肠、回肠、结肠	肠高血糖素(Enteroglucagon)
Mo 细胞	空肠、回肠	胃动素(Motilin,MTL)
N 细胞	回肠	神经降压素(Neurotensin)
P 细胞	胃底、幽门、空肠	蛙皮素(Bombesin,BOM)
PP 细胞	胰岛、胃底、幽门、结肠	胰多肽(Pancreatic polypeptide)
S 细胞	十二指肠、空肠	胰泌素(Secretin,SEC)

　　对上述胃肠内分泌细胞研究较清楚的有:① EC 细胞,数量最多,分布广泛,在胃与空肠中尤其丰富,其分泌的 5-羟色胺可刺激平滑肌收缩,与肠道的蠕动有关,并有抑制胃酸分泌和扩张血管的作用;② ECL 细胞,仅分布于胃底腺,释放的组胺主要作用于邻近的壁细胞,刺激胃酸分泌;③ G 细胞,主要分布于胃幽门部,分泌的胃泌素对胃壁细胞的泌酸功能有强烈的刺激作用;④ I 细胞,主要分布于十二指肠和空肠,产生胆囊收缩素-促胰酶素,具有促进胰酶分泌和胆囊收缩的作用;⑤ S 细胞,主要分布于十二指肠和空肠,产生胰泌素,可刺激胰导管上皮细胞分泌水和碳酸氢盐,致胰液分泌增加,此外还能与 G 细胞相拮抗,抑制胃泌素的释放和胃酸的分泌。

　　胃肠激素的化学成分大多为氨基酸残基组成的多肽,相对分子质量大多在 5 kD 以内。可作为循环激素起作用,也可作为旁分泌物在局部起作用或者分泌入肠腔发挥作用。它们主要受食物或食糜的刺激而分泌,其次也受神经系统或其他体液因子的调控。这类激素经血再作用于消化器官,对消化道的运动以及消化液的分泌进行调节,促进食物的消化和吸收。

　　临床上胃肠激素分泌过多可引起严重的消化功能障碍;许多胃肠道器质性病变常可造成血中胃肠激素浓度的变化。由于胃肠道的每一项功能几乎均受到各种肽类激素的调节,因此测定血中胃肠激素的含量,对消化系统疾病的诊断以及病理变化的研究具有重要意义。

　　胃肠激素由内分泌细胞释放后,有些通过血液循环到达靶细胞,有些通过细胞间液弥散至邻近的靶细胞,有些可能沿着细胞间隙弥散入胃肠腔内起作用。此外,有些胃肠激素作为支配胃肠的肽能神经元的递质而发挥作用。

　　胃肠激素的生理作用主要有三个方面:一是调节消化腺的分泌和消化管的运动。例如胃泌素促进胃液分泌和胃运动,抑胃肽则抑制胃液分泌和胃运动;胆囊收缩素引起胆囊收缩、增加胰酶的分泌等。二是调节其他激素的释放。例如从小肠释放的抑胃肽不仅抑制胃液分泌和胃运动,而且有很强的刺激胰岛素分泌的作用;又如生长抑素、血管活性肠肽等,对胃泌素的释放起抑制作用。三是营养作用,某些胃肠激素具有刺激消化道组织的代谢和促进生长的作用。例如,胃泌素能促进胃和十二指肠黏膜的蛋白质合成,从而促进其生长;又如胆囊收缩素能促进胰腺外分泌组织的生长等。

　　有些胃肠激素,除了存在于胃肠道外,还存在于脑组织内,而原来认为只存在于脑内的肽,也在胃肠、胰等消化器官中发现,这种双重分布的肽类物质被称为脑-肠肽。胃泌素、胆囊收缩素、P 物质、生长抑素、神经降压素等均属脑-肠肽。

第二节　胃泌素

一、概述

胃泌素是重要的消化道激素,主要由分布于胃窦部的 G 细胞分泌,另有少量 G 细胞分布在胃底、十二指肠及空肠等处。胰岛 D 细胞亦具有分泌胃泌素功能。食道、颊黏膜、舌以及中枢神经系统等处也存在胃泌素。

胃泌素的分子结构有大小不同的 5 种形式,即小胃泌素(Little gastrin G-17)、大胃泌素(Big gastrin G-34)、小小胃泌素(Little little gastrin)、大大胃泌素(Big big gastrin)、成分 I(component I)。它们在血浆和不同组织内的含量不同,在血浆中 G-34 占 2/3,其余主要为 G-17;在胃窦黏膜 G-17 占 90%,G-34 仅占 10%,;而在十二指肠 G-34 占 60%,G-17 占 40%;大大胃泌素在胃窦和十二指肠黏膜内还不及 1%。胃泌素主要在肾脏代谢,G-34 的半衰期为 42 min,G-17 仅为 7 min。

(一) 胃泌素的分泌调节

1. 机械性刺激　食物对胃窦部的扩张和刺激。

2. 化学性刺激　某些氨基酸(如甘氨酸)、蛋白胨、肉汁、酒精、血钙增高,肾上腺素增高和碱化胃,均有使胃泌素释放的作用。相反胃内酸度增加,抑制胃泌素的释放。

3. 迷走神经兴奋　支配胃窦的迷走神经兴奋可刺激 G 细胞释放胃泌素。

4. 其他胃肠激素的影响　胰泌素、胰高血糖素、抑胃肽、肠血管活性肽及生长抑素均有抑制胃泌素释放的作用。

5. 交感神经兴奋　交感神经兴奋可抑制胃泌素释放与胃酸分泌。

(二) 胃泌素的主要生理作用

1. 调节消化道的分泌功能,如促进胃酸、胃蛋白酶、胰泌素以及胆汁等的分泌。

2. 促进胃肠膜细胞的分裂增殖,起到营养胃肠黏膜的作用。

3. 具有增强消化道平滑肌收缩功能和松弛幽门、胆道以及回盲部括约肌的作用。

二、正常参考值

正常人空腹血清胃泌素为(57.0±38.0)ng/L,餐后 30 min 为(105.0±18.4)ng/L。

三、临床意义

（一）高胃酸性高胃泌素血症

1. **胃泌素瘤** 又称卓-艾氏综合征（Zollinger-Ellison Syndrome,ZES），主要是由于胰岛 D 细胞增生而释放大量的胃泌素。临床上如具有下列三联症者则可确诊为胃泌素瘤：高胃泌素血症，可高达 1 000 ng/L 以上；高胃酸症，基础胃酸可达正常人的 6 倍，在 15 mmol/h 以上；伴有反复发作的多发性难治性胃、十二指肠溃疡，且伴有慢性腹泻。

血清胃泌素浓度极度升高是 ZES 的特异性诊断指标，它与单纯性高胃泌素血症的鉴别诊断可用下列方法：

（1）钙促发试验：钙离子具有刺激胃泌素瘤分泌胃泌素的作用，当静脉注入葡萄糖酸钙 5 mg/h·kg（体重）持续 3 h 后，检测血中胃泌素含量，如上升到 500 ng/L 以上，则多数为胃泌素瘤。而单纯性高胃泌素血症则无此反应。

（2）胰泌素试验：胰泌素能抑制胃窦释放胃泌素。当静脉输注胰泌素 1~2 IU/kg（体重）后每隔 5 min 分别测定血清胃泌素的浓度，患者注射后 5~10 min 血清胃泌素值可升达 500 ng/L。胰泌素能抑制胃酸分泌，故在胃窦 G 细胞增生和十二指肠溃疡病患者胰泌素试验时胃泌素和胃酸均可降低，或无变化或仅轻度升高，而胃泌素瘤患者明显升高。

（3）标准试餐试验：常以面包一片，牛奶 200 mL，煮鸡蛋 1 只，干酪 50 g（共含脂肪 20 g，蛋白质 30 g，碳水化合物 25 g）为标准试餐作刺激剂。进餐后每隔 15 min 分别测定血清胃泌素的浓度。患者于试餐后血清胃泌素无增加或极少增加，增加值＜空腹血胃泌素的 50%，而胃窦 G 细胞增生者血清胃泌素可增加 2 倍以上。十二指肠溃疡病患者呈中度增加。

2. **胃窦黏膜过度增生** 胃窦黏膜过度增生可使 G 细胞过度增殖，产生较多的胃泌素。如胃次全切除时，由于残留的胃窦接触碱性环境，致使 G 细胞增生肥大，血清胃泌素增高。

3. **慢性肾功能衰竭** 胃泌素的灭活主要在肾脏。肾衰时，肾脏降解能力下降而使血清胃泌素明显升高，患者十二指肠溃疡发病率可达 28%，而一般人群仅为 1%。另外肾衰时，继发性甲状旁腺功能亢进也可使胃泌素分泌亢进。肾功能恢复后，胃泌素水平大多恢复正常，如不能恢复，常提示有萎缩性胃炎的可能。

4. **甲状旁腺功能亢进** 体内甲状旁腺素的增加将导致血钙水平升高，刺激胃泌素大量分泌。当临床上发现高胃泌素血症，同时血钙也升高的患者，应高度怀疑甲状旁腺机能亢进症。

（二）低胃酸性或无胃酸性高胃泌素血症

1. 胃溃疡　通常胃溃疡病人胃酸正常或偏低，而空腹血清胃泌素浓度则偏高，平均值约为 160 ng/L。由于胃泌素水平增高，致幽门括约肌松弛造成胆汁和十二指肠碱性物质返流，侵蚀胃黏膜而导致胃溃疡，这也是胃溃疡发病机制之一。

2. 慢性萎缩性胃炎 A 型　A 型为自身免疫性疾病，壁细胞抗体（Parictalcell antibody，PCA）阳性，主要损伤部位在壁细胞，胃体腺遭破坏而萎缩，致胃酸分泌降低或消失，引起胃泌素分泌增加。

3. 迷走神经切断术　手术断绝了迷走神经对胃底和胃体泌酸区的支配作用，导致胃酸减少，胃泌素分泌增加。

4. 甲状腺功能亢进　甲状腺激素具有抑制胃酸合成的作用，此类患者胃酸分泌减少，因而直接刺激胃泌素释放，经抗甲状腺药物治疗后血清胃泌素显著降低。

5. 胃癌　胃体癌时，壁细胞受到破坏，胃酸显著下降，而胃泌素则显著升高。相反，胃窦癌时，由于 G 细胞大量破坏，胃泌素分泌很少。

6. 肾功能不全　胃泌素的灭活主要在肾脏。肾衰时，肾脏降解能力下降而使血清胃泌素明显升高，且与血清肌酐和尿素氮的变化呈正相关。肾功能恢复后，血清胃泌素水平往往可恢复到正常水平，如不能恢复，则提示有慢性萎缩性胃炎存在。

（三）低胃泌素血症

1. 胃食道反流　胃泌素的降低，贲门高压带的张力下降，致使胃内容物反流。

2. B 型萎缩性胃炎　病变主要发生在胃窦部，胃窦黏膜萎缩，直接影响 G 细胞分泌胃泌素功能。

3. 胃窦癌　胃窦癌导致 G 细胞被大量破坏，胃泌素分泌量很少。

（四）胃泌素反应性增强或降低

1. 贲门失弛缓症　维持食道下端括约肌压力的 80% 是由胃泌素的作用所致，因此当胃泌素反应过激时，可造成贲门失弛缓。

2. 十二指肠溃疡　此类病人应用胃泌素刺激可出现较强烈的胃酸分泌反应，并呈低阈反应，说明十二指肠溃疡病人的壁细胞对胃泌素的反应性比正常人敏感。

第三节　胰泌素

一、概述

胰泌素（Secretin）是由英国生理学家 W·M·贝利斯与 E·H·斯塔林于 20 世纪初在十二指肠黏膜中发现的内分泌物质，至 50 年代才阐明其结构，是由 27 个氨基酸组成的碱性多肽,又称促胰液素或促胰泌素,是第一个被发现的胃肠激素。该激素由十二指肠、空肠及回肠的 S 细胞分泌,经血液传递信息,刺激胰液分泌。胰泌素主要由肾脏清除,半衰期为 2.39 min(崔威廉氏测)。

（一）胰泌素分泌的调节

胰泌素的分泌和释放取决于肠腔内的酸度,氢离子是促进胰泌素分泌的主要因素。当酸性食糜进入十二指肠,食物 pH 小于 4.5 时,刺激小肠黏膜分泌和释放胰泌素。盐酸是引起此激素分泌的最强刺激物。另外胆汁、胆酸钠、钙离子、酒精等也能使胰泌素分泌增加。

（二）胰泌素的主要生理作用

1. 刺激胰腺分泌作用 胰泌素主要作用于胰腺小导管的上皮细胞,使其分泌水分和碳酸氢盐,因而使胰液量大为增加,从而中和胃输入的酸性食糜,而酶的含量不高。

2. 增强胆囊收缩作用 胰泌素具有增强胆囊收缩素的作用,使胆汁的分泌量增加,而胆盐的分泌并不增加。此外尚有抑制胃酸分泌等效应。

二、正常参考值

正常人血浆胰泌素浓度:(4.40±0.38)ng/L,年龄和性别间无明显差别。

三、临床意义

（一）高胃酸性疾病

胃泌素瘤及十二指肠溃疡患者,由于显著升高的胃酸导致血浆胰泌素水平明显升高。

（二）十二指肠溃疡

胰泌素分泌不足是部分十二指肠溃疡形成的原因。由于胰泌素分泌不足使胰腺分泌的强碱性液体减少,不能有效中和十二指肠内的盐酸而形成溃疡。

（三）小肠疾病

正常人空肠指状绒毛中部分细胞具有分泌胰泌素的功能。而乳糜泻与“小肠黏膜结肠化”肠炎的病人由于空肠指状绒毛消失,表面黏膜萎缩,在消化不良性腹泻的同时,内分泌细胞功能也减弱或消失,表面黏膜萎缩,使胰泌素分泌降低,胰腺分泌碳酸氢盐减少,不能中和进入十二指肠的胃酸,故常伴有空肠溃疡存在。此外,谷胶(Gluten)过敏性肠炎等胰泌素可降低。

（四）非胰岛依赖型糖尿病

对该类病人注射胰泌素后可引起明显的胰岛素释放,并可增加胰岛素对葡萄糖的反应。

（五）饮酒

酒精也能使胰泌素分泌增加，即便是一般饮量，也会使具有免疫活性的胰泌素分泌量增加。

第四节　抑胃肽

一、概述

抑胃肽也称葡萄糖依赖性胰岛素释放多肽（Glucose-dependent insulintropic polypeptide，GIP），抑胃肽是由 43 个氨基酸组成的直链肽，相对分子质量约 5.1 kD，属胰泌素和胰高糖素族。抑胃肽主要由小肠黏膜的 K 细胞分泌；空肠中浓度最高，十二指肠及回肠也有少量分泌。外源性抑胃肽在体内半衰期约为 21 min。抑胃肽是一种重要的肠促胰岛素，其受体除分布在胰腺 B 细胞外，还分布于胃、小肠、脂肪组织、肾上腺皮质、垂体、骨以及脑组织等的一些区域。

（一）抑胃肽的分泌调节

抑胃肽是"肠-胰岛素轴"中的主要介质，葡萄糖、单糖、脂肪、氨基酸和酸性内容物等都可刺激抑胃肽分泌。当血糖浓度明显升高时，K 细胞即释放抑胃肽。交感神经兴奋以及胰岛素等可抑制其分泌。迷走神经兴奋可加速抑胃肽分泌。

（二）抑胃肽的生理作用

抑胃肽经血循作用于胰岛 β 细胞，促使胰岛素释放，以调控血糖浓度。生理浓度抑胃肽刺激脂肪组织中脂肪酸合成和提高脂肪组织中脂蛋白酯活性。

抑胃肽有抑制胃蠕动，减缓胃排空的作用。对胃泌素、胰岛素等的促胃酸分泌功能有很强的拮抗作用。抑胃肽还具有刺激小肠液和胰高血糖素分泌的作用。

二、正常参考值

空腹血清浓度：（349±18）ng/L，餐后 45 min 可达 1 200 ng/L，3 h 内仍可维持在 1 000 ng/L 以上。因此，正常人在 24 h 内，抑胃肽浓度从早餐后直至晚上均在一个较高水平。

三、临床意义

（一）糖尿病

糖尿病患者在耐胰岛素状态时，过量营养可使抑胃肽细胞增生，血中抑胃肽水平明显升高，同时有高胰岛素血症。不同类型的糖尿病，餐后抑胃肽水平不一，如

Ⅱ型糖尿病患者餐后抑胃肽明显升高,服降糖药 3 周后可降至正常,同时胰岛素升高,糖耐量改善。近来报道,Ⅱ型 GIPR 基因变异的糖尿病患者导致 cAMP 对抑胃肽的反应性降低,假如 GIP/GIPR 轴破裂,抑胃肽就不能刺激胰腺 B 细胞胰岛素分泌,并且造成体内葡萄糖内环境稳定情况的恶化。而未经治疗过的幼年型糖尿病其基础抑胃肽虽很高,但餐后不持续升高。

（二）肥胖

肥胖者血抑胃肽水平在空腹时与正常人相当,但进混合餐后,血中浓度则明显高于正常人,且随着血糖的升高持续上升,其升高幅度与肥胖程度无关。

文献报道,肥胖者抑胃肽反馈抑制调节受阻;当口服葡萄糖、混合食物或脂肪后,抑胃肽较正常对照组明显升高。口服脂肪后再静脉注射葡萄糖,也不能完全控制抑胃肽,但当减少能量摄入或饥饿时,抑胃肽代谢趋于正常。

（三）十二指肠溃疡

本病在空腹状态抑胃肽水平正常,餐后明显升高,且上升幅度大,速度快,持续时间长。这可能与进食后胃排空加快,食糜刺激十二指肠黏膜 K 细胞分泌抑胃肽增多有关。故对血中抑胃肽含量的检测应采用空腹、餐后多时相测定方法。

（四）原发性吸收不良综合征

如乳糜泻(Coeliac disease)和热带口炎性乳糜泻(Tropicsprue)等,由于十二指肠和空肠黏膜广泛受损,绒毛萎缩,致抑胃肽分泌不足,餐后反应微弱。

（五）肝肾功能损害

抑胃肽生物代谢依赖于肝脏和肾脏,因而肝肾功能受损患者血中抑胃肽浓度高于正常。文献报道:肝硬化患者抑胃肽空腹浓度稍高于正常,餐后反应明显高于正常;尿毒症病人血中抑胃肽水平明显高于正常人,约为$(1\,006\pm145)$ng/L,但尿中抑胃肽浓度甚微,所以推测抑胃肽主要在肾内代谢而不经尿液排泄。

第五节　胆囊收缩素

一、概述

胆囊收缩素(CCK)是在 1928 年由 Ivy 和 Oldbers 发现并命名的一种由胃肠道黏膜 I 细胞分泌的多肽激素,由 33 个氨基酸组成。天然胆囊收缩素化学结构有多种,如 CCK-33、CCK-39、CCK-58 等。人工合成的 CCK-8 与天然胆囊收缩素具有同样的生物活性。人体内以 CCK-33 形式为主。肠道中的胆囊收缩素约 89% 存在于黏膜层,肌层很少,胃窦部含量极微。研究发现,胆囊收缩素还广泛分布于中枢神经系统的皮层额叶、皮层梨状区、尾核、海马、丘脑、下丘脑、小脑、间脑以及周围神经,且含量大于小肠内含量。

（一）胆囊收缩素的分泌代谢

胆囊收缩素主要由十二指肠和空肠黏膜中的 I 型细胞分泌,迷走神经兴奋,胆囊收缩素分泌。脂肪、盐酸、蛋白质及其分解产物均可刺激胆囊收缩素分泌。锌、钙等二价阳离子也可刺激其分泌。胰腺外分泌液中的胰酶对胆囊收缩素有负反馈作用。胆囊收缩素主要在肾脏和肝脏代谢,肺和小肠也有较弱的降解作用。其血浆半衰期为 5~7 min。

（二）胆囊收缩素的生理作用

1. 收缩胆囊　脂餐后胆囊收缩素升高至 (5.0 ± 0.8) pmol/kg,胆囊在 15 min 收缩一半,60 min 收缩最完全。而且胆囊收缩并无反馈抑制胆囊收缩素分泌的作用。Takahashi 发现给豚鼠注射胆囊收缩素后,胆囊中的乙酰胆碱含量明显增加,由此推论胆囊收缩素对胆囊的收缩功能是通过迷走神经来实现的。

2. 刺激胰腺分泌　胆囊收缩素可刺激胰腺的胰酶和碳酸氢盐分泌,使胰液中胰酶活性增强,胰腺细胞中的酶原颗粒减少。胆囊收缩素还可刺激十二指肠腺的分泌,增加肠系膜上动脉血流和肝胆汁分泌,营养胰腺细胞。

3. 对胃肠道的作用　胆囊收缩素对从食道下括约肌到结肠具有不同的生理功能,抑制食管下括约肌和 Oddi 氏括约肌的收缩,抑制近端十二指肠蠕动,促进远端十二指肠和空肠蠕动,引起休息状态下胃和幽门括约肌收缩。有人认为胆囊收缩素对胃黏膜是直接作用,对结肠是通过结肠上的 P 物质、碱受体来调节纵行肌收缩的。

4. 刺激胰岛和胃肠激素释放　胆囊收缩素可刺激胰岛释放胰岛素,增强胰泌素拮抗胃泌素的泌酸作用,调节胰多肽在肠道和体液中的释放。

二、正常参考值

正常人空腹血清胆囊收缩素水平各家报道不一,如 30~300 ng/L、5~800 ng/L、<0.2 pmol/L;餐后 45 min 为 1.1 pmol/L、0~22 pmol/L 等。另有学者报道:空腹血浆胆囊收缩 (0.90 ± 0.15) pmol/L,餐后 15 min 升至 (6.0 ± 1.6) pmol/L。正常人脑脊液胆囊收缩素含量为 (33.6 ± 3.6) ng/L。

上述情况提示各实验室应建立自己的正常参考值。

三、临床意义

（一）慢性胰腺炎

患者血循中胆囊收缩素水平明显升高。正常情况下,由于胰腺外分泌液中的胰酶对胆囊收缩素有负反馈作用,当胰腺外分泌液不足时对胆囊收缩素分泌的抑制作用下降。因此,空腹血中胆囊收缩素浓度可间接地反映胰腺的外分泌功能。

(二)小肠病变部位判断

如病变发生在小肠上部,I 细胞破坏而使胆囊收缩素水平下降;小肠远端无 I 细胞分布,病变时血中胆囊收缩素的含量无明显变化。

(三)肠易激综合征(Irritable bowel syndrome, IBS)

肠易激综合征(Irritable bowel syndrome, IBS)是一种以腹痛或腹部不适,伴排便习惯、性状改变为特征的功能性肠病。肠易激综合征患者血浆中胆囊收缩素含量明显高于健康者,其浓度可达正常时的 3~4 倍。近年对肠易激综合征与胃肠激素的关系的研究显示,静脉注射 CCK-8 可引起结肠运动的增强,诱发肠易激综合征患者腹痛,其原因可能是胆囊收缩素降低了肠易激综合征患者内脏痛觉阈或拮抗内源性阿片样的镇痛作用,使肠易激综合征患者出现腹痛。

(四)肝硬化

由于肝脏功能受损,对胆囊收缩素的代谢功能减弱,使血中胆囊收缩素的半衰期明显延长,致血清胆囊收缩素水平显著升高。

(五)胃泌素瘤

胃泌素瘤患者血中胃泌素显著升高,导致小肠内内源性胃酸增加,强烈刺激 I 型细胞,使患者血中胆囊收缩素水平明显升高。

第六节　胃动素

一、概述

胃动素是由 Brown 等于 1966 年在研究十二指肠 pH 变化和胃动力间的关系过程中发现的,并于 1972 年将其分离并提纯,因具有刺激胃小体蠕动功能而得名。胃动素是由 22 个氨基酸组成的直链多肽激素,相对分子质量约 2.68 kD。分泌胃动素的细胞为肠嗜铬细胞的一个亚群,主要分布于十二指肠和近端空肠黏膜陷窝及绒毛中,胃窦及下部小肠黏膜中也有少量存在;1980 年第三届世界消化道激素会议将分泌胃动素的细胞命名为 Mo 细胞。除胃肠黏膜外,胃动素也存在于中枢神经组织中,如:垂体、下丘脑、大脑皮质、小脑及松果体;在外周神经,含胃动素的神经细胞分布在消化道和胆囊黏膜下层和肌层。

(一)胃动素的分泌调节

空腹时血浆胃动素水平呈周期性波动,脂肪餐后血浆胃动素水平明显升高,半小时达高峰,以后下降至基础值。胃动素具有消化间期周期性升高的特点,因而有"消化间期激素"之称。

蛙皮素等消化道激素,胆汁及一些碱性物质如胆碱等可促进胃动素分泌;十二指肠酸化后,血浆胃动素水平可升高90％左右;迷走神经兴奋、混合餐食糜或胃容量扩大等均可促使胃动素分泌增加。而胰多肽、胰岛素、葡萄糖、氨基酸等则可抑制其分泌。

胃动素主要在肝脏灭活,小部分通过肾脏排出,其血浆半衰期为 5 min。

（二）胃动素的生理作用

胃动素在消化状态时以大约 100 min 间隔释放入体循环,直接作用于消化道平滑肌上的受体,引起平滑肌内环磷酸鸟苷浓度增加,使细胞内 Ca^{2+} 从微粒体释出,细胞内 Ca^{2+} 浓度增高,引起平滑肌收缩,提高胃肠道、胆道、Oddis 括约肌的收缩力和张力,诱发胃强烈收缩和小肠明显的分节运动,对消化道移行性收缩起重要作用;促进食管下括约肌的紧张性收缩,以防止胃内容物返流入食管,并增强结肠和胆囊运动。

胃动素还具有刺激胃酸分泌,刺激胃蛋白酶原分泌,促进消化道黏膜生长,促进胃肠道平滑肌收缩,松弛幽门括约肌的功能;促进胃肠道对水、电解质的运输等作用。

二、正常参考值

空腹血浆胃动素浓度为:男性(58±6)pmol/L;女性50 pmol/L。另有报道:空腹血浆胃动素呈周期释放,其低峰浓度为 50 ng/L;高峰可达 227～447 ng/L。胃动素水平随年龄增长有升高的趋势。

三、临床意义

（一）消化道运动异常

由于胃动素能刺激上消化道剧烈运动,因此临床上消化道运动异常的疾病均可进行血浆胃动素水平的测定。在急性腹泻、克隆氏病、溃疡性结肠炎、胰性霍乱、肠道吸收不良或肠切除后的患者中,其空腹及餐后血浆胃动素水平均明显升高。慢性胰腺炎及乳糜泻病人血浆胃动素仅轻度升高。结肠易激综合征患者血浆胃动素为正常水平。

（二）胃肠道肿瘤

胃肠道肿瘤患者血浆胃动素水平可升高,手术切除肿瘤后则明显下降。另外,胃泌素瘤和 Verner-Morrison 综合征(VIP 瘤)的肿瘤组织均可分泌胃动素而使血浆胃动素水平升高。

(三) 妊娠

妊娠妇女常有血浆胃动素水平下降,因而产生胃排空减慢、返酸、上腹部不适等食道下括约肌松弛症状。

第七节　蛙皮素

一、概述

蛙皮素又名胃泌素释放肽,最初是从欧洲的铃蟾皮肤中提取的,是由 14 个氨基酸组成的多肽物质。分子式为 $C_{71}H_{110}N_{24}O_{18}S \cdot C_2H_4O_2 \cdot H_2O$,相对分子质量约 1.62 kD。以后又在数百种哺乳动物皮肤中提取了数种类似的肽类,它们都有相同的 C 端 8 肽,因而被称为类蛙皮素肽。蛙皮素广泛分布于胃肠道。由于在下丘脑、中脑以及支配胃肠道的神经末梢中也有分布,故认为蛙皮素也是一种脑-肠肽,为肽能神经递质之一。

(一) 蛙皮素的分泌调节

蛙皮素主要由胃窦和十二指肠的闭合型细胞,即能分泌蛙皮素样免疫活性物质(Bombesin-like immunoreactivity,BLI)的 P 细胞所分泌。蛙皮素在人体内分布十分广泛,对胃肠道及其机体内分泌均有重要调节作用,而且对某些细胞又有显著的增生作用,人血蛙皮素的水平变化及其机理均很复杂,目前对蛙皮素的具体调节因素尚无定论,需深入研究。

(二) 蛙皮素的生理作用

蛙皮素的主要生理作用为:① 使胃酸、胃蛋白酶及胃液分泌量大大减少,同时刺激碳酸氢钠和黏液的分泌;② 能刺激胃泌素、胆囊收缩素、舒血管肠肽、胰多肽、胃抑肽、胰岛素、胰高血糖素、催乳素和生长抑素等的释放;③ 有刺激肾素-血管紧张素系统,使肾血管收缩,肾血流减少,促进红细胞生成素分泌的功能;④ 具有明显的镇痛作用。

二、正常参考值

蛙皮素在湿组织中的含量约为 200~700 μg/g,不同部位的组织中含量各不相同,以胃肠道、皮肤、脑组织为高。

三、临床意义

（一）十二指肠溃疡

蛙皮素刺激 G 细胞分泌胃泌素增多导致高胃酸，改变十二指肠的内环境，形成溃疡性病变。Hirschowtiz 等观察了 9 例十二指肠球部溃疡病人静脉滴注不同剂量蛙皮素的反应，发现其血清胃泌素水平增高的幅度比正常对照组高 4 倍；此外还发现正常对照组静脉滴注蛙皮素后，胃酸的最大分泌量仅为外源性胃泌素 G-17 刺激后的 50%，而十二指肠球部溃疡患者可高达 90%。

（二）判断胃窦是否完全切除

由于蛙皮素对胃窦切除者和胃外胃泌素的分泌无刺激作用，当蛙皮素水平正常，而出现低胃泌素血症时，提示胃窦已完成切除；相反，则提示切除不完全。

（三）胰腺外分泌功能受损程度的指标

蛙皮素具有强烈刺激胰腺外分泌的作用。与正常人相比，慢性胰腺炎病人在蛙皮素刺激下免疫活性胰蛋白酶等项目升高不明显，严重胰腺功能不全者则完全无反应。因而蛙皮素也可反映胰腺腺泡细胞的储备功能。

（四）生理研究

不同的生理状态下，人血蛙皮素的水平变化及其机理均很复杂，对人体消化系统，神经内分泌系统等的影响也不同，尚待进一步深入研究。

第八节　血管活性肠肽

一、概述

血管活性肠肽是由 28 个氨基酸组成的肽类物质，含有 14 种氨基酸，呈碱性，相对分子质量约 3.8 kD。其分子结构与胰泌素、抑胃肽以及胰高血糖素相似，都属胰泌肽族。血管活性肠肽虽归属于胃肠激素，但其生物学作用已超出胃肠道范畴。

血管活性肠肽广泛分布于大脑皮层、下丘脑等中枢神经系统以及十二指肠、结肠为主的消化道黏膜的 D_1 细胞中。另外还存在于肺、肾上腺及胎盘等的植物神经丛内。血管活性肠肽在肝、脑及肾中被降解，血清半衰期为 1～2 min。

（一）血管活性肠肽的分泌调节

正常进食，以及葡萄糖、高渗盐水或混合性食物不引起外周血中血管活性肠肽的变化，但胃肠腔内灌注高浓度的脂肪、盐酸和酒精可引起门静脉和外周血中血管活性肠肽增高。静脉注射钙及肠缺血都能引起血管活性肠肽释放。长时间锻炼和饿也引起血中血管活性肠肽增高。高阈值电刺激迷走神经和盆神经,可引起消化道不同部位释放血管活性肠肽,而 6-羟季铵能阻断这一作用,说明消化道血管活性肠肽的神经纤维属于节前胆碱能神经支配。

（二）血管活性肠肽的生理作用

血管活性肠肽对胰腺的作用类似胰泌素。血管活性肠肽与相应受体结合,可增加腺苷酸环化酶的活性,导致 cAMP 合成增加,促进碳酸氢盐的分泌;能使胃肠平滑肌松弛,导致容受性舒张;能抑制食物、组织胺等引起的胃酸及胃蛋白酶的分泌。

血管活性肠肽还有扩张外周血管及冠状血管降低舒张压、增强心肌收缩力的作用。此外,尚有扩张气管、支气管平滑肌,改善肺通气等作用。

二、正常参考值

血浆血管活性肠肽浓度:5.7～24 pmol/L;空腹时约 5 pmol/L。
脑脊液血管活性肠肽浓度:56.2～230.8 pmol/L,约为血浆的 10 倍。

三、临床意义

（一）血管活性肠肽瘤（VIP oma）

它是由血管活性肠肽分泌细胞质恶性增生形成的肿瘤,亦称 Verner Morrison 综合征,80％为胰腺外病变(如成纤维细胞瘤)。本病多见于儿童,常见症状为严重的水泻、低血钾和无胃酸或低胃酸(Watery diarrhea hypokalemia achlorhydria/hypochlor hydria,WDHA)。此时血中的血管活性肠肽水平可达 80 pmol/L。一般发现时都已有肿瘤转移,血浆血管活性肠肽可作为诊断、疗效观察及判断肿瘤发展的指标。

（二）食道贲门失弛缓症

食管贲门失弛缓症是因食管神经肌肉运动功能障碍,下段食管括约肌呈失弛缓状态,食物无法顺利通过,滞留于食管,逐渐导致食管张力减退、蠕动消失及食管扩张的一种疾病。该类病人食道下端括约肌组织内的血管活性肠肽含量明显低于正常人。

（三）短肠综合征

由于小肠切除过多而引起的生理上的失代偿,导致腹泻、吸收不良、低血钾、低血钙等症状。血浆血管活性肠肽水平可增高达 30～90 pmol/L。

（四）肝硬化

由于肝功能受损,侧支循环建立使血管活性肠肽不能在肝脏充分灭活,致血浆中血管活性肠肽浓度增高,是浮肿和腹水形成的原因之一。

（五）休克

休克病人由于低血压导致肠缺血,刺激血管活性肠肽大量分泌,且随休克时间延长而增加,引起水、电解质代谢失衡,血管进一步扩张,使休克加重。

（六）肥大细胞瘤和髓性白血病

肥大细胞内含有血管活性肠肽,因而当有肥大细胞瘤时会分泌大量血管活性肠肽而使血浆血管活性肠肽水平升高。骨髓白细胞中也含有血管活性肠肽,故测定外周血中白细胞的血管活性肠肽含量可作为有无不成熟白细胞的标志,对于急、慢性髓性白血病的诊断具有一定的临床价值。

第九节　生长抑素

一、概述

生长抑素是一种 14 个氨基酸的环状多肽,由于它可以抑制生长激素的分泌,故命名为生长激素抑制因子(SRIF),后统一名称为生长抑素。随着对这一激素的深入研究,发现生长抑素是一种抑制脑垂体分泌生长激素的神经调节肽,广泛分布于脊椎动物中枢和外周神经系统,胰腺和胃肠道等组织的一类结构相关肽,以 14 肽为主,包括 28 肽、12 肽及生长抑素原等多种形式。生长抑素的多种生物学功能是通过与 G 蛋白偶合的 5 种不同亚型的生长抑素受体(SSTR)而实现的。人们在确定了生长抑素功能基团结构的基础上,系统地设计并合成了多种生长抑素类似物,探索和使用的有 6 肽、7 肽、8 肽和 14 肽等多个系列。具有代表性的有奥曲肽(Octreotide)、伐普肽（Vapreotide）、兰瑞肽(Ianreotide)及司格列肽(Seglitide)等。近年来,这些多肽较多地应用于肿瘤学研究。

（一）生长抑素的分泌调节

胃窦黏膜中 D 细胞通过旁分泌的途径释放生长抑素,胃窦部含量最高。促使胃酸分泌的神经兴奋作用通过胆碱能神经元,影响胃黏膜内生长抑素细胞,使生长抑素分泌减少。非胆碱能神经元的神经介质蛙皮素兴奋可引起生长抑素分泌增加。生长抑素分泌尚受胃内酸化的影响,胃酸增高时,反馈性促进生长抑素分泌增加,进而抑制酸分泌。

生长抑素也是一种由神经内分泌细胞、炎症细胞、免疫细胞产生的调节性多肽,多种形式的生长抑素共同构成生长抑素相关肽家族。

（二）生长抑素的生理作用

生长抑素能有效地调节多种激素和神经递质的释放、抑制细胞增殖、参与认知、痛觉、行为等诸多功能的调节。具体分为以下几种：

1. 抑制激素分泌　可以抑制几乎所有激素的分泌，如生长激素、促甲状腺素、胰岛素、胰高血糖素、血管活性肠肽、胰多肽、催乳素、卵泡刺激素、促肾上腺皮质激素、肾素、降钙素、胃泌素、胆囊收缩素、胃动素、胰泌素等。

2. 抑制消化液的分泌　如胃酸、胃蛋白酶、唾液淀粉酶、胰酶、内因子、组织胺。

3. 抑制消化道及有关器官的运动　可抑制胃排空、胆囊收缩、Oddis 括约肌收缩。

4. 减少内脏血流量　减少内脏和肝的血流量，从而可以降低肝硬化患者的门静脉压力。减少肾血流量，但不减少心输出量。

此外，生长抑素还具有抑制血小板集聚和抑制中枢神经系统活动的作用。

二、正常参考值

在清晨空腹状态下，正常人血清生长抑素水平<100 ng/L。

三、临床意义

（一）上消化道出血

生长抑素可有效地控制十二指肠球部溃疡的出血，生长抑素及奥曲肽治疗上消化道出血的机制可能在于生长抑素和奥曲肽是胃酸、促胃液素、胃蛋白酶等分泌的抑制因素，同时可以减少胃酸的分泌，减少腹内脏器，尤其是脾脏的血流，因而可以降低门脉高压，刺激胃肠黏膜黏液的分泌，起一定的保护作用。

（二）难治性腹泻

生长抑素和奥曲肽抑制胃、肠、胰的分泌，减少进入消化道的液体量，还可以减少胃肠蠕动，作为重要成分，它们可以促进肠道对水和电解质的吸收，因此，生长抑素或奥曲肽可用于治疗腹泻。临床上还对类癌综合征和血管活性肠肽分泌瘤所致的腹泻均可见明显效果。

（三）胰腺炎

生长抑素对于急性胰腺炎可以降低血中胰酶的水平，在一定程度上缓解症状，组织学观察发现对于胰腺组织有一定的保护作用。

（四）胃肠瘘

胃肠瘘多见于外科术后的并发症。发生率约为 5%～20%，常规治疗比较复杂，且疗效不佳，常需 1～3 个月方可治愈。生长抑素及奥曲肽因可抑制胃肠道的分泌，抑制胃肠道运动等，近年试用它们治疗胃肠瘘，并取得初步的疗效。

（五）倾倒综合征

倾倒综合征是胃大部切除术后的一种常见并发症,分早期、晚期二型。早期倾倒综合征发生于饭后 30 min 内,主要是由于胃肠激素分泌过多所致的短暂性血糖不足。晚期倾倒综合征系饭后 1~3 h,由于血糖浓度短暂下降的"反应性低血糖"。生长抑素可抑制胃肠激素的分泌,延缓胃肠运动,减少液体分泌,人们试用生长抑素治疗倾倒综合征,发现生长抑素对于防治倾倒综合征有一定的疗效。

（六）短肠综合征

短肠综合征是小肠广泛切除后产生的肠严重消化吸收障碍而致的营养不良和代谢失常性疾病。目前临床上用 TPV 疗法纠正营养缺乏,抑制胃肠分泌、运动,减轻腹泻,使短肠综合征的治愈率较以前有了明显改善。但 TPV 治疗费用大,技术要求高,治疗时间也比较长。人们试用生长抑素和奥曲肽治疗短肠综合征,初步结果令人满意。提示十二指肠球部溃疡患者在生长抑素对胃泌素和胃酸分泌的调解机制方面很可能存在缺陷,生长抑素释放减少后,可以引起胃泌素释放和胃酸分泌增多,同时又削弱了对胃、十二指肠黏膜的保护作用,因而容易促使发生溃疡病。

第十三章 肾脏功能检测

第一节 概 述

一、肾脏功能

就肾脏的生理功能而言,主要有三大方面:

(一)排泄机体代谢废物

肾脏是体内重要的排泄器官,通过尿液的生成和排泄,将体内代谢废物排出机体,在维持机体内环境平衡方面发挥着重要作用。正常状态时,每天排尿不少于500 mL,否则代谢产物如尿素、肌酐、肌酸等含氮产物,体内积聚,造成中毒。24 h排出尿量100~500 mL为少尿,小于100 mL为无尿。

(二)调节水、电解质、酸碱平衡作用

肾脏对水调节,依赖于抗利尿激素作用;而对 Na^+、K^+ 调节受醛固酮影响,当 K^+ 浓度升高时,肾上腺皮质分泌醛固酮,使 K^+ 排出增多,Na^+ 恢复正常。当人体消化食物中蛋白质、糖、脂肪的代谢产物产生大量酸性物质及少量碱性物质,释放血液中,然后经尿排出体外。排泄物中以酸性物质为主,有挥发性酸如碳酸,非挥发性硫酸、磷酸、乳酸、丙酮酸等。

肾脏调节酸性平衡反应缓慢,但能充分调节血浆 pH 变化:肾小管细胞对 $NaHCO_3$ 重吸收,保留体内碱贮备。肾小管细胞制造 NH_3 不断扩散于肾小管腔内,与腔内强酸负离子(Cl^-、SO_4^{2-})结合成 NH_4Cl、$(NH_4)_2SO_4$ 等铵盐,随尿液排出体外。肾小管分泌 H^+ 可与滤液中 Na_2HPO_4 所离解的 Na^+ 交换,而使 Na_2HPO_4 转变成 NaH_2PO_4,排出体外,使尿酸化。

(三)内分泌功能

肾脏是具有重要的内分泌功能的器官,能合成或分泌调节人体生理功能的激素类活性物质。肾皮质、髓质可合成分泌多种激素和活性物质,其中针对血管作用的激素有肾素、前列腺素和缓激肽等,在调节肾血流量、维持正常血压和水盐代谢的平衡方面起着重要作用;肾脏间质细胞产生的 1_α-羟化酶使 25-羟基维生素 D_3 转化为有活性的 1,25-二羟基维生素 D_3,调节机体钙、磷代谢;肾髓质还能产生红细胞生成素,可刺激骨髓红系增殖、分化、促进蛋白质的合成。此外,肾脏还是血浆中多种肽类激素(如胃泌素、胰岛素、胰高血糖素等)的降解场所,肾脏功能受损伤时,血浆中此类激素水平相应升高。

二、肾脏功能检测

肾脏功能检测的方法及其项目多达数十种,目前在临床常用的部分检测方法和项目见表 13-1。概括表中所罗列的检测项目,可为两大类:即肾脏的排泄功能和分泌功能的检测。

表 13-1　临床常用肾脏功能检测方法

常用核医学检测方法	常用临床检验方法
肾小球滤过率(GFR)	尿素氮/肌酐比值
放射性核素肾图(分侧肾功能试验)	尿素清除率
放射性核素肾图(速尿试验)	肾小管葡萄糖最大重吸收量
β_2-微球蛋白	碳酸氢根离子重吸收排泄试验
α_1-微球蛋白	菊粉清除率
尿免疫球蛋白、尿白蛋白	昼夜尿相对密度试验,浓缩稀释试验
TH 糖蛋白	氯化铵负荷试验
肾素活性	酚红排泄试验 (PSP)
前列腺素、激肽释放酶	尿蛋白十二烷基硫酸钠—聚丙烯酰胺凝胶电泳
红细胞生成素	选择性蛋白尿指数(SPI)
1,25-二羟胆骨化醇	硫酸钠试验

第二节　肾脏排泄功能检测

肾脏排泄作用的基本功能是由肾小体(包括肾小球和肾小囊两部分)与肾小管组成的肾单位完成。肾小球为血液过滤器,发挥过滤作用的主要结构是过滤膜。在抗利尿激素(ADH)、醛固酮、心钠素和前列腺素等调节下,肾小管对原尿中的水、盐和蛋白质分子进行重吸收,这种重吸收过程对保持体内水、电解质的平衡起着关键作用。每个肾脏约有 80 万~110 万个肾单位。肾脏具有强大的代偿功能,临床观察发现肾单位在受到 30%~50% 损伤时往往不出现临床症状。因此,一般常规检验对肾脏早期功能损害难以有效检出,而血液中微球蛋白和尿液中多种微量蛋白联合检测是评估肾脏排泄功能灵敏而可靠的指标。

一、β_2-微球蛋白、α_1-微球蛋白

(一)概述

β_2-微球蛋白(β_2-microglobulin,β_2-MG)是一种由 100 个氨基酸残基组成的单键多肽,相对分子质量为 11.8 kD。α_1-微球蛋白(α_1-microglobulin,α_1-MG)是一种相对分子质量为 33 kD 的糖蛋白。

β_2-MG、α_1-MG 日生成量恒定,由细胞表面脱落或释放入血,在体液中含量甚微。β_2-MG、α_1-MG 相对分子质量很小,能自由地通过肾小球滤过膜进入肾小管,大约 99.90% 被肾小管上皮细胞重吸收,分解为氨基酸。因此进入肾小管的 β_2-MG、α_1-MG 不再返回血流。在肾脏内、外疾病引起肾小球或肾小管功能受损时,往往引起血、尿或其他体液内 β_2-MG、α_1-MG 含量变化。

(二)正常参考值

1. β_2-MG 血清:$(1.62\pm0.35)(<3.0)$mg/L(血清含量与年龄有关,每增长十岁约上升 0.24 mg/L);尿液:$(0.17\pm0.12)(<0.5)$mg/L。

2. α_1-MG 血清:$15\sim33$ mg/L;尿液:$(5.86\pm4.50)(<10.0)$mg/L。

(三)临床意义

1. 反映肾小球滤过功能的指标 血清 β_2-MG、α_1-MG 是早期反映肾小球滤过功能的灵敏指标。肾小球肾炎时,小球基底膜因自身免疫功能紊乱,免疫复合物沉积,损伤肾小球滤过膜结构,生物筛作用减弱,肾小球滤过率(Glomerular filtration rate,GFR)下降,排泄功能差,滞留在血液中的 β_2-MG、α_1-MG 浓度升高,伴随小分子的废物、药物等也不能完全进入原尿而滞留在血液中,从而引起尿中毒。目前,临床一般检查肾小球滤过膜的功能,主要依靠血液中非蛋白氮类物质的检验和内生肌酐清除率(CCr)测定,但前者不灵敏,后者繁琐且影响因素较多,剧烈活动和部分水肿、肥胖病人均可导致 CCr 假性升高。临床特种检查则以核素肾动态显像测定 GFR 为"金标准",但由于需要昂贵的医疗设备(如 SPECT),一般卫生单位难以施行。因此,比较而言,血清 MG 的测定则既灵敏又方便快捷。

2. 肾病综合征的早期诊断 肾病综合征是以肾小球损害为主要病理变化而导致高尿蛋白(超过 3.5 g/日)、低血浆蛋白(<30 g/dL)并伴有水肿、高血压、血尿、高血脂等临床表现的持续性肾损害症候群。肾小球滤过膜的通透性增加,使原尿中蛋白含量增多,超过了近曲小管上皮细胞重吸收及分解的能力,大量的蛋白质从尿中排出,继而产生血浆蛋白严重降低和水肿等。β_2-MG、α_1-MG 是小分子微球

蛋白,最容易被滤过,当肾小球滤过膜在电荷屏障和分子屏障同时受损的早期就出现在原尿中,超过肾小管的重吸收和分解能力,故尿 β_2-MG、α_1-MG 值升高是肾病综合征早期诊断最灵敏的指标。其中 α_1-MG 为中、小相对分子质量蛋白,对早期肾病综合征诊断要比尿 β_2-MG 更加灵敏。

3. 间质性肾疾病　肾小管是原尿进行加工的场所,能重吸收葡萄糖、氨基酸、蛋白质、水和无机盐;分泌排泄代谢废物、毒物,以维持机体水、电解质和酸碱平衡。先天性遗传因素或继发性肾间质性炎症往往与肾小管的损害同时产生,受累的肾小管在结构和功能上常有明显改变,统称为小管间质肾病。在肾小球滤过膜功能正常的情况下,进入近曲小管内的原尿小分子蛋白如 β_2-MG、α_1-MG 不能有效地重吸收,随尿液排出。因此,尿中的 β_2-MG、α_1-MG 浓度升高,是各种原因导致的肾小管性间质肾炎唯一可靠的灵敏指标。

4. 肾盂肾炎的诊断　各种致病微生物感染可引起肾盂肾盏黏膜、肾小管和肾间质病理性结构和功能改变,又称为上尿路感染。感染造成肾小管损伤,使尿中 β_2-MG、α_1-MG 排出量增多。下尿路感染包括尿道、膀胱、输尿管的感染,不累及肾盂、肾小管。故尿中 β_2-MG、α_1-MG 含量又是上尿路和下尿路感染鉴别诊断的重要指标。

5. 肾功能不全　肾功能不全分为急性肾功能衰竭和慢性肾功能不全。

(1) 急性肾功能衰竭,因外伤出血、严重感染、传染病、大面积烧伤、输血溶血反应、毒素、肿瘤、糖尿病及其他全身性疾病等多种原因引起的急性肾功能衰竭,常以急性肾小管坏死为主要类型。临床表现为少尿期、多尿期和恢复期的过程。少尿期时因肾血流量急剧减少,肾小球滤过率降低,血浆 β_2-MG、α_1-MG 升高,比血浆肌肝、尿素氮升高更显著。血 β_2-MG、α_1-MG 可作为病情观察的灵敏指标。病程进入多尿期和恢复期时,尿液 β_2-MG、α_1-MG 的升高幅度与肾小管损伤程度呈相关性,尿 β_2-MG、α_1-MG 越高,提示肾小管损伤越严重,疗效预后越差;反之,尿 β_2-MG、α_1-MG 越趋于正常,说明肾小管损伤越轻,肾小管功能可逆性恢复越好。

(2) 慢性肾功能不全,由各种慢性肾病(如慢性肾小球肾炎,慢性肾盂肾炎,肾动脉硬化等)迁延发展而来的肾性肾功能不全,以肾功能减退,代谢产物潴留,水电解质平衡失调,甚至出现氮质血症和尿毒症症状为主要表现。临床多以血肌肝、血尿素氮(BCr、BUN)作为肾功能代偿期、氮质血症期、尿毒症期的观察指标。经临床实验证明,血 β_2-MG、α_1-MG 和尿 β_2-MG、α_1-MG 的检测,对肾小球滤过功能和肾小管功能的评估及疗效以及病情预后的判断比 BCr、BUN 检查更为敏感。

二、尿白蛋白、尿免疫球蛋白

(一) 概述

白蛋白(Album,Alb)由肝细胞合成,相对分子质量为 69.44 kD,是正常人体血清总蛋白中的主要蛋白质成分。白蛋白对维持血液胶体渗透压、运输体内代谢物质有重要作用。白蛋白进入肾脏后,大部分被滤过膜负电荷屏障和分子屏障阻挡而不能通过肾小球滤过膜。每日约有很少部分(1~2 g)白蛋白进入原尿,占原尿中蛋白总量的 40% 左右,进入原尿中的白蛋白 95% 以上被肾小管上皮细胞重吸收利用于补充血浆蛋白。正常尿液中白蛋白含量甚微。

免疫球蛋白 G(IgG)是由浆细胞合成的免疫抗体蛋白,相对分子质量为 160 kD,是人血清中含量最高的抗体,占血清免疫球蛋白的 70%~80%,是体内最主要的抗体,对各种细菌、病毒都有很强的抵抗力。IgG 为大分子蛋白,流经肾脏时几乎全部被肾小球滤过膜电荷屏障和分子屏障阻挡,正常情况下进入原尿中的 IgG 甚少,而一旦进入原尿中便很难再被肾小管重吸收。

(二) 正常参考值

尿液 Alb:5.0~9.0(<10)mg/L;尿液 IgG:1.0~4.0(<5.0)mg/L。

(三) 临床意义

1. 肾小球肾炎与肾病综合征　在肾小球肾炎、肾病综合征时,因感染、自身免疫功能紊乱、抗原抗体反应及免疫复合物刺激破坏肾小球滤过膜的电荷屏障和分子屏障作用,导致滤过膜通透性增加,大分子蛋白如 Alb、IgG 被滤过进入原尿,故尿 Alb、尿 IgG 浓度升高是肾小球滤过膜损伤的重要标志。

2. 肾小球损害程度判断　因 Alb、IgG 相对分子质量与电荷的差别,在急性肾小球肾炎早期,滤过膜内皮及上皮细胞膜上的涎蛋白及基底膜内外稀疏层上含硫酸肝素的蛋白多糖的多阶负电荷层早期破坏,滤过膜通透性增加,首先是 Alb 被滤过而进入原尿,其中一部分被肾小管近端重吸收,另一部分 Alb 由尿液排出;而相对分子质量大,负电荷量多的 IgG 仍被肾小球滤过膜的分子屏障阻挡,很少进入原尿。当病情进一步发展,肾小球基底膜受到免疫反应损害,结构破坏,电荷屏障和分子屏障作用部分或全部丧失时,血浆中的 IgG 被滤过进入原尿,继而由尿液排出。因此,尿 IgG 浓度升高或尿 Alb/IgG 比值下降均是肾小球损害程度和病情进一步恶化时重要的灵敏指标。

三、尿分泌型免疫球蛋白 A 与尿 TH 糖蛋白

(一) 概述

1. 分泌型免疫球蛋白 A(Secretive immunoglobulin A,SIGA)　是由消化道、

呼吸道和泌尿道黏膜下的浆细胞合成和分泌。完整 SIGA 分子是由浆细胞产生的糖蛋白 J 链和上皮细胞合成的分泌片以共价键形式连接两个分子 IgA 而形成,相对分子质量约 396.8 kD 左右。尿液中 SIGA 主要由远端肾小管上皮细胞和肾小管周围的间质细胞分泌。

2. TH 糖蛋白(Tamm-horsfall glycoprotein,THP) 是由远端肾小管上皮细胞和亨氏(Henle's)袢升支分泌的一种糖蛋白,相对分子质量约 70~100 kD,每个亚单位含有 50 个半胱氨酸残基,极易形成聚合体,聚合体解聚后不影响 THP 的免疫活性。在尿中以高分子多聚体形式存在,是正常人尿液微量蛋白中唯一的大分子蛋白(约占 50% 左右)。THP 与 SIGA 为尿液分泌性蛋白。正常人肾小管分泌性蛋白生成量恒定,其聚合物也可作为肾结石的核心。

(二)正常参考值

1. SIGA 尿液:(1.78±1.12)(0.52~2.44)mg/L

2. THP 尿液:12.4~61.6 mg/24 h

(三)临床意义

1. 上尿路感染 细菌、病毒侵犯导致急性上尿路感染,如肾盂肾炎、间质性肾小管炎时,初始阶段以分泌型蛋白为主的自身局部免疫系统发挥抗感染作用,SIGA、THP 生成量增加。尿 SIGA、THP 持续性升高,是急性上尿路感染和间质性肾小管肾炎早期诊断的灵敏指标。

2. 慢性肾功能不全或肾功能衰竭 由于肾小管上皮细胞结构破坏,功能细胞减少,生成分泌型蛋白减少,尿液 SIGA、THP 含量减少。严重肾衰竭的病人,尿液中的 SIGA、THP 几乎测不出。尿液中 SIGA、THP 缓慢回升,则表示病情趋于缓解,肾小管部分功能趋于恢复。故尿液 SIGA、THP 的含量是肾功能衰竭早期诊断和病情判断的重要指标。

3. 肾结石辅助诊断 由于肾小管及上尿道黏膜局部免疫功能和分泌功能紊乱,过多的 THP 聚合体蛋白易作为结石前体而形成尿结石。尿 SIGA、THP 浓度升高,既可作为肾结石辅助诊断的指标,又可作为中医中药排石疗效观察的实验指标。

第三节 肾脏内分泌功能检测

迄今已发现由肾脏实质组织合成和分泌的激素有五种,即肾素、前列腺素、激肽释放酶、1,25-双羟胆骨化醇和红细胞生成素。这些激素对舒缩血管与调控血压、醛固酮分泌与水盐代谢、钙磷代谢、红细胞生成等生理调节作用具有重要意义。

肾脏也是多种激素的靶器官,肾内血管床和肾小管含有血管类激素和盐皮质激素的受体,激素与肾脏细胞受体结合发挥相应的生物效应;此外,肾脏还是多种激素的降解场所,肾脏功能受损时,有关活性物质在血浆内的水平相应升高。

一、肾素(Renin,R)

（一）概述

1. 肾素的作用　肾素是一种糖基化的单链蛋白酶,相对分子质量约为47.6 kD,主要由肾皮质中肾小球旁器颗粒细胞即 JG 细胞合成和分泌,在肝内降解,生物半衰期为 10～60 min。颗粒细胞分泌肾素可直接进入肾小球或淋巴液再进入血液循环,其释放具有昼夜的节律性,即早上 8 时到达高峰后下降,晚上 8 时最低。肾素的分泌除受致密斑钠离子浓度的直接影响外,还受血容量、肾小球血流压力、神经体液因素及多种激素的影响。肾素是一种水解酶,但其本身并无直接生理作用,而是主要作用于基质,即血管紧张素原(AN)。

2. 血管紧张素原(AN)　　AN 是由肝细胞合成的大分子糖蛋白,广泛存在于血浆、淋巴、脑、肾组织内,日生成量恒定。肾素能使 AN 分解生成血管紧张素 I(AT I)。

3. 血管紧张素(AT I)　AT I 是一种 10 肽物质,无生理活性,经过肺、肾等脏器时,在血管紧张素转换酶的作用下,形成血管紧张素 II(AT II)。

4. 血管紧张素 II(AT II)　AT II 是血浆内存在的肽类激素(8 肽),AT II 具有强烈收缩血管的生理作用。AT II 收缩血管的生理活性与血浆内肾素的量有直接关系,即血浆内肾素浓度上升,血压升高也明显,两者呈正相关。血浆内 AT II 在氨基肽酶作用下进一步水解成无活性的血管紧张素 III(AT III)。AT II 与血管壁平滑肌细胞膜上受体结合才能发挥生物作用。其主要作用是:

（1）直接与血管平滑肌细胞受体结合,产生生理效应使血管平滑肌收缩,血压升高;

（2）刺激肾上腺皮质球状带合成分泌盐皮质激素(醛固酮);

（3）当 AT II 浓度达一定的高水平时,上升的血压又会反馈性抑制 JG 细胞分泌肾素;

（4）局部作用:作用于肾小球使出球小动脉收缩,小球滤过压升高,还可使肾皮质外层血流量减少;调节性腺、性器官的血流量;

（5）作用于下丘脑可引起口渴,促进抗利尿激素(ADH)的释放;增加儿茶酚胺的作用。

5. 肾素-血管紧张素-醛固酮系统　上述从肾素开始到刺激生成醛固酮为止的调节机制,称为肾素-血管紧张素-醛固酮系统(Renin-angiotensin-aldosterone system,RAAS)。

（二）肾素活性的测定及正常参考值

血循环中有肾素和肾素原（Prorenin）两种，其含量比例为 1∶9。体外实验表明肾素原可以被酸激活产生肾素，但是体内的肾素原不是肾素的前身物质。在某些疾病中，血循环中还存在有大肾素（Big renin）和巨大肾素（Big-big renin），其相对分子质量可以高达 139 kD，在血液中浓度的变化也大，这些大肾素可能由许多小相对分子质量的肾素凝聚而成。无论是肾素原或是大肾素均无生物活性，但它们与活性肾素有共同的免疫活性，用一般放射分析方法测定肾素浓度值不能真正反映血浆肾素的作用。所以应采用测定肾素活性的方法来表示肾素的作用。血浆肾素活性（Plasma renin activity，PRA）是表达在血浆内肾素作用下，血浆 AN 转变为 AT Ⅰ，又迅速转变为 AT Ⅱ 的生成速率。参考国内相关文献发表的数据，提供以下参考值范围：

血浆肾素活性（PRA）：

普通饮食　立位 1.68～4.32 μg/(L·h)　　　卧位 0.24～1.12 μg/(L·h)

低盐饮食　立位 2.74～6.98 μg/(L·h)　　　卧位 1.42～4.23 μg/(L·h)

血浆紧张素 Ⅱ（AT Ⅱ）

普通饮食　立位 6.21～101.8 ng/L　　　卧位 31.6～58.4 ng/L

低盐饮食　立位 69.6～132.3 ng/L　　　卧位 54.7～98.1 ng/L

血浆醛固酮（ALD）

普通饮食　立位 65～296 ng/L　　　卧位 59～174 ng/L

低盐饮食　立位 139～634 ng/L　　　卧位 122～370 ng/L

尿醛固酮（ALD）

普通饮食　1～8 μg/24 h　　　低盐饮食　7～26 μg/24 h

（三）临床意义

肾素活性测定对于肾脏疾病有以下临床价值：

1. 肾血管性疾病　肾脏血管性疾病包括多种原因引起的肾动脉狭窄、肾动脉栓塞与血栓、小动脉硬化和肾脏小血管炎等。肾动脉狭窄多见于青少年患者，疾病的初期因急性肾缺血，入球小动脉压降低，引起 JG 细胞分泌肾素增加，AT Ⅱ 生成量增加，血管收缩，血压上升；AT Ⅱ 又刺激肾上腺皮质分泌醛固酮，形成 RAAS 分泌率增高，导致血压升高。但疾病迁延至后期因醛固酮分泌增加，使水、钠潴留，血液循环量增加抑制肾素分泌，血浆肾素水平不升高。

肾动脉栓塞主要继发于全身心血管疾病如心肌梗死，血管内膜感染后血栓和炎症栓子而造成肾血管急性和慢性栓塞。血浆肾素活性可作为早期肾动脉栓塞及阻塞程度以及病情观察的指标。

小动脉性肾硬化是慢性高血压病最常见的并发症之一。此类病人高血压、蛋白尿(常伴血尿)、肾小球滤过率下降,血浆 β_2-MG、α_1-MG 水平上升,而肾素活性增加不明显。

2. 肾小球旁细胞瘤(Juxtaglomerular celltumor) 又称原发性肾素增多症(Primary reni-nism),为高血压、高肾素血症、高醛固酮血症及低血钾症的一个临床综合征。它是一种良性肿瘤,即肾小球旁器的血管外皮细胞瘤(He-mangioperi-cytoma)。入球小动脉水平的肾小球旁装置的血管壁细胞是肿瘤的主体部位,又称肾素瘤(Reninoma)。起病缓慢,男女皆可患病。因瘤细胞产生大量的肾素,临床表现为严重性高血压、继发性醛固酮增多症和低血钾碱中毒。肾素分泌增加昼夜节律变化,对体位反应和心得安反应都存在,且增高水平与瘤体大小呈相关性;瘤体切除后,血压降至正常,醛固酮增多症的症状也缓解,这是区别原发性醛固酮增多症和肾胚胎瘤、肾外分泌肾素瘤的依据。

3. 巴特氏综合征(Bartter's syndrome) 是一种肾脏过多排出电解质(钾、钠和氯),从而导致低血钾浓度(低钾血症)、高醛固酮和高肾素血症的一种疾病。此病有先天性和后天性两种原因。前者以常染色体显性或隐性遗传,后者多见于慢性肾脏性疾病,如失盐性肾炎或服用过期四环素药物等引起肾血管壁对 AT II 作用敏感性降低、肾血流量减少、肾素和醛固酮分泌量增加。远端肾曲小管亨利(Henle)袢的原升支对氯、钾、钠的重吸收障碍,肾单位尿流量增加。钾排量增加造成低血钾,引起前列腺素释放增加而致肾素和醛固酮分泌增多;前列腺素还可作用于激肽释放酶-激肽系统(Kallikrein-kinin system,KKS),使血管扩张,故临床无高血压表现,即虽有高肾素和高醛固酮血症,但患者却无高血压,此为本病之特点。血浆肾素活性、AT II、醛固酮增高,但对 AT II、血管加压素无血压反应是本病诊断的重要依据。

二、前列腺素、激肽释放酶

(一)前列腺素

前列腺素的生物化学知识已在"心血管系统激素及活性物质"一章中叙述。

(二)激肽释放酶(Kallikrein,KIK)

1. 概况 激肽释放酶是一组丝氨酸蛋白酶,是 KKS 中的核心成分。1909 年,Abelous 等首次报告了尿液中具有降压作用的物质即尿激肽释放酶。1930 年有人在胰腺中发现了蛋白质胰舒血管素,又称激肽释放酶。随后在血浆及许多组织中发现存在激肽释放系统。人尿激肽释放酶(Human urinary kallikrein,HUK)是分泌到尿液的组织激肽释放酶(Human tissue kallikrein,HTK),它通过 KKS 参与人体多器官功能调节和多种病理生理过程,具有调节心血管、肾脏、神经系统、葡萄糖代谢和舒张血管的作用;参与炎症反应、疼痛刺激和休克反应过程。近年来随着分子生物学技术的发展,对 HTK 的研究也日渐深入,涉及的领域也更广泛,如 HUK 在缺血/再灌注损伤中的作用,KKS 受体与新生血管形成的关系等。此系统还是重要的内源性降压系统,与高血压发病也有关系。

2. 生理作用　激肽释放酶与肾素一样也是一种酶,其本身无直接生理作用。激肽释放酶作用于基质激肽原,分解释放具有生理作用的激肽,两者称为激肽释放酶-激肽系统(KKS)。人体内的激肽释放酶包括血浆激肽释放酶和组织激肽释放酶,二者分别由前激肽释放酶(Prekallikrein)和激肽释放酶原(Prokallikrein)转换而来。血浆激肽释放酶催化高分子激肽原水解,生成缓激肽(Bradykinin,BK)和胰激肽(Kallidin)。肾脏内产生的主要是缓激肽。KKS 系统的生理作用与肾素-血管紧张素系统的作用相对抗。对肾脏的作用是通过刺激前列腺激素的释放,使血管扩张,外周血管内阻力降低,利钠、利水、降低血压;还能直接增加肾脏血流量,特别是增加肾脏皮质内层的血流量。

3. 肾脏缓激肽的作用　肾脏缓激肽的主要作用可归纳为四个方面:

(1) 促进小动脉舒张,使外周血管阻力下降;

(2) 肾内小动脉舒张,肾血流量增加,改善肾皮质缺血;

(3) 促进钠、水的排出,水的排出比钠多,故尿渗透压下降。水、钠排出增加导致血浆容量减少,使血液红细胞压积及血浆总蛋白浓度增加;

(4) 由于血管外周围阻力下降及循环血量减少,可使血压下降,故有抗高血压的作用。

以上作用主要通过激肽促进前列腺素的生成所引起的,但其中也有一部分是激肽的直接作用。近年来,许多实验证明,调节血压的体系除 RAAS 和 KKS 体系外,激肽释放酶-激肽-前列腺素体系(Kallikrein-kinin-prostaglandin system, KKPS)也是重要的调节体系。RAAS、KKS 和 KKPS 三者的关系密切,它们互相协同又互相制约,共同调节着肾脏及全身的心、血管功能、血压的变化及其水盐代谢。在全身性疾病引起的心、脑、肾血管性疾病、各种原因引起的高血压病、种种原因引起的肾功能不全或肾功能衰竭、尿毒症及水电解质代谢紊乱等情况时均可导致三者水平的变化。

(三) 检测方法与正常参考值

激肽释放酶相关活性物质的测定方法很多,如:放射免疫法、酶联免疫法、免疫荧光法、化学免疫发光法、时间分辨免疫荧光法、发色底物法等。文献报道,相关检测方法与参考值如下:

1. RIA　血浆激肽释放酶原:100 mg/L;

2. 化学发光法　血浆激肽释放酶:98.03%±14.31%;

3. ELISA　尿液缓激肽:$(24.2\pm11.7)\mu g/24\ h$。

（四）临床意义

1. 血浆激肽释放酶

（1）增高：常见于妊娠高血压综合征、原发性高血压、脑梗死、恶性肿瘤化疗后、血液高凝状态、血栓性疾病等。

（2）减低：先天性或获得性激肽释放酶缺乏症（肝病、肾性高血压、急性肾功能衰竭、感染性疾病、癌症化疗前、弥散性血管内凝血等疾病）。

2. 缓激肽　尿液缓激肽降低见于慢性肾小球肾炎、肝硬化失代偿期、原发性高血压等疾病。

三、红细胞生成素

（一）概述

红细胞生成素（Erythropoietin，EPO）是相对分子质量约为 38 kD 的糖蛋白，在促使骨髓多能干细胞向红系干细胞转换中发挥重要作用。95％以上的 EPO 由肾小管周围细胞合成。此外，肝和脾细胞也能合成少部分的 EPO。当肾供氧量减少、需氧量增加和生长刺激时 EPO 释放增加；某些肿瘤如肝癌、肾癌、子宫巨大纤维瘤、小脑血管母细胞瘤和嗜铬细胞瘤均可产生 EPO，称为异位 EPO。EPO 的主要作用是刺激骨髓红系造血，促进红细胞成熟，即加快造血干细胞增生和有丝分裂，促使有核红细胞提前脱核。

（二）正常参考值

正常人血清 EPO 值存在很大差异，不同年龄组，不同性别 EPO 值均不同。

血清 EPO 正常参考值范围为 10～40 U/L。

（三）临床意义

1. 慢性肾性贫血诊断　各种慢性肾脏疾病均可导致肾功能不全，其中以慢性肾小球肾炎，慢性肾盂肾炎和肾小动脉硬化所引起较常见，此外还有肾风湿病如 SEL、糖尿病性肾病、肾结核、肾结石等也易产生。肾功能不全在进行性三期（不全代偿期、氮质血症期、尿毒症期）中会产生进行性贫血，贫血是尿毒症患者必有的症状。

产生贫血的原因有多种，其中肾实质缺血坏死，肾小管周围间质细胞数量减少，肾小球滤过率（GFR）下降，潴留在血液的毒性物质和代谢产物抑制 EPO 活性以及抑制红细胞成熟，是产生贫血的主要原因。尿毒性厌食，慢性失血也是贫血的原因。检测血清 EPO 的水平，有助于肾性贫血的诊断、疗效观察和预后判断。

2. 恶性肿瘤引起异位 EPO 综合征诊断　肝癌、肾癌、子宫纤维瘤细胞等均可分泌 EPO，称为异位 EPO。嗜铬细胞瘤分泌儿茶酚胺，影响肾组织细胞内的腺苷酸环化酶，促进 EPO 生成，使血浆 EPO 增加。血浆 EPO 测定有助于异位 EPO 综合征的诊断和疗效观察。

3. 高血压 高血压患者中有部分血清 EPO 升高。

四、1,25-二羟胆骨化醇

（一）概述

1,25-二羟胆骨化醇是生物活性最强的维生素 D 代谢产物，主要在肾脏形成。进入生物体的维生素 D_3 和维生素 D_2，均无生物活性。它们在进入人体后，首先在肝脏经 25-羟化酶作用转变为 25-羟胆骨化醇[（25-(OH)-D_3]，然后又在肾近曲小管上皮细胞内经 1_a-羟化酶的作用，进一步羟化为 1,25-二羟胆骨化醇[1,25-(OH)$_2$$D_3$]。在血液循环中，绝大多数的 1,25-二羟胆骨化醇与血浆维生素 D 结合蛋白(DBP)和白蛋白结合，只有少量的以游离形式存在。1,25-二羟胆骨化醇的生物半衰期约 15 h。其作用的靶器官主要是小肠、骨骼和肾脏。

近年来的研究发现，肾外也可生成 1,25-二羟胆骨化醇。现已证实，胎盘、单核细胞、巨噬细胞以及某些肿瘤细胞等均可产生 1,25-二羟胆骨化醇。由于这些细胞或组织存在肾外 1_a-羟化酶，1_a-羟化酶活性的调节因子是钙、PTH 和磷酸盐；当血清钙降低则刺激 PTH 分泌，从而增进 1,25-二羟胆骨化醇的生成，低血磷血症也会刺激 25-羟胆骨化醇向 1,25-二羟胆骨化醇转化。

（二）生理作用

1,25-二羟胆骨化醇的主要生理作用归纳为以下三点：

1. 促进钙、磷在肠道的吸收 1,25-二羟胆骨化醇能增进小肠黏膜对钙的吸收，进而促进对磷的吸收。

2. 促进钙、磷在肾脏的重吸收 1,25-二羟胆骨化醇能促进肾小管对钙、磷的重吸收，使血中钙、磷浓度提高。

3. 促进骨骼生长和钙化 促进成骨细胞的增殖和碱性磷酸酶的合成；促进骨钙素的合成，使之与羟磷灰石分子牢固结合构成骨实质；1,25-二羟胆骨化醇还可促使间叶细胞向成熟破骨细胞分化，从而发挥其骨质重吸收效应。

（三）正常参考值

血液内维生素 D 的代谢产物以 25-羟胆骨化醇含量最高，且生物半衰期最长(约 1～2 周)，因此，血清 25-羟胆骨化醇的浓度是反映体内维生素 D 水平的最好指标。

文献报道，采用 RIA 法测定不同年龄组健康者血清 25-羟胆骨化醇的浓度如下：

5～6 岁:(13.3±1.1)μg/L;7～9 岁:(11.9±0.7)μg/L;26～40 岁:(20.6± 1.7)μg/L。

另有报道，不同方法测定的血清维生素 D 代谢产物的参考值:①血清 25-羟胆

骨化醇(CPB 法)为:10~150 nmol/L(4~60 μg/L);②血清 1,25-二羟胆骨化醇(RIA 法)为:48~156 pmol/L(18~65 ng/L);③血清 1,25-二羟胆骨化醇(RRA 法)为:53~151 pmol/L(22~63 ng/L)。

（四）临床意义

1. 营养性维生素 D 缺乏　如佝偻病、软骨病等,其血清 25-羟胆骨化醇含量低下(<4 μg/L)。

2. 维生素 D 中毒　维生素 D 中毒时,血清 25-羟胆骨化醇含量可达 200 μg/L 以上。

3. 肝胆疾病　肝细胞发生实质性病变时,由于 25-羟化酶活性降低,导致 25-羟胆骨化醇合成减少;肝病状态,DBP 合成减少,维生素 D_3、25-羟胆骨化醇和 1,25-二羟胆骨化醇不能正常运转。当胆汁分泌与排泄障碍时,影响维生素 D 的吸收。此外,某些肝病可引起肾脏功能的改变,导致 1,25-二羟胆骨化醇合成减少。

4. 肾性骨病　严重肾损害可导致 1,25-二羟胆骨化醇合成障碍,而影响钙、磷代谢,发生肾性骨营养不良症。

5. 代谢性骨病　与健康中青年比较,老年人、糖尿病及糖尿病伴骨质疏松者、癫痫病人等的血清 25-羟胆骨化醇水平均明显降低。

第十四章 心血管系统激素及活性物质

随着分子生物学、生化微量分离和标记免疫分析技术的发展，大量研究表明，心血管系统也含有分泌激素和活性物质的细胞，具有内分泌的功能，心脏是一个能产生生物活性物质的器官。目前已知与心血管有关的激素约有数十种。1983年在研究降钙素的同时，又发现了降钙素基因相关肽（Calcitonin generelated peptide,CGRP）；1988年，日本学者从血管内皮细胞分离纯化出一种由21个氨基酸组成的小肽，命名为内皮素，它是已知的体内最强的缩血管物质和心脏收缩剂；另外继心钠素之后，1988年又从猪脑中分离了同一种利钠、利尿和降压作用与心钠素相似，而氨基酸组成不尽相同的脑钠素。

第一节 肾素-血管紧张素-醛固酮系统

一、概述

肾素-血管紧张素-醛固酮系统（Renin-angiotensin-aldosterone system, RAAS）通过对血容量和外周阻力的控制，调节人体血压、水和电解质平衡，维护机体内环境恒定；主要由肾素基质，肾素，血管紧张素Ⅰ、Ⅱ、Ⅲ，血管紧张素Ⅰ转化酶和氨基肽酶等一系列激素及相应的酶组成；其生理生化作用为：收缩血管、升高血压，以血管紧张素Ⅱ生物活性最强；刺激醛固酮分泌；刺激垂体后叶血管加压素和ACTH的释放；排钠利尿作用等。

肾素（Renin）是一种相对分子质量为40 kD的羟基蛋白水解酶，主要由肾脏髓质入球小动脉的近球细胞（JG细胞）合成、贮存与释放。肾素的分泌及血浆肾素的水平受以下几种因素影响：入球小动脉压力上升时，压迫颗粒细胞抑制肾素分泌；反之则颗粒细胞松弛，肾素分泌增加。流经致密斑原中的尿钠量减少时，肾素分泌增加，反之肾素分泌减少。刺激肾脏交感神经，或注射儿茶酚胺时，肾素分泌增加。血浆血管紧张素活性增加时，可通过负反馈作用抑制肾素分泌；血浆抗利尿激素增加时，也可抑制肾素分泌。另外，运动、低钠摄入、直立位、血容量减低、失钠、低血钾、利尿剂、转换酶抑制剂等均可导致肾素分泌或释放增加;相反,钠负荷、卧位、高龄、血容量增加、β阻滞剂等均可导致肾素分泌或释放减少。

醛固酮(ALD)主要作用于远端肾小管,AT Ⅱ、血浆钾离子的浓度、ACTH 等是激发 ALD 分泌的主要物质,5-羟色胺、儿茶酚胺、前列腺素和 cAMP 等也能干扰 ALD 的分泌。ALD 主要通过控制钠-钾排泄来调节血容量和细胞外液容量;当体内钠量或细胞外液容量减少时,肾上腺皮质分泌 ALD 量增加,使远端肾小管的上皮细胞分泌钾及氢离子以换回对钠的重吸收,同时吸回相应量的水,恢复血容量及细胞外液量。

二、正常参考值

见第十三章第三节。

三、临床意义

(一)原发性高血压病分为高肾素、正常肾素和低肾素三型

高肾素型见于肾血管型高血压,临床上约有 $5\%\sim15\%$ 的高血压为肾性高血压,无论是肾血管性(狭窄、阻塞等)或是肾病变,其血浆肾素活性(PRA)值增高。正常肾素型高血压,其血浆肾素活性正常。低肾素型高血压是由于水钠潴留使肾素分泌受抑,血浆肾素活性降低。

(二)醛固酮增多症又称 Conn 氏综合征

根据病因又分为原发性和继发性两种。原发性是由于体内水钠潴留过多,肾素分泌受抑所致;继发性则为肾素分泌增高。原发性醛固酮增多症(原醛)与 LREH(低肾素型原发性高血压)的鉴别,往往因血钾下降不明显或血浆肾素(PRA)水平近似而不易区分,可借助血浆醛固酮浓度(PAC)/PRA 比值作为鉴别指标。在低钠、立位的激发状态时原醛患者 PAC/PRA 值在 150 以上,而 LREH 患者皆在 100 以下。

(三)巴特(Batter)综合征和分泌肾素肿瘤的诊断

巴特综合征是一种难治性疾病。是因肾小球球旁细胞增生,分泌大量的肾素引起的继发性醛固酮增多症候群。临床表现主要为肌无力、周期性麻痹、心律失常、肠麻痹等低钾症状及烦渴、夜尿增多、骨质疏松等。

第二节　前列腺素

一、概述

前列腺素(Prostaglandin,PG)在神经和(或)神经激素的调节和作用下,局部释放并在局部发挥作用;PG 参与机体许多生理化过程,它对心血管系统、呼吸系统、生殖系统及胃肠系统均有影响,与凝血、炎症、水肿、疼痛等产生机理也有关。

PG 是一种 20 碳不饱和脂肪酸,广泛存在各种组织中;PG 以花生四烯酸为前体,主要在精囊、肾髓质、肺、胃肠道中合成。根据五碳环结构分成若干型,如:PGA、PGB、PGC、PGD、PGE、PGF、PGG、PGH 和 PGI 等。根据分子中侧链所含双键数目,每型又有三个不同的亚型,如 PGE_1、PGE_2、PGE_3。在下角的数字分别代表含有 1,2,3 个双键。PG 经肺、肝和肾皮质灭活,其各种代谢产物主要由尿和粪便排出体外,其半衰期约为 1 min。

PG 的体内过氧化物在血小板中生成血栓素 A_2(Thromboxane A_2,TXA_2),它在体内的半衰期仅为 0.5 min,释放出来后即迅速水解为无活性的血栓素 B_2(TXB_2)。TXB_2 较稳定,因此通常以测定 TXB_2 间接反映 TXA_2 的体内合成和代谢状况。

PG 是很强的血管活性物质。PGE_2 和 PGA_2 是血管扩张剂,具有促进支气管扩张,松弛中小动脉平滑肌,降低周围血管阻力,增加肾血流量及利钠、利尿、降压等作用;而 PGF_{2a} 是血管收缩剂,促使去甲肾上腺素释放和血压升高;TXA_2 则促使血小板聚集,血管收缩;而 PGI_2 的作用与 TXA_2 正相反,具有使血管扩张和抗血小板聚集作用,并能防止细胞的缺氧损伤,对细胞有保护作用。

PGE 和 PGF 是局部合成和分泌,并在局部发挥作用及灭活的激素,故在血液中的浓度很低,而 PGA 是 PGE 的脱水产物,对 PG 脱氨酶的敏感性较低,灭活速度慢,因此血浆浓度较高。

PGI_2 是已知自然存在的最强的血小板聚集抑制剂,主要由血管壁和中性白细胞合成和释放。在正常情况下,PGI_2 在体内合成量很低,又极不稳定,很易被迅速水解成 6-酮-PGF_{1a}(6KPGF$_{1a}$),用 RIA 法测定 6-酮-PGF_{1a},可反映体内 PGI_2 的水平。

二、正常参考值

正常参考值见表 14-1。

表 14-1　前列腺素正常范围参考值($\bar{x} \pm S$, ng/L)

	男　性	女　性
PGA$_2$	1828 ± 528 (1083～2345)	1411 ± 321 (823～1948)
PGE$_1$	489 ± 108 (288～834)	396 ± 104 (241～618)
6KPGF$_{1a}$	186 ± 112 (56～314)	191 ± 123 (67～368)
PGF$_{2a}$	986 ± 123 (336～1402)	884 ± 264 (314～1302)

三、临床意义

(一) 高血压病的应用

原发性高血压或继发性高血压患者,血浆 PG 和尿激肽酶的水平明显降低。因为在正常机体内,激肽-PG 系统是扩张血管降低血压,与体内的缩血管升压系统(RAAS)组成了血压的调节与反馈控制体系,以维持内环境的稳定。如这一调节与反馈控制体系失去平衡,激肽-PG 释放量减少,可以导致血压升高。

(二) 冠心病的应用

冠心病和动脉粥样硬化(AS)患者血浆 PGI$_2$ 是降低的,而 TXB$_2$ 水平是升高的。在正常生理情况下,PGI$_2$ 和 TXA$_2$ 在血管内皮界面保持平衡。血管内皮细胞产生的 PGI$_2$ 可以有效地防止血小板聚集于内皮的表面和局部血栓的形成,防止有害物质损伤血管壁及促进受损血管平滑肌细胞增生,还能通过降低脂化和增加代谢以抑制胆固醇沉淀。当血管内皮细胞产生的 PGI$_2$ 减少,PGI$_2$ 和 TXA$_2$ 在血管内皮界面的平衡失调,血小板处于激活状态,TXA$_2$ 产生增加,而导致胆固醇的沉淀、血小板的凝血(血小板对 PGI$_2$ 解聚效应的敏感受性降低)等,引起 AS 性冠心病。测定血浆 TXA$_2$ 水平,亦是动态观察冠心病与心绞痛发作的一项指标,TXB$_2$ 值升高,显示局部释放 TXA$_2$ 增多。

(三) 心、血管疾病治疗及疗效的观察

外源性 PGI$_2$ 具有对抗血小板激活及扩张血管作用,目前已开始用 PGI$_2$ 或其类似物以治疗 AS 和冠心病。心肌梗死的患者,注射 PGI$_2$ 可降低梗塞面积和减少氧耗,防止乳酸增加。缺血性中风病人,用 PGI$_2$ 治疗,使脑血管扩张,脑缺血性神经症消失。

总之,PGI$_2$ 和 TXA$_2$ 是一对作用相反而又相互制约的活性物质,二者代谢失调或作用失去平衡均可导致血小板聚集,血栓形成,血管痉挛,组织缺氧等而引起某些心血管疾病。所以 PGI$_2$ 和 TXA$_2$ 的代谢物 6-酮-PGF$_{1a}$ 和 TXB$_2$ 的测定是 AS 和冠心病发生发展的机理和治疗疗效观察的重要指标。

第三节 心钠素

一、概述

心钠素(Atrial natriuretic peptide,ANP)是由心肌细胞合成、贮存和释放的一种具有强大的利纳、利尿、扩张血管及降低血压作用和参与水盐代谢的激素。ANP的降解部位主要在肾脏,其半衰期为 2.5 min。

心钠素的生理效应如下:

(一)对血管平滑肌的松弛作用

ANP 通过与主动脉、肾动脉、肠系膜动脉管壁上的受体结合,抑制 NE 或 ATⅡ对肾动脉的收缩作用,刺激平滑肌细胞和血浆 cGMP 浓度升高而引起平滑肌松弛。

(二)对肾血流量和水电解质平衡的调节

ANP 通过增加肾小球滤过率、增加肾髓质的血流量及抑制近曲小管和集合管对钠的重吸收,产生利尿利钠作用。注射 ANP 后 1～2 分钟起效,持续 30 分钟,利尿能力约为速尿的 500～1000 倍,同时也增加钾、钙、镁、氯离子及磷酸盐的排泄。

(三)对循环和血压的作用

ANP 通过利尿后的血容量降低,抑制肾素释放和舒张毛细血管,降低外周血管阻力及心输出量等发生降压作用。

(四)对其他血管活性物质的作用

ANP 对醛固酮的释放有抑制作用,不仅抑制醛固酮的基本分泌,也抑制其 ATⅡ、ACTH、PGE 或钾刺激引起的分泌作用。ANP 还能同时抑制 JG 细胞和肾素释放。

(五)运动

可引起 ANP 的合成和分泌发生改变,ANP 在运动心脏与功能的适应性重塑中起重要的调节作用。

二、正常参考值

正常参考值见表 14-2。

表 14 - 2　血浆 ANP 正常值$(\bar{x}\pm S,\mathrm{ng/L})$

作　者	n	平均值	男　性	女　性
余裕民等	70	286.4 ± 86.9 (86~412)	264.8 ± 101.4	271.2 ± 82.3
郑秋甫等	20	367.9 ± 34.7	356.2 ± 43.2	387.9 ± 61.9
金小丽等	19	213.1 ± 23.8	222.8 ± 31.8	219.1 ± 30.6
余霞君等	22	503 ± 66	350 ± 74	478 ± 60

三、临床意义

（一）原发性高血压病的应用

ANP 具有多种生物活性,是调节细胞外容量和血压变化的重要激素。由于心钠素的强烈的利钠、利尿、扩张血管作用,及其对肾素、醛固酮的抑制作用,在原发性高血压的发病机理研究中占有重要地位。在原发性高血压的初期或发展期,由于心脏合成和释放 ANP 增多,血浆 ANP 呈代偿性增加,在未经治疗和无合并症者血浆心钠素水平可以高于正常人 1~3 倍,且血压升高与心钠素浓度呈正相关。也有学者发现,轻型和中度高血压病人的血浆 ANP 水平在正常范围之内,只有在合并症时,导致 ANP 值的升高,而且受盐摄入量、年龄、体位及运动因素的影响较大。

（二）继发性高血压病的应用

肾脏是 ANP 的主要靶器官,也是 ANP 代谢更新的场所。慢性肾衰继发性高血压病患者,随着血压升高,血浆 ANP 增高;肾动脉狭窄,原发性醛固酮增多症,Batter's 综合征患者血浆 ANP 明显升高。肾动脉狭窄引起肾素的过量产生和释放,刺激醛固酮分泌增加而导致 ANP 浓度升高。

（三）各种心脏病

如多种瓣膜病、冠心病、心肌病、室上性心动过速以及起搏异常等均能引起 ANP 释放增加。当合并充血性心力衰竭时,血 ANP 浓度升高更明显。

第四节　加压素

一、概述

加压素（Vasopressin,VP）又称抗利尿激素（Antidiuretic hormone,ADH）,由下丘脑神经元合成,经垂体贮存,在适当的刺激下,释放入血。VP 是含有一个二硫键的 9 肽,人的第 8 位氨基酸是精氨酸,故称 AVP。AVP 是体内维持水和渗透压平衡的重要激素,它能增加肾脏远曲小管和集合管对水的重吸收,起抗利尿作用。下丘脑 AVP 合成障碍时可引起尿崩症。

AVP 是极强的具有直接缩血管作用的物质,可快速调节出血性急性血容量降低引起低血压。

二、正常参考值范围

血浆 1.0～5.0 μg/L。

三、临床意义

（一）心衰

心衰时血浆 AVP 异常增加是因为心室及动脉感受高压的压力感受器被激活,通过迷走神经传入中枢,促进 AVP 释放。此外,AVP 通过肾神经的反射,抗利尿作用,血容量增加而升高血压;AVP 能有效地抑制 ANP 的分泌。

（二）原发性高血压

患者血浆 ANP 的增高可能是 AVP 系统原发性活性增强的结果。

第五节　内皮素

一、概述

内皮素(Endothelin,ET)具有强烈缩血管和心肌正变性力作用,是心血管局部调节功能的重要肽类物质。内皮素还能促进血管平滑肌细胞 C-fos 和 C-myc 原癌基因的表达,使平滑肌细胞肥大。内皮素是由血管内皮细胞产生的由 21 个氨基酸组成的活性肽。

人体具有三种内皮素(1,2 和 3)及两种内皮素受体(A 和 B),已开发出内皮素受体阻断剂包括肽类和非肽类,其中一些选择性的作用于 A 或 B,另一些为非选择性,临床前和临床试验增加了研究内皮素受体阻断剂兴趣,这是一类主要作用于心血管和肾脏的药物,可能成为一类新的治疗剂。

二、正常参考值

血浆(6.2 ± 2.3)ng/L(1.8～8.2 ng/L)。

三、临床意义

（一）急性心肌梗死、脑出血、急性肾功能不全、感染性休克患者常常表现为血浆内皮素显著增高

内皮素在上述疾病的发病过程中可能有重要意义。

（二）原发性高血压和冠心病患者血浆内皮素水平常轻度升高

它可能是由于内皮素可促进心肌细胞和血管平滑肌细胞增殖肥大的缘故，也可能是诱发动脉粥样硬化的一个因素。

第六节　脑钠素

一、概述

BNP 是 1988 年 Sudoh 等从猪脑内分离纯化的一种新的利钠激素，称为脑钠素（Brain natriuetic peptide，BNP），其生理作用与心钠素一样，有强大的利钠、利尿和降血压作用。临床主要用于高血压病发病机理、心脑血管性疾病和肾脏疾病的研究。BNP 是由 26 个氨基酸残基组成的活性多肽，广泛分布于哺乳动物中枢和外围组织中，人脑和心脏中含量较高，血浆中亦存在。

二、正常参考值

血浆(34.66 ± 2.99)ng/L。

三、临床意义

（一）原发性高血压

血浆 BNP 的升高幅度与高血压的严重程度密切相关，Ⅰ、Ⅱ 和 Ⅲ 期患者血浆 BNP 值也相应逐步升高。

（二）脑部疾患和脑微血管病变

严重时，脑内释放 BNP 增多，可导致血浆 BNP 水平升高。伴有脑梗塞者血浆 BNP 水平高于无梗塞者。

（三）肾脏受损

血浆 BNP 水平亦明显升高。血浆内的 BNP 主要在肾内降解，肾病时，降解功能障碍或降解酶活性下降，BNP 降解减少，引起血浆 BNP 浓度进一步升高。

（四）其他

在患者心力衰竭的进展中,其血浆 BNP 水平与心衰程度密切相关,测定患者血浆 BNP 水平是监测心衰程度的有效手段之一;血浆 BNP 升高参与肺心病的病理生理过程,并可用于鉴别心源性和肺源性呼吸困难。

第七节　降钙素基因相关肽

一、概述

降钙素基因相关肽(Calcitonin generelated peptide,CGRP)是 1983 年 Rosenfeld 用分子生物学技术发现的一种生物性多肽,是体内最强的舒血管活性多肽,具有增加心肌收缩力的作用,对心血管活动有重要调节作用。CGRP 广泛分布于中枢和外周神经系统以及某些器官组织中,血液中的 CGRP 主要来自血管周围神经。CGRP 作为一种重要的神经多肽参与神经、心血管、消化及泌尿等系统的功能调节。CGRP 是一种由 37 个氨基酸残基组成的神经肽。

二、正常参考值

血浆(32.99 ± 1.40)ng/L。

三、临床意义

（一）原发性高血压

患者血浆 CGRP 水平往往低于正常。高血压越严重,降低越明显,提示循环血中 CGRP 不足可能是原发性高血压病的原因之一。

（二）急性心肌梗死

在患病早期,血浆 CGRP 水平急剧升高说明心肌缺血。损伤早期 CGRP 释放增加,这可能是缺血心肌的一种代偿性保护机制。

（三）心衰

血浆 CGRP 水平明显低于正常,经治疗后血浆 CGRP 水平明显回升。提示心衰时血浆 CGRP 释放减少,治疗后心功能改善可能与药物能促进 CGRP 发挥其正性变力,改善心脏血流量,提高心肌收缩力有关。血浆 CGRP 水平还能反映心脏功能恢复程度。

第八节　血清肌红蛋白

一、概述

肌红蛋白(Myoglobin,MB)是横纹肌和心肌细胞中特有的含亚铁血红素的蛋白质。正常人血清中含量甚微,当心肌和骨骼肌损伤时,最易从损伤的细胞中释放至血液。MB 相对分子质量为 15 872~17 856 D,在心肌和骨骼肌细胞中生成,其亚铁血红素与氧呈可逆性结合,局部贮存和输送氧气。

二、正常参考值

正常参考值 16.82~61.26 μg/L。

三、临床应用

（一）血清 MB 测定值是急性心肌梗死(AMI)最早的诊断指标

心肌缺血坏死时,细胞膜通透性增加,由于 MB 较磷酸肌酸激酶(CPK),谷草转氨酶(GOT)等的相对分子质量小得多,在血循中最早出现,并很快进入高峰期。在 AMI 病人发作 24 h 内,sMB 值可高于正常值的 7 倍,血清 CPK 和 GOT 值只平均升高 0.5~1.0 倍。而多数病例 LDH 在正常范围内。若以 sMB 峰值的指标诊断 AMI,诊断符合率可达 92%~97%。MB 释放的峰值代表 AMI 心肌坏死的峰期,多数患者在 12 h 后下降,24 h 后恢复;sMB 检率只有 40%左右是心内膜下及大面积梗死,sMB 水平可延续 3~4 天降至正常。一般检测 sMB 的同时,检测尿MB 可以作为诊断的补充,因为 uMB 出现较 sMB 略迟。见表 14-3。

表 14-3　AMI 病 sMB 与其他血清酶的对比

项　目	出现时间(h)	达高峰时间(h)	升高持续时间(d)
sCPK	4~6	16~24	4~5
sCPK-MB	3	18~38	2~4
sGOT	12~24	24~48	7
sLDH	6	30~96	7~10
sMB	1~3	4~12	1~3
sCMLC	4~16	2~16(d)	6~15

（二）sMB 与 AMI 病变范围、严重程度及预后的关系

sMB 升高的幅度和持续时间与梗死面积及心肌坏死程度呈正相关。sMB 是心肌损伤和坏死后的产物,故 sMB 水平越高,显示心肌受损范围越广泛,或坏死越

严重。如 sMB 出现早,峰值高,持续时间越长,则预后越差,死亡率越高。

（三）sMB 与心电图变化的关系

在 AMI 时,sMB 与血清 K^+ 升高的同时伴有心电图 S-T 段抬高。心肌坏死后,K^+ 和 sMB 由受损的肌细胞释放入血,降低细胞内电荷量,破坏了心脏电传导的完整性。病理性的 S-T 段抬高是心肌缺血的反映,异常的 Q 波由持续性心肌坏死引起,通常在 S-T 段改变后 4 h 出现。曾有报道,AMI 时 sMB 的峰值往往与 S-T 段抬高的幅度(mV)呈正相关。sMB 上升到 800 ng/mL 以上,其心电图 S-T 段可以升高 0.8 mV 以上。

（四）心肌 MB 与骨骼肌 MB 的结构和免疫学性质相同

由于心肌 MB 与骨骼肌 MB 的结构和免疫学性质相同,因此要排除由于骨骼损伤后而带来的干扰,在心脏其他疾病如心肌炎、瓣膜病等引起的重度心衰时,某些变异性心绞痛病人等由于心肌缺血可出现 sMB 低水平的升高,需结合临床资料加以鉴别。

第九节　肌凝蛋白轻链

一、概述

肌凝蛋白(CM)是心肌细胞构成肌原纤维的主要成分,占心肌细胞总蛋白量的 35%,当心肌缺血缺氧,心肌细胞代谢紊乱,甚至产生酸中毒,肌凝蛋白分子在酸性环境中水解,轻链(Light chain,LC)与重链(Heavy chain,HC)分离,由心肌细胞内释放入血,故血清肌凝蛋白轻链(Cardiac myosin light chain,CMLC)水平越高,表明心肌梗死缺血情况越严重。

二、正常参考值

血清 CMLC <2 $\mu g/L$。

三、临床意义

（一）急性心肌梗死(AMI)诊断

AMI 病人发病后 4～16 h 血中 CMLC 开始升高,高峰期可以维持 6～10 d,峰期值是正常值的 10～100 倍以上。因此用 CMLC 诊断 AMI 比其他活性物质和心肌酶更可靠,更灵敏。

（二）是 AMI 疗效观察和判断预后的灵敏指标

第十节　地高辛

一、概述

地高辛（Digoxin）是植物强心苷的水解产物，具有增强心肌收缩力，影响心肌电生理作用。临床上可口服和静脉用药，口服用药后，在肠道吸收 70％～80％，被吸收的地高辛绝大多数与心肌、肾脏、骨骼肌组织结合，在外周血液中的量仅为体内总量的 0.5％，地高辛在体内转化很少，约 60％～80％以原型从肾脏排出。

二、临床意义

血清地高辛浓度的动态测定是指导临床用药、判断中毒量和避免中毒的重要指标。在地高辛治疗心脏病过程中，由于其治疗量和中毒量间的范围狭窄，虽在中毒组和非中毒组血清地高辛浓度有所不同，但存在较大的个体交叉，加之其他的代谢紊乱与其他药物的相互作用，心脏病的类型和严重程度，肾功能状态，有无其他合并症等的干扰，均影响机体对药反应及药物排泄，极大地增加了用药的难度，常需要根据血清中药物的浓度随时调整地高辛用药量，避免中毒反应发生。

地高辛中毒时将出现心脏搏动或传导方面的某些特征紊乱，如心电图的改变及恶心、呕吐、眩晕等；亦可以停药后上述症状消失作为判断。但目前大多数学者认为，用放免法测定血清地高辛浓度，是确定病人洋地黄状态及中毒确定的最优方法。一般以 2 ng/mL 作为中毒与非中毒的大概界限。但由于个体对药物敏感性不同及其他诸因素的干扰，亦不能只用血清地高辛药物浓度值作为中毒剂量的唯一判断指标。

第十五章　血液系统疾病检测

　　血液是由血浆以及悬浮在其中的血细胞如红细胞、白细胞和血小板等组成的一种流体组织。血液在心血管系统内不断地循环流动,与全身各个组织器官相联系,参与各项生理功能活动,包括运输功能、缓冲功能、维持体温相对恒定、生理性止血功能和机体的防御功能等,故血液在维持机体内环境的稳态以及内、外环境间的平衡中有非常重要的作用。

　　正常情况下,循环血中的各种细胞和大多数化学成分以及生物活性物质的量和质都维持在相当稳定的范围。当造血系统及其他各个组织器官发生病变时,可直接或间接引起血细胞和血浆成分发生质与量的改变。因此,在临床诊断中,除了检测血细胞和骨髓造血细胞的数量、形态、结构及功能等变化以外,尚需分析血液中化学成分的质与量变化,借以了解物质的代谢状况,协助血液系统及其他组织器官疾病的诊断和鉴别诊断,指导临床治疗,并对监测疗效、判断预后及健康评估等有重要意义。

　　20 世纪 50 年代末 60 年代初,Berson 和 Yalow 等建立的放射免疫分析使得人类能够简便、灵敏地检测各种微量的生物活性物质,其中包括血浆物质。此后,体外分析技术得到了不断发展,相继建立了免疫放射分析、放射受体分析、酶联免疫分析、时间分辨荧光分析以及化学发光免疫分析等技术,使得分析的自动化和敏感性进一步提高,检测范围不断扩大。目前已能对叶酸、维生素 B_{12}、铁蛋白、β_2-微球蛋白、血小板相关 IgG、抗凝血酶-Ⅲ、C-反应性蛋白、红细胞生成素等数十种血浆物质进行检测。成为血液系统疾病早期诊断和疗效观察的重要方法之一。现就上述活性物质在血液系统及其他组织器官疾病中的临床应用作重点叙述。

第一节　叶　酸

一、概述

　　叶酸（Folic acid,FA）又名蝶酰谷氨酸(Pteroylglutamic acid),由喋啶、对氨基

苯甲酸与 L-谷氨酸组成,属水溶性 B 族维生素。

叶酸最初从肝组织中分离获得,后发现植物绿叶中含量十分丰富,故命名为叶酸。人体不能合成对氨基苯甲酸,故所需叶酸从富含叶酸的新鲜水果、蔬菜、肉类等食物中摄取。十二指肠及近端空肠是叶酸吸收的主要部位。食物中的 FA 为多聚谷氨酸型叶酸,经小肠黏膜上皮细胞产生的蝶酰-L-谷氨酸羧基肽酶水解成蝶酰单谷氨酸及谷氨酸后进入小肠黏膜上皮细胞,经叶酸还原酶、二氢叶酸还原酶及辅酶 NADPH 等作用转变为具有活性的四氢叶酸(FH_4 或 THFA)。

FH_4 是一碳单位代谢的辅酶,可运载甲基($-CH_3$)、甲烯基($-CH_2-$)、甲炔基($-CH=$)、甲酰基($-CHO$)及亚氨甲基($-CH=NH$)等一碳单位,一碳单位在体内作为原料参与嘌呤、脱氧胸苷酸(dTMP)、氨基酸的合成等多种生化代谢过程。故 FH_4 在核酸和蛋白质的合成中起重要作用。因此,一旦叶酸缺乏,可使 DNA 的合成受阻,细胞核的成熟与分裂发生障碍,导致骨髓中红系、粒系和巨核系细胞发生巨幼变等一系列病理改变。所以测定血清或红细胞中 FA 浓度可提示 FA 的吸收、利用、代谢是否正常,为 FA 缺乏所致相关疾病提供诊断依据。

二、正常参考值

叶酸测定主要有放射免疫法和电化学发光法。血清:成年男性 $8.61\sim23.8$ nmol/L,女性 $7.93\sim20.4$ nmol/L。红细胞:成人 $340\sim1\,020$ nmol/L。

三、临床意义

(一) 叶酸增高

贫血的鉴别诊断　在恶性贫血和再生障碍性贫血时 FA 水平增高;缺铁性贫血、慢性炎症和恶性肿瘤贫血时,FA 可在正常水平。因此,FA 的测定对不同原因所致的贫血有一定鉴别诊断作用。

(二) 叶酸降低

1. 巨幼细胞贫血(Megaloblastic anemia,MA)　血清 FA 浓度的测定能反映体内 FA 贮存和需求情况;因 FA 不易透过红细胞膜,故红细胞内的 FA 水平可作为组织内 FA 贮量指标。当 FA 绝对或相对缺乏时,DNA 合成障碍,而 RNA 合成影响不大,细胞内 RNA/DNA 比例增大,导致细胞核的成熟和分裂障碍,此时幼稚红细胞的核停留于网状结构而不能固缩,因胞浆发育不受影响,血红蛋白仍可合成,致细胞核与胞浆发育失去平衡,细胞形态变大而发生巨幼红细胞贫血。

2. 叶酸缺乏原因

正常成人 FA 日需量约 $50\sim200$ μg;妊娠或哺乳期妇女的日需量约 $300\sim500$ μg;婴

幼儿日需量约 $30 \sim 50$ μg。由于体内 FA 储量不多,人类饮食中的 FA 往往因烹调不当等因素遭到破坏,因此,如发生以下情况可致 FA 相对缺乏。

（1）摄入减少　主要原因是偏食,缺乏新鲜蔬菜、肉类、禽蛋等;或烹调不当而破坏食物中大量叶酸。

（2）需要量增加　妊娠后期、哺乳期、婴幼儿、青少年等生理情况日需量明显增加而未及时补充;骨髓增生异常综合征、恶性肿瘤、慢性感染、甲状腺功能亢进症、剥脱性皮炎等病理情况 FA 的需要量也增加。

（3）吸收障碍　FA 吸收不良综合征、小肠吸收不良综合征、短肠综合征、小肠麻痹等致肠道吸收功能障碍性疾病可致 FA 的吸收水平下降;腹泻、肿瘤和手术以及某些药物(如苯妥英钠、朴痫酮)、乙醇等也可影响 FA 的吸收。

（4）利用障碍　抗代谢物如氨甲喋呤、氨苯喋啶、甲氧苄啶等均可干扰 FA 的利用;一些转运和活化 FA 的酶缺陷(如甲基 FH_4 转移酶)也可影响 FA 的利用。

（5）FA 排出量增加　血液透析、酗酒增加 FA 排出。

3. 叶酸缺乏相关疾病　有研究表明叶酸缺乏是婴幼儿神经管畸形、肿瘤、心脑血管疾病等发生的一个重要危险因素。

（三）FA 与 Vit B_{12}、Vit C 关系

FA 在生化过程中必须有 Vit B_{12}、Vit C 的参与,否则将不能有效发挥其生物活性作用。Vit B_{12} 是甲硫氨酸合成酶的辅酶,参与甲硫氨酸循环,使 N_5-CH_3-FH_4 的甲基转移给同型半胱氨酸生成 FH_4 和甲硫氨酸,当 Vit B_{12} 缺乏时不利于甲硫氨酸的生成,也影响 FH_4 的再生,使组织中游离的 FH_4 减少,不能重新利用它来转运其他一碳单位,进而影响嘌呤、胸苷酸合成,导致 DNA 合成障碍,影响细胞分裂,产生巨幼红细胞贫血。故临床应用中,应 FA、Vit B_{12} 同时检测,综合判断。当 Vit C 缺乏时,FH_4 形成减少。

第二节　维生素 B_{12}

一、概述

维生素 B_{12}(Vitamin B_{12},Vit B_{12})又称钴胺素(Coholamine),由三磷酸腺苷、氨基丙醇、咕啉环和钴组成,是分子中唯一含有金属元素的维生素。甲钴胺素和 $5'$-脱氧腺苷钴胺素是 Vit B_{12} 的活性形式,前者主要存在于血浆中,后者主要存在于肝及其他组织。Vit B_{12} 广泛存在于动物肝、肾、肉、鱼蛋及乳品等食品中。食物

中的 Vit B_{12} 与蛋白质结合存在,在胃中经胃酸或在肠内经胰蛋白酶作用与蛋白分开,需要与胃壁细胞分泌的内因子(Intrinsic factor, IF)结合后,在回肠末端和 IF-B_{12} 受体结合进入肠上皮细胞被吸收。IF 的作用是保护 Vit B_{12} 免受胃肠道分泌液的破坏。此外 Vit B_{12} 的摄取还与 Vit B_6 和铁等物质有关,故 Vit B_6 和铁的缺乏也可使 Vit B_{12} 吸收减少。

Vit B_{12} 以辅酶形式与 FA 一起参与核酸和蛋白质的合成过程,促进细胞的发育和成熟,并在多种磷脂的合成和代谢中发挥作用。甲钴胺素是甲硫氨酸合成酶的辅酶,参与甲硫氨酸循环,使 N_5-CH_3-FH_4 的甲基转移给同型半胱氨酸生成 FH_4 和甲硫氨酸,甲硫氨酸活化后形成 S-腺苷甲硫氨酸(S-adenosylmethionine, SAM)。SAM 提供甲基,在体内进行广泛存在的甲基化反应。而 FH_4 是一碳单位的运载体,为嘌呤和胸苷酸(dTMP)的合成分别提供碳和甲基来源。Vit B_{12} 缺乏时,N_5-CH_3-FH_4 的甲基不能转移,不利于甲硫氨酸的生成,也影响 FH_4 再生,不能重新利用它来转运其他的一碳单位,影响嘌呤、胸苷酸的合成,最终导致核酸合成障碍,影响细胞分裂,产生巨幼红细胞性贫血。5′-脱氧腺苷钴胺素是 L-甲基丙二酰 CoA 变位酶的辅酶,它催化 L-甲基丙二酰 CoA 生成琥珀酰 CoA。L-甲基丙二酰 CoA 的结构与合成脂肪酸的重要中间产物丙二酰 CoA 相似,当 Vit B_{12} 缺乏时,L-甲基丙二酰 CoA 大量堆积,竞争性抑制脂肪酸的合成,脂肪酸的合成异常导致神经髓鞘变性退化,造成进行性脱髓鞘的神经病变。

二、正常参考值

Vit B_{12} 的测定主要有放射免疫法和电化学发光法。血清 Vit B_{12}:148~660 pmol/L,Vit B_{12} 的含量无明显的性别和年龄差异。

三、临床意义

(一)血清 Vit B_{12} 增高

1. 血液系统疾病 慢性粒细胞性白血病、真性红细胞增多症和骨髓增生性贫血等疾病的患者,其血清中的 Vit B_{12} 水平可比正常值增高近 10 倍。

2. 其他相关疾病 淋巴瘤等恶性肿瘤、肝细胞损伤时血清 Vit B_{12} 水平均可明显增高。

(二)血清 Vit B_{12} 降低

1. 巨幼红细胞贫血 Vit B_{12} 和 FA 的缺乏是巨幼红细胞贫血的重要病因。通常人体内 Vit B_{12} 贮量极为丰富,加之肠肝循环的再吸收,故很少缺乏。只有当 IF 的释放因子缺乏性病理改变,如胃肠黏膜严重损伤、胃大部分或全胃切除术后、节段性回肠炎、回肠切除术后,使 IF 和释放因子缺乏,导致 Vit B$_{12}$ 缺乏,继而影响红细胞的成熟与分裂,发生巨幼红细胞贫血。

2. Vit B$_{12}$ 缺乏的其他因素和相关疾病

(1) 摄入减少:长时间完全素食导致 Vit B$_{12}$ 摄入减少。

(2) 吸收障碍:胃酸、胃蛋白酶及胰蛋白酶缺乏,如慢性胰腺炎、卓-艾氏综合征、胃癌;内因子缺乏,如上述胃切除等以及先天性内因子缺乏;肠道疾病;肠道寄生虫或细菌大量繁殖消耗 Vit B$_{12}$;药物,如对氨基水杨酸钠、新霉素、秋水仙碱、苯乙双胍等影响肠道吸收。

(3) 利用障碍:先天性 Vit B$_{12}$ 输送障碍;麻醉药氧化亚氮抑制甲硫氨酸合成酶。

(4) 其他相关疾病:口炎性腹泻、无脑儿及胎儿神经管缺陷的孕妇、肿瘤化疗或放疗以后以及急性粒细胞白血病等病变也可使血清 Vit B$_{12}$ 水平降低。

3. 遗传性疾病　血清 Vit B$_{12}$ 正常但伴有缺乏症状,如遗传性转钴胺 Ⅱ 缺乏症等。

第三节　血清铁蛋白

一、概述

铁蛋白(Ferritin,FER)是一种含有铁离子的水溶性蛋白质,为人体内仅次于血红蛋白的含铁量最丰富的蛋白质,相对分子质量为 414 kD。根据其亚单位的组成不同可分为酸性同种铁蛋白(AIF)和碱性同种铁蛋白(BIF)。人体所有细胞均能合成铁蛋白,但主要分布于肝、脾、骨髓等处,以肝实质细胞含量最为丰富,约占体内铁贮量的 1/3 左右。

人体内铁分为功能状态铁和贮存铁,前者占 80% 左右,包括血红蛋白铁、肌红蛋白铁、转铁蛋白铁、乳铁蛋白铁、酶和辅因子结合的铁;后者包括铁蛋白和含铁血黄素。铁离子经十二指肠及空肠上端吸收后入血与转铁蛋白结合,并转运到组织或幼红细胞后与转铁蛋白分离,参与形成血红蛋白。多余的铁以铁蛋白和含铁血黄素的形式贮存于单核-巨噬细胞系统。铁蛋白具有强大的结合铁和贮备铁的能力,以维持体内铁的供应和血红蛋白的相对稳定性。血清铁蛋白(Serum ferritin,SF)是铁的贮存形式,SF 和体内贮铁相关性极好,其含量是反映体内铁贮量的重要指标。因此,在缺铁时血清铁蛋白水平降低,铁负荷过度时出现血清铁蛋白水平升高。它在血红蛋白合成过程中有着特殊的作用。缺铁性贫血时 SF 明显降低。

二、正常参考值

血清铁蛋白的主要检测方法是放射免疫法。血清铁蛋白出生后一个月最高，男女相同，3 个月以后开始下降。十几岁开始出现男女差别，男性高于女性。妊娠时有不同程度的降低。

血清：成年男性 15～200 μg/L；女性 12～150 μg/L。

三、临床意义

（一）血清铁蛋白增高

1. 贫血　再生障碍性贫血和重症地中海贫血 SF 水平增高。

2. 白血病的辅助诊断　由于白血病细胞合成铁蛋白能力增强，故 SF 在急性白血病尤以单核细胞性和粒细胞性白血病时增高最为显著。并且 SF 含量与外周血和骨髓中原始幼稚细胞的数量显著相关。慢性白血病通常 SF 在正常范围，急变时可升高。

3. 恶性肿瘤的辅助诊断　肝、脾、肺及骨髓等部位的恶性肿瘤 SF 明显升高，胸腹水中 SF 增高更为显著，因此本法亦可用于胸腹水的良恶性鉴别。另有某些恶性肿瘤如乳癌、胃癌、直肠癌、食道癌等发生转移时，特别向富铁器官转移时，SF 水平可升高。

4. 其他病理情况　原发性血色病、长期输血的贫血患者等贮存铁增加；炎症、感染、甲状腺功能亢进等铁蛋白合成增加；肝坏死、慢性肝病、脾梗死等组织内铁蛋白释放增加。

（二）血清铁蛋白降低

1. 贫血的诊断和鉴别诊断　缺铁性贫血（Iron deficient anemia, IDA）时，SF 明显降低。多数学者将 SF 值<12 μg/L 作为体内铁贮耗指标。当 SF<50 μg/L 时，提示有缺铁可能；在男性如 SF<29 μg/L，女性<20 μg/L 时，应考虑隐性缺铁性贫血；当 SF<12 μg/L 且无其他疾患时，可确诊为缺铁性贫血。

2. 其他病理情况　营养不良、慢性失血、长期腹泻等 SF 降低。

值得注意的是，SF 浓度值在正常人与恶性疾病之间有一定的重叠，故测定 SF 和血清铁的比值有助于鉴别诊断。正常比值为 0.3～1.7(0.91±0.32)，恶性疾病则明显增高，阳性率可达 90% 以上。

第四节　血清 β₂-微球蛋白

一、概述

β₂-微球蛋白(β₂-microglobulin,β₂-MG)的基本生物化学知识已在第十三章第二节叙及,不再复述。

二、临床意义

β₂-MG 主要由淋巴细胞产生,但肿瘤细胞合成 β₂-MG 的能力也非常强。因此,β₂-MG 不仅能反映肾脏功能(第十三章第一节),还与血液系统恶性疾病等相关。

（一）血液系统恶性疾病的辅助诊断

血清 β₂-MG 水平在多种血液系统恶性疾病中可明显增高。急、慢性白血病和多发性骨髓瘤以及恶性淋巴瘤等病变血清 β₂-MG 增高最为显著,其阳性率依次为:慢性淋巴细胞性白血病(100%)、慢性粒细胞性白血病(78%～82%)、恶性淋巴瘤(81.6%)、多发性骨髓瘤(78.6%)、急性淋巴细胞性白血病(63.6%～75%)、急性粒细胞性白血病(55%)。

（二）恶性血液系统疾病及其他恶性肿瘤的预后判断

1. 多发性骨髓瘤　如血清 β₂-MG 值<6 mg/L 表示疾病在 Ⅰ、Ⅱ 期或部分Ⅲ期,预后较好;如>6 mg/L 则多数处于Ⅲa 和Ⅲb 期,表示病情险恶,预后较差。

2. 白血病和淋巴瘤　急性白血病、恶性淋巴瘤等累及中枢神经系统者脑脊液 β₂-MG 升高,预后不良。慢性淋巴细胞性白血病、网质内皮肿瘤等治疗后血清 β₂-MG>3 mg/L,则生存率较低,预后也较差。

血清 β₂-MG 增高与霍奇金淋巴瘤和非霍奇金淋巴瘤的病程有密切关系,Ⅰ、Ⅱ 期增高者仅占 15%,而Ⅲ、Ⅳ 期增高者达 65% 以上。血清 β₂-MG 持续>3.5 mg/L 者生存期明显缩短,降低者则可能完全缓解。

3. 血液系统其他疾病　如真性细胞增多症、地中海贫血、脾功能亢进以及传染性单核细胞增多症等,血清 β₂-MG 也可升高。再生障碍性贫血和血小板减少性紫癜(ITP)等非骨髓增生性疾病血清 β₂-MG 水平无明显变化。

（三）免疫功能异常等相关疾病

系统性红斑狼疮等免疫功能异常者及肝病患者中 β₂-MG 可升高,是由于淋巴功能活化亢进及免疫刺激,促进肝细胞合成 β_2-MG 增加。

第五节　血小板相关 IgG

一、概述

血小板相关 IgG (Platelet antibody IgG,PA-IgG),亦称血小板抗体 IgG,主要产生场所为脾脏。PA-IgG 是特发性血小板减少性紫癜(Idiopathic thrombocytopenic purpura,ITP)发病的主要病因。70%～90%的 ITP 患者 PA-IgG 呈阳性反应。

PA-IgG 是由病理性因素刺激形成的一种自身免疫性抗体,能结合在血小板膜的抗原部位,加速血小板被巨噬细胞吞噬和破坏,使血小板生存期缩短。目前,PA-IgG 定量测定已成为诊断 ITP 的一项主要指标。

二、正常参考值

主要采用 RIA、ELISA、PIFT 和 MAIPA,可直接测定和计算完整血小板表面 IgG,具有较高的准确性及临床价值。近来还可用流式细胞仪(FCM)和免疫荧光显微术测定。

ELISA 法:PA-IgG 为 0～78.8 ng/10^7 血小板;FCM 法:PA-IgG<10%。

三、临床应用

(一) PA-IgG 增高

1. ITP 诊断与鉴别诊断　PA-IgG 在 ITP 中的病理作用已基本确认。因此,对 ITP 患者的诊断除根据病史、症状体征、血小板减少以及骨髓象的变化外,如 PA-IgG 值增高则支持 ITP 的诊断。研究表明,90%以上 ITP 患者在治疗前 PA-IgG 增高,若同时测定其他相关免疫球蛋白(PA-IgM、PA-IgA)和血小板相关补体 3(PA-C3),则阳性率可达 100%。PA-IgG 可能来源于机体针对血小板产生的自身抗体而结合在血小板膜上,也可能是血清中的抗体或抗原抗体复合物附着在血小板表面,因此,对 ITP 而言,PA-IgG 的灵敏度很高,特异性较低。

2. 骨髓增生性疾病　如骨髓纤维化患者,80%以上有 PA-IgG 增高,且增高程度与疾病活动性和病程呈正相关。

3. 肝脏疾病　如慢性活动性肝炎、原发性胆汁性肝硬化的患者中,PA-IgG 可升高,且 PA-IgG 的增高与血小板数量呈负相关。

4. 其他 结缔组织疾病、类风湿病和淋巴系统增生性疾病中常有 PA-IgG 增高。

（二）PA-IgG 降低

ITP 疗效观察 激素疗法、切脾治疗以及新免疫疗法等，均需要了解血小板自身抗体水平。ITP 患者治疗有效时，PA-IgG 及其他 PA-Ig 水平下降，痊愈患者可呈阴性；而复发后，则又常常回升。

第六节 抗凝血酶-Ⅲ

一、概述

抗凝血酶-Ⅲ（Antithrombin Ⅲ，AT-Ⅲ）是一种血浆单链糖蛋白。属 α_2 球蛋白，相对分子质量约 64.5 kD。主要由肝脏产生，血管内皮细胞亦可分泌，以肾和肠中浓度最高，心和肝内较低。AT-Ⅲ与肝素或酸性粘多糖结合以其活性形式存在，对凝血酶、FXa 和 FⅪa 具有灭活作用；血管壁中的 AT-Ⅲ对动脉粥样硬化和附壁血栓的形成具有阻止作用。因此 AT-Ⅲ 在抗凝血和抗血栓形成中具有重要意义。

二、正常参考值

正常人血中 AT-Ⅲ水平具有随年龄增大而降低的趋势。成年男性高于女性，老年人女性高于男性；新生儿 AT-Ⅲ水平仅为成人的一半。

AT-Ⅲ活性：80%～120%；AT-Ⅲ含量：0.19～0.31 g/L。

三、临床意义

（一）AT-Ⅲ增高

1. 血液系统疾病 急性淋巴细胞白血病、慢性粒细胞白血病、再生障碍性贫血、缺铁性贫血、单纯性紫癜和血友病等血浆 AT-Ⅲ增高。

2. 药物影响 当口服抗凝剂、应用黄体酮等药物时，AT-Ⅲ水平可增高。

（二）AT-Ⅲ降低

1. 先天性 AT-Ⅲ缺陷症的诊断 血浆中 AT-Ⅲ水平对先天性 AT-Ⅲ缺陷症的诊断具有重要意义。Ⅰ型患者血浆 AT-Ⅲ含量及活性均降低，Ⅱ型患者血浆 AT-Ⅲ含量正常但活性降低。AT-Ⅲ先天缺陷患者抗凝血和抗血栓形成能力下降,故常在手术后、感染后以及妊娠或产后等情况下发生静脉血栓病变和肺栓塞。

2. 获得性 AT-Ⅲ 减低 严重肝损害如肝硬化 AT-Ⅲ 合成减少,血管内皮广泛损害、弥漫性血管内凝血(DIC)、脓毒血症、内毒素血症及烧伤患者时 AT-Ⅲ 消耗增多而减少,肾小球疾病时,AT-Ⅲ 因丢失增多而减少,外科手术后以及血栓前期和血栓性疾病(心绞痛、心肌梗死、脑梗塞、肺梗塞)、妊高症等病变时 AT-Ⅲ 水平降低。此外,急性早幼粒细胞白血病、自身免疫性溶血性贫血等 AT-Ⅲ 也降低。

3. 药物影响 雌激素治疗时,AT-Ⅲ 轻微降低;肝素治疗初期,AT-Ⅲ 活性可降低。

第十六章 病毒性肝炎标志物检测

病毒性肝炎是由肝炎病毒引起的，以侵犯宿主肝脏为主的消化道传染病。临床上以食欲减退、恶心、呕吐、乏力、黄疸、肝脏肿大压痛及肝功能异常为主要表现，病理上以肝细胞破坏、变异为主。

目前已确定的病毒性肝炎有五种，即：甲型肝炎，乙型肝炎，丙型肝炎，丁型肝炎和戊型肝炎。这五种病毒没有共同抗原，不产生交叉免疫反应。

第一节　甲型肝炎血清标志物

一、概述

甲型肝炎是由甲型肝炎病毒（Hepatitis A virus，HAV）引起。HAV 是单链包含 RNA 的病毒，没有外壳，直径 27 nm，属肝病毒属，微小 RNA 科。主要通过粪-口途径传播。HAV 进入人体后在肠黏膜内增殖，再进入血液，然后在细胞浆内复制，可直接导致肝细胞损害，但不能持续感染，无慢性肝炎变化和病毒携带者的情况产生。患者多数在 1～3 个月内痊愈。80％～90％感染者因无明显症状或亚临床过程而延误诊断。

二、检测方法

抗 HAV 检测方法有固相放射免疫测定（SPRIA）、化学发光免疫分析和酶联免疫吸附试验（ELISA）。血清中抗 HAV 包括抗 HAV-IgG 和抗 HAV-IgM。

三、正常参考值

定性试验：抗 HAV-IgM 阴性。

四、临床意义

抗甲肝病毒抗体（抗 HAV-IgM）是近期感染的特异性标志，急性甲型肝炎患者可通过检测抗 HAV-IgM 而确诊。发病后 1～4 周血清中即可检出抗 HAV-IgM，2～3 周达高峰，3 个月后滴度下降，6～8 个月后不易查出。凡抗 HAV-IgM 阳性，特别是滴度较高时，常提示为急性 HAV 感染或复发。抗 HAV-IgG 于第 4 周可测出，6 个月后达高峰。抗 HAV-IgG 可维持多年，甚至终生。故抗 HAV-IgG 可作为人群 HAV 既往感染的指标。

第二节 乙型肝炎血清标志物

乙型肝炎由乙型肝炎病毒（Hepatitis b virus，HBV）感染引起的，是威胁人们健康最重要的传染病之一。HBV 是直径 42 nm 含有核酸和外壳的病毒颗粒。潜伏期、急性期及慢性活动期病人血液均有传染性，HBV 通常不经肠道传播，而是经血、密切的性接触和母婴垂直传播。我国属病毒性乙型肝炎高发区，HBsAg 病毒携带者为数众多，高达 2 亿，约占全世界乙型肝炎病毒携带者的 1/3 以上。因此对病毒性肝炎的检测，具有十分重要的意义。

一、乙型肝炎表面抗原(HBsAg)

（一）概述

乙型肝炎表面抗原（Hepatitis b surface antigen，HBsAg）存在于 Dane 氏颗粒的表面，小球形颗粒和长管形颗粒亦含有 HBsAg。HBsAg 具有耐热性，但无感染性。纯化抗原经 60℃、10 h 处理不失其抗原性，但 100℃加热 5 min 完全丧失与相应抗体结合的能力。

（二）检测方法

HBsAg 可用 SPRIA、ELISA、化学发光免疫分析等方法检测。

（三）正常参考值

定性试验：HBsAg 阴性。

定量试验：：应根据实验室使用的方法制定参考值。

（四）临床意义

1. HBsAg 为乙肝患者血清首先出现的病毒标志物，可作为乙肝的早期诊断和普查项目，在急性肝炎潜伏期可出现阳性，而临床症状及肝功能试验异常一般要在 HBsAg 阳性后 1～7 周（平均 4 周）才出现。

2. HBsAg 阳性与其他标志物联合检测可诊断 HBsAg 携带者、急性乙型肝炎潜伏期、急性和慢性乙型肝炎患者以及与 HBV 有关的肝硬化或肝癌，HBsAg 阴性不能完全排除乙型肝炎。

3. 血清中同时出现 HBsAg 和抗-HBs,可能是不同亚型重复感染,即原先存在的抗 HBs 不能对另一型 HBsAg 起中和作用。

4. 无论急性、慢性肝炎和 HBsAg 携带者,只要在血中和其他体液(唾液,眼泪,精液,阴道分泌物,月经,羊水,脐带血,人奶,尿,胆汁,汗液,关节腔液,腹水和脑脊液)中有 Dane 颗粒,并有密切接触才有传染的可能性,如果单独 HBsAg 阳性者,则无传染性。

二、乙型肝炎表面抗体(抗-HBs)

（一）概述

乙型肝炎表面抗体(Anti-hepatitis b surface,抗-HBs)是针对 HBsAg 的中和抗体,是一种保护性抗体。抗-HBs 阳性,表明机体感染乙型肝炎病毒或接种乙肝疫苗后,它由免疫球蛋白 IgG 和 IgM 组成。绝大多数自愈性 HBV 感染者仅在血中 HBsAg 消失后才能检出抗-HBs,间隔可长达数月。如一过性 HBsAg 阳性,则抗-HBs 可以为阴性。如过去已有隐性感染,则抗-HBs 滴度低,不能防止 HBV 再感染,在再次感染 HBV 后,2 周以内出现抗-HBs,且滴度较高,在体内可持续多年。

（二）检测方法

抗-HBs 常用检测方法有 SPRIA、ELISA、化学发光免疫法。

当乙肝各检测指标中只有抗-HBs 一项阳性时,需作如下确诊试验:

1. 重复试验　同一种方法或其他方法检测,阴性者为假阳性。

2. 中和试验　用 HBsAg 中和,不能抑制者为非特异性。

3. 检测 HBV 其他指标　如抗-HBc 阴性,可能为非特异性。

（三）正常参考值

定性试验:抗-HBs 阴性。

定量试验:应根据实验室使用的方法制定参考值。

（四）临床意义

1. 抗-HBs 阳性提示急性感染后的康复　在发病后抗-HBs 转为阳性或效价显著升高,亦有诊断乙型肝炎的价值。抗-HBs 是一种免疫保护性抗体,少数抗-HBs 阳性感染者可以形成免疫复合物,也可同时出现皮疹、关节炎、肾炎等免疫反应性变化。但如伴有高滴度抗-HBs,不能排除肝脏有持续性 HBV 感染的可能。

2. 接受抗-HBs 阳性血液的受血者可出现短暂的抗-HBs 阳性。

3. 接受 HBV 疫苗接种后,血中可出现抗-HBs 阳性　HBV 疫苗接种者的血中能否检出抗-HBs,是衡量乙肝疫苗质量的最主要指标。

4. 抗-HBs 与 HBsAg 同时阳性　可见于暴发性肝炎或慢性活动性肝炎患

者,此类病人为免疫功能低下或异亚型感染,如同时抗-HBc 阳性则预后不良。

5. 隐性感染者 接触乙肝病毒 4~5 月后产生低滴度抗-HBs 阳性,不能防止再感染。

三、乙型肝炎 e 抗原

(一) 概述

乙型肝炎 e 抗原(Hepatitis b e antigen,HBeAg)是 1972 年首先由 Magnius 发现的。HBeAg 是一种可溶性球蛋白,相对分子质量为 13 888 D,稳定性较差,37℃10 天即失去抗原性,60℃10~15 min 亦即迅速破坏。多存在于 HBsAg 阳性的血清中。HBsAg 阴性的标本中,很少有 HBeAg 阳性者。

HBeAg 可在 HBsAg 出现的同时或数天后检测,其滴度与 HBsAg 的滴度平行,HBeAg 转阴通常在 HBsAg 转阴之前。

(二) 检测方法

HBeAg 常用检测方法为 ELISA、SPRIA 和化学发光免疫法。

(三) 正常参考值

定性试验:HBeAg 阴性。

(四) 临床意义

1. HBeAg 阳性是乙肝具有传染性的标志 在急性乙型肝炎的早期常可检到 HBeAg,感染时间越短,HBeAg 阳性可能性越大。HBeAg 和 HBV 复制成正比,也和肝脏损害成正比。HBeAg、乙肝 DNA 聚合酶和血中 Dane 颗粒,三者之间也有极其明显的平行关系,如同时检出即为 HBV 感染的病毒血症。因而 HBeAg 阳性是病毒完整复制及血清具有感染性的可靠标志。PCR 法检测 HBV-DNA 和 HBeAg 呈显著的相关性。

2. HBeAg 对 HBsAg 携带者传染性强弱的判断 ① HBsAg 慢性携带者同时伴 HBeAg 阳性者其传染性更强。② HBeAg 阳性,则 HBsAg 携带者自然转阴率显著低于抗-HBe 阳性携带者的转阴率。③ 母亲是 HBsAg 阳性同时 HBeAg 阳性者,垂直传给婴儿的概率为 90%,远高于单纯 HBsAg 阳性者。

3. 判断急性乙型肝炎的预后 急性 HBV 感染后,患者血清中 HBeAg 消失,抗-HBe 的产生提示病情好转,若 HBeAg 持续阳性大于 12 周,提示有可能转为慢性活动性乙型肝炎。

四、乙型肝炎 e 抗体

(一) 概述

乙型肝炎 e 抗体(Anti-hepatitis b e,抗-HBe)多出现于急性乙型肝炎恢复期的病人血清中,比抗-HBs 转阳要早;也可出现于慢性肝炎、肝硬化、无症状的 HBsAg 携带者、乙肝痊愈患者血清中,并可长期存在。

（二）检测方法

抗-HBe 常用 ELISA、SPRIA、化学发光免疫法检测。

（三）正常参考值

定性试验:抗-HBe 阴性。

（四）临床意义

1. HBeAg 消失和抗-HBe 的出现提示肝炎病情好转　对于急性肝炎患者来说,HBeAg 消失和抗-HBe 的出现,可认为是一种病情的好转,预后良好的征象。

2. 抗-HBe 阳性不能作为无传染性的标志　但可显示病情好转,病毒复制多处于静止期。

3. 潜在的抗-HBe 阳性可能是病情慢性迁延和恶性变化的信号　近年来,用 PCR 法检测 HBV-DNA,发现抗-HBe 阳性血清标本中,HBV-DNA 也有一定比例的阳性。有文献提出持续性抗-HBe 阳性者,易发生 HBV-DNA 基因整合现象,诱导肝癌的发生。

五、乙型肝炎核心抗原

（一）概述

乙型肝炎核心抗原(Hepatitis b core antigen,HBcAg)是单一多肽、相对分子质量 18 848 D。HBcAg 在 HBV 感染中占有重要地位,它能反映血清中 Dane 颗粒的存在及肝内 HBV 的复制,并可与其他的 HBV 血清学标志物起互相配合和互相补充的作用。

（二）检测方法

HBcAg 检测方法有 ELISA 和 SPRIA 法。

直接法主要用 SPRIA 法检测。在外周血中,几乎找不到游离的 HBcAg,这是因为机体免疫系统对 HBcAg 敏感,可产生高效价的抗-HBc。因此,如果血中有少量的 HBcAg 存在,很易形成抗-HBc-HBcAg 复合物。

间接法检测血清中 HBcAg,按其原理可分为两种:一是先沉淀外周血中的 Dane 颗粒,以酶和去垢剂解离,使之暴露 HBcAg,然后用双抗体夹心法或 RIA 竞争法检测 HBcAg;二是开壳,再沉淀抗-HBc-HBcAg 复合物,然后进行解离使 HBcAg 游离,再用前述方法检测。

（三）正常参考值

定性试验:HBcAg 阴性。

（四）临床意义

1. 作为乙肝传染性活动性病变的标志　HBsAg、HBeAg、抗-HBc 等是体内存在乙型肝炎病毒颗粒的间接标志,而 HBcAg 则是乙肝病毒存在的直接标志。所以 HBcAg 的测定更能准确地反映乙肝病毒的存在。血清 HBcAg 与 HBV 复制标志 HBV-DNA 呈正相关,可反映 HBV 的活动性复制程度。血 HBcAg 与 HBeAg 亦有明显的相关性,都是 HBV 的传染性标志。

2. 有助于乙肝病情和预后判断　近年来,不少学者把 HBcAg 看作是病毒性肝炎患者肝细胞损伤的靶抗原。在急性乙型肝炎早期血清 HBcAg 已出现阳性,并与血清转氨酶水平呈正相关,几乎同时到达峰值,可直接反映肝细胞损害和病情程度。

3. 有助于抗病毒药物及免疫治疗的疗效评价　临床上药物疗效的客观分析有赖于血清学标志物的检测,真正有效的临床药物应有利于 HBsAg、HBcAg、HBeAg、DNA-P 和 HBV-DNA 等标志物的清除。若这些指标转阴或水平下降,说明该药物治疗有效。

六、乙型肝炎核心抗体

（一）概述

乙肝核心抗体(Anti-hepatitis b core,抗-HBc)包括 IgM 和 IgG 两种。

感染 HBV 后,继血清 HBsAg 阳转后,早期出现的标志物即抗-HBc,抗-HBc 常出现于临床症状尚未显露之前,且在肝炎的早期呈高滴度。但是某些使用免疫抑制剂或无丙种球蛋白血症的患者亦可仅有 HBsAg 而不出现抗-HBc。HBsAg 阳性时间越长,抗-HBc 滴度就越高。高滴度抗-HBc 显示具有传染性。

（二）检测方法

抗-HBc 常用的检测方法是 ELISA、SPRIA、化学发光免疫法等。

（三）正常参考值

定性试验:抗-HBc 阴性。

（四）临床意义

1. HBV 感染的标志　抗-HBc 的检测提高了 HBV 感染检出率。在大量实验性成人 HBV 感染患者中,70％呈自限性感染,表现为一过性 HBsAg 阳性,23％未检出 HBsAg,但可出现原发性抗-HBs 和抗-HBc。抗-HBc 高滴度为肝内 HBV 复制指标,低滴度为既往感染。

2. 乙型肝炎急性期的辅助诊断　当 HBsAg 已下降至测不出时,抗-HBc 是急性乙型肝炎的唯一标志,此时称为"窗口期"或"核心窗口",高滴度抗-HBc 对乙肝患者诊断极有意义。

3. 单项抗-HBc 阳性有三种可能　① 无症状 HBsAg 携带者。② 远期过去的感染,而抗-HBs 尚未转阳之前。③ 免疫期,抗-HBc 比抗-HBs 滴度高且持续时间长。

4. 抗-HBc 是流行病学调查的良好指标　HBV 感染后,抗-HBc 是最早在血清出现的标志抗体,并且效价高,持续时间达数十年,甚至可终身不消失,几乎所有个体在感染 HBV 后总能产生,因此它是流行病学调查的良好标志。

5. 抗-HBc 可用于献血员的筛选　HBsAg 与抗-HBc 是诊断乙型肝炎的两个重要指标,抗-HBc 的持续存在,可以作为鉴定高危献血员的流行病学标志。对献血员的筛选,单凭 HBsAg 来判断是否受 HBV 感染是不够的,HBsAg 阴性而抗-HBc 阳性的乙肝患者易漏诊。

6. 抗-HBc 可以观察乙肝疫苗的安全性　安全的疫苗应是纯的 HBsAg 制品,若注射后产生抗-HBc,应疑为有感染 HBV 的危险,不宜使用。

七、乙型肝炎核心抗体-IgM

（一）概述

乙肝核心抗体-IgM（Anti-hepatitis b centre IgM,抗-HBc-IgM）是乙型肝炎病毒感染特异性的血清学标志。机体感染病毒后,体液免疫反应首先产生以 IgM 为主的免疫球蛋白,随后 IgM 抗体滴度下降,而 IgG 效价迅速上升。因此,高滴度抗-HBc-IgM 的检出,可以作为早期 HBV 感染的可靠指标。

（二）检测方法

抗-HBc-IgM 检测方法有 SPRIA、ELISA、化学发光免疫法。

（三）正常参考值

定性试验:抗-HBc-IgM 阴性。

（四）临床意义

1. 急性乙肝的诊断　初次感染 HBV 的早期,抗-HBc-IgM 立即上升。数月后无论 HBsAg 消失与否,抗-HBc-IgM 总是稳定,这对于急性乙肝诊断很有意义。HBsAg 阴性急性肝炎患者,如抗-HBc-IgM 阳性且高滴度,可确诊为急性乙型肝炎。故对 HBsAg 阴性的急性乙肝病人,特别需要进行抗-HBc-IgM 检测,可早期对急性肝炎病原学分型提供依据,提高乙肝诊断率。

2. 急性乙型肝炎的预后判断　抗-HBc-IgM 滴度下降预后佳,迟迟不下降至正常范围者提示有转化为慢性肝炎可能。

3. 有助于区分慢性活动性或非活动性肝炎　慢性活动性肝炎时,抗-HBc-IgM 常呈阳性,但一般为低滴度,而部分病例滴度可较高。

4. 有助于鉴别新近感染还是既往感染　抗-HBc-IgM 为新近或一过性 HBV 感染的指标。若无症状隐性感染者仅是抗-HBc（总抗体）阳性,很难断定 HBV 感染时间,但检出高滴度抗-HBc-IgM,提示近期感染。有人提出同时检测抗-HBc-

IgM 及抗-HBc-IgG,并比较两者滴度,如 IgM 占优势为近期感染,而 IgG 占优势则为既往感染。

5. 暴发性乙型肝炎诊断　暴发性肝炎患者肝细胞大量坏死,可能影响 HBsAg 生成,血清中 HBsAg 浓度达不到可以测出的水平,以致 HBsAg 阴性。抗-HBs 及抗-HBe 也可阴性,但抗-HBc-IgM 则常呈阳性,且滴度高,因而认为抗-HBc-IgM 对 HBsAg 阴性的急性暴发性肝炎有早期诊断价值。但其他原因如 HAV,NAN-BHV,EBV,CMV 和 HSV 等引起的暴发性肝炎无高滴度抗-HBc-IgM。

八、乙肝表面抗原/IgM 复合物

(一)概述

自 Palla 等于 1981 年首先发现乙肝患者血清 HBsAg/IgM 复合物以来,已作为 HBV 感染者一项重要血清学指标。HBsAg/IgM 的本质,目前尚未阐明,有人认为 HBsAg/IgM 复合物可能是 HBsAg 和抗 HBs-IgM 的循环免疫复合物。

(二)检出方法

HBsAg/IgM 复合物检测方法有 ELISA 和 SPRIA 法,临床主要用固相放射免疫分析法检测血清中 HBsAg/IgM 复合物。

(三)正常参考值

定性试验:HBsAg/IgM 复合物阴性。

(四)临床意义

1. 可作为急性乙肝早期诊断的血清标志　Franco 等发现大多数急性乙肝患者早期即可检出 HbsAg/IgM 复合物,且在发病 4 周内即可消失,它比 HBsAg 和 HBeAg 转阴更快。

2. 可作为 HBV 增殖及具有传染性的标志　HBsAg/IgM 的存在常与 HBsAg,HBeAg,PHSA-Re 及 HBV-DNA 等标志物阳性呈正相关,故 HBsAg/IgM 阳性可反映 HBV-DNA 的复制并具有高度传染性。

3. HBsAg/IgM 持续阳性是预示急性乙肝转为慢性的一个指标　在急性乙肝转为慢性活动性肝炎和肝硬化的患者血清中 HBsAg/IgM 复合物的检出率高于 HBsAg,DNA-P。

九、多聚肽血清白蛋白受体

(一)概述

1979 年 Iami 等首先报告乙型肝炎病毒表面存在多聚肽血清白蛋白受体(Polymerized human serum albumin receptors,PHSA-RE)。HBV-DNA 的前 S2 区编码表达 PHSA 受体。

Lenkei 等认为 PHSA-Re 在 HBV 感染过程中具有不可忽视的作用,HBV 感染的器官特异性可能与 PHSA 及 PHSA-Re 有关。当 HBV 进入病人血中时,Dane 颗粒可通过 HBsAg 上的 PHSA-Re 与 PHSA 结合,形成 HBV-PHSA 复合物,经血循环到达肝脏。HBV-PHSA 复合物中的 PHSA 与肝细胞膜上的 PHSA 受体结合,使 HBV 附着于肝细胞膜上,引起 HBV 感染。

抗-HBs 的保护作用可能主要是抗-PHSA-Re 的作用,使 HBV 失去 PHSA-Re,也就失去了传染性。因此,前 S2 区编码的蛋白质可能是乙肝疫苗的主要抗原成分。

（二）检测方法

PHSA-Re 检测方法有 ELISA、SPRIA 法。

（三）正常参考值

定性试验:PHSA-Re 阴性。

（四）临床意义

1. 可作为 HBV 感染和病毒复制的标志　PHSA-Re 和 HBeAg、HBV-DNA 的关系密切,PHSA-Re 阳性说明有明显的 HBV 感染,与病毒的复制有关。临床实验证明,血清 PHSA-Re 作为 HBV 感染灵敏指标,测定 PHSA-Re 比 HBeAg 更敏感。

2. 有助于乙肝病情和预后估计　急性期患者 PHSA-Re 阳性率明显低于慢性乙肝和肝硬化者,因此 PHSA-Re 滴度高的病人可能是急性肝炎进展为慢性肝炎的敏感标志之一。PHSA-Re 消失早于 HBeAg,故动态观察可判断病情的转归。

3. 有助于判断母婴垂直传播的危险性　近年来研究证明,HBV 的母婴传播,用 PHSA-Re 作为传染性指标比检测 HBeAg 更为敏感。

十、乙型肝炎前 S_2 蛋白($Pre-S_2$)

（一）概述

近年来,有关乙型肝炎病毒前 S_2 蛋白($Pre-S_2$ protein,$Pre-S_2$)的研究表明,$Pre-S_2$ 蛋白上具有一个高免疫原性的抗原决定簇和多聚白蛋白受体(PHSA-Re),它与 HBV 的感染和复制有密切关系,并对临床早期诊断、了解预后及制备乙肝高效疫苗具有重要意义。

（二）检测方法

$Pre-S_2$ 常用免疫放射分析法(Immunoradiometric assay,IRMA)和 ELISA 法检测。

（三）正常参考值

定性试验:$Pre-S_2$ 阴性。

（四）临床意义

1. 前 S_2 蛋白是 HBV 感染的新型标志物　Pre-S_2 蛋白出现在乙肝早期与抗-HBc-IgM 相似,可作为近期感染 HBV 的指标,是 HBV 感染的早期诊断灵敏指标。

2. 可作为乙肝病毒活动性复制的指标　临床实验证明血清 Pre-S_2 与血清 HBV-DNA,PHSA-Re,HBcAg,HBeAg,及抗-HBc-IgM 等乙肝病毒复制指标之间均有较好的平行关系。

3. Pre-S_2 可作为乙肝疗效考核的可靠指标　Pre-S_2 在血中被清除可以作为肝炎恢复的标志。在慢性活动性肝炎中,PreS2 均为持续阳性,经抗病毒治疗后,显效病例可使前 S_2 蛋白转阴,PreS2 的消失可预示 HBeAg 即将转阴。无效病例中前 S_2 蛋白均为持续阳性。

十一、乙型肝炎前 S_2 抗体

（一）概述

急性乙肝患者血清中的前 S_2 抗原,在病毒清除前诱导产生前 S_2 抗体(Anti-Pre-S_2),是一类保护性抗体。它常在急性乙型肝炎恢复期出现,而在趋向慢性过程中无此种特殊转换,提示这种抗体可能预示 HBV 感染的恢复,与抗 HBe 一样,是病毒复制水平降低的标志物。

Pre-S_2 蛋白具有高度免疫性,免疫家兔后,产生的 Anti-Pre-S_2 抗体几乎每 2 周增加 4 倍。流行病学调查表明:接受含 Pre-S_2 蛋白的乙型肝炎疫苗者体内抗 Pre-S_2 水平比不含 Pre-S_2 蛋白的疫苗高 100 倍。

（二）检测方法

Anti-Pre-S_2 检测方法为 RIA 和 ELISA 法。

（三）正常参考值

定性试验:Anti-Pre-S_2 阴性。

（四）临床意义

1. 对 HBV 感染具有早期诊断意义　与抗 HBc-IgM,抗-HBs,抗-HBe 比较,前 S_2 蛋白抗体是急性肝炎时期所发现的,是在 HBV 感染的体液免疫应答反应中最早出现的抗体。

2. 预测疾病转归　前 S_2 抗体出现于急性肝炎期,很少或不出现于慢性肝炎和无症状携带者,在乙肝由急性转为慢性时,前 S_2 抗体往往降低或消失。因此,对急性乙型肝炎患者做血清 Pre-S_2 抗体的动态观察,可以预测疾病的转归。急性病人体内可持续数月至数年。

十二、乙型肝炎病毒-DNA 多聚酶

（一）概述

乙型肝炎病毒 DNA 多聚酶（Hepatitis B virus DNA polymerase，HBV-DNA-P）于 1973 年由 Kaplan 首先检出，HBV-DNA-P 与 HBV 复制的高峰相对应。DNA-P 位于 HBV 的核心内，由 HBV-DNA 中的 P 基因区复制，它含有 800 多个氨基酸，相对分子质量为 9.424×10^5 D，其作用是：① 稳定 HBV-DNA；② 修补 HBV-DNA 短链的缺损区。这是病毒复制的起始步骤。

（二）测定方法

HBV-DNA-P 检测方法有 RIA 和 ELISA 法。

（三）正常参考值

定性试验：HBV-DNA-P 阴性。

（四）临床意义

1. HBV-DNA-P 为乙肝患者血清首先出现的病毒标志物之一　此酶的活性可在乙肝病毒感染的早期发现，甚至于在 HBsAg 出现前检出。

2. 可作为乙肝病毒复制及有传染性的标志　DNA-P 直接参与 HBV 的复制，因此它与 HBV-DNA 都被视为 HBV 复制的直接标志，不论在急性、慢性乙型肝炎或无症状 HBsAg 携带者，若测得 DNA-P 活性，均表示该患者体内 HBV 在复制，因而该个体具有传染性。

3. HBsAg 阳性而 DNA-P 为阴性的病人　说明此类病人的 Dane 颗粒多为空心，因此传染性可能很低或不具传染性，且预后较佳。

十三、乙肝病毒-DNA

（一）概述

关于乙肝病毒-DNA（HBV-DNA），目前国内外对乙型肝炎病原学的研究已进入病毒分子生物学水平，DNA 体外扩增 PCR 技术（HBV-DNA-PCR），是目前判断患者有无传染性和体内病毒是否复制的最灵敏的方法。

（二）测定方法

HBV-DNA 采用聚合酶链免疫分析技术（Polymerase chain reaction PCR）。

（三）正常参考值

HBV-DNA：应根据实验室使用的方法制定参考值。

（四）临床意义

1. HBV-DNA 是 HBV 具有感染性的标志　HBV 复制标志物包括：HBV-DNA-P 阳性，血清中有 HBcAg 或 HBeAg，但这些标志物均为间接测定，HBV-

DNA(PCR)是从血清中检测 HBV 存在的灵敏而直接的方法。研究表明 HBV-DNA(PCR)测定血清中 HBV-DNA 较测定 DNA-P 与 HBsAg 更有价值。

2. HBV-DNA 是病毒复制的良好标志 Shin 等报告：HBsAg 阳性而 HBeAg 阴性病人中，HBV-DNA 阳性率为 80%，说明 HBeAg 阴性仍可有 HBV 复制。PCR 技术检测 HBV-DNA 明显优于 DNA-P、HBeAg、PHSA-Re 等的检测。

3. HBV-DNA 有助于判断母婴垂直传播的危险率 HBV-DNA 阳性的产妇，其婴儿随访中 60% 有 HBV 感染，而 HBV-DNA 阴性的产妇，其婴儿随访无一例阳性。

4. 有助于 HBsAg 阴性慢性肝炎的诊断和鉴别诊断 HBsAg 阴性的人群中至少有 3%~4% 的 HBV 携带者，这类人由于 HBV 的 S 基因突变，属于 HBsAg 表达缺陷或低水平表达而无法常规检出。利用测定 HBV-DNA 的敏感性，可对 HBsAg 阴性慢性肝炎进行检测，还可区分是慢性乙型肝炎或可能是非甲非乙型肝炎。

5. 可作为抗病毒疗法疗效判断的指标 对于药物疗效的客观分析有赖于血清学标志物的检测，真正有效的临床药物应有利于 HBsAg、HBcAg、DNA-P 和 HBV-DNA 等标志物的清除。

HBV 肝炎是危害人类健康最严重的传染性疾病。经过国内外专家几十年的努力，在 HBV 病毒颗粒及其侵入机体产生一系列的免疫学、病理学变化过程，临床各期血清 HBV 标志物消长规律等方面已取得了显著的成果。用高灵敏、高特异的 ELISA、IRMA、SPRIA 和化学发光免疫方法检测血清 HBV 标志物达 15 种以上，为 HBV 流行病学调查、HBV 感染、病毒复制、病情转归、疗效观察和预后估计等提出了可靠指标(见表 16-1，表 16-2)。但是 HBV 感染后引起机体变化是非常复杂的，个体之间也存在着明显的差异。HBV 存在多种亚型和变异，因此在检测血清标志物同时必须注意结合临床资料，多项目联合检测，动态观察，才能对病情、疗效和预后作出正确诊断。

表 16-1 HBV 肝炎血清标志物 5 项常见类型及临床意义

血清 HBV 标志物/ELISA,SPRIA					临床主要参考意义
HBsAg	抗-HB	HBeAg	抗-HBe	抗-HBc	
+	-	-	-	-	急性 HBV 感染潜伏期、早期、无症状携带者，无传染性。
+	-	-	-	+	急性 HBV 感染期或慢性肝炎，有传染性。
+	-	+	-	+	急性 HBV 感染期或慢性期有高度传染性。
+	-	-	+	+	慢性肝炎，慢迁肝或急性期后，有传染性。
-	+	-	-	-	肝炎恢复期或乙肝疫苗接种后，无传染性。

（续表 16 - 1）

血清 HBV 标志物/ELISA,SPRIA					临床主要参考意义
HBsAg	抗-HB	HBeAg	抗-HBe	抗-HBc	
−	+	−	+	−	肝炎感染后恢复期,无传染性。
−	+	−	+	+	肝炎感染后期慢性迁延性肝炎,轻度传染性
+	+	−	−	−	隐性感染后,异型再感染
−	−	−	−	+	感染早期,窗口期或慢性感染

表 16 - 2　HBV 肝炎血清标志物 12 项常见类型及临床意义

血清 HBV 标志物/ELISA,SPRIA												临床主要参考意义
HBsAg	抗-HBs	HBeAg	抗-HBe	抗-HBc	PHSA-Re	DNA-P	PreS2	抗-PreS2	HBsAg-IgM	抗-HBc-IgM	HBcAg	
−	+	−	−	−	−	−	−	+	−	−	−	HBV 感染后恢复痊愈或疫苗接种后,免疫抗体产生。
−	+	−	+	+	−	−	−	−	−	−	−	HBV 急性感染后期趋于恢复期,无传染性。
−	+	−	+	+	−	−	−	−	−	−	−	HBV 急性感染后趋于转归,有轻度传染性。
+	+	+	−	+	+	+	−	−	+	−	+	不同亚型 HBV 重复感染,慢性活动肝炎,存在免疫复合物,预后差有高度传染性。
+	−	−	+	+	+	+	−	−	−	−	−	慢性肝炎、病毒复制、活动性、疗效差、预后差、有恶变可能
−	−	−	+	+	−	−	−	−	−	−	−	急性 HBV 感染后,趋向慢性,有轻度传染性。
+	−	−	−	−	+	+	−	−	−	+	−	近期 HBV 感染,急性传染期,有弱传染性。
−	−	−	+	+	−	−	−	−	−	−	−	感染后期,免疫功能低下,趋向慢性,有一定传染性。

第三节　丙型肝炎血清标志物

　　丙型肝炎由丙型肝炎病毒（Hepatitis C virus, HCV）感染引起。HCV 为直径 36～62 nm 的单链 RNA 黄病毒属。HCV 基因组是由 10 000 个核苷酸组成,具有一个持续的开放读码框架。丙型肝炎主要经血液或血制品、性接触和母婴垂直传播。病人于发病前 2 周,其血液即有传染性,并可持续携带病毒数年、数十年。丙型肝炎患者约占急性病毒性肝炎的 1/4,且较乙型肝炎更易发展为慢性,继而发展为肝硬化和肝癌。

一、丙型肝炎病毒抗体

(一)概述

一般来说,丙型肝炎病毒抗体(Anti-hepatitis C,抗-HCV)出现较慢,在感染HCV 后 2~3 月转阳,亦可在 1 年后才出现阳性,所以不能发现早期患者。目前临床检测的是抗-HCV-IgG,因此抗 HCV 阳性不能证实急性或慢性 HCV 感染。检测血清中丙型肝炎病毒抗体(抗-HCV),对丙型肝炎的诊断很有价值,大部分感染HCV 的患者,体内都出现抗-HCV。

(二)检测方法

抗-HCV 常用 SPRIA、ELISA、化学发光免疫法检测,目前只能检测抗-HCV-IgG 特异性抗体。重组免疫印迹试验是抗-HCV 的确诊试验。

(三)正常参考值

定性试验:抗-HCV 阴性。

(四)临床意义

1. 献血员筛选 在献血员中血清丙氨基酸转移酶(ALT)增高和/或抗-HBc增高者,抗-HCV 的阳性概率升高,用 ALT 和抗-HBc 筛选献血员可使输血后非甲非乙型肝炎减少 40%~50%,如再加上抗-HCV 测定,则可减少 80%~90%。

2. 抗-HCV 检测是慢性丙型肝炎,肝硬化诊断的重要指标。

3. 抗-HCV 检测还有助于丙型肝炎亚临床型或隐性感染者诊断 丙型肝炎病毒亚临床型感染的主要表现为单项 ALT 升高,但无症状和体征,而抗-HCV 则为阳性。

二、丙型肝炎病毒-RNA

(一)概述

丙型肝炎病毒属于 RNA 病毒,通过逆转录复制。目前,基因诊断最常用的方法是 PCR,可以达到敏感、特异地早期诊断病原体。

PCR 方法检测到 HCV-RNA 是急慢性 HCV 感染和排除既往感染的依据。HCV 基因不同片段的克隆,证明 HCV 各段蛋白均有抗原性,但呈现抗原多肽性,产生相应的血清抗体也为多肽性。HCV-RNA 的出现先于其他血清学指标,在病毒侵袭和数月的潜伏时间内检测已呈阳性。慢性丙肝感染时,HCV-RNA 水平可被检测,但是影响因素较多及技术要求较高,易产生假阳性和假阴性。因此,一次HCV-RNA 阴性不能排除慢性丙肝感染或血清的传染力。

（二）检测方法

HCV-RNA 采用逆转录聚合酶链免疫分析技术（RT-PCR）。

（三）正常参考值

应根据实验室使用的方法制定参考值。

（四）临床意义

1. 早期病原学诊断 由于 PCR 检测的是 HCV 基因组，比血清学方法检测抗-HCV 更直接，更早期。

2. HCV-RNA 阳性表明 HCV 的存在，说明患者具有传染性。

第四节 丁型肝炎血清标志物

一、概述

丁型肝炎由丁型肝炎病毒（Hepatitis D virus，HDV）感染引起的。HDV 是一种 RNA 缺陷性病毒，复制过程中需要 HBV 的辅助。球状颗粒无核表壳，直径为 35～40 nm，其外壳由乙型肝炎病毒表面抗原（HBsAg）及人的类脂蛋白组成。HDV 的内部是单股环状 RNA 基因组和相对分子质量为 67.5 kD 的 HDAg 所组成。

用去垢剂处理后的 HDV 颗粒可释放可溶性抗原（HDAg）和 DNA 及 RNA 片段。HDAg 系核蛋白，具有较好的抗原特异性，是 HDV 的特异性诊断基础。外环境的 HDAg 耐热性很强，100℃ 20 min 下其抗原性可不改变。

体内 HDV 依赖于 HBV，又可抑制 HBV 的增殖。当 HDAg 表达增加时，HBV-DNA 明显减少，随着 HDAg 转阴和抗-HD 转阳后，HBV-DNA 水平又回升。

二、检测方法

目前常用 IRMA、ELISA 法测定血清 HDAg、丁型肝炎抗体（Anti-hepatitis d，抗-HD），包括抗-HD-IgM 和抗-HD-IgG，但临床上仍以检测血清抗-HD 为主。

三、正常参考值

定性试验：抗-HD 阴性。

四、临床意义

（一）凡 HBsAg 阳性又具有临床和/或实验室的急性肝炎证据和血清中抗-HD-IgM 阳性者，可诊断为急性 HDV 感染抗-HD-IgM 是诊断急性 HDV 感染的良好指标,但若能于发病 2 周内自血清中检出抗-HD-IgM 才是最直接的诊断依据。但急性患者抗 HD-IgG 出现较晚,在自限性病例甚至不能检出,因而它对诊断急性 HDV 感染的价值有限。

(二)急性丁肝诊断

用单抗-HD 包被的试剂检测血清 HD-Ag,结合血清抗-HD-IgM 检测即可。慢性丁肝诊断可根据血清抗-HD(IgG,IgM)持续高滴度,结合 HDAg 阳性做出诊断。

第五节　戊型肝炎血清标志物

一、概述

戊型肝炎是由戊型肝炎病毒(Hepatitis E virus,HEV)感染,经肠道传播的传染疾病。HEV 为圆球状颗粒,直径为 27~38 nm,平均为 32~34 nm。HEV 基因是一个 8.0~8.5 kb 的单股 RNA 分子。HEV 不稳定,在 4℃下易破坏,在镁或锰离子存在下可以保持其完整性,在碱性中较稳定。感染对象以青壮年为主。HEV 可以与任何一种肝炎病毒合并感染,在 HBV 或 HCV 基础上重叠感染 HEV 时病程延长,病情易加重,是戊肝重症化的重要原因。戊肝为自限性疾病,无慢性 HEV 携带者。

二、检测方法

酶联免疫试验、免疫荧光法检测患者粪便戊肝抗原(Hepatitis E antigen,HEV-Ag)或血清中抗 HEV-IgM 和抗 HEV-IgG。

戊肝抗体(Anti-hepatitis E,抗-HEV)以 IgG 抗体为主,在戊肝的急性期即可检出,且滴度较高,约持续 6 个月。抗 HEV-IgM 通常滴度不高。持续时间较短(约 2 个月)。部分患者感染 HEV 后,抗 HEV-IgM 始终为阴性,故目前主要检测抗 HEV-IgG。

三、正常参考值

定性试验:抗-HEV 阴性。

四、临床意义

(一)粪便中 HEV 检测,可以确诊 HEV 感染

(二)急性期病人血中的 IgM 抗体检测,对戊肝病人具有诊断价值

抗 HEV-IgM 阴性,不能排除急性戊肝感染。应加测抗 HEV-IgG,如果滴度

较高或前后血清检测结果滴度由低到高或高到低,也应诊断为急性戊肝感染。

(三) 抗 HEV-IgG 持续时间 6 个月至 14 年不等

戊肝急性期时抗 HEV-IgG 滴度较高,至恢复期明显下降。一定时间后,有相当比例的患者抗 HEV-IgG 消失。

第六节　甘胆酸

一、概述

甘胆酸(Cholyglycine CG)是胆汁酸与甘氨酸结合而成的结合型胆酸,是主要的胆酸成分之一。在肝细胞内,胆固醇经过极其复杂的酶促反应,转变成初级胆汁酸,其中有胆酸、鹅脱氧胆酸和脱氧胆酸(DCA)等。

CG 正常代谢途径为肠-肝循环。CG 由肝细胞合成经毛细胆管、胆管排入胆囊,随同胆汁进入十二指肠,帮助食物消化。95%胆酸在回肠末端重吸收,经门静脉再回肝脏,由肝细胞摄取再利用。

当肝细胞受损时,肝细胞摄取 CG 能力下降,致使血中 CG 含量增高。胆汁郁滞时,肝脏排泄胆酸发生障碍,而返流血循环的 CG 含量增高,也使血 CG 含量增高。因此,血清甘胆酸是评价肝细胞功能及其肝胆系统物质循环功能的敏感指标之一。

二、检测方法

血清甘胆酸采用 RIA 法检测。

三、正常参考值

血清甘胆酸含量:<250 ng/mL。

四、临床意义

(一) 反映肝细胞损伤的敏感指标

急性肝炎、慢性活动性肝炎、原发性肝癌、肝硬化、慢性迁移性肝炎患者血 CG 均明显高于正常人,且呈递增性增高。CG 在肝病中具有出现早、恢复慢的特点,且较 ALT 和胆红素更为敏感。

(二) 胆石症伴黄疸患者胆管、胆囊排泄功能障碍引起血清 CG 显著升高

在胆道疾病中,CG 异常率高于 ALT 等。CG 可较灵敏地反映肝组织由于结

石机械性刺激、炎症浸润等因素作用而产生的病理改变。CG 的异常增高与胆道疾病病程长短、反复发作、有无梗阻等有关。

（三）特异的、经济的、早期诊断妊娠期肝内胆汁淤积症的敏感指标

第七节　肝纤维化的相关指标

慢性肝炎、肝硬化的共同病理特征为纤维化（Fibrosis），是纤维生成（Fibrogensis）和降解（Fibrooysis）的动态平衡结果。在发病机制中，主要涉及肝内细胞外间质（ECM）成分（胶原、非胶原糖蛋白、蛋白多糖）的异常沉积，并反映在外周血液中。因此，1995 年中华医学会推荐对肝病患者检测血清透明质酸（HA），Ⅲ型前胶原（PCⅢ）、Ⅳ型胶原（Ⅳ-C）、层粘蛋白（LN）及脯氨酸肽酶（PLD）等项目以反映肝纤维化的活动性、相对严重程度、早晚期、代偿能力、疗效观察、预后等。目前临床常用的检测方法有 RIA 法和 ELISA 法。

一、透明质酸

透明质酸（Hyaluronic acid，HA）是一种相对分子质量约为 10^6 D 的氨基多糖，半衰期仅为 2～5 min。主要产生于间质细胞（纤维母细胞），经淋巴进入血液。其小分子可经肾小球滤过，大分子经肝脏内皮细胞摄取降解。肝脏是 HA 代谢的主要器官，肝内皮细胞（LEO）能主动摄取，由特异性水解酶透明质酸酶降解，只有少量 HA 进入脾、淋巴结、骨髓和肾。肝病时肝间质细胞合成 HA 增加，肝细胞分解HA 受阻，因而血清 HA 水平升高。故血清 HA 含量与肝脏疾病及肝脏功能状况密切相关。

各种肝病患者，肝内皮细胞受损，降解 HA 能力下降。血清 HA 含量明显高于正常人，且随着肝病病程的进展而逐渐呈梯形增高。

HA 是肝硬化早期诊断的灵敏指标，优于 LN 和Ⅳ-C。肝硬化患者因肝内浸润增生纤维母细胞合成 HA 增多和肝窦内皮细胞损伤严重，水解 HA 减少，使血清HA 水平显著升高。血清 HA 增高与肝硬化患者的活动性肝纤维化和肝功能衰竭有关（即与血清白蛋白呈负相关，与血清球蛋白、凝血酶原时间呈正相关），而与反映肝细胞炎性活动无关（与血清胆红素、ALT 不相关）。也可作原发性肝细胞癌的辅助诊断指标。

此外，类风湿关节炎、肾功能不全、严重细菌感染等也可引起血清 HA 增高，因此，在评价肝病患者血清 HA 增高时，应注意上述疾病的影响。

二、Ⅲ型前胶原

反映Ⅲ型胶原合成的血清学指标主要为Ⅲ型胶原前体（Procollagen Ⅲ, PCⅢ）及Ⅲ型胶原前体氨基端肽（Amino-terminal propeptide of type Ⅲ procollagen, PⅢP）。PCⅢ由细胞内合成后分泌至血中，经内切酶水解裂解下来的氨基端多肽即为PⅢP，PⅢP在慢性活动性肝炎时持续升高，在缓解期正常。因而有学者认为PⅢP含量仅与肝脏炎症、坏死有关，而与肝纤维化的严重程度相关性较小，甚至无关。

慢活肝、慢迁肝、肝硬化病人血清PCⅢ明显升高。肝活检观察到的纤维化程度与PCⅢ含量呈密切正相关。PCⅢ含量与胆红素、ALT、AIB以及HBV-DNA等指标均无明显相关。表示肝脏炎症、坏死对血清PCⅢ影响较小，血清PCⅢ浓度主要反映肝纤维化的活动性。

实验结果证明，PCⅢ测定结果与PⅢP明显相关，而且证明测定血清PCⅢ诊断肝纤维化的价值可能更优于血清PⅢP。

三、血清Ⅳ型胶原（Ⅳ-C）

Ⅳ型胶原（Collagen Ⅳ, Ⅳ-C）是基底膜的骨架成分，它在基底膜形成与破坏时在血清中出现，正常肝窦周围缺乏基底膜样构造，在肝炎至肝硬化的肝纤维化发展过程中，肝组织及血中Ⅳ型胶原与层粘连蛋白（Laminin, LN）一起大量增加，共同沉积在Disse间隙导致血窦毛细管化。影响肝内血液循环，使肝细胞和血液间营养与代谢交换发生障碍，肝脏受损。肝纤维化时Ⅳ型胶原合成增加，血清Ⅳ型胶原含量也随之相应增高，它是肝脏纤维化在血清中的反映。

血清Ⅳ型胶原是诊断各种肝病、肝纤维化的很有前途的血清学指标，但在某些富含血管基底膜成分的组织器官发生病变时，如甲亢、糖尿病、硬皮病等自身免疫性疾病时，血清Ⅳ型胶原含量也会升高，在诊断中应结合临床注意鉴别。

四、层粘连蛋白

层粘连蛋白（LN）为非胶原性外间质细胞合成为基底膜的主要成分，以共价键形式与基底膜其他基质成分结合。正常情况下，LN存在于肝内胆管、血管、毛细胆管及淋巴管的基底膜中。当慢性肝损伤，纤维化时，LN与Ⅳ胶原结合形成连续的基底膜，即"血窦毛细血管化"，导致肝脏细胞功能障碍。人血清LN水平与肝纤维化程度及门脉高压程度密切相关。

目前，除了甲、乙、丙、丁、戊型肝炎病毒感染造成相应的肝炎之外，1992年学术界提出的由逆转录酶DNA病毒（具有F409核酸）所引起的6型（F型）肝炎以及1995年发现的由GB-C病毒（HGV）引起的庚型肝炎等病毒所引起肝脏的病理变化及其临床意义还有待于进一步实验研究和临床观察。

此外,尚有其他病毒感染后也往往累及肝脏造成损害。常见的有疱疹病毒科的 EB 病毒(EBV),巨细胞病毒或人巨细胞病毒(HCMV),肠道病毒,出血热病毒等。

EBV 是一种嗜淋巴 DNA 病毒,主要侵犯 B 淋巴细胞。EBV 感染是世界性的,常年发病,以散发为主,偶有流行。病毒携带者及病人是本病的传染源。病毒主要存在唾液腺和唾液中。经口、密切接触是主要传播途径。少数易感者由飞沫传播。

HCMV 在人类及其他哺乳类动物中感染十分普遍。在人类中 HCMV 感染率为 60%～100%,即使在多数西方的供血者中其阳性率也高达 40%～60%。正常人感染后,绝大多数无症状,呈隐性感染。近来,HCMV 在围产医学、移植医学造成的 HCMV 性肝炎越来越受到人们的重视。

第十七章　肿瘤标志物

第一节　概　述

　　恶性肿瘤是严重危害人民生命和健康的常见病之一,在第 18 届国际抗癌症联盟大会上,世界卫生组织发表的一项研究报告表明,全球癌症状况将日益严重,今后 20 年新患者人数将由目前的每年 1 000 万增加到 1 500 万,因癌症而死亡的人数也将由每年 600 万增至 1 000 万。据国家卫生部统计,20 世纪 90 年代我国肿瘤发病率已上升为 127 例/10 万人,恶性肿瘤死亡率均位居全部死亡疾病之首,故肿瘤仍是威胁国人生命的最大疾病。对癌症的防治除了在病因学上积极做好工作外,主要是"三早"措施,即早期发现、早期诊断、早期治疗。肿瘤标志物的出现使人们对肿瘤的早期诊断寄予了极大的希望。

一、肿瘤标志物基本概念

(一)肿瘤标志物定义

　　肿瘤标志物(Tumor markers)是指在肿瘤发生和增殖过程中,由肿瘤细胞本身合成、释放或由机体对肿瘤细胞反应而产生的标志肿瘤存在和生长的一类物质。主要包括蛋白质、激素、酶(同工酶)、多胺及癌基因产物等。

　　检测肿瘤患者血液或体液中的肿瘤标志物,对肿瘤的辅助诊断、鉴别诊断、疗效观察、病情监测以及预后的评价具有重要的临床价值。

(二)肿瘤标志物分类

　　目前,临床已经应用的肿瘤标志物多达数十种,但其分类尚无固定统一的标准。一般可通过两个因素对肿瘤标志物进行分类:一是按肿瘤标志物的来源;二是按肿瘤标志物本身的化学特性。

　　根据肿瘤标志物的来源可以分为两类:一是肿瘤组织产生的标志物,如:胚胎抗原、同工酶、激素、组织特异性抗原、粘蛋白、糖蛋白、糖脂、癌基因及其产物、多胺类等;二是肿瘤与宿主相互作用产生的标志物,如:血清铁蛋白、免疫复合物、同工酶、白细胞介素受体、肿瘤坏死因子等。

按肿瘤标志物本身的化学特性可以分为:蛋白质类、糖脂类、酶类和激素类等肿瘤标志物。

二、如何正确应用肿瘤标志物检测技术

(一) 理想的肿瘤标志物特性

临床上期望肿瘤标志物能够具有以下特性:

1. 灵敏度高　能早期发现,早期诊断肿瘤。

2. 特异性好　肿瘤患者为阳性,而非恶性肿瘤患者为阴性,能对良、恶性肿瘤进行鉴别。

3. 定位性好　能对肿瘤来源进行具有器官特异性的定位。

4. 反应病情状况　与病情严重程度、肿瘤大小或分期有关,肿瘤越大或越晚期,肿瘤标志物浓度越高。

5. 监测肿瘤疗效　肿瘤标志物浓度增高或降低与治疗效果密切相关。

6. 监测肿瘤的复发　肿瘤治疗后肿瘤标志物浓度降低,肿瘤复发时明显升高。

7. 预测肿瘤的预后　肿瘤标志物浓度越高,预后越差,反之亦然。

但至今还没有一种肿瘤标志物能完全满足上述各项要求。

(二) 正确应用肿瘤标志物检测技术

鉴于上述临床的期望与目前肿瘤标志物检测的现状尚有较大的差距,为了减少漏诊和假阳性,临床医生和检验人员均应按下述基本要求操作,确保正确应用和掌握肿瘤标志物检测技术。

1. 联合诊断　一般以两种或两种以上标志物同时检测(如用 AFP、SF、β_2-MG、CA-50 等联合检测);或应用影像学检查加实验室检测标志物的方法。

2. 动态检查和观察　因肿瘤标志物在体液中存在着自身的消长特点,同时由于影响检测方法的因素较多,故需进行多次连续的动态检查,避免只靠一次检测结果而带来误差。

3. 综合分析　对肿瘤标志物的测定结果应结合临床有关资料进行综合分析判断,减少盲目性和主观性。

4. 正常参考值的确定　正常参考值是分析判断肿瘤标志物检测结果意义的重要依据,因为不同地区,不同年龄组的人群及试剂生产的质量有所差异,每个实验室必须建立本实验室肿瘤标志物的正常参考值范围。

由于一种肿瘤可分泌多种肿瘤标志物,而不同的肿瘤或同种肿瘤的不同组织类型可有相同的肿瘤标志物,而且在不同的肿瘤患者体内,肿瘤标志物的质和量变

化也较大,因此,单独检测一种肿瘤标志物,可能会因为测定方法的灵敏度不够而出现假阴性;联合检测多种肿瘤标志物有利于提高检出的阳性率。为此,选择一些特异性较高,可以互补的肿瘤标志物联合测定,对提高肿瘤的检出率非常有价值,如胰腺癌的诊断可用 CA19-9、CA-50 和 CEA 联合测定;生殖细胞系恶性肿瘤用hCG 和 AFP 联合测定。常用肿瘤标志物的联合使用见表 17－1。

表 17－1　常用肿瘤标志物联合检测的临床应用

肿瘤类型	首选标志物	补充标志物
肺癌	CEA、NSE、CYFRA21-1	TPA、SCC、ACTH、降钙素、唾液酸(TSA)
肝癌	AFP	AFU、γ GT、CEA、ALP
乳腺癌	CA15-3、CEA	hCG、降钙素、铁蛋白
胃癌	CA-724	CEA、CA-199、CA-242
前列腺癌	PSA	PAP
结肠直肠癌	CEA	CA19-9、CA-50
胰腺癌	CA-199	CA-50、CEA、CA-125
卵巢癌	CA-125	CEA、hCG、CA-199
睾丸肿瘤	AFP、hCG	
宫颈癌	SCC	CA-125、CEA、TPA
膀胱癌	无	TPA 、CEA
骨髓瘤	本-周蛋白、β_2-M	

第二节　蛋白质类肿瘤标志物

此类肿瘤标志物是目前临床最为常用的肿瘤检测项目,品种较多。一部分如血清铁蛋白、β_2-微球蛋白、甲状腺球蛋白等已在相关章节中介绍,故本章节不再赘述。

一、癌胚抗原

(一)概述

癌胚抗原(Carcino-embryonic antigen,CEA)是具有人类胚胎抗原决定簇的一类酸性糖蛋白,相对分子质量为 198 kD 左右。所有从内胚层分化而来的(胚胎原肠内胚层除衍化成消化管上皮外,还形成肝、胰、肠腺等消化腺及甲状腺、甲状旁腺、胸腺、胰岛等内分泌和肺呼吸道的上皮等)肿瘤细胞表面均含该抗原,是肿瘤细胞膜的结构蛋白。另外某些非恶性病变(如结肠炎、胃肠息肉、胰腺炎、肝病、肺气肿、支气管哮喘、老年慢性支气管疾病)患者血清中 CEA 也可能增高,所以 CEA 并不是恶性肿瘤特异的标志抗原,也不宜作为肿瘤普查的唯一手段,虽然其特异性较差,但作为肿瘤辅助诊断,尤其是治疗后复发、转移和预后仍为重要的检查指标。

(二)正常参考值

正常人血清 CEA <15 μg/L。

应注意的是,正常人群血清 CEA 的浓度值受到试剂盒来源和检测方法不同而有较大差异;与受检者性别、年龄影响不大。

(三)临床意义

1. 恶性肿瘤的辅助诊断 对于由内胚层分化而来的恶性肿瘤,尤其是消化道肿瘤,CEA 升高,且有以下特点:

(1)与肿瘤细胞分化程度有关,分化越差、恶性程度越高的肿瘤,血清 CEA 浓度值越高;

(2)与肿瘤病理分期有关,病期越晚,瘤体越大,肿瘤浸润深度及范围越大者(甚至有转移者),即肿瘤的细胞数越多,血清 CEA 值越高;

(3)恶性肿瘤的血清 CEA 升高一般呈持续上升型,而某些良性病变(如胃肠炎、息肉、乳腺炎等),血清 CEA 的升高呈一过性;

(4)单项血清 CEA 升高并非恶性肿瘤的特异指标,须结合临床资料综合分析。

2. 评价恶性肿瘤的疗效 血清 CEA 升高的恶性肿瘤患者,经手术、化疗等联合治疗后,一般 4～6 周复查一次,如血清 CEA 下降则说明治疗有效;若 CEA 无变化,甚至升高,则说明疗效差。

3. 判断预后及复发 对于内胚层来源的恶性肿瘤可用 CEA 判断预后。治疗前 CEA 水平越高,提示肿瘤分化程度差或肿瘤处于晚期,预后差;治疗后 CEA 没有升高或保持正常低水平,预后好,存活期长,一旦血清 CEA 显著上升,则往往预示肿瘤复发或转移。

4. 胸水、腹水 CEA 的测定对肿瘤的辅助诊断价值 肺、纵隔等恶性肿瘤以及胰腺癌、肝癌、胃肠道肿瘤、卵巢癌等肿瘤细胞渗出物,致使胸水、腹水 CEA 含量升高,其诊断阳性率往往高于血清 CEA。

5. 良性疾病 某些良性疾病血清 CEA 也可升高,如:结肠炎、胃肠息肉、胰腺炎、肝病、肺气肿、支气管哮喘、老年慢性支气管疾病。

二、甲胎蛋白

(一)概述

甲胎蛋白(Alpha fetoprotein,AFP)是 1963 年由 Abeler 发现的正常胎儿血清

蛋白,含糖约 3％～4％,相对分子质量约为 70 kD,由 14 个碳原子氨基酸组成的单-多肽链,在纤维膜电泳谱上位于 α_1 位置,故国际统一命名为 α-FP。

AFP 大部分由胚胎期肝细胞和卵黄囊细胞产生,胎儿胃肠也可少量产生。有少量 AFP 通过胎盘进入母体血液,随孕龄增加,母血中 AFP 浓度逐渐上升,至 31～34 周达高蜂期。如胚胎发育不正常、神经系统发育不全(如无脑儿、脊椎裂)、脐膨出或者多胎时,母血 AFP 超过正常同孕龄水平。胎儿出生后母血 AFP 水平急剧下降,1～2 周后降至正常人水平。婴儿出生后,由于合成 AFP 的基因被抑制,肝细胞停止合成 AFP,2～3 月后婴儿血清 AFP 接近正常成人水平。

原发性肝癌、小儿睾丸肿瘤或女性卵巢畸胎瘤患者,人体又恢复合成 AFP 的能力并释放入血,血清 AFP 又明显升高。

(二)正常参考值

正常人血清 AFP＜ 20 μg/L。

(三)临床意义

1. 原发性肝细胞癌的诊断　肝细胞癌的癌细胞与胎儿的胚肝幼稚肝细胞有类似的功能,能够合成 AFP,而非肝细胞型肝癌和胆管细胞癌、肝纤维肉瘤、肝间叶肉瘤、转移性肝癌等肿瘤细胞一般不产生 AFP,故 AFP 可用于原发性肝细胞癌的诊断,诊断标准为:

(1) AFP 大于 500 μg/L 持续 4 周;

(2) AFP 由低浓度逐渐升高不降;

(3) AFP 在 200～500 μg/L 以上的中等水平持续 8 周。但也有 15％～20％的患者 AFP 可在正常范围,故 AFP 正常并不能排除肝癌的可能。

2. 原发性肝细胞癌的疗效判断及预后观察　若血清 AFP 在治疗过程中逐渐降低则说明疗效好,逐渐升高则提示疗效不佳或有肿瘤复发及转移,且升高越快预后越差。

3. 良性肝病　急性肝炎、慢性活动性肝炎和肝硬化病人,由于变性的肝细胞或损伤后修复过程中具有胚胎肝细胞类似功能,也能合成 AFP,故 AFP 也可升高,但一般不超过 200 μg/L,且多为一过性,与血清 ALT 的升高呈同步关系,病情好转后随 ALT 的降低而下降,不具有肝细胞癌血清 APP 水平呈持续上升的特点。

4. 其他恶性肿瘤　如胚胎细胞瘤、卵巢畸胎瘤、胃癌、胆道癌、胰腺癌等患者 AFP 也可有不同程度的升高。

5. 妊娠监测　孕妇血清 AFP 可升高,但若孕妇血清或羊水中 AFP 异常升高,提示胎儿有脊柱裂、无脑儿、食道闭锁、脑积水、骶尾畸形胎瘤或胎儿染色体异常等先天畸形的可能。

三、前列腺特异抗原

（一）概述

前列腺特异抗原（Prostate specific antigen,PSA）是 1971 年在精液中发现的、由前列腺腺管上皮细胞和前列腺癌细胞分泌的一种单链糖蛋白,由 240 个氨基酸组成,相对分子质量为 34 kD。前列腺癌病人的 PSA 明显升高,PSA 在循环中以游离型和复合物 2 种形式存在,是目前诊断前列腺癌最特异的血清学指标。前列腺癌患者血清游离 PSA 占总 PSA 的百分比低于正常人和前列腺良性疾病患者,因此测定 PSA 的类型和百分比有利于鉴定前列腺良性和恶性疾病。

（二）正常参考值

正常人血清总 PSA< 4.0 μg/L,游离 PSA/总 PSA 比值> 0.11。

（三）临床意义

1. 前列腺癌的诊断　约有 90%～97% 的前列腺癌患者,其血清 PSA 值明显升高,是前列腺癌诊断的灵敏指标,比前列腺酸性磷酸酶有更高的特异性和灵敏度。但良性前列腺瘤、前列腺肥大或急性前列腺炎时,约有 14% 的患者血清 PSA 水平也升高,应注意鉴别。

2. 前列腺癌疗效及复发的判断　前列腺癌患者经外科手术切除后,PSA 明显降低,若随访过程中发现 PSA 水平升高,提示前列腺癌复发或转移的可能。

四、鳞状上皮细胞癌抗原

（一）概述

鳞状上皮细胞癌抗原（Squamous cell carcinoma antigen,SCC）是相对分子质量为 48 kD 的糖蛋白,属于肿瘤相关抗原 TA-4 的亚单位。SCC 具有 TA-4 抗原决定簇,1977 年首次由 Kato 和 Torigoe 从子宫颈的鳞状上皮细胞癌中分离出来,后来发现在子宫、肺、口腔及头颈等鳞状上皮癌细胞的胞浆中也有存在,由鳞癌细胞产生并分泌至体液中,是鳞状细胞癌的一种良好标志物,有很高的特异性。

（二）正常参考值

正常人血清 SCC 浓度< 10 μg/L。

（三）临床意义

1. 恶性肿瘤的辅助诊断　SCC 是一种特异性很高、最早用于鳞癌诊断的肿瘤标志物,但敏感性较低,可作为子宫颈癌、肺癌、头颈部癌的辅助诊断和预后监测指标:子宫颈癌,肺癌,头颈部癌患者的血清 SCC 升高,其浓度随病情加重而增高;根治性治疗后 SCC 应转为阴性,如 SCC 不能转阴,说明治疗不彻底,应调整治疗方案;治疗后病情复发或进展时,SCC 上升至阳性水平。

2. 良性疾病　某些良性疾病,如肝炎、肝硬化、肺炎、肾功能衰竭、结核等,SCC也可能升高,故临床应用中应结合病情综合分析。

五、细胞角蛋白 19 血清片段 21-1

（一）概述

角蛋白 19 是一种酸性多肽,是细胞体的中间丝,主要分布于单层上皮细胞(如支气管上皮细胞等),根据其相对分子质量和等电点不同可分为 20 种不同类型,其中细胞角蛋白 19 血清片段 21-1(Serum fragment 21-1 of cytokeratin subunit 19,CYFRA21-1)的相对分子质量为 40～68 kD,主要存在于肺癌、食道癌等上皮起源肿瘤细胞的胞浆中,在肺癌,尤其是非小细胞肺癌中 CYFRA 21-1 含量尤为丰富。从组织学角度看,鳞癌的敏感性（76.5％)较腺癌(47.8％)为高,也高于 SCC 对两者的诊断率。细胞角蛋白 19 与 CEA 联合应用,诊断非小细胞肺癌符合率已可达到 78％。

（二）正常参考值

正常人血清 CYFRA 21-1 浓度< 1.5 μg/L。

（三）临床意义

1. 肺癌　主要用于非小细胞肺癌,尤其是鳞癌的诊断,被认为是目前检测鳞癌最敏感的指标。

2. 其他恶性肿瘤　在宫颈癌、卵巢癌、膀胱癌、乳腺癌、前列腺癌、胰腺癌、胃癌、结肠癌和肝癌也有一定的阳性率。

文献报道,血清 CYFRA 21-1 浓度值与恶性肿瘤的进展程度和组织学分型有关。还有报道称 33％的慢性肾功能衰竭患者 CYFRA21-1 也升高。

六、组织多肽抗原

（一）概述

组织多肽抗原(Tissue polypeptide antigen,TPA)是存在于胎盘和大部分肿瘤组织细胞膜和细胞质中的一种单链多肽,相对分子质量 17～43 kD,由 B_1、B_2 和 C 三个亚基组成,其活性主要在 B_1。血液中 TPA 水平与细胞分裂增殖程度密切相关,故 TPA 为广谱的肿瘤标志物,组织器官特异性不高,但灵敏度较高,临床上常用于迅速增殖的恶性肿瘤的辅助诊断,特别是已知肿瘤的疗效监测。

（二）正常参考值

正常人血清 TPA 浓度< 60 U/L。

（三）临床意义

1. TPA 是肿瘤增殖性标志　TPA 在膀胱癌、前列腺癌、乳腺癌、卵巢癌和消化道恶性肿瘤中表达率较高。特别是对膀胱转移癌的诊断敏感性高。

2. 疗效与预后判断　肿瘤经治疗好转后,TPA水平降低,若TPA再次增高,提示肿瘤复发;若肿瘤治疗前TPA水平显著增高,则提示预后不良。

3. 其他　TPA在下呼吸道、肝及尿路感染等非恶性肿瘤患者中也可升高,但升高为一过性。

第三节　糖脂类肿瘤标志物

一、概述

糖脂或糖蛋白是细胞膜的重要组成成分,在细胞信息传递、代谢和分化中起重要作用。当细胞恶变时,某些正常的糖基转化酶失活,而某些在胚胎期活跃、成熟期趋于静止的转化酶被激活,同时引起细胞表面糖类结构发生相应变化,形成糖类抗原。这种由正常细胞表面糖脂或糖蛋白异生而来,表示恶性肿瘤存在的糖类抗原,称为糖类肿瘤抗原(Carbohydrate antigen,CA),常用的有糖类抗原50(CA-50)、糖类抗原19-9(CA19-9)、糖类抗原125(CA-125)、糖类抗原15-3(CA15-3)、糖类抗原242(CA-242)、糖类抗原72-4(CA72-4)等。这类抗原的糖链常游离于细胞膜表面,伸向细胞间液,也可以作为细胞及病毒的受体或为血型抗原。发生恶性肿瘤时,这类抗原随着肿瘤细胞异常增生而增加,并进入血液及体液,使其在血、胸水、腹水中的浓度增高。

二、正常参考值

正常人血清CA-50< 20 U/mL;CA19-9< 37 U/mL;CA-125< 35 U/mL;CA15-3 < 40 U/mL;CA-242 < 20 U/mL;CA72-4 < 6 U/mL。

三、临床意义

（一）糖类抗原50(CA-50)

1. 恶性肿瘤的辅助诊断　CA-50是以唾液脂和唾液糖蛋白为主体成分的糖类抗原,在消化道肿瘤(结肠、直肠、胃肠道、胰腺、肝脏、胆道)、乳腺癌、肺、肾、膀胱、前列腺、子宫、卵巢、淋巴、黑色素瘤等肿瘤组织中广泛存在,所以是较为广谱的肿瘤相关抗原,其中对胰腺癌及大肠癌的诊断价值较高。

2. 良性疾病　如肺炎、肾炎、胰腺炎、结肠炎等某些感染性疾病血清CA-50也可升高;某些溃疡性疾病、自身免疫性疾病也有CA-50升高的现象。

另外,因 CA-50 抗原分子结构六糖或八糖的单唾液酸节苷酯形式两者均含有相同的非还原 4 糖末端结构,其中唾液酸是 CA-50 抗原决定簇的必要成分。4 糖链上的半乳糖和乙酰基葡萄糖也是对 CA-50 抗体反应所必不可少的免疫基因。这些抗原决定簇与 CA19-9 抗原有共同之处,故两者存在免疫交叉。

（二）糖类抗原 19-9(CA19-9)

胚胎期间的胎儿的胰腺、胆囊、肝脏、肠等组织也存在这种抗原,但正常人组织中含量甚微。检测患者血清 CA19-9 可作为胰腺癌、胆囊癌等恶性肿瘤的辅助诊断指标,对监测病情变化和复发有很大意义。

1. 恶性肿瘤的辅助诊断　胰腺癌、胆囊癌、胆管壶腹癌,CA19-9 明显升高,尤其胰腺癌晚期的阳性率可达 75%,是重要的辅助诊断指标,但早期诊断价值不大。另外对疗效观察、预后判断、复发和转移的诊断均有重要意义。其他肿瘤中也有一定的阳性率:如胃癌的阳性率 50%,结/直肠癌的阳性率 60%,肝癌的阳性率 65%,乳腺癌,卵巢癌,肺癌等。

2. 良性疾病　某些消化道炎症 CA19-9 也有不同程度的升高,如急性胰腺炎、胆囊炎、胆汁淤积性胆管炎、肝炎、肝硬化等。

（三）糖类抗原 125(CA-125)

主要对卵巢上皮癌、输卵管癌、子宫内膜癌、子宫颈腺癌及间质细胞癌等肿瘤有较高诊断价值。

1. 卵巢癌的诊断　在卵巢癌患者血清中 CA-125 含量可明显升高,其阳性率为 61.4%。此外,CA-125 也是判断卵巢癌患者疗效和复发的良好指标:治疗有效CA-125 下降,复发 CA-125 升高先于症状。

2. 其他恶性肿瘤　某些非卵巢恶性肿瘤也有一定的阳性率,如:宫颈癌,宫体癌,子宫内膜癌 43%,胰腺癌 50%,肺癌 41%,胃癌 47%,结/直肠癌 34%,乳腺癌 40%。

3. 良性疾病　某些良性疾病也有不同程度的升高,但阳性率较低,如:子宫内膜异位症、盆腔炎、卵巢囊肿、胰腺炎、肝炎、肝硬化、早期妊娠等可有不同程度的一过性升高。

（四）糖类抗原 15-3(CA15-3)

1. 乳腺癌的辅助诊断　乳腺癌患者血清 CA15-3 浓度明显升高。CA15-3 是乳腺细胞上皮表面糖蛋白的变异体,对乳癌具有较明显的肿瘤和器官特异性,被公认为乳癌最佳的肿瘤标志物,乳腺癌初期的敏感性 60%,晚期的敏感性 80%。早期敏感性和准确性均较低,不易作为乳癌早期诊断项目。另外在乳腺癌术后复发及转移的诊断及疗效监测方面有较高的特异性。

2. 其他恶性肿瘤　在肺癌、结肠癌、胰腺癌、卵巢癌、子宫颈癌、原发性肝癌等恶性肿瘤患者中,血清 CA15-3 也有一定的阳性率。

3. 良性疾病　在肝脏、胃肠道、肺、乳腺、卵巢等非恶性肿瘤性疾病中阳性率一般＜10％。

（五）糖类抗原 242(CA-242)

1. 胰腺癌、胆管癌的诊断　CA-242 是一种唾液酸化的粘蛋白型糖类抗原,是与胰腺癌、胆囊癌和结肠癌等恶性肿瘤相关的肿瘤标志物。在胰腺癌的诊断中,CA-242 的敏感性与 CA19-9 相似,阳性率高达 88％～100％,但特异性强于 CA19-9,二者联合有利于提高胰腺癌的诊断准确率。

2. 其他恶性肿瘤的辅助诊断　肺腺癌阳性率为 76％;直肠腺癌阳性率为79％;食管和乳腺癌阳性率为 62％;小细胞肺癌的阳性率为 50％;肺鳞癌的阳性率为 9％。

（六）糖类抗原 72-4(CA72-4)

CA72-4 是一种高相对分子质量糖蛋白抗原,主要存在于胃、结肠、胰腺、肺和卵巢肿瘤中,80％以上的人体腺癌可在其细胞膜上检出 CA 72-4,而非上皮性的恶性肿瘤及良性增殖性病变均无该抗原表达或含量很低。目前认为是胃肠道和卵巢肿瘤的标志物,它与一些在正常组织有表达的一些糖类抗原,如 CA-125,CA19-9等相比,特异性更强。

1. 恶性肿瘤的辅助诊断　恶性肿瘤时血清 CA 72-4 增高,阳性率分别为:胃肠道癌 40％,肺癌 36％,卵巢癌 24％;CA72-4 的检测与 CEA 具有互补作用。

2. CA72-4 与 CA-125 联合检测　两者联检对于诊断原发性及复发性卵巢肿瘤具有重要意义,当两者均阳性时特异性为 100％,两者均阴性时,说明无残余肿瘤。

3. CA72-4 与 CA19-9 联合检测　单项检测应用于胃癌时,CA72-4、CA19-9的阳性率分别为 42％～47％和 46％,而联合检测时阳性率可达 63％。

4. 治疗后随访和复发的判断　对上述恶性肿瘤患者定期检测血清 CA72-4 含量,可作为治疗后随访的指标以及复发和预后的判断。

第四节　酶及同工酶类肿瘤标志物

人体内一旦出现恶性肿瘤,某些机体酶的活性常会发生较大的变化,这是因为:恶性肿瘤细胞或组织本身诱导其他细胞或组织产生异常含量的酶;肿瘤细胞代谢旺盛,细胞通透性增加,使得肿瘤细胞内的酶进入血液;肿瘤可使某些器官功能发生障碍,从而导致各种酶的灭活及排泄障碍;肿瘤组织压迫某些空腔而使得某些通过这些空腔排出的酶返流而进入血液。故某些酶或其同工酶能够成为肿瘤标志物。

一、前列腺酸性磷酸酶

（一）概述

酸性磷酸酶广泛存在于前列腺、肝、脾、红细胞等组织中，男性的血清酸性磷酸酶主要来源于前列腺。前列腺酸性磷酸酶（Prostatic acid phosphatase, PAP）是前列腺分泌的唯一酶类，为酸性磷酸酶的同工酶，含有 38~41 个氨基酸，相对分子质量约为 109 kD，以二聚体形式存在。成熟的前列腺上皮细胞分泌 PAP，经前列腺管进入精囊，由尿道排出。血液中含量很低，在血浆中无生理作用。恶变的前列腺细胞向腺细胞基底分泌 PAP，当肿瘤细胞向间质浸润或阻塞前列腺管时，PAP 大量进入血液，血清 PAP 水平明显升高。

（二）正常参考值

正常人血清 PAP 浓度 ≤ 2.0 μg/L。

注意：PAP 检查应在直肠指诊及尿道检查前或之后 1~2 天进行。

（三）临床意义

1. 前列腺癌的诊断　前列腺癌患者血液 PAP 浓度明显升高，且与前列腺癌包膜外侵袭扩散转移密切相关，前列腺癌远处转移的 80% 有 PAP 升高，阳性检出率 B 期 30%，C 期 55%。因此 PAP 检测在临床上是诊断前列腺癌的重要辅助检查。但应注意，前列腺肥大、前列腺炎等也可见血清 PAP 水平升高。

2. 前列腺癌疗效、复发及预后评价　前列腺癌术后病情好转时血清 PAP 水平降低，降低后再次升高常提示前列腺癌复发、转移及预后不良。

二、神经元特异性烯醇化酶

（一）概述

在糖酵解途径中，烯醇化酶催化甘油分解，烯醇化酶由三个亚基（α, β, γ）组成，并形成 5 种同工酶（$\alpha\alpha, \beta\beta, \gamma\gamma, \alpha\gamma, \beta\gamma$），其中 γ-烯醇化酶（$\alpha\gamma$ 和 $\gamma\gamma$）存在于神经元和神经内分泌组织，称为神经元特异性烯醇化酶（Neuron specific enolase, NSE），是神经元细胞及神经内分泌细胞的标志。

（二）正常参考值

正常人血清 NSE 浓度 ≤ 12.5 μg/L。

（三）临床意义

1. 神经母细胞瘤的诊断　NSE 是神经母细胞瘤的特异性标志物，其灵敏度大于 90%。发病时 NSE 水平明显升高，并与神经母细胞瘤的分级、疗效及预后相关。

治疗有效则降低,复发后又明显升高。

2. 小细胞肺癌的诊断 是目前检测小细胞肺癌(SCLC)最特异和最敏感的血清学指标;SCLC 细胞分泌异源性 NSE,血中水平明显增高,且其血清水平高低与小细胞肺癌的临床症状及细胞分化程度相关。

3. 神经内分泌肿瘤的辅助诊断 如胰岛细胞瘤、嗜铬细胞瘤、甲状腺髓样癌、视网膜母细胞瘤、黑色素瘤等恶性肿瘤患者,其血清 NSE 水平可升高。

4. 其他 当脑损伤、脑组织出现机械损伤时,脑脊液 NSE 明显上升。

第五节 激素类肿瘤标志物

激素类肿瘤标志物分为原位激素与异位激素两类,原位激素是由内分泌腺体肿瘤导致相应激素的过量分泌,往往在未检出肿瘤前,血清中相应的激素水平即已升高,导致机体出现某些功能亢进。异位激素是指在正常情况下不产生激素的细胞,在恶变为肿瘤细胞后合成和分泌的激素或激素样物质。本章只是概述,详细情况请见本教材相关章节。

一、激素肿瘤

如血清胰岛素可用于诊断胰岛素瘤,降钙素可用于诊断甲状腺髓样癌及小细胞肺癌,皮质醇及 ACTH 可用于诊断肾上腺皮质肿瘤,血浆儿茶酚胺类或甲氧基肾上腺素可用于肾上腺髓质瘤或嗜铬细胞瘤的诊断,β-HCG 用于滋养层细胞肿瘤的诊断,生长激素用于肾癌的诊断,抗利尿激素用于小细胞肺癌的诊断,雌激素用于卵巢颗粒细胞瘤的诊断。

二、异位激素瘤

肿瘤产生激素较普遍,产生异位激素的肿瘤多为恶性,多伴有异位激素综合征。多见异位 ACTH 的肿瘤有燕麦细胞支气管肺癌,其次为类癌(如支气管、胸腺、食管、胃十二指肠、胰岛、嗜铬细胞、神经母细胞、黑色素癌细胞);异位 HCG 的肿瘤有乳腺、消化道、肺、黑色素癌、卵巢、睾丸等部位癌肿;还有产生 ADH 肿瘤如肺小细胞肺癌、胰腺癌、结肠癌、乳腺癌;分泌 PRL 有肺癌、肾癌;分泌 LH、FSH 有肺癌;雌激素有肺癌、胃癌等。

第十八章 细胞因子和免疫球蛋白

第一节 概 述

人体免疫系统具有免疫防御（Immune defense）、免疫监视（Immune surveillance）、免疫自身稳定（Immune homeostasis）等免疫功能，能够识别和清除外来入侵的抗原（如病原微生物等）、发生突变的肿瘤细胞、衰老死亡的细胞及其他有害成分，并与神经系统和内分泌系统组成神经-内分泌-免疫网络共同调节机体内环境的稳定。免疫系统由免疫器官、免疫细胞及免疫分子组成，而细胞因子和免疫球蛋白是机体重要的免疫分子。

细胞因子（Cytokine，CK）是由免疫原、丝裂原或其他因子刺激免疫细胞、某些基质细胞等多种细胞分泌的，调节细胞生长分化、介导和调节免疫功能、促进造血、参与炎症发生和创伤愈合等小分子多肽或蛋白质的统称。免疫球蛋白、补体和激素不属于细胞因子范畴。1957 年 Issacs 和 Lindermann 发现第一个细胞因子——干扰素（Interferon，IFN）以来，相继发现了许多新的细胞因子，并对其产生来源、分子生物学特性、信号转导、生物学功能以及与临床的关系等进行了大量深入的研究。近年来基因重组的细胞因子用于临床治疗、细胞因子的基因治疗已成为目前研究的热点。

细胞因子种类繁多，根据产生细胞因子的细胞种类，可分为淋巴因子（Lymphokine）、单核因子（Monokine）和非淋巴细胞/单核细胞/巨噬细胞产生的细胞因子；根据其结构和主要功能，可被分为干扰素（Interferon，IFN）、白细胞介素（Interleukin，IL）、集落刺激因子（Colony-stimulating factor，CSF）、肿瘤坏死因子（Tumor necrosis factor，TNF）、趋化性细胞因子（Chemokine like factor）和生长因子（Growth factor，GF）等六类。细胞因子主要通过旁分泌（Paracrine）、自分泌（Autocrine）或内分泌（Endocrine）的方式分泌，通过与相应受体结合而发挥生物学作用。细胞因子的特点主要有：① 功能的多效性和重叠性，一种细胞因子可作用于多种靶细胞，而不同的细胞因子可作用于同一种靶细胞，产生相同或相似的生物学效应；② 协同性，一种细胞因子可诱导其他细胞因子产生并能强化其功能，两者表现协同性;③ 拮抗性,一种细胞因子抑制其他细胞因子的功能。细胞因子具有抗细菌、抗病毒、刺激造血、调节特异的免疫反应及促进血管生成等多种生物学活性。这些生物学特性使其与机体的很多生理功能和病理过程有关,在机体的防御能力,造血功能及免疫功能等方面担当着重要角色,在肿瘤的发生和转移及心血管病发生中也起着重要作用。此外,细胞因子和细胞因子拮抗剂已越来越多地应用于疾病的治疗。因此,细胞因子的测定无论是对免疫学、细胞和分子生物学的基础研究,还是评估机体的免疫状态,揭示某些疾病的发病机制,协助某些疾病的诊断与鉴别,疗效和预后判断及细胞因子治疗监测等均有重要意义。

根据细胞因子分泌表达阶段的表型测定及分泌后的功能测定,检测方法可分为:① 生物学测定法(Bioassay)是根据待测细胞因子特定的生物学效应,应用相应的指示系统和标准品来反映待测样本中某种细胞因子的活性水平,结果以活性单位表示。主要有细胞增殖或增殖抑制法、集落形成法、抗病毒活性法、趋化作用法、细胞毒活性法等。其优点是灵敏度高,能够测定细胞因子生物学活性。缺点是特异性差、操作繁琐、易受干扰,对无生物活性的细胞因子前体分子、降解产物、聚合物以及与蛋白质或可溶性受体结合的细胞因子均不能检出;② 免疫学测定法(Immunoassay)是将细胞因子作为抗原进行定量或定性检测。主要采用酶联免疫吸附试验(ELISA)和放射免疫分析(RIA),近年来酶联免疫斑点试验(ELISAPOT)、免疫印迹(Western blot)及流式细胞术(FCM)也得到广泛应用。其优点是特异性高、操作简便、实验周期短、较少受抑制物或功能相似生物因子的干扰。但其敏感性低于生物学测定法,结果不能直接表示生物学活性;③ 分子生物学测定法是检测细胞因子 DNA 及 mRNA,反映细胞因子基因及其表达情况,主要采用分子生物学技术,如 Southern 印迹、Northern 印迹、PCR、原位杂交等。由于细胞因子种类繁多,细胞因子间存在网络调节,细胞因子具有功能多样性和重叠性、协同性、拮抗性,而这三种测定方法反映细胞因子的不同方面,相互关联,互为补充。因此,在测定细胞因子时,常需要同时测定多种细胞因子并采用多种方法综合分析。

细胞因子的生物学功能和基因表达的研究及其临床应用正飞速发展,因而细胞因子的定量分析和进行测定结果的质控就显得尤为重要。同时商品试剂盒的开发也促进了细胞因子检测的发展。

细胞因子定量分析中的质控和检测结果评价:所有细胞因子的参考标准均应以国际标准标定后才能使用。公认的 WHO 标准品提供机构为美国国立癌症研究所(NCI)、美国国家过敏性和传染性疾病研究所(NIAID)和英国国立生物标准化和控制研究所(NIBSC)。结果分析时应注意,血浆中细胞因子的测定比血清中的测定更能反映体内细胞因子的分布情况,但体液细胞因子的检测结果并不能代表局部组织的细胞因子分布。放射免疫测定(RIA)时有时要考虑非活化状态或结合状态细胞因子的存在。

免疫球蛋白(Immunoglobulin, Ig)是指一类具有抗体活性或化学结构与抗体相似的球蛋白。抗体(Antibody, Ab)是B细胞接受抗原刺激后增殖分化为浆细胞所产生的一类能与相应抗原特异性结合的、具有免疫功能的球蛋白,主要存在于血清等体液中,是介导体液免疫的重要效应分子。血清蛋白电泳时可分为白蛋白,α_1、α_2、β 及 γ 球蛋白,抗体活性主要存在于 γ 区,故过去抗体又被称为 γ 球蛋白(丙种球蛋白)。所有的抗体都是 Ig,但 Ig 则除了抗体外还包含在某些疾病时病人血清中的异常免疫球蛋白。Ig 是从化学结构而言,而抗体则是其生物学功能的概念。

免疫球蛋白存在两种形式:分泌型和膜型。前者主要存在于体液中,具有抗体各种功能;后者构成 B 细胞膜上的抗原受体。免疫球蛋白的基本结构是由两条相同的重链(Heavy chain, H 链)和两条相同的轻链(Light chain, L 链)通过二硫键连接成四条肽链构成"Y"字形双边对称的糖蛋白,称为 Ig 单体,是构成免疫球蛋白分子的基本功能单位。免疫球蛋白轻链和重链靠近 N 端的氨基酸序列变化较大的区域称为可变区(Variable region, V 区),轻链和重链靠近 C 端的氨基酸序列相对稳定的区域称为恒定区(Constant region, C 区)。免疫球蛋白的生物学功能与其结构密切相关,由 V 区和 C 区结构所决定。免疫球蛋白 V 区的功能是识别并特异性结合抗原,发挥中和作用,阻断病原入侵;免疫球蛋白 C 区的功能是激活补体,溶解细胞或细菌,并发挥调理作用,介导 ADCC 和 I 型超敏反应,还可穿过胎盘在生命早期发挥被动免疫作用。但在一定条件下 Ig 也可成为病理产物,造成对机体的损伤。因此,通过测定免疫球蛋白可了解机体体液免疫功能状态,有助于感染性疾病、免疫增生性疾病和免疫缺陷病等的鉴别诊断、疾病监控及预后。

Ig 根据重链恒定区结构和抗原性的不同,将其分为 IgM、IgD、IgG、IgA、IgE 五类或五个同种型。IgG 有 IgG1、IgG2、IgG3 和 IgG4 四个亚型。IgA 可分为 IgA1 和 IgA2 两个亚型,还有分泌型 IgA。常用的免疫球蛋白检测方法有 RIA、ELISA、单向免疫扩散法、免疫比浊法、火箭电泳等。血液中 5 种 Ig 含量各不相同,IgM、IgG、IgA 的含量为 g/L 水平,而 IgD、IgE 和体液中 IgM、IgG、IgA 的含量为 mg/L 水平。因此,应根据检测目的和检样的差异选择不同敏感度的方法。

第二节 干扰素

一、概述

干扰素(Interferon, IFN)是一类具有广谱抗病毒、抗肿瘤、影响细胞生长分化和调节免疫功能等多种生物学活性的小分子蛋白质。1957 年英国科学家 Isaacs 和 Lindenmann 利用鸡胚绒毛尿囊研究流感干扰现象时,发现其能够干扰病毒感染和复制,故称之为干扰素。1980 年,国际干扰素命名委员会定义:干扰素是一类在同种细胞上具有广谱抗病毒功能的活性蛋白,其活性的发挥又受细胞基因的调节和控制,涉及 RNA 和蛋白质的合成。IFN 是最早发现的细胞因子,也是第一个应用于临床的基因工程蛋白质。

IFN 种类很多,主要按生物来源,种属来源,细胞来源等进行分类。还可根据干扰素蛋白质多肽链上氨基酸排列顺序不同分成亚型。根据 IFN 产生的来源及其与受体结合等方面的不同,IFN 最初分为两族:Ⅰ型干扰素和Ⅱ型干扰素。按照抗原特异性和分子结构的不同,又分为 IFN-α(白细胞干扰素)、IFN-β(成纤维细胞干扰素)和 IFN-γ(免疫干扰素)三种,其中 α、β 的受体相同,具有相似的生物活性,IFN-α、IFN-β 属于Ⅰ型干扰素,Ⅱ型干扰素只有 IFN-γ 一种。最近发现的干扰素 λ(IFN-λ)认为是新的一族干扰素,被命名为Ⅲ型干扰素。IFN-α 主要于淋巴细胞、单核巨噬细胞产生,IFN-β 主要于成纤维细胞产生,具有抗病毒、抗细胞增殖、免疫调节等生物学活性,广泛应用于治疗病毒感染性疾病(如 HBV、HCV、HIV)、肿瘤(如毛细胞性白血病、CML、淋巴瘤)、免疫疾病(如多发性硬化症)等。IFN-γ 主要于活化 T 细胞和 NK 细胞产生,它既是免疫效应因子,又是免疫调节因子。IFN-γ 除具有抗病毒、抗肿瘤外,更为重要的是免疫调节作用。

二、正常参考值

常用测定 IFN 的方法有 RIA 法和 ELISA 法;ELISA 法检测范围为 1~4 kU/L。

三、临床意义

干扰素的研究和应用涉及免疫学、肿瘤学、分子生物学、病毒学、细胞生物学等学科,其临床应用广泛,对恶性肿瘤(如白血病和淋巴瘤)、感染性疾病(如慢性活动性肝炎、AIDS 等)、自身免疫及免疫缺陷疾病(如多发性硬化症)等均有一定的疗效。干扰素的测定对其研究,治疗效果观察以及副作用的预防都有意义。

(一) 干扰素增高

急性病毒感染、自身免疫病(如系统性红斑狼疮、非活动性类风湿关节炎)、恶性肿瘤早期、再生障碍性贫血等干扰素增高。

(二) 干扰素减低

乙肝及病毒携带者、活动性类风湿关节炎、哮喘等干扰素减低。

第三节　白细胞介素

一、概述

白细胞介素(Interleukin,IL)最初是指白细胞产生又在白细胞间发挥作用的细胞因子,后来发现既可由其他细胞产生,也可作用于其他细胞。在 1979 年第二届国际淋巴因子研讨会上,将来自淋巴细胞、单核-巨噬细胞或其他非单核细胞分泌的,在介导细胞间相互作用、免疫调节、造血及炎症过程中起重要作用的细胞因子称为白细胞介素,简称白介素。

目前文献已报道的白细胞介素有 35 种,分别被命名为 IL-1～IL-35。

白细胞介素 1(Interleukin-1,IL-1)包括 α 和 β 等 IL-1 家族两类,具有相同生物活性,相对分子质量为 16.86 kD,由单核-巨噬细胞产生,是 IL-2 表达因子,促进 B 细胞分化与抗体产生,是体内产热因子,诱导产生 PGE2、PGF2α,具有广泛的免疫调节作用,与发热、炎症发生以及某些疾病的病理变化有关。在风湿时患者血液 IL-1β 浓度与病情严重程度相关。

白细胞介素 2(Interleukin-2,IL-2)是 Morgan 等人于 1976 年在 PHA(植物血凝素)刺激的淋巴细胞培养液中发现的一种刺激胸腺细胞生长的淋巴因子。1979 年被命名为白细胞介素 2。IL-2 是一种糖蛋白,糖链连接在其分子中苏氨酸、丝氨酸和天门冬氨酸残基上,第 58 和 105 位上的两个半胱氨酸残基间形成的二硫键是构成其活性的构象。IL-2 主要于活化的 $CD4^+$ T 细胞分泌,通过自分泌和旁分泌作用于分泌 IL-2 的细胞本身或邻近的 $CD4^+$ 和 $CD8^+$ 细胞,促进 CTL 和 NK 细胞增殖、B 细胞分化和抗体产生,诱导产生 LAK,是机体免疫应答网络中最重要的调节因子,与临床多种疾病密切相关。因此,IL-2 的测定是评价机体免疫功能的重要指标之一。

二、正常参考值

目前白细胞介素已能用基因工程大量生产,基因重组白细胞介素与淋巴细胞产生的白细胞介素在体内外的生物学活性一致。常用于测定 IL 的方法有 ELISA 法、^{3}H-TdR 掺入法、MTT 法等。已发现白细胞介素多种(IL-1～35),现举例如下:

IL-2 用 ^{3}H-TdR 掺入法为 5～15 kU/L,IL-6 和 IL-8 用 ELISA 法为<10 ng/L。其余白介素目前尚无统一的参考值,各实验室应建立自己的参考范围。

三、临床意义

白细胞介素种类较多,功能不尽相同,因此,检测时需要同时测定多种白细胞介素并采用多种方法综合分析。白细胞介素水平经常在有炎症反应或免疫应答时升高,并与许多疾病密切相关。现举例如下:

1. 病毒性疾病　急性病毒性肝炎、HIV 感染等 IL-1、IL-2、IL-6、IL-9、IL-10 增高;病毒性慢性活动性肝炎 IL-8 增高。

2. 恶性肿瘤　白血病、淋巴瘤、多发性骨髓瘤等 IL-4、IL-6、IL-8 增高。

3. 自身免疫性疾病　类风湿关节炎、系统性红斑狼疮等 IL-2、IL-4、IL-6、IL-8、IL-9、IL-10 增高,而 IL-1 降低。

4. 过敏性疾病　支气管哮喘、过敏性鼻炎等 IL-4、IL-5、IL-10 增高。

此外,移植排斥反应、预防接种继发性反应时 IL-2、IL-4、IL-5 的 mRNA 转录增高,而 IL-1 降低。

第四节　粒细胞巨噬细胞-集落刺激因子

一、概述

1977 年 Burgess 等发现注射内毒素的小鼠肺条件培养液中有一种能刺激粒细胞和巨噬细胞形成集落的因子,命名为粒细胞巨噬细胞-集落刺激因子(GM-CSF),这是一种能刺激红系、粒系、单核系、巨核系以及嗜酸粒祖细胞增殖分化并形成集落的造血生长因子。GM-CSF 是一种蛋白质,相对分子质量 18~32 kD。在哺乳动物和酵母中蛋白糖化,在大肠杆菌中蛋白为非糖化。GM-CSF 可由活化的淋巴细胞、肥大细胞、内皮细胞等产生,能刺激骨髓细胞生成粒性白细胞和单核巨噬细胞系组成的集落,促进中性粒细胞和单核细胞祖细胞增殖分化成熟;GM-CSF 还能提高巨噬细胞能力,加强中性白细胞的活力。

二、正常参考值

常用的 GM-CSF 的测定有放射免疫法、ELISA 法、免疫荧光测定法等。各种方法的检测方法均有差别,各实验室应建立自己的参考范围。

三、临床意义

经临床试验证明对肿瘤患者放化疗以及骨髓移植后使用 GM-CSF 可缩短白

细胞减少的时间。HIV 患者使用 GM-CSF 后中性粒细胞、单核细胞和嗜酸性粒细胞水平增加，还可应用于粒细胞减少症。GM-CSF 的检测可用治疗效果观察，副作用预防等。

（一）GM-CSF 增高

1. 血液系统疾病　再生障碍性贫血 GM-CSF 增高，尤其是重型障碍再生性贫血（SAA），血清 GM-CSF 增高的 SAA 患者疗效和预后较差；白血病患者的原始细胞 GM-CSF 基因表达增加。

2. 类风湿关节炎　类风湿关节炎滑膜液中局部 GM-CSF 增高。

（二）GM-CSF 减低

霍奇金淋巴瘤，肿瘤化疗后，获得性免疫缺陷病，骨髓发育异常综合征及骨髓移植患者 GM-CSF 降低。

第五节　肿瘤坏死因子

一、概述

肿瘤坏死因子（Tumor necrosis factor，TNF）是巨噬细胞和淋巴细胞分泌的一种细胞因子，因可使肿瘤组织坏死而得名。可在注射短棒状杆菌、卡介苗等的小鼠血清中检出。

根据其来源和结构不同，可分为 TNF-α、TNF-β（LT-α）和 LT-β 三种类型，TNF-α 主要由单核-巨噬细胞分泌，参与局部炎症、免疫调节作用、杀死或抑制肿瘤细胞等；LT-α 即淋巴毒素（Lmphotoxin，LT）是由抗原或丝裂原刺激 T 淋巴细胞使其活化所产生的具有杀伤肿瘤和免疫调节功能的淋巴因子；LT-β 是 1993 年发现一种新的、由活化 T 淋巴细胞产生的膜型淋巴毒素。由于 LT 与 TNF 有相同的生物学功能，因而将 TNF 称为 TNFα，而将 LT 称为 TNFβ。两者生物学活性广泛，除有抗肿瘤活性、抑制癌基因的表达、引起肿瘤组织出血坏死及杀伤作用外，对免疫、造血及炎症反应具有多种调节作用。

二、正常参考值

有生物学测定法、免疫学测定法，如 TNF 敏感靶细胞毒性试验、RIA、ELISA、免疫荧光法、免疫组化法等。

ELISA 法为(4.3±2.8)μg/L。

三、临床意义

1. 感染性疾病　血中 TNF 增高对某些感染性疾病的病情观察有价值,如 G⁻杆菌或脑膜炎球菌引起的中毒性休克、DIC 时 TNF-α 升高,其水平与病死率正相关;AIDS 患者血中 TNF-α 升高。重症病毒性肝衰竭外周血细胞 TNF 活性升高,与病情程度相关。

2. 恶性肿瘤　肝癌、胃癌等恶性肿瘤血清 LT/TNF 活性增高。

3. 其他　慢性风湿性关节炎、多发性硬化症及肾移植患者血清 LT/TNF 活性增高。

第六节　免疫球蛋白

一、免疫球蛋白 E

(一)概述

免疫球蛋白 E(Immunoglobulin E,IgE)在正常血清中含量最少,仅占 Ig 总量的 0.002%,但含量较稳定。由鼻咽、扁桃体、支气管、胃肠道等黏膜下淋巴组织内合成,由浆细胞产生,又称反应素或亲细胞抗体。在特应性过敏症和寄生虫感染者血清中 IgE 浓度可非常高,IgE 不能激活补体及透过胎盘,它的 Fc 段能与肥大细胞和嗜碱细胞受体结合,介导 I 型变态反应的发生。此外,IgE 可能与机体抗寄生虫免疫有关。

(二)正常参考值

现在用 IRMA 和 ELISA 等方法可检测血清中总 IgE 和特异性 IgE。正常血清中 IgE 浓度随年龄的增长而增加,在 12 岁时达到成人水平。

成人血清 IgE 用 ELISA 法测定为 0.1~0.9 mg/L。

(三)临床意义

1. IgE 增高

(1) 变态反应性疾病　在过敏性鼻炎、荨麻疹及哮喘等疾病时总 IgE 增高。血清 IgE 含量变化与发病及缓解有关。血清总 IgE 测定主要用于过敏性疾病和炎症性疾病的鉴别诊断。特异 IgE 测定用于寻找特异性过敏原,帮助临床上对症治疗。

(2) 感染性疾病　寄生虫感染、亚急性细菌性心内膜炎、急慢性肝炎、HIV 感染晚期等患者血清 IgE 增高。

（3）自身免疫疾病　类风湿关节炎、系统性红斑狼疮等有时可见血清 IgE 增高。

（4）其他　IgE 型骨髓瘤有时可见血清 IgE 增高。

2. IgE 降低　先天性或获得性丙种球蛋白缺乏症、恶性肿瘤、长期用免疫抑制剂等 IgE 降低。

二、免疫球蛋白 A

（一）概述

免疫球蛋白 A（Immunoglobulin A，IgA）分血清型和分泌型。大部分血清型 IgA 为单体，占血清总 Ig 的约 $10\%\sim15\%$；分泌型 IgA 为二聚体。IgA 具有抗细菌、抗病毒、抗毒素作用，分泌型 IgA 能抑制病原体和有害抗原附着在黏膜上，同时具有调理吞噬和溶解作用，构成黏膜第一线防御机制，在机体的局部免疫中起重要作用，故 IgA 为局部抗体。婴儿出生后 4～6 月从母乳中得到分泌型 IgA，提供了局部免疫屏障。

（二）正常参考值

人体的 IgA 的含量随年龄的增长而逐渐升高，到 16 岁以后基本稳定不变。IgA 的含量测定主要有单向免疫扩散法、免疫比浊法等。

单向免疫扩散法测成人血清 IgA 为 $0.7\sim3.5\ g/L$。

（三）临床意义

1. IgA 增高　类风湿关节炎、系统性红斑狼疮、肝硬化、IgA 型多发性骨髓瘤（Multiple myeloma，MM）和肾脏疾病等 IgA 增高；在中毒性肝损伤时，IgA 浓度与炎症程度相关。

2. IgA 降低　反复呼吸道感染、原发性和继发性免疫缺陷病、非 IgA 型多发性骨髓瘤、重链病、轻链病、代谢性疾病和自身免疫性疾病等 IgA 降低。

三、免疫球蛋白 G

（一）概述

免疫球蛋白 G（Immunoglobulin G，IgG）主要由脾脏和淋巴结的浆细胞分泌，合成快，分解慢，是血清内含量最高的免疫球蛋白，占血清 Ig 总量的 75%，是血清中最主要的抗体成分。IgG 是机体最主要的抗感染抗体，大多数抗细菌、抗病毒、抗毒素抗体为 IgG。不少自身抗体，如抗核抗体、抗甲状腺球蛋白抗体等也属于 IgG，故 IgG 是自身免疫疾病自身抗体的主要类别。IgG 是唯一能通过胎盘的抗体，使胎儿在出生后数月内获得抗感染能力，在新生儿抗感染免疫中起重要作用。

（二）正常参考值

人体出生后母体 IgG 逐渐减少，到第 3 个月母体 IgG 降至最低，此时开始合成 IgG，血清 IgG 逐渐增加，到 16 岁前达到成人水平。IgG 的含量测定主要有单向免疫扩散法、免疫比浊法等。

单向免疫扩散法测成人血清 IgG 为 7.0～16.6 g/L。

（三）临床意义

1. IgG 增高　各种慢性感染、慢性肝病、淋巴瘤及自身免疫性疾病等 IgG 增高；单纯性 IgG 增高主要见于免疫增殖性疾病，如 IgG 型分泌型多发性骨髓瘤。

2. IgG 降低　各种先天性和获得性免疫缺陷病、肾病综合征、重链病和轻链病、代谢性疾病（如甲状腺功能亢进、肌营养不良等）、病毒性感染及服用免疫抑制剂的患者 IgG 降低。

四、免疫球蛋白 M

（一）概述

免疫球蛋白 M（Immunoglobulin M，IgM）是相对分子质量最大的 Ig，故又称巨球蛋白。IgM 是个体发育中最早出现的抗体，也是初次免疫应答中最早出现的抗体，其吞噬作用比 IgG 大 500～1 000 倍，凝集作用比 IgG 大 20 倍，杀菌作用比 IgG 大 100 倍，但中和毒素及病毒的能力比 IgG 弱。因此，IgM 是机体早期抗感染的主要成分，可用于感染的早期诊断。

（二）正常参考值

新生儿 IgM 是成人水平的 10%，随年龄的增加而增高，8～16 岁时到达成人水平。IgM 的含量测定主要有单向免疫扩散法、免疫比浊法等。

免疫比浊法测成人血清 IgM 为 0.5～2.6 g/L。

（三）临床意义

1. IgM 增高　由于 IgM 是初次免疫应答中的 Ig，因此单纯 IgM 增加常提示为病原体引起的原发性感染。在患原发性巨球蛋白血症时，IgM 呈单克隆性增高。初期病毒性肝炎、肝硬化、类风湿关节炎、系统性红斑狼疮等 IgM 升高。此外，宫内感染可能引起 IgM 浓度急剧升高。

2. IgM 降低　肾病综合征、IgG 型多发性骨髓瘤、IgA 型多发性骨髓瘤、先天性免疫缺陷病、淋巴系统肿瘤、代谢性疾病（如甲状腺功能亢进）及免疫抑制治疗后等 IgM 降低。

五、免疫球蛋白 D

(一) 概述

免疫球蛋白 D(Immunoglobulin D,IgD)在血清中含量很低,约占 Ig 总量的 1%,血清中的半衰期为三天,极易被溶纤维蛋白酶降解。免疫球蛋白 D 不固定补体,不激活任何效应系统。IgD 分为血清型 IgD 和膜结合型 IgD 两型。血清型 IgD 生物学功能尚不清楚;膜结合型 IgD 是 B 细胞分化发育成熟的标志。现已知静止的 CD_4T 淋巴细胞膜上有 IgD 受体(IgD-R),交联的 IgD 能以其 CH_2 部位与 IgD-R 结合,增强 CD_4^+ 淋巴在抗体产生中的作用,并能促进抗体产生中的回忆反应。

(二) 正常参考值

IgD 测定主要用放射免疫法和 ELISA 法。ELISA 法测得成人血清 IgD 为 $1\sim60$ mg/L。

(三) 临床意义

1. IgD 增高　IgD 型多发性骨瘤患者血清 IgD 水平比正常人急剧增高,有诊断意义。类风湿关节炎、系统性红斑狼疮、亚急性甲状腺炎及变态反应疾病等可明显偏高。妊娠末期以及大量吸烟者血清中也可见 IgD 含量升高。

2. IgD 降低　先天性或获得性丙种球蛋白缺乏症、细胞毒药物治疗后等血清 IgD 可降低。

第十九章 治疗药物浓度监测

治疗药物浓度监测（therapeutic drug monitoring, TDM）的含义是：通过测定体液中药物的浓度，并利用药代动力学的原理和公式，为临床提供有价值的体内药物浓度信息，作为及时调整给药方案的依据。通过 TDM，真正实现治疗方案的个体化、合理化，避免或减少毒性反应，极大地提高了临床用药的有效性和安全性。TDM 还可为药物过量中毒的诊断和处理提供有价值的实验室依据。

TDM 的方法很多，如放射免疫分析法（RIA）、放射受体分析法（RRA）、气相色谱法（GC）、高效液相色谱法（HPLC）、质谱法（MS）、酶免法（EIA）等。放射免疫分析法在药物浓度监测中的应用，是自 1968 年 Oliver 等首先成功检测毛地黄毒苷开始的，至今已有 40 年历史。目前，以上方法能够监测的临床常用药物已有数十种，涉及抗生素类、强心剂类、抗精神失常、抗恶性肿瘤以及麻醉剂等药物。

近十年来，定量和微量药物分析技术不断发展，继上述方法之后，化学发光免疫分析（CLIA）、电化学发光免疫分析（ECLIA）、时间分辨荧光免疫分析（TRFIA）、荧光偏振免疫分析（FPIA）、气相色谱-质谱法（GC-MS）、高效液相色谱-质谱法（HPLC-MS）等高新技术的诞生，为 TDM 在临床医学中的广泛应用和快速检测提供了更为便捷准确的技术平台。也为现代临床药理学的研究提供了新的技术手段。

第一节 治疗药物浓度监测的目的与临床应用

一、治疗药物浓度监测的目的

长期以来，临床医生和药理学家对解决不同个体接受同等剂量的药物治疗而疗效却不尽相同的问题一直感到非常困惑。事实上，目前临床治疗中普遍存在用药剂量的根据是依赖于药物使用说明、某些临床试验结果以及医生的临床经验而定，使得用药剂量对不同个体难以做到合理、准确、安全、有效。

大量研究表明，药物进入人体后，血液是药物在体内转运的枢纽。绝大多数药物必须借助血液到达其相应的靶区,当药物在靶区达到一定浓度时,才能发挥其药理效应,获得治疗效果。但是,许多药物在体内分布是不均匀的,分布多的组织并非是表现药理作用的器官。应注意的是,药物在体内的作用部位与受体的结合,大多是一种可逆性生理生化的变化过程,这一过程服从于质量作用过程,并呈现为动态平衡。药物疗效的强弱和维持时间的长短,从理论上讲决定于受体部位药物活性成分的浓度水平。当药物浓度足够大时,药物可从细胞外液进入组织内与受体发生作用。

对于临床应用的多数药物来说,药物作用的强弱与细胞外液中的药物浓度成正比,而细胞外液中的药物浓度又与血液中的药物浓度相平衡。因此,血药浓度可间接作为靶区药物浓度的指标;其次为唾液;也有一些药物可以采用尿液、脑脊液或其他体液进行监测。

在临床治疗中,对同类病人常采用同一种药物,且剂量与给药途径也相同,却往往表现出不同的结果,有些人疗效甚佳,而另一些人则疗效甚小,甚至无效,更有极少数人发生严重的药物中毒情况。这些不确定的表现,往往与个体差异和其他影响因素导致靶区的药物浓度有很大的差异有关。由此可见,只有实行科学合理的个体化给药方案,才能最大限度地发挥药物的治疗作用,杜绝药物副作用引起的不良后果。事实上,这也是临床医生多年的愿望。通过 TDM 可以帮助临床医生实现这一愿望,这也正是 TDM 的目的。

二、治疗药物浓度监测的临床应用

(一) TDM 在临床的主要用途

1. 监督临床用药和制定给药方案 通过 TDM,对临床用药进行有效的监督,帮助制定合理的给药方案,确定药物的最佳治疗剂量,以提高疗效和减少不良反应。

2. 探讨疗效不佳和不良反应的原因 通过 TDM,可以研究和确定正常用药情况下,不产生良好疗效或发生意外毒性反应的原因。

3. 是否按医嘱用药 通过 TDM,可以确定患者是否按照医嘱服药。

4. 提供医学法律依据 在特殊情况,通过 TDM,记录患者体内药物浓度,可提供强有力的医学法律依据。

(二) 必须进行 TDM 的条件

尽管 TDM 对于临床用药意义重大,但并不是所有的药物都需要进行血药浓度的监测。如一些血药浓度与疗效无显著相关性的药物;无毒性或毒性甚微且安全范围宽的药物;以及疗效显而易见的药物则无须进行 TDM。只有符合下列条件的药物才需要进行 TDM:

1. 血药浓度决定疗效的药物　即血药浓度与药物效应有密切关系的药物。

2. 治疗指数低、毒性反应强的药物　如地高辛、茶碱、抗心律失常药、氨基甙类抗生素、抗癫痫药、甲氨喋呤、锂盐等。

3. 有效治疗浓度范围已经确定的药物　在应用已知有效治疗浓度范围的药物时，为了解和确定患者血药浓度是否已达有效治疗浓度水平。

4. 具有非线性动力学特性的药物　这些药物在用到一定剂量时，体内药物代谢酶或转运载体发生了饱和，出现一级和零级动力学的混合过程，此时剂量稍有增加，血药浓度便可急剧上升，半衰期明显延长，而出现中毒症状，此类药物如苯妥英、普萘洛尔等。

5. 药物的毒性反应与疾病的症状难以区分　此类药物如用于纠正心力衰竭的地高辛等。临床上常出现心衰与洋地黄中毒难以鉴别的体征和症状，通过 TDM 可以鉴别是因为给药剂量不足，还是因为过量中毒。

6. 用于防治某些慢性疾病发作的药物　如茶碱、抗癫痫、抗心率失常等药物，此类药物不易很快判断疗效，常需通过测定稳态血药浓度方可适当调整剂量。

7. 脏器功能损害　患有严重心、肝、肾、胃肠道等脏器疾患，导致器官功能受损，可明显影响药物的吸收、分布、代谢和排泄的体内过程，使血药浓度变动大，需进行适时监测。

8. 提供治疗上的医学法律依据　对许多危重病人，如果治疗失败会带来严重后果，遵循举证倒置的原则，备份有效的医学法律依据。

目前应用于临床治疗的药物品种繁多，而被列为临床监测常用的药物仅有十余种，如：地高辛、苯妥英钠、苯巴比妥、氯丙嗪、氨茶碱、庆大霉素、丁氨卡那霉素、吗啡、环孢菌素、普乐可复以及氨甲喋呤等药物。

第二节　常用治疗药物浓度监测及其临床意义

一、地高辛

(一) 概述

地高辛(Digoxin)是从毛花洋地黄叶中提取的一种二级甙(次甙)，称为异羟基洋地黄毒甙，相对分子质量 780.95 D。该药是治疗充血性心力衰竭、室上性快速心律失常的首选药物。RIA 检测血清地高辛浓度用于临床始于 1968 年，目前仍为最常用的药物浓度监测方法。

地高辛对心肌有正性变力作用，能增强心肌收缩力，增加心输出量，改善心脏功能。口服后,60%～80%被胃肠吸收入血,1～2 h 达血药浓度峰,6～8 h 达到平衡。此时,血清与心肌地高辛浓度之比为 1:40～1:50。正常人血清地高辛半衰期为 38.2 h,无尿病人则可长达 108 h。

地高辛的吸收率、代谢速率以及敏感性等有很大的个体差异。该药的有效治疗量与中毒量非常接近并有交叉,故在低血钾、低血镁、高血钙、肾功能不全、心肌缺血缺氧以及甲状腺功能低下时易发生中毒。

（二）毒副反应

1. 胃肠道反应是较早出现的毒性反应,如厌食、恶心、呕吐等。

2. 中枢神经的毒性反应有晕眩、头痛、乏力、失眠、谵妄、定向力丧失等。

3. 视觉障碍如黄视、绿视等。

4. 心律失常往往是地高辛中毒的危险症状,严重时将导致死亡。

（三）血药浓度参考值

1. 有效血药浓度:0.64～2.56 nmol/L(0.5～2 ng/mL)。

2. 中毒浓度:＞2.56 nmol/L。

（四）临床意义

1. 洋地黄中毒的早期诊断　当地高辛血药浓度超过 2.56 nmol/L 时,应高度考虑有中毒可能。由于不同个体对地高辛的吸收率、代谢速率以及敏感性等方面均有很大的差异,加之该药的治疗量和中毒量较接近,故在低血钾、低血镁、高血钙、肾功能受损、心肌缺血缺氧以及甲状腺功能低下时易发生中毒。一般认为中毒发生率约为 20%,如不能及时发现或处理不当,造成的中毒死亡率可更高。应特别引起注意的是,心功能越差者越易发生中毒,心功能在Ⅲ～Ⅳ级时的中毒发生率明显高于Ⅰ～Ⅱ级者。

2. 用量不足　在临床治疗中,保持有效血药浓度是十分必要的。由于个体对药物的吸收率、生物利用度和耐受性等有较大差异,因此在常规给药时,可有少数患者血药浓度＜0.64 nmol/L,使治疗无效。也有极少数病人,在血药浓度＞2.56 nmol/L时,临床表现无中毒症状,反显示用量不足。由此可见,地高辛的有效血药浓度值与中毒浓度值之间存在着交叉现象,甚至中毒浓度值与用量不足之间也有少数重叠。因此,密切结合临床对血药浓度进行动态监测,将更具有指导意义。

（五）注意事项

1. 标本采集的时间　通常患者在末次服药后的 6～8 h,血液与心肌内的药物浓度才能达到平衡,故此时抽血检测才能真实反映心肌内的药物浓度。

2. 药物协同和拮抗　在临床治疗中,常数药并用,故应注意药物的相互作用,如奎尼丁、普鲁卡因酰胺、心得安等可提高心肌对地高辛的耐受性;灭吐灵、消胆胺、新霉素、卡那霉素等药物可减少肠道对地高辛的吸收;而阿托品、苯乙哌啶等抗胆碱药物则能增加对地高辛的吸收。因此,在数药共用时,应注意药物相互作用对地高辛血药浓度的影响,对检测结果应结合临床进行综合分析。

3. 血药浓度值的交叉　由于个体对地高辛的耐受性有很大的差异,因此有部分病人在血药浓度<2.56 nmol/L 时便可发生中毒,约占中毒者的 16%。另有部分患者在血药浓度>2.56 nmol/L 时,并无中毒反应,且临床疗效良好,约占总有效者的 15%。

二、苯妥英钠

(一) 概述

苯妥英钠(Diphenylhydantoin,DPH)别名大仑丁(Dilantin),为 5,5-二苯乙内酰脲钠,相对分子质量 274.25 D。DPH 是抗癫痫大发作的首选药物。该药口服后吸收缓慢且不规则,并具有特殊的饱和代谢和非线性动力学性质,导致稳态浓度和排泄速率与用药剂量不成比例,因此在治疗中动态监测 DPH 血药浓度对保证最佳疗效,防止毒副反应具有重要意义。

DPH 对癫痫病灶异常放电有阻止作用,对大脑皮层运动区有选择性抑制作用。DPH 为非线性动力学药物,当血药浓度在 36.46 $\mu mol/L$ 时,半衰期 6～24 h,其消除属于一级动力学;当血药浓度在 72.92 $\mu mol/L$ 时,半衰期将达 46 h,甚至 90 h,其消除属于 0 级动力学。

(二) 毒副反应

由 DPH 引起的不良反应,除局部刺激致胃肠道不适,如恶心、呕吐、胃痛和食欲不振等,其他不良反应大多与血药浓度基本平行。

1. 齿龈增生　常见于长期服用此药的儿童和青少年,发生率约 20%。一般停药 3～6 个月后自行消退。

2. 神经系统　以小脑和迷路系统的反应为主,如眼球震颤、共济失调、眩晕、复视等,上述症状的出现常提示有急性或慢性中毒。

3. 血液系统　长期服用 DPH 可造成叶酸缺乏,引起巨幼细胞性贫血。另外可发生粒细胞减少、血小板减少,甚至再生障碍性贫血,常并发药热和皮疹。

4. 骨骼系统　长期用药可致血钙降低,骨质软化以及佝偻病样改变;如同时服用苯巴比妥则更为显著。

5. 其他反应　偶见淋巴结肿大、肝脏损害、女性多毛症、男性乳房增大等;早孕妇女用药后偶可致畸胎。

(三) 血药浓度参考值

1. 有效血药浓度　成人 36.46～72.93 $\mu mol/L$(10～20 $\mu g/mL$);

小儿 18.23～72.93 $\mu mol/L$(5～20 $\mu g/mL$)。

2. 唾液药物浓度　3.65～7.29 μmol/L(1.0～2.0 μmol/mL)。

3. 唾液、脑脊液与血清中药物浓度的比值　前者与后者有良好的线性关系，其比值接近10%。唾液与血清中DPH的比值为(10.86±1.69)%；脑脊液与血清的比值为(9.98±1.48)%。

4. 中毒浓度　>72.93 μmol/L。

(四) 临床意义

1. 诊断急、慢性中毒和预防中毒　监测DPH血药浓度，在诊断DPH急、慢性中毒和预防中毒方面均具有重要的临床价值。实验证明，DPH的有效血药浓度范围较窄，中毒症状与血药浓度有紧密的联系：

(1) 当血药浓度大于上限值(72.93 μmol/L)就可能出现中毒症状，如眼球震颤等；

(2) 当血药浓度>109.38 μmol/L时可出现共济失调、复视等；如>145.84 μmol/L则可发生嗜睡甚至精神失常；

(3) 当血药浓度>182.30 μmol/L时可发生昏睡以致昏迷；

(4) 当血药浓度>364.60 μmol/L时将出现角弓反张。

文献指出，由于DPH的个体差异很大，即使按治疗量给药，其血药浓度也可在7.29～182.30 μmol/L的范围内波动，上限值已超过中毒浓度。因此，必须动态监测DPH血药浓度，谨防发生中毒。

2. 稳态血药浓度　动态监测DPH的稳态血药浓度，对于制定合理的个体化给药方案，选择药物的有效治疗剂量具有指导意义。由于个体差异，在常规给药过程中DPH的血药浓度就可有很大的变化，因此对不同个体应采用不同剂量的治疗方案。国外通过对DPH稳态血药浓度的动态监测，依据血药浓度给药，使癫痫发作控制率由50%提高到80%；使大发作减少98%，局限性发作减少93%。在室性早搏的治疗中，如DPH血药浓度在有效范围并已持续4周仍未见效，应停用DPH，而改用其他药物。

(五) 注意事项

1. 标本采集　一般取血清，也可取唾液、脑脊液或尿液。但由于个体差异，应在规定时间内取样，通常在持续服药达15～30 d即稳态浓度时，并在末次服药后2 h取样。如标本在两周内不测定应置—20℃保存。注意防止溶血，因血细胞内的药物浓度可达血清的4.0%，故溶血可致血药浓度增高。

2. 唾液的采集方法　要注意口腔卫生，应嘱患者在漱口后15 min开始收集，将嘴对准瓶口让唾液自行流入瓶中，样品量不少于3 mL。可采用枸橼酸或咀嚼石蜡等方法来刺激唾液腺分泌，在短时间内可得到大量的唾液，取样后离心(2 000～3 000 r/min)15 min，取上清液备测。

3. 药物联用的影响　氟康唑与 DPH 合用时,可使 DPH 的血药浓度升高。

三、苯巴比妥

（一）概述

苯巴比妥(Phenobarbital,PB)别名鲁米那(Luminal),系巴比妥酸的衍生物,相对分子质量 232.24 D。药代动力学研究发现,PB 的代谢和排泄个体差异很大,按常规给药,血药浓度可相差 10 倍。因该药的安全性较小,已很少用于镇静和催眠,而主要用于控制癫痫发作的治疗。PB 对中枢神经系统有抑制作用,能提高惊厥发作阈,限制癫痫灶异常放电。不同的用药途径(如口服、肌注),其血药浓度高峰时差异很大。半衰期成人约为 2~5 d,儿童为 1.6~2.9 d。

（二）毒副反应

用药初期常见的不良反应有嗜睡、精神萎靡等。中等剂量对呼吸中枢有轻度抑制作用;过量可出现多动、兴奋、易激动等中毒症状;严重超量所致急性中毒主要表现为深度昏迷、反射消失、呼吸抑制等。呼吸衰竭是中毒致死的主要原因。

（三）血药浓度参考值

1. 有效血药浓度　43.06~86.12 μmol/L(10~20 μg/mL)。

2. 中毒浓度　>129.18 μmol/L(>30 μg/mL)。

（四）临床意义

1. 防止药物中毒　监测苯巴比妥血药浓度,可有效地防止药物中毒的发生。通常,血药浓度>172.24 μmol/L 将出现中毒症状,>430.60 μmol/L 将导致死亡。

2. 制定合理的个体化给药方案　监测 PB 血药浓度可了解患者对药物的生物利用度,为制定合理的个体化给药方案,保证最佳血药浓度提供可靠的依据。一般血药浓度<43.06 μmol/L 时常治疗无效,提示用药量不足或未按医嘱用药。

3. 确保儿童用药安全　苯巴比妥在儿童体内代谢较快,半衰期也较短,故需较大剂量的用药才能达到有效血药浓度,故稍有不慎将引起中毒。因此,动态监测苯巴比妥血药浓度对于确保儿童用药安全尤为重要。

（五）注意事项

1. 样本采集时间的选择　苯巴比妥常规用药达稳态浓度的时间为 9.5~28 d;如开始 4 d 实施双倍量给药,可快速达到稳态浓度。因此在监测血药浓度时,应根据用药情况选择稳态浓度时采集血样,才能真实反映血药浓度。

2. 交叉反应　由于苯巴比妥抗血清与多种类似物有交叉反应,如对苯妥英、扑痫酮、巴比妥的代谢产物等均有较高的结合。又如对未用该药的正常血样也有本底水平的交叉反应,约为(0.142±0.168)μmol/L。因此,在方法学上应注意尽可能避免潜在物的干扰;测定时应以单一用药为宜。

四、氯丙嗪

（一）概述

氯丙嗪（Chlorpromazine,CPZ）别名冬眠灵（Wintermin），系抗精神病药物，属脂溶性吩噻嗪（Phenothiazine）二甲胺类，相对分子质量 355.33 D。常用于各类精神分裂症的治疗，因无根治作用而需长期服药用以维持疗效。一旦过量将导致严重后果，故临床治疗中需定期监测血药浓度，以保证用药安全。

CPZ 的药理作用是通过阻断脑内多巴胺受体而发挥疗效。氯丙嗪具有高亲脂性，易透过血脑屏障，脑组织中分布较广，以下丘脑，基底神经节，丘脑和海马等部位浓度最高，可达血药浓度的 10 倍。该药口服吸收慢且不完全，正常成人半衰期为 31 h。

（二）毒副反应

一般来说，CPZ 安全范围较大，但在治疗精神分裂症时，因需长期大剂量服药，故不良反应较多。由于 CPZ 的药理作用较广泛，故不良反应的表现也较多，并且也是多系统的，其主要的不良反应如下：

1. 锥体外系反应 以帕金森氏综合征多见，主要表现为肌肉震颤张力增高，动作迟缓、面容呆板（面具脸）、流涎等是长期大剂量服药者中最常见的不良反应，发生率约 30%。

2. 中枢及植物性神经系统反应 如嗜睡、乏力、心动过速、口干、鼻塞、视力模糊、排尿困难和便秘等。

3. 过敏反应 较常见的有皮疹、接触性皮炎。在少数患者中，可发生肝细胞内微胆管阻塞性黄疸，急性粒细胞减少等。

4. 急性中毒 如一次误服超大剂量的 CPZ 后，将发生急性中毒，出现昏迷以及血压下降达休克水平，并可造成心肌损害，引起心脏骤停等。

（三）血药浓度参考值

1. 有效血药浓度 迄今为止，对 CPZ 的有效血药浓度范围尚无确切定论，也无明确的中毒界限。不同文献报道的 CPZ 治疗有效者的血药浓度值因检测方法不同，有很大的差异，如：$0.15 \sim 39.96 \ \mu mol/L（RRA）$；$0.73 \sim 3.13 \ \mu mol/L（RRA）$；$0.20 \sim 2.96 \ \mu mol/L（GC）$；$1.407 \sim 1.97 \ \mu mol/L（HPLC）$等。上述 CPZ 的血药浓度值其低值间的差异达 9.38 倍（1.407/0.15）；高值间的差异更大，达 12.77 倍（39.96/3.13），提示 CPZ 治疗精神分裂症的有效血药浓度范围很宽。

2. 脑脊液药物浓度与血药浓度之比 通常，CPZ 治疗有效者的 CSF:S 值在 1:30 以下；而无效者大多在 1:30 以上。

（四）临床意义

由于 CPZ 的个体差异极大,同一剂量的 CPZ 用于不同的患者,其血药浓度可相差 100 倍。因此,监测 CPZ 血药浓度,对于制定合理的个体化给药方案,及时调整用药剂量,减少毒副反应等具有重要意义,对长期大剂量服者尤为必要。

监测 CPZ 血药浓度值的动态变化,对于深入研究 CPZ 抗精神病的作用机制、药物剂量与血药浓度、血药浓度与疗效以及毒副反应间的关系等有重要的价值。

（五）注意事项

1. 样品采集　一般在持续服用 CPZ 一周后取样送检,如不能及时检测,血清或脑脊液应置−20℃保存。

2. 交叉反应　CPZ 抗体与去甲氯丙嗪的交叉反应率为 100％;其他代谢产物对 CPZ 血药浓度干扰甚小。

五、丙咪嗪

（一）概述

丙咪嗪(Imipramine,IMIP)系亚胺二联苄衍生物,属三环类抗抑郁症药物。化学结构近似吩噻嗪,相对分子质量为 316.88 D。临床药理学研究发现,IMIP 血药浓度与临床疗效有直接关系,过量时对组织有高度的亲和力,易产生蓄积。因此,监测 IMIP 血药浓度对防止毒副反应,确保良好的治疗效果有重要的意义。

（二）毒副反应

IMIP 血药浓度与不良反应有密切的关系。在有效血药浓度范围常可见阿托品样副反应。这是由于 IMIP 有明显的抗胆碱作用,阻断 M 胆碱受体所致。文献报道:IMIP 及其肝内代谢物去甲基丙咪嗪(Desipramine,DES)均具有抗抑郁作用,当两种成分的总血药浓度增高至一定水平可出现相应的毒副反应。

1. 如总血药浓度＞316 nmol/L（＞100 ng/mL）　可出现口干、便秘、视力模糊、心悸等症状;

2. 如总血药浓度＞948 nmol/L（＞300 ng/mL）　可出现呼吸困难、血压下降、意识障碍、全身抽搐、心律失常、束支传导阻滞,甚至心跳骤停导致死亡。

此外 IMIP 还可引起过度出汗,少数患者用药后可自抑郁状态转为狂躁兴奋状态,大剂量时尤易发生。

（三）血药浓度参考值

1. 有效血药浓度　316～948 nmol/L（100～300 ng/mL）。

2. 中毒浓度　＞3 160 nmol/L（＞1 000 ng/mL）。

（四）临床意义

IMIP 的血药浓度与疗效呈线性关系,必须保持稳定的有效血药浓度才能取得良好的疗效。但 IMIP 在人体的吸收、分布、代谢有很大的个体差异,血药浓度可相差 10~40 倍。在一批病人中,给予 IMIP 标准剂量 225 mg/d,其血药浓度可在18.96~948 nmol/L 之间,相差达 50 倍,代谢产物 DES 的浓度为 47.40~2 212 nmol/L,相差约 47 倍,两者相比,低者不够有效血药浓度,而高者已达中毒浓度。由此可见,监测 IMIP 血药浓度对于个体化给药方案的制定,确保安全用药,提高疗效,防止毒副反应具有重要的临床意义。

（五）注意事项

1. 样本采集应严格标准化　因 IMIP 的稳态浓度通常在服药后 1~2 周,又因其服用后 24 h 的血药浓度与稳态浓度有良好的相关性,所以采样时间应在持续服药后 1~2 周内择定,并在次日早晨服药前取血。

2. 影响 IMIP 血药浓度的因素　如病理因素、遗传因素、药物相互作用,以及年龄、人种、吸烟等因素均可使 IMIP 血药浓度或游离药物浓度发生改变。因此,对患者的血药浓度值应结合临床进行综合分析。

六、阿司匹林

（一）概述

阿司匹林(Aspirin)化学名称为乙酰水杨酸(Acid acetylsalicylic),其相对分子质量为 180.16 D。该药具有解热、镇痛、抗风湿和防止血栓形成的作用。临床应用已有一百多年的历史,目前仍是治疗风湿病和冠心病及预防血栓形成的常用药物。由于阿司匹林的血药浓度具有非线性动力学性质,即血药浓度超过一定水平时,血药浓度的增加倍数大于药物剂量的增加倍数;在临床应用中,对不同疾病的治疗需要不同的血药浓度;中毒反应也与血药浓度密切相关。因此,在 TDM 中阿司匹林血药浓度监测是较常用的一种。

（二）毒副反应

1. 一般不良反应　阿司匹林为弱酸性物质,大剂量长期服用,可加重或诱发胃肠溃疡,导致消化道出血。当血药浓度达一定水平可致胃肠和神经系统功能紊乱,出现恶心、呕吐,耳鸣、头疼、眩晕、烦躁不安甚至精神错乱。

2. 中毒反应　阿司匹林的中毒反应有两种情况:慢性中毒时常表现为可逆性耳鸣(血药浓度降低后耳鸣好转);急性中毒系酸碱平衡紊乱所致,在成人主要表现为呼吸性碱中毒,在儿童主要表现为代谢性酸中毒。

（三）血药浓度参考值

1. 有效血药浓度　用于镇痛为 50~100 mg/L;抗风湿为 150~350 mg/L;抗炎为 250~400 mg/L;用于风湿性心脏病为 165~250 mg/L。

2. 中毒浓度　轻度中毒时为 550~850 mg/L;中度中毒时为 800~1 100 mg/L;

重度中毒时为 1 250~1 400 mg/L；致死浓度为>1 600 mg/L。

（四）临床意义

1. 制定合理的给药方案　鉴于阿司匹林对于不同疾病的治疗有不同的血药浓度范围，因此，在临床应用中，应根据不同用途，即不同疾病的治疗，通过 TDM 选择合适的针对具体疾病的有效血药浓度，从而制定合理的给药方案。

2. 中毒程度判别　通过 TDM 获得阿司匹林的血药浓度，可以判断是否有阿司匹林的中毒以及判别阿司匹林中毒的程度。

（五）注意事项

要注意影响血药浓度的某些因素：

1. 药物相互作用　导致血药浓度降低的常用药有：碳酸氢钠、消胆胺、灭吐灵以及巴比妥类药物。

2. 血浆蛋白含量的影响　由于阿司匹林属高蛋白结合型药物，故体内血浆蛋白的含量高低将影响其血药浓度，两者呈正比关系。故对于血浆蛋白含量异常的患者测定其游离药物浓度更为重要。

七、氨茶碱

（一）概述

氨茶碱（Aminophylline）是茶碱与乙二胺的复盐，相对分子质量 456.46 D，是最常用的治疗可逆性呼吸道阻塞性疾病的平喘药物。早在 20 世纪 30 年代就已用于临床，到 60 年代曾发生儿童急性中毒致死事件，故临床对该药的安全用药问题（尤其对于儿童患者）非常重视。药代动力学研究发现，血药浓度达一定水平时，该药具有非线性动力学表现。文献报道，当血药浓度>30 mg/L 时，可使氨茶碱在体内的半衰期明显延长。所以，氨茶碱也是目前 TDM 中常见的一种。

（二）毒副反应

氨茶碱中毒反应常见的表现有：厌食、恶心、呕吐、腹痛、腹泻、脱水、耳鸣；较重的可见发热、谵妄等；血管舒缩性虚脱和心律失常是威胁生命的中毒表现。快速静脉给药常发生心悸、面红、眩晕、剧烈头痛、心绞痛和高血压性虚脱。

（三）血药浓度参考值

1. 有效血药浓度　7~20 mg/L。

2. 中毒浓度　>20 mg/L。

（四）临床意义

1. 血药浓度增高　多见于同时服用其他药物时，如：甲氰咪呱、β-阻滞剂、红霉素、白霉素等抗生素时，可使茶碱的半衰期延长，致血药浓度增高。

2. 血药浓度降低　应用硝苯吡啶、复方新诺明等药物可干扰氨茶碱的测定，使测定值降低。

另外,氨茶碱和地塞米松或氢化可的松合用治疗支气管哮喘时,其有效血药浓度与皮质激素的依赖性不可忽视。在分析判断血药浓度测定值时,应特别重视药物的相互影响作用。

3. 毒性反应判断　氨茶碱毒性反应绝大多数发生在血药浓度>20 mg/L 时,极少数也可在血药浓度<15 mg/L 时就有中毒表现。

八、普萘洛尔

(一)概述

普萘洛尔(Propranolol) 又称心得安(Inderal),系芳烃丙胺衍生物,是肾上腺素 β-受体阻滞剂,相对分子质量259.34 D。由于该药个体差异较大,同一剂量在不同个体的血药浓度可相差 25 倍以上,且有部分病人血药浓度已达有效范围,甚至超出有效范围,但临床治疗仍然无效,加上心得安的中毒浓度亦因个体有异,故临床有必要通过 TDM 来制定合理的个体化给药方案。另外,普萘洛尔除有 β-受体阻滞作用外,对有些疾病如偏头痛的治疗作用机制尚未完全明了,也须进行血药浓度的监测,对其药效学作深入的研究。

(二)毒副反应

1. 一般反应　可出现眩晕、嗜睡、恶心、呕吐、腹泻、头痛、低血压、低血糖症等。

2. 严重反应　心动过缓性心律不齐、急性肺水肿、急性心功能衰竭等。由于个体差异等因素,上述不良反应可以在治疗早期小剂量时发生。

(三)血药浓度参考值

有效血药浓度　192.80～386 nmol/L(50～100 ng/mL)。

(四)临床意义

1. 防止毒副反应　由于普萘洛尔的毒副反应与血药浓度无固定范围,有些患者血药浓度仅为 77.12～192.80 nmol/L 时,临床治疗无效,但已出现不良反应;而有的病人其血药浓度已达 386 nmol/L 时却无不良反应;然而,在这一浓度时也可导致曾被控制的心律失常再次复发。由此可见,在治疗中监测普萘洛尔血药浓度,对及时调整用药剂量或改用他药,以及防止毒副反应等都有重要的临床意义。

2. 药物半衰期的变化　普萘洛尔在体内的半衰期在不同状态下也有较大的差异,正常人口服给药其半衰期为 2.8～5.7 h;长期服药者为 3.5～5 h;而慢性肝病者则长达 10～23 h;老年病人和心功能差者,可因心排出量降低导致清除率下降,使血药浓度增高,可达常人的 2 倍。

（五）注意事项

1. 待测样品的贮存　在待测样品的贮存过程中，应特别注意血样的稳定性问题，当血样在−20℃保存 3 个月以上，血样中的药物成分可被分解 4.5%。

2. 结果判断　应注意年龄、药物相互作用、吸烟等因素对血药浓度的影响：一般老年人血药浓度较高，吸烟者较低；巴比妥类、氯丙嗪等药物可使心得安的代谢加快或减弱，导致血药浓度的变化。

九、庆大霉素

（一）概述

庆大霉素（Gentamicin，GTM）系氨基糖甙类抗生素，对革兰氏阴性杆菌和革兰氏阳性球菌有较强的抗菌作用，其血药浓度与临床疗效有密切关系，与毒副反应也有内在联系。许多文献报道，GTM 血药浓度如低于 4 mg/L，抗感染疗效甚差；而高于 12 mg/L 时易发生耳毒性反应和可逆性肾毒性反应。因此，在临床治疗中监测 GTM 血药浓度，对于提高疗效，预防毒副反应的发生具有重要价值。

（二）毒副反应

由于 GTM 在内耳的消除缓慢，其体内分布量以肾脏最高，故主要表现为耳毒性反应和肾毒性反应。前者的发生率大多数报道为 2% 左右，后者则较高，可达5%～10%，甚至>10%。

其他不良反应有过敏皮疹、发热等。偶致神经肌肉麻痹，在重症肌无力患者中易发生，严重时可致呼吸停止。

（三）血药浓度参考值

1. 有效血药浓度 4～8 mg/L；

2. 尿药浓度　明显高于血药浓度，约为血药浓度的 25～100 倍；

3. 中毒浓度　>12 mg/L。

（四）临床意义

1. 防止毒副反应　监测 GTM 血药浓度对于老年人、幼儿、肾功能不全等患者，尤其对连续大剂量给药的患者有重要意义。GTM 随给药时间的延长，其积蓄在肾实质内的浓度将不断增高，导致肾小管坏死，肾小球损害，此时，患者将出现肾小管功能降低，尿酶、β_2-微球蛋白显著增高。

2. 调整用药剂量　监测 GTM 血药浓度对临床用药具有指导作用，特别对临床疗效不佳者，应依据患者的血药浓度及时提出调整用药剂量或改用其他抗生素的建议。

（五）注意事项

应特别注意，GTM 对肾皮质有特殊的亲和力，肾皮质内的药物浓度可远远超过血药浓度。文献报道,肾内药物浓度可以是血药浓度的 10～50 倍,半衰期可长达 112～693 h。因此,在诊断是否有肾毒性反应时,还应结合其他检查如血、尿 β_2-微球蛋白等检测进行综合分析。

十、丁胺卡那霉素

(一) 概述

丁胺卡那霉素(Amikacin,BBK8,AMK)与 GTM 同属氨基糖甙类抗生素。是卡那霉素的半合成衍生物,其抗菌谱和毒副反应与 GTM、卡那霉素等基本相似。但由于该药受细菌产生的氨基糖苷类钝化酶(Aminoglycoside-modified enzymes)的影响最小,所以抗菌作用较 GTM 更强。AMK 的毒副反应与 GTM 基本相同,故长期大剂量治疗的患者应进行血药浓度监测。

该药的半衰期在一室模型时正常人为 0.8～5.6 h,新生儿为 3～6 h;二室模型慢速相消除显著减慢,半衰期可长达 30 h,肾功能不全者可达 80 h。

(二) 毒副反应

1. 耳毒性反应　发生率约在 3%～7.4%。与 GTM 不同的主要表现为高频区(2 000～8 000 Hz)听觉受损,很少累及前庭器官,通常不良反应在持续用药 10 d 后发生,少数病人可在持续用药 5 d 后出现。

2. 肾毒性反应　发生率约 4%～8.7%。以肾小管功能受损为主,严重时累及肾小球滤过功能。

(三) 血药浓度参考值

1. 有效血药浓度　15～25 mg/L;AMK 对绝大多数革兰氏阴性杆菌的最小抑菌浓度(MIC)为 1～16 mg/L。

2. 中毒浓度　>30 mg/L。

(四) 临床意义

AMK 肾毒性反应发生率虽较 GTM 为低,但也不可忽视,因为 AMK 与 GTM 同样对肾脏有很强的亲和力,其代谢速率受制于肾功能状况。发生肾毒性反应者中有 60% 的病人可因肾毒性发展未能有效控制感染而死亡。故在治疗中监测 AMK 血药浓度对安全用药,提高疗效,防止毒副反应等具有重要意义。

监测 AMK 在不同体液内的浓度,有助于了解药物的分布情况。AMK 血药浓度在 30 min 时最高,此时胆汁中药物浓度为血药浓度的 30%,6 h 达到 34%,1 h 胆汁药物浓度>血药浓度,因此,AMK 常用于胆囊炎的治疗。

(五) 注意事项

当采用免疫法检测 AMK 时,应注意到患者的用药情况,因为 AMK 抗血清可以有效检测卡那霉素。

十一、阿托品

(一)概述

阿托品(Atropine)是从颠茄、曼陀罗等植物中提取的左旋莨菪碱,经化学处理得到较稳定的消旋莨菪碱,相对分子质量为 694.84 D,系 M 胆碱受体阻断药。阿托品的毒副作用与用量有关,严重者可致死。故在临床上很需要一种能快速、简便、灵敏地检测阿托品的血药浓度的方法,目前有多种方法可以满足这一需求。

(二)毒副反应

1. 一般反应　常可见口鼻发干、瞳孔轻微散大、心律减慢等轻度反应;随着用量的增加,除上述反应加重,并可出现心悸、语言不清、视物模糊、头痛、吞咽困难、心率快而弱等较重反应。

2. 中毒反应　如出现严重的中枢兴奋现象,呼吸急促幅度加深则预示有中毒反应,进一步加重将由兴奋转为抑制,导致昏迷,呼吸麻痹而死亡。

(三)血药浓度参考值

阿托品的有效血药浓度迄今为止尚无定论。文献报道阿托品最低致死量在成人约 80~130 mg,儿童约为 10 mg。

(四)临床意义

监测阿托品血药浓度,对于深入研究阿托品的药代动力学和药效学有重要作用。由于阿托品有效血药浓度目前尚无确切的范围,因此监测阿托品血药浓度,可以进一步了解阿托品的用药剂量与血药浓度,以及血药浓度与疗效、不良反应、中毒反应之间的关系,以指导临床用药。

(五)注意事项

阿托品在肠道吸收迅速,服药后 1 h 即达峰效,但血药消除也快,8 h 血样测定不能准确反映真实血药浓度。故需在 24 h 内选择适当时间多次取样。

十二、吗啡

(一)概述

吗啡(Morphine)是罂粟科植物果浆干燥物阿片(Opium)的主要生物碱,从化学结构上分属于菲类,相对分子质量 375.85 D。吗啡在临床上常作为镇痛、镇咳药物。作为毒品,吗啡是海洛因(Heroin),化学名为二乙酰吗啡(Diacetylmorphine)的代谢产物。由于治疗量吗啡便可引起毒性反应,并且容易成瘾,加上目前社会上死灰复燃的吸毒问题,因此,无论是在临床治疗中还是在检毒戒毒等方面,都非常需要一种简便、快速、灵敏的方法来检测体液中的吗啡浓度。

国外早在 1970 年就已采用 RIA 法检测吗啡浓度。我国也早已成功研制出检测尿液中吗啡浓度的 RIA 药盒和尿液中吗啡浓度的固相法 RIA 药盒。

（二）毒副反应

1. 消化系统反应　常规用药时可出现恶心、呕吐、便秘、胆绞痛等副作用。

2. 呼吸系统反应　吗啡对呼吸中枢有抑制作用，有时在治疗量时即可引起呼吸频率减慢，随药量增加，抑制状态加重。急性中毒时可减慢至 $3\sim4$ 次/min。

3. 心血管系统反应　心率减慢、体位性低血压等。中毒时血压降至休克状态。

4. 成瘾及中毒反应　连续多次使用吗啡易成瘾，导致"强迫性觅药行为"，则后果极其严重。在急性中毒时主要表现为昏迷、瞳孔极度缩小。当严重缺氧时，将出现瞳孔散大。呼吸麻痹是中毒死亡的主要因素。

（三）血药浓度参考值

1. 有效血药浓度　$17.29\ \mu mol/L(6.5\ \mu g/mL)$；

2. 尿液药物浓度　$0\sim6.65\ \mu mol/L(0\sim2.5\ \mu g/mL)$；

3. 中毒浓度　尚无确切的血药浓度数值。

（四）临床意义

吗啡在成人的中毒剂量为 100 mg，致死量为 250 mg，麻醉用量为 $50\sim150$ mg。中毒量与治疗量相似。在检毒中发现，凡吸食阿片类毒品者，其尿液中吗啡含量明显高于正常。即使一次吸毒，超过十天后也可准确测出。RIA 法检测尿液吗啡浓度主要针对吸食阿片类毒品者。

在临床治疗中监测吗啡血药浓度，对于确保安全用药，防止毒副反应，以及深入研究用药剂量与血药浓度的关系等方面均有重要的临床意义。

十三、氨甲喋呤

（一）概述

氨甲喋呤（Methotrexate，Amethopterin，MTX）也称甲氨喋呤，其化学结构与叶酸相似，相对分子质量 454.45 D。MTX 是抗恶性肿瘤药物。临床治疗中需要较高的血药浓度才能奏效，然而，持续较高血药浓度易产生毒副反应。因此，在临床治疗中很有必要监测 MTX 血药浓度，借以提高疗效，保障用药安全。

（二）毒副反应

MTX 引起的不良反应以消化系统损害为主，较常见的有口腔溃疡、呕吐、腹泻、谷丙转氨酶（ALT）增高等，严重时可发生广泛性消化道出血而致死。其他不良反应如骨髓抑制引起白细胞减少，甚至全血象下降。大剂量用药可致肾功能损害。

（三）血药浓度参考值

目前，对 MTX 的有效血药浓度范围尚无统一认识。文献报道，MTX 血药浓度持续时间与毒性反应有关,并提出了与时间相关的安全血药浓度范围:24 h MTX 血药浓度应<4×10^{-5} mol/L;48 h<5×10^{-7} mol/L;72 h<5×10^{-8} mol/L 为安全范围。如持续 48 h>10^{-6} mol/L,所致毒性反应常不可逆。也有的报道小于上述范围。另有作者报道了 MTX 的中毒浓度为 22 μmol/L(10 μg/mL)。

(四) 临床意义

MTX 血药浓度与消化道吸收速率和吸收量密切相关,而消化道对 MTX 的吸收速率和吸收量有显著的剂量依赖性,可随用药剂量的大小发生不规则变化,小剂量时吸收迅速完全,大剂量时则缓慢而不完全,故其血药浓度有较大的个体差异,在浆膜腔积液中药物浓度较高,半衰期延长。上述情况都是 MTX 易产生毒副反应的因素。因此,在用药过程中,进行及时的血药浓度监测,对临床安全用药具有指导意义。

在抗癌治疗中,化疗是重要的治疗手段。目前,国际上针对一般单一化疗对疾病虽有一定疗效,但缓解期较短的问题,提倡联合化疗更为有效;但化疗药物对机体均有不同程度的毒副作用,联合化疗的毒性将更大。因此,对恶性肿瘤的化疗药物进行血药浓度监测,对指导治疗有着重要的临床意义。

十四、环孢菌素

(一) 概述

环孢菌素(Cyclosporin A,CSA 或 CYA)系多孢木霉菌(Trichoderma polysporum)和柱孢霉菌(Cylindrocapon Lucidium)产生的脂溶性环状十一肽,是一种新型的免疫抑制剂。相对分子质量 1 203 D。由于口服 CYA 后患者的血药浓度有很大差异,其毒性反应以肝、肾等重要脏器为主,故临床治疗中经常监测血药浓度和肝肾功能。

(二) 毒副反应

CYA 的不良反应以肾毒性为主,配伍用氨基糖甙类抗生素和两性霉素 B 等可加重肾毒性反应。另外可致胆汁瘀积、高胆红素血症、转氨酶增高、男性乳房增生等。近来有作者报道 CYA 可能侵袭骨骼肌。在常规用药 5~25 个月可出现肌痛和肌无力。不良反应多与用药剂量过大有关。

(三) 血药浓度参考值

1. 有效血药浓度 检测方法和被测标本不同,其药物浓度也不同。

全血:66.4~83 μmol/L(80~100 μg/mL);

8.3~24.9 μmol/L(10~30 μg/mL)(HPLC);

血清:8.3~33.2 μmol/L(10~40 μg/mL);

2. 中毒浓度 >33.2 μmol/L(>40 μg/mL)。

（四）临床意义

由于 CYA 口服后吸收缓慢且不完全，其生物利用差异极大，导致血药浓度也有很大差异。实验证明，不同个体给予相同剂量其血药浓度可相差数倍。因此，在临床治疗中定期监测 CYA 血药浓度，对于提高器官移植的成功率以及防止毒副反应等具有重要的意义。

CYA 的临床应用已超出器官移植的范畴，在自身免疫性疾病（如类风湿性关节炎、肾病综合征、银屑病等）和血液系统疾病（如再生障碍性贫血、自身免疫溶血性贫血等）的治疗中也得到了较为普遍的应用。监测 CYA 血药浓度，对于深入研究该药在上述疾病治疗中的作用机制有重要意义。

第二十章 ^{13}C-呼气试验

^{13}C是一种非放射性同位素，在自然界中占0.2%。^{13}C-呼气试验的原理是：将稳定性核素^{13}C标记的底物引入体内（主要方式为口服），使该物质被特定病原微生物或体内特定器官的特定酶分解成^{13}CO$_2$并由肺呼出体外，采用^{13}C-红外光谱仪或呼气质谱仪测定呼出气体中的^{13}CO$_2$/^{12}CO$_2$比值，可确定体内某个酶的活性，从而反映体内某个代谢环节或生理过程是否异常。^{13}C-呼气试验是在现代生物医学、生物工程学、原子物理学、分析化学等多学科综合发展基础上产生的一种独特的检测方法。在我国正式进入临床是在20世纪90年代初，随后发展较为迅速，目前^{13}C-呼气试验主要用于检测胃幽门螺杆菌、肝细胞代谢功能、胃排空功能以及胰腺外分泌功能等。随着呼气样品及检测方法的改善，^{13}C-呼气试验的前景将更为广阔。

第一节 ^{13}C-呼气试验检测幽门螺杆菌感染

一、概述

目前已证实幽门螺杆菌（Helicobacter Pylori，HP）感染与胃腺癌、胃黏膜相关性淋巴瘤有着密切的联系，其中80%的胃溃疡都伴有幽门螺杆菌感染。世界卫生组织已把幽门螺杆菌列为第一类致癌因子，并明确为胃癌的危险因子。幽门螺杆菌感染所具有的传染性、致癌性、普遍性和隐蔽性，对人类健康构成严重的威胁。我国人群感染率约为40%～60%，其中儿童的感染率最高，因此早期诊断幽门螺杆菌感染十分重要和必要。以往胃镜检查取黏膜做组织病理学检查和幽门螺杆菌培养是公认的检测幽门螺杆菌的金标准。但由于幽门螺杆菌在胃内分布不均匀，使得"点活检"检测法的准确性受取材、试剂、实验条件等因素的影响。^{13}C-尿素呼气试验检测试剂可在胃内均匀分布，因此结果不受细菌点状分布的影响，具有较高的准确性，加之特异、无创伤、无放射性损伤等特点而受到临床广泛欢迎。目前^{13}C-尿素呼气试验被公认为胃部幽门螺杆菌感染诊断的金标准。^{13}C-尿素呼气试验已经用于幽门螺杆菌流行病学研究,幽门螺杆菌治疗后复查并逐渐成为对特殊群体筛查的有效手段。

二、^{13}C-尿素呼气试验

(一) ^{13}C-尿素呼气试验(^{13}C-urea breath test,^{13}C-UBT)原理

将稳定的同位素^{13}C标记尿素的药丸口服进入体内,由于幽门螺杆菌细菌内含有大量的尿素分解酶,当它在胃内遇到吞下的^{13}C-尿素,就会把它分解成$^{13}CO_2$,$^{13}CO_2$经胃肠道吸收再经血液循环到达肺后随呼气排出。因此只要收集呼出的气体,测定其中的^{13}C标记的$^{13}CO_2$,就可准确地证明有无幽门螺杆菌感染。正常人没有幽门螺杆菌,^{13}C-尿素不分解,^{13}C-尿素经泌尿系统排出,呼出的气体中就没有$^{13}CO_2$。^{13}C-尿素呼气试验原理的方程式如下:

$$NH_2 - {}^{13}CO - NH_2 + H_2O \rightarrow NH_3 + NH_2 - {}^{13}CO - OH$$

尿素　　　　　　　　　　　氨　　　氨基甲酸酯

$$NH_2 - {}^{13}CO - OH + H_2O \rightarrow NH_3 + H_2{}^{13}CO_3$$

氨基甲酸酯　　　　　　　　氨　　碳酸

$$H_2{}^{13}CO_3 \rightarrow {}^{13}CO_2 + H_2O$$

碳酸　　　(气体)

$$NH_3 + H_2O \rightarrow OH^- + NH_4^+$$

氨

(二) 同位素质谱仪计算方法

通常采用 δ‰ 来表示测定的结果,称为千分差值,一个 Delta 为相差千分之一。其计算公式为:

$$\delta\text{‰} = \frac{{}^{13}C\text{测定样品的同位素丰度} - {}^{13}C\text{参比样品的同位素丰度}}{{}^{13}C\text{参比样品的同位素丰度}} \times 1\,000$$

(三) 呼气试验的阳性标准

1. 测定结果:超基准值 (Delta Over Baseline,DOB)。
2. 诊断标准:幽门螺杆菌诊断阳性:DOB 值>4.4,
　　　　　　 幽门螺杆菌诊断阴性:DOB 值<3.6。

三、幽门螺杆菌检测方法学比较

目前,用于幽门螺杆菌感染的检测方法较多,常用的检测方法有侵入性检查和非侵入性检查。侵入性检查包括快速尿素酶试验(rapid urease test,RUT)及病理组织学检查;非侵入性检查包括血清学(CagA 抗体)、^{13}C-UBT 和^{14}C-UBT。上述 5 种检测

方法都具有较高的敏感性和特异性,与^{13}C-UBT试验比较,各有其优势和局限性。

(一)快速尿素酶试验(RUT)

RUT为一侵入性有创检测手段,且通过胃镜钳取黏膜还存在着交叉感染的可能。此外RUT法是基于幽门螺杆菌生产的尿素酶才能检测是否有幽门螺杆菌感染,若尿素酶的活性低,幽门螺杆菌数量少,或存在不产酶的幽门螺杆菌,加之幽门螺杆菌在胃内分布的不均匀、活检的局限性,均可引起假阴性。

(二)病理组织学检查

组织切片病理染色虽被视为"金标准",但也涉及侵入性、有创性与取材部位差异等问题导致假阳性或假阴性的可能。

(三)血清学检查

与侵入性检查相比,血清学检查具有快速简便、易于操作、重复性好的优点。但是,当幽门螺杆菌根除后,血清抗幽门螺杆菌IgG仍持续存在,约在6~8个月后转阴,故不太适合于药物疗效的监测。因此血清学检查适合于流行病学检查,也可以作为临床诊疗的初筛试验,但不适合于作为幽门螺杆菌治疗后根除率的考核依据。

(四)^{14}C-UBT试验

^{14}C-UBT的优点是试剂及分析仪器便宜,但由于^{14}C是一种半衰期长达5 000年的放射性同位素,对环境可造成放射性污染,虽然现在使用剂量很低,但仍禁用于儿童及孕妇,一般成年人也不宜反复使用。另外,开展该试验需要有核医学科和有处理放射性废物的许可证,因此在临床推广上受到一定的限制。

(五)^{13}C-UBT试验

1. ^{13}C-UBT试验的优点 ^{13}C是一种稳定性同位素,无放射性污染。^{13}C-UBT可在病人检测中重复使用,在儿童及孕妇中应用也安全。^{13}C-尿素在胃中均匀分布,其与胃黏膜的接触更为广泛,能更全面反映整个胃黏膜幽门螺杆菌感染情况,因此^{13}C呼气试验诊断幽门螺杆菌具有无需胃镜、无需抽血、无交叉感染、无痛苦、无损伤和操作方便等优点。尿素是人体内正常的代谢产物,此项试验对人体无任何副作用。^{13}C无放射性,对环境无影响,不仅适用于成人,也适用于孕妇、乳母和婴幼儿,并可在短期内多次重复检查,且对胃炎、胃溃疡和十二指肠溃疡的病因诊断,药物治疗的疗效观察具有很好的临床应用价值。

2. ^{13}C-UBT试验的局限性 ^{13}C-尿素呼气试验检测幽门螺杆菌也存在一定的影响因素:

(1)药物:抑酸药、胃黏膜保护剂、抗生素,特别是质子泵抑制剂等可导致假阴性结果的出现,需停药4 d后检测。

(2)食物:^{13}C为稳定性天然核素,它在玉米、米粉、甘蔗和竹笋等作物中含量较高。因此,测试前禁食以免导致假阳性产生。

总之,采用^{13}C-UBT试验检测幽门螺杆菌,具有无放射性、无创伤、先进、及时、灵敏、特异、快速、简便等特点,是目前国际公认的检测幽门螺杆菌及抗幽门螺杆菌药物疗效监测的金标准,值得在临床大力推广应用。

四、临床应用

（一）幽门螺杆菌感染的诊断

^{13}C-UBT试验检测幽门螺杆菌感染的阳性率可高达95％以上。本法既可用于诊断,也适用于根除治疗的监测,它易为患者接受,是理想的幽门螺杆菌感染检查方法。

（二）消化道疾病的辅助诊断和研究

目前,幽门螺杆菌已被公认为慢性胃炎、溃疡病、胃癌及胃相关性淋巴瘤的元凶之一。研究表明,幽门螺杆菌感染与消化道疾病有着密切的关系,如：慢性胃炎、消化性溃疡、胃癌、胃黏膜相关性淋巴样组织恶性淋巴瘤（MALT）、胃食管反流病等疾病,^{13}C-UBT试验都有阳性表现。

（三）幽门螺杆菌感染的普查

幽门螺杆菌感染广泛流行于全世界。在不同国家、不同地区的感染率不完全一样。这种差异与卫生状况、社会经济和教育程度不同有关。一般说来第三世界国家人群的感染率高于发达国家人群。某些发展中国家感染率可高达80％以上,在发达国家感染率也在40％～50％以上。在不同年龄组感染率也不一样,在美国,每增加1岁,感染率增加1％～2％。

在我国一些地区,儿童幽门螺杆菌感染率也较高,可达到60％以上。由此可见,高度重视儿童和青少年早期的消化道不适症状,采用呼气实验有助于早期明确诊断,并给予及时合理的治疗,是预防国人胃病发生的有效手段。

第二节　^{13}C-呼气试验检测肝细胞功能

一、概述

肝脏具有合成、代谢、转运及排泄等多种功能,在临床上对于肝功能的评价多依赖于肝功能生化检测指标（如凝血酶原时间、转氨酶、胆红素、血清白蛋白、碱性磷酸酶等）,可这些生化检测指标只能提供肝脏是否受损的信息,而不能反映出肝脏的总体贮备功能,也无法对各种并发症做出判断或预测。在此情况下,一种评估肝脏总体贮备功能的检测手段——^{13}C-呼气试验应运而生。用经过^{13}C标记的底物来评估肝脏功能的研究始于20世纪70年代,该方法具有无需反复抽血、安全、易操作、重复性较好、受药物干扰或循环异常影响较小等特点。在检测肝功能的^{13}C-呼气试验中,根据细胞或亚细胞定位的不同,选择不同^{13}C标记的底物,可在细胞器水平及酶与蛋白质水平反映肝细胞存活状态、肝细胞功能、整体肝细胞贮备情况和残存肝细胞的代偿或失代偿水平。肝功能检测的^{13}C-呼气试验虽有^{13}C-美沙西汀呼气试验、^{13}C-半乳糖呼气试验、^{13}C-酪氨酸呼气试验、^{13}C-苯丙氨酸呼气试验等多种方法,但临床研究及应用较多的为^{13}C-美沙西汀呼气试验。

二、^{13}C-美沙西汀呼气试验

(一)^{13}C-美沙西汀呼气试验(^{13}C-methacetin breath test,^{13}C-MBT)的原理

肝脏对药物及毒物的生物转化功能是在加单氧酶(Monooxygenase)的作用下完成的。美沙西汀(乙酰对甲氧基苯胺)是一种非那西汀的衍生物,在肝微粒体酶系(加单氧酶)的作用下,可以很快地氧化脱甲基化,产生其代谢的最终产物^{13}CO$_2$,由肺呼出。美沙西汀的氧化脱甲基化速度可以准确地反映试验当时单加氧酶系的功能,其结果可以通过^{13}C-美沙西汀呼气试验测定,达到在细胞器水平及酶分子学水平检测肝细胞功能,包括肝细胞结构、数量、细胞状态、功能及代偿情况。

(二)^{13}C-美沙西汀呼气试验的方法

隔夜空腹时,以茶水送服75 mg^{13}C-美沙西汀,分别收集服药前、服药后10 min、20 min、30 min、40 min、50 min、60 min、80 min、100 min、120 min的气体100 mL送检。用红外线能谱分析仪(IRIS)测定其中^{13}CO$_2$含量,再根据每个患者的身高、体重、体表面积和^{13}CO$_2$排出量,计算出DOB值(^{13}CO$_2$丰度,即呼出气体中的^{13}CO$_2$的含量)、代谢速率值(MV,即在某一时刻^{13}CO$_2$的呼出速率,单位为Dose/h)、累积丰度值(Cum. Dose,即在某一时刻前累积呼出^{13}CO$_2$的丰度总和,单位为%),S值(即Ω/峰值),上述参数经归一化处理后推导出新参数,绘制相应曲线。

三、^{13}C-美沙西汀呼气试验的优势及局限性

(一)^{13}C-美沙西汀呼气试验的优势

^{13}C-美沙西汀呼气试验较传统肝功能检查方法具有许多优势:

1. 实时性 传统肝功能检查不能反映肝脏细胞检测当时的状况,而^{13}C肝细胞功能检测能够得到实时的、对肝细胞功能量化分级的数字指标;

2. 早期诊断 在传统肝功能生化指标尚无变化的早期,^{13}C呼气试验即可检

测到肝细胞代谢动力曲线在代谢速率、累积代谢量等方面的细微变化,并在数字化分级的基础上发现早期肝细胞病变;

3. 精确性或重复性 ^{13}C 呼气试验可精确至万分级水平,而传统生化指标的精确性或重复性为十分级或百分级水平,两者相差悬殊;

4. 安全无痛苦 因为^{13}C没有放射性,可以应用于孕妇及儿童的肝功能检测;在整个检查过程中,患者只要吹几口气即可,故本法完全无痛苦。当患者经过一段时间的治疗之后,可以再次重复该试验,了解肝功能变化情况。此外,本法对于一般情况差,甚至是昏迷的病人尤为适用。

(二)^{13}C-美沙西汀呼气试验的局限性

^{13}C 标记的美沙西汀呼气试验包括多个环节,从摄取、胃排空、吸收、转移至肝脏、肝脏代谢、产生$^{13}CO_2$到呼出,一旦其中任一环节受到内源或外源性因素干扰,呼气试验的结果将会受到影响。例如基础代谢率和休息代谢率,苯巴比妥等酶诱导剂的使用,胃肠道功能的变化都会干扰呼气试验的准确性。在高龄的老年患者中,由于血管抵抗能力增加,可引起健康老年人呼气试验的$^{13}CO_2$的丰度明显下降,影响试验的准确性。

随着^{13}C-美沙西汀呼气试验的不断运用,使临床上对肝脏疾病的诊断变得更简便。目前对于不同分级的肝硬化患者,^{13}C-美沙西汀呼气可以成为衡量肝硬化严重程度、判断预后的指标之一。随着肝移植的不断进展,呼气试验也可以用于肝移植的疗效观察。同时因为^{13}C-美沙西汀呼气试验是一项无毒、无创伤、无痛苦、高特异性和高灵敏性的试验,操作简单方便,也可以运用于常规体检,提高肝脏疾病的早期诊断率。

四、临床应用

(一)慢性肝病及肝硬化

在慢性肝病患者中,呼气试验是一项可信的反映肝细胞功能的量化指标,其通过对细胞色素 P450 的功能检测来数字化地反映肝功能情况。研究表明在肝硬化病人中^{13}C-美沙西汀呼气试验的结果与 Child-Pugh 分级密切相关。

(二)肝移植前后

对于终末期肝病,尤其是肝移植前后,^{13}C-美沙西汀呼气试验是一项简单、方便、无毒、非侵入性的肝脏功能检查方法,具有较高的实用价值。有文章报道,将肝移植前和肝移植后 6 个月的^{13}C-美沙西汀呼气试验结果进行比较,45 min 的累积丰度由移植前的$(3.3\pm1.6)\%$提高至$(17.0\pm5.2)\%$。无论是在早期还是晚期,对于肝移植患者来说,^{13}C-美沙西汀呼气试验是评价肝功能的有效手段。呼气试验的操作简单，即便是昏迷的病人，借助特殊的面罩也可以进行该项检查，可适用于移植前终末期肝病的患者。

（三）脂肪肝

脂肪肝在早期临床症状不明显，缺乏特异性。生化检查及超声诊断虽可以在一定程度上有助于脂肪肝的早期诊断，但不能定量地反映肝细胞的功能情况。有研究发现，呼气试验各参数的改变与脂肪肝的病变程度是相关的。因此，^{13}C-美沙西汀呼气试验作为无创、实时、定量地反映肝细胞功能的检测方法，对于脂肪肝的临床诊断也具有一定意义，可用以评价非酒精性脂肪肝的病变程度。

（四）婴儿肝功能异常

由于^{13}C是自然存在的稳定性同位素，无任何的放射性，对人体几乎没有丝毫伤害。与那些需抽血进行的各种生化检查相比较，^{13}C肝细胞功能呼气试验不但无创，且简单、方便、无痛苦，可适用于婴儿的肝功能评定。Iwasaki 等报道在谷草转氨酶升高的婴儿中，^{13}C-美沙西汀的代谢速率曲线的高峰与正常婴儿相比明显推迟。

第三节　^{13}C-呼气试验检测胃排空功能

一、概述

胃排空功能是反映胃动力学改变的主要指标，目前临床上判断胃排空功能尚有一定难度，主要受限于缺乏理想的评估方法。核素显像法是检测胃排空的"金标准"，但对设备要求高，价格昂贵，放射性污染大，患者因担心过多辐射而不易接受。

^{13}C-辛酸呼气试验（^{13}C-octanoic acid breath test，^{13}C-OBT）和^{13}C-醋酸呼气试验是近年发展的判断胃排空功能的新方法。尽管^{13}C-呼气试验是间接检测法，但由于胃轻瘫以固体排空延迟为主，且^{13}C-辛酸呼气试验具有应用方便、安全性高、无放射性污染、容易被接受等优势，尤其适用于老年、儿童、孕妇等特殊人群。

^{13}C-辛酸和^{13}C-醋酸的呼气试验能分别测量胃固体和液体的排空。^{13}C-辛酸和^{13}C-醋酸在胃中通过而不进行消化吸收，但在小肠非常容易被吸收，并且不需要酶的参与，吸收后的^{13}C-辛酸、^{13}C-醋酸的最终代谢产生^{13}CO$_2$。运用半排时间、滞留时间及排空系数比较^{13}C-辛酸呼气试验与核素闪烁成像法的测量结果，发现两者之间存在很好的相关性，从而^{13}C-辛酸呼气试验经常被用于研究各种疾病状况下的胃排空以及药物对胃排空的影响。

二、^{13}C-辛酸呼气试验原理和方法

（一）原理

以稳定性核素^{13}C标记辛酸作为示踪剂,示踪剂在胃内不吸收,在食物混合研磨期间稳定保留在固体阶段,当到达十二指肠时^{13}C-辛酸则迅速被小肠黏膜吸收,在肝脏迅速完全氧化为$^{13}CO_2$,$^{13}CO_2$则经血液循环至肺,随呼吸呼出,用同位素比值质谱仪分析各时间点^{13}C含量计算胃排空时间。该过程中固体食物在胃内排空为限速步骤。因而该法具有无创、无放射性、操作简便、易被患者接受等优点,尤其适用于老年、儿童、孕妇等特殊人群。

（二）方法

1. 患者进食试验餐后4 h内限制在病房活动,前2 h每15 min收集样品一次,后2 h每30 min收集1次,高精度红外同位素能谱仪分析检测,计算患者胃半排空时间(half-emptying time,$T_{\frac{1}{2}}$)、延迟相时间(Lag phase time,Tlag),$T_{\frac{1}{2}}$>150 min为胃排空延迟。

2. 生化指标、体重指数(BMI)、症状得分:检测患者空腹血糖(FBG)、餐后血糖(PBG),血糖采用氧化酶法;检测糖化血红蛋白(HbA1c),HbA1c检测采用化学法;BMI=体重(kg)/(身高×身高)(m^2);症状得分用0～4分评估法,症状包括早饱、餐后腹胀、恶心、呕吐。

三、临床应用

临床上许多胃病患者做胃镜检查并无异常,其胃部不适症状是因胃动力下降、胃排空延迟所致,^{13}C胃排空试验是这类患者的最佳选择。同时,该试验还可用于胃动力药物疗效的观察及延缓胃排空药物副作用的检查、胃部手术后胃动力恢复程度的观察、通过了解糖尿病胃轻瘫患者的胃排空延迟程度以调整外源给予的胰岛素或口服降糖药物的用药时间及用量等。

第四节　^{13}C-呼气试验检测胰腺外分泌功能

一、概述

胰腺外分泌功能检测是从生理角度研究和诊断胰腺疾病的方法,历来是临床和科研的一个难题。目前检查胰腺外分泌功能的金指标是十二指肠插管法,此方

法为侵害性检查法,操作复杂,病人痛苦,难以普及。近年来,胰腺外分泌功能检测方法不断创新发展,特别是^{13}C呼气试验的出现,为胰腺疾病的诊断提供了新的途径。

胰淀粉酶、胰脂肪酶、糜蛋白酶是胰腺分泌的消化酶,其活性高低代表着胰腺的外分泌功能。^{13}C标记的淀粉和脂类呼气试验常被用以定量评估慢性胰腺炎和胆囊纤维化时胰腺外分泌功能的损害,它较之十二指肠插管检查安全、无痛苦,对影像学诊断是一项很好的补充。临床常用^{13}C-甘油三酯,^{13}C-淀粉,^{13}C-蛋白质作为底物进行胰腺外分泌功能检测。十二指肠的糜蛋白酶量与卵白蛋白呼气试验呈很好的相关性,但是,该结果也受到胃酸降低等因素的影响;^{13}C-淀粉呼气试验时胰淀粉酶分泌量与^{13}C回收百分率之间存在很好的相关性,然而,^{13}C-淀粉呼气试验结果所受影响较大,有时它与其他胰腺功能参数存在差异;^{13}C-甘油三酯呼气试验常被用于研究各种疾病状况下的胰腺外分泌功能检测。

二、^{13}C-甘油三酯呼气试验原理

用^{13}C标记的甘油三酯口服后,在肠腔内被胰脂肪酶水解生成脂肪酸和甘油酯,它是脂肪吸收的限速步骤,在小肠吸收后的脂肪酸最后氧化生成^{13}CO$_2$,由肺呼出,用同位素比值质谱仪分析各时间点^{13}C含量。^{13}C-甘油三酯包括^{13}C-混合甘油三酯(Mixed triglyceride breath test,MTG)、^{13}C-三油酸甘油酯和^{13}C-三辛酸甘油酯等。其中,^{13}C-MTG呼气试验较其他甘油三酯优势突出,研究最多。^{13}C-MTG的1,3位碳上的硬脂酸分子被脂酶水解后,2位碳上带有^{13}C-辛酸的甘油酯被吸收,最后氧化生成^{13}CO$_2$,胰腺外分泌功能降低将导致^{13}CO$_2$回收量降低。

三、^{13}C-甘油三酯呼气试验的方法

患者进食试验餐后7 h内限制在病房活动,试验餐含有大约20 g的脂肪。患者的基本呼吸水平在餐前通过特定的呼吸袋收集测定,餐后呼吸水平于餐后每1 h收集一次,共收集7次。气体同位素比值质谱仪(Isotope ratio mass spectrometer,IRMS)测量气体中^{13}CO$_2$的含量,计算出DOB值,根据单位时间的CO$_2$产量得到单位时间^{13}C剂量回收率PDR(Percentage dose recovered)和累计PDR(Cumulative percent dose recovered),用于反映胰腺外分泌功能的基本情况。

四、^{13}C-甘油三酯呼气试验的临床应用

将^{13}C-MTG呼气试验结果与插管法(金标准,此法为侵害性方法)相比,其对胰脂酶活性改变的检测灵敏度、特异性分别为89％和81％。孙大裕等运用^{13}C-Hiolein 脂肪酸呼气试验评估胰腺的外分泌功能,其结果显示:^{13}C-Hiolein 脂肪酸呼气试验能有效地检测胰腺外分泌功能,通过补充胰酶后的呼气试验可更准确地诊断有脂肪泻的慢性胰腺炎患者。John 等用^{13}C-三油酸甘油酯分别检测肝脏疾病、肠黏膜疾病和胰腺分泌缺陷者,结果粪便中排出^{13}C标记的底物增多,而^{13}C底物呼出减少,说明脂肪酸呼气试验与脂肪代谢中的胆汁乳化、胰脂酶分泌和肠黏膜完整性密切相关。在排除脂质代谢异常、肝脏和胆道疾病后,对胰腺外分泌功能相对特异。由于其无创、简单、安全的特点,尤其适合儿童胰腺功能的检测。目前,^{13}C-混合甘油三酯呼气试验已经应用于早期胰腺病变、囊性纤维化和脂肪泻的检测。

综上所述,^{13}C-甘油三酯呼气试验是一种安全、方便、灵敏、准确定量、非侵害的胰腺外分泌功能检测方法。其优点主要有:① 即时性,反映检验当时的胰腺外分泌功能。② 早期诊断,当胰腺外分泌功能出现轻度异常,就可检验出其变化。③ 生理状态检查。④ 无创,无放射性。⑤ 准确量化,适合手术前后的胰腺功能评估和胰酶补充治疗的疗效观察和剂量调整。其缺点是:价格昂贵、对仪器要求较高和缺乏标准化。随着呼气样品的采集和测量方法的改良,各种底物和质谱仪、红外线谱仪的商品化销售,呼气试验必将有广阔的前途。

第二十一章 微量元素测定的临床应用

第一节 概　　述

人体内目前可以测出的微量元素约有 70 种,微量元素是指浓度低于体重 0.01% 的无机物,其含量低于 1×10^{-9} kg/kg 体重,共占人体元素总量的 0.05%。微量元素被分成必需微量元素、可能必需微量元素和有潜在毒性的必需微量元素三大类。铁、锌、铜、碘、硒、钼、钴是目前国际上公认的维持正常生命活动所不可缺少的必需微量元素;锰、硅、镍、硼、矾为人体可能必需的微量元素;氟、铅、镉、汞、砷、铝、锡是有潜在毒性的微量元素,但低剂量时可能有必需功能。随着对微量元素深入研究,这样的分类可能有改变。大多数微量元素人体需要量极小,但不可缺少,需要量和中毒量之间范围很窄。微量元素在体内的分布很不均衡,不同元素或同一元素在不同的组织或器官、部位之间含量多少可以达到 2~10 个数量级差别。

微量元素具有与人体生命活动密切相关的重要生理功能,主要有:① 参与酶的构成和激活,其在上千种酶的生命活动中发挥作用,50%~70% 的酶需要有微量元素参与才能活化其功能;② 参与体内电子传递系统;③ 参与维生素、激素的合成;④ 参与调控体内自由基作用。微量元素在人体内含量极微,每日需要量也很少,但它们参与广泛的生化代谢过程,对维持生命活动起到十分重要的作用,微量元素摄入不足或过多都会影响人体健康,因此在饮食安排时,人类必须重视对微量元素的需求,尤其对不断生长发育中的儿童少年和进食量较少的老年人。本章仅涉及在人体中有生理功能的微量元素,即必需微量元素和缺乏这些微量元素相关的临床状态。

一、微量元素的生化和生理

(一) 微量元素激活的酶(见表 21-1)

表 21-1 微量元素激活的酶

酶	微量元素				
氨基肽酶	镁	锰			
醛氧化酶	铜	钼			
碱性磷酸酶	锌				
精氨酸酶	钙	镁	锰		
羟基肽酶 A	钴	铁	锰	镍	锌
羟基肽酶 B	钴	锌			
细胞色素 C 氧化酶	钴	铜			
烯醇化酶	铁	锰	锌		
二肽酶	钙	锰	镍		
葡萄糖激酶	钙	铬	镁	锰	锌
谷氨酸脱氢酶	锌				
乳酸脱氢酶	镍				
苹果酸脱氢酶	镍				
NADP 细胞色素还原酶	铁				
核苷磷酸化酶	锌				
琥珀酸脱氢酶	铁				
磷酸酶	钙	铜	铁	镁	镍	锌
Tyraminase	铜				
酪氨酸酶	铜				
尿酸酶	铜				
黄嘌呤氧化酶	铜	钼			

（二）微量元素相关的金属酶（见表 21-2）

表 21-2 微量元素相关的金属酶

金属酶	微量元素		
酒精脱氢酶	镍		
碳脱水酶	锌		
5′-脱碘酶	硒		
谷胱甘肽过氧化酶	硒		
超氧化物歧化酶	铜	锰	锌
蛋白激酶 C	锌		

二、适应证

如果临床症状和疾病表现可能提示潜在的全身性或特异性的必需微量元素的

缺乏,就应该测定一种或多种微量元素,而且血液中的微量元素浓度可能是肠道吸收不良的敏感指标。由于微量元素过量的发生率很低,所以,作为中毒测定不是微量元素测定的主要适应证。

三、临床意义(见表 21 - 3)

表 21 - 3 在血液中微量元素缺乏相关的疾病和状态

微量元素	疾病/状态
广泛微量元素	营养不良、吸收不良、强力利尿、中毒性肾病、腹泻、妊娠中晚期
铝	尚不清楚
铬	糖耐量下降
铁	小细胞性贫血、感染、肿瘤
氟	龋齿、骨质软化
碘	碘缺乏相关性甲状腺肿
钴	巨细胞性贫血
铜	低色素小细胞性贫血、W 病、M 综合征
镁	慢性酒精成瘾、肝硬化、急性膜腺炎、甲状旁腺机能亢进或减退、甲状腺功能亢进、高醛固酮血症、糖尿病酸中毒
锰	软骨和骨畸形、凝血酶原时间延长
钼	黄嘌呤氧化酶功能障碍、低尿酸血症
硒	生长迟缓、心肌病、克山病、成骨障碍、kascimBeck 病
锌	湿疹样皮炎、肠病性肢端皮炎、神经性皮炎、伤口愈合障碍、生长迟缓、易感染、风湿病、秃发、腹泻、性功能减退、地中海贫血

第二节　微量元素的测定方法

一、检测方法

近年来,已有很多方法用于测定微量元素,其中有些已成为临床实验室的常规方法。

(一) 常规检测方法

1. 光度测定法。

2. 原子吸收分光光度测定法 (AAS)。

3. 火焰发射分光光度测定法 (FES)。

4. 电感耦合等离子光学发射分光光度测定法(ICP-OES)。

5. 电量测定法。

（二）研究测定方法

1. 中子激发分析法(NAA)。

2. 电感耦合等离子质谱法(ICP/MS)。

3. 同位素稀释质谱法(ID/MS)。

4. 全反射 X 线荧光光谱法(TR-RF)。

5. 差示脉冲阳极去色电量测定法(DPASV)。

6. 质子诱导 X 线发射(PIXE)。

在临床实验室,AAS,包括以 AAS 为基础的测定方法已成为最重要的方法。

二、原子吸收分光光度法

原子吸收分光光度法(AAS)是一种利用原子吸收光谱进行定量分析的技术,属于吸收光谱分析法。

（一）基本原理

原子吸收分光光度法的原理是:待测元素的气态原子(基态原子)能吸收相同原子所发射的特定波长的光,其吸收规律遵循朗伯-比耳定律,即在一定条件下,原子的吸光度同原子蒸气中待测元素基态原子的浓度成正比。

（二）仪器、方法和特点

原子吸收分光光度计一般由光源、原子化器、分光系统和检测系统四个部分组成。其中的特殊部件是光源和原子化器。

原子吸收分光光度计的光源有空心阴极灯、无极放电灯和蒸气放电灯。常用的光源是空心阴极灯,它含有与待测元素相同的金属元素,能有效地产生特定波长的光线。要求特征光线应有足够的强度,稳定性好,背景吸收少,光源寿命长。

原子化器:原子化器是将待测元素转化为基态原子。标本中的待测元素由液相转为气相,并使原子处于基态的过程称为原子化过程。进行原子化过程有两种方法:① 火焰原子化法;② 无火焰原子化法。

原子吸收分光光度法的特点是:① 干扰小,准确度高,因为锐线光源只发射特定波长的光,物质中存在的其他元素不影响测定;② 灵敏度高,该法受外界影响较少,能测定 $10^{-9} \sim 10^{-6}$ g 的元素;③ 测定快速而且操作简便,该类分析仪通常采用自动化装置,测定简便快速。

三、样本选取

生物体内微量元素的生理功能各异,浓度差异变化很大,而且在各种体液和体腔中浓度也有显著不同。因为测定血液中的浓度并不一定能反映器官的水平,评价微量元素最佳样本既非血清,也不是血浆浓度。已经证明,微量元素在血液、尿液、粪便、内脏器官、肌肉和骨骼中,数小时内可发生显著的变化。通过测定特征性组织,可获得最有价值的信息,但影响因素太多。故通常所测定的样本是血清或血浆,偶尔也用全血或尿液作为测定样本。

毛发分析有其特殊性,但毛发中的微量元素浓度受年龄、种族、性别、饮食或药物相关特殊性、样本位置的特殊解剖、毛发的长度、毛发的颜色等这些内源性因素的影响;也受外源性的因素影响,如洗发香波、染发剂、沐浴液、化妆品以及各种环境因素,所以送检毛发的测定结果的精确性相当低。

第三节 微量元素测定的临床应用

一、锌与锌缺乏和过多

(一) 概述

锌是人体必需的一种微量元素,它在地壳内广泛存在,人体贮藏量为 $1\sim2.5$ mg,每日摄入量平均 15 mg(婴儿 5 mg,哺乳妇女 25 mg)。锌参与体内多种代谢环节并在多个系统中都扮演重要角色,具体如下:

锌在分子水平参与很多酶反应。许多含锌的金属酶如金属硫蛋白等不仅参与碳水化合物、脂肪和蛋白质的代谢,而且还参与核酸的合成和分解代谢,此外体内许多重要酶的催化活性也依赖于含锌金属酶的供给和调节。锌对免疫系统有明显的增强作用。锌参与 T 细胞介导的细胞免疫和 B 细胞介导的体液免疫反应。锌在细胞对自由基和反应性氧化物的防御功能中也起着重要作用。

锌在食物中来源丰富,尤其在鱼、腊肠、蛋类和乳酪中。锌经小肠吸收,受金属硫蛋白的调节,也受到其他元素,如钙、铜、锰、铁、镍和有毒重金属的影响。锌在血液中的量相对恒定,约占所有微量元素的 24%;而由于锌在肾、肝、心脏等脏器的生理功能不同,它在各器官和体腔以及体液中的分布有着很大差异。

锌缺乏和增多的病理生化改变。当某些情况(如恶性肿瘤、创伤所致昏迷等)引起食物摄入的长期减少,尤其是长期胃肠外营养,而又没有合适量的额外补充,就可引起锌贮藏的缺乏,继而导致免疫学改变。因而整个免疫防御系统,包括细胞免疫、抗体反应、补体系统和吞噬活性均显著降低。

锌缺乏也可由获得性或遗传性吸收不良引起,或由贮藏能力障碍所引起。上段小肠疾病,如空肠性热带口疮病、节段性肠炎或肠切除术后可引起获得性锌缺乏;肠病性肢端皮炎是一种常染色体隐性遗传性锌缺乏病,是由于肠黏膜细胞金属硫蛋白遗传性合成障碍导致锌吸收不良性缺乏;此外,镰刀状细胞贫血时,细胞贮藏能力发生障碍,也使得微量元素的贮藏减少。

(二) 正常参考值

儿童	血清/血浆	0.75~1.0 mg/L
成人	全血	4.0~7.5 mg/L
	血清/血浆	0.6~1.2 mg/L
	尿液	0.25~0.85 mg/L

单位转换公式: $1 \text{ mg/L} \times 15.3 = 1 \text{ } \mu\text{mol/L}$

年龄对参考范围有一定影响,但是这种差异在血清和全血中并不相同。不同性别参考范围也有特异性差异。在不同人群中,锌水平也有差异。妊娠时,血清锌水平在早期时升高,从妊娠25周起则显著减少,但全血值和血清值不相平行,因为血清值的下降并不像全血那样显著。

(三) 临床意义

1. 血清锌降低

锌降低多见于以下人群:营养不良、富菲汀酸盐的饮食、各种原因所致的吸收不良(小肠疾病、肠切除)、糖尿病、风湿性疾病、急慢性感染等。

临床上主要表现为生长迟缓、伤口延迟愈合、肠病性肢端皮炎、湿疹样皮炎、易于感染、视力和味觉异常等。当锌缺乏导致免疫缺陷时,往往使得感染难以被控制。不过锌缺乏引起的免疫学改变的症状在开始时常为亚临床改变,以后尽管疾病已进展到晚期,但这种改变也几乎不能被识别。

2. 血清锌增高

锌增多比锌缺乏少见得多,大多因口服锌制剂过多,或静脉内注射高锌制剂,或吸入高氧化锌烟雾而发生,经常过多进食污染锌的镀锌罐头食品或饮料也可引起锌中毒。

临床表现常发生发热、寒战、腹痛、恶心、腹泻等全身及胃肠道症状,并可出现贫血。由吸入含锌烟雾而引起的锌中毒,则往往出现呼吸加快增强,多汗虚脱等。长期大量补锌如每天达150 mg,可引起体内高密度脂蛋白(HDL)下降,铜缺乏,胃黏膜损伤,免疫功能反而降低。

(四) 注意事项

1. 样本采集

最有价值的方法是测定作用部位的组织内水平,如肌肉,但这种在细胞水平的代谢过程相当复杂,且锌浓度也随时间而变化。

锌从红细胞膜的释放量与样本中的锌浓度呈线性关系,全血样本每小时增加率为 3％。由于抗凝剂常含有一定量的锌，所以测定血清优于血浆样本。

2. 样本贮存方法

因为少量的锌可持续地从玻璃中弥散出来，使锌的浓度假性上升，可使 1 周内的锌浓度增加多达 30％，而在 2 周后则可达 70％，所以玻璃管应避免作为贮藏容器。不同类型的特夫龙和聚乙烯也含有锌，能弥散入样本中，在长期贮藏时锌值可升高。聚丙烯是最合适的容器，但需注意市售容器的质量相差很大。

二、镁与镁缺乏和过多

（一）概述

镁的分布与钾的分布相似，约 1％的体内总贮藏量在血浆中（其中 65％～84％为离子化镁），60％ 在骨骼中，40％在骨骼肌中。

镁可以激活 300 多种酶，最重要的是 Na^+-K^+-ATP 酶。低镁时可导致细胞的通透性增高，引起细胞内、外间隙间钾/钠梯度降低和细胞内钙升高（线粒体的钙释放）。此外，镁在糖酵解、细胞呼吸与跨膜钙转运中也很重要，在肌肉细胞，镁作为一种钙拮抗剂发挥作用。

镁可在小肠吸收，其与食物成分有线性依赖关系，与肾镁排出量相比，镁的吸收调节作用较低。由肾小球滤过的镁主要在亨氏袢的上升支被重吸收，仅有少量在肾小管的远端被重吸收，后者的吸收尚依赖于血液中的浓度。肾镁排出也与钙有关，并受到甲状旁腺激素的影响，增加钙的重吸收将会竞争性地抑制镁的吸收，镁分泌量在高醛固酮血症时也增加。

（二）正常参考值

新生儿：第 1 周　　　　0.48～1.05 mmol/L

学龄期儿童　　　　　0.60～0.95 mmol/L

女性　　　　　　　　0.77～1.03 mmol/L

男性　　　　　　　　0.73～1.06 mmol/L

成人 24 h 混合尿液　　3～5 mmol/24 h

单位转换公式：　　　1 mg/dL×0.411 3＝1 mmol/L

（三）临床意义

1. 血清镁降低

（1）镁由消化道丢失　长期禁食、吸收不良或长期丢失胃肠液、慢性腹泻、吸收不良综合征、长期吸引胃液者、短肠综合征、节段性回肠炎、溃疡性结肠炎、腹腔 Sprue 等。

（2）镁由尿路丢失

① 长期服用肾毒性药物：如顺铂、氨基糖苷类、两性霉素 B、环孢素。

② 长期使用强力利尿剂,如噻嗪类。

③ 遗传性肾小管重吸收障碍。

(3) 内分泌疾病　甲状腺功能亢进症、甲状旁腺功能亢进症、糖尿病酸中毒、醛固酮增多症等,以及长期使用皮质激素治疗。

(4) 先天性选择性镁吸收障碍和血浆交换。

(5) 家族性低镁血症　血清镁水平反复降低强烈提示存在潜在的镁缺乏,测定 24 h 收集的混合尿液中的镁排出量对重危病很有帮助。

2. 血清镁增高

(1) 肾脏疾病:如急性或慢性肾衰竭。

(2) 内分泌疾病:如甲状腺功能减退症、甲状旁腺机能减退症、阿狄森病和糖尿病昏迷。

(3) 多发性骨髓瘤、严重脱水症等血清镁也增高。

(4) 过量摄入抗酸剂,以及使用含镁灌肠液灌肠后。如镁浓度达到 2.5 mmol/L (6.08 mg/dL),则可能出现临床症状,如镁达到 5 mmol/L(12.2 mg/dL)时,则可出现呼吸肌麻痹。

(5) 血镁增高还可出现镁中毒症状,如深部腱反射消失、肌肉瘫软、心动过缓、房室传导阻滞等,血镁过高时可发生心脏骤停。

三、铜与铜缺乏和过多

(一)概述

铜在人体内发生作用,主要是在结缔组织形成、中枢神经系统功能和造血方面,90%的血清铜以铜蓝蛋白的形式存在。食物中所含的铜在十二指肠吸收,然后与蛋白质结合,被运送到肝脏,绝大部分经胆汁从粪便排出,小部分在肝内与载体铜蓝蛋白经血流到达组织。

Wilson 病和 Menkes 综合征是两种遗传性铜代谢性疾病。两种疾病似乎都是由于一种转运铜的膜结合 ATP 酶的非常相似的缺陷所致。

Wilson 病:首先表现为肝细胞铜中毒,其后则出现其他器官受累的症状。

Menkes 综合征:可看作是铜缺乏相关性疾病,是由于铜不能进入线粒体,引起铜依赖性酶的损害。

胎儿铜贮藏量减少,根据新生儿的妊娠年龄,就有可能出现营养性铜缺乏的危险。尤其同时存在食物相关性铜缺乏时,如胃肠外营养、某些类型的牛乳奶酪和铁含量高的牛奶喂养(竞争性吸收)更易引起。

（二）正常参考值

年龄组		血清/血浆 （μg/dL）	尿液 （μmol/L）
早产儿	第1周	17～44	2.7～7.7
儿童	0～4月	9～46	1.4～7.2
	4～6月	25～110	3.9～17.3
	7～12月	50～130	7.9～20.5
	l～5岁	80～150	12.6～23.6
	6～9岁	84～136	13.2～21.4
	10～13岁	80～121	12.6～19.0
	14～19岁	64～117	10.1～18.4
男性		79～131	12.4～20.6
女性		74～122	11.6～19.2

（三）临床意义

血清铜减少可能是肾铜蓝蛋白丢失和在食物中有过量的铁或锌引起吸收相关竞争所致。每日锌补充量≥50 mg,持续数月以上,就可能引起金属硫蛋白诱导的铜吸收紊乱,并出现营养性铜缺乏的典型信号。

1. 血清铜降低

（1）肝豆状核变性（Wilson病）　血清铜减少;发生急性溶血时的铜浓度升高;在绝大多数病例(但不是全部)的血清铜蓝蛋白显著减少。

（2）卷发或硬发综合征（Menkes综合征）　具有典型临床症状的婴儿:血清铜减少,血清铜蓝蛋白显著下降。肝铜含量呈年龄依赖性减少。^{64}Cu与纤维母细胞结合增加,十二指肠黏膜的铜含量增加。通过测定^{64}Cu结合人羊膜细胞就可在出生前作出综合征的诊断。

（3）营养性铜缺乏　血清铜减少,铁母细胞性、补充铁无效的、正常细胞或小细胞性贫血和中性粒细胞减少;坏血病样骨畸形。营养性铜缺乏特别影响未成熟儿和新生儿、小婴儿、胃肠外喂饲患者。

（4）家族性低铜血症　这种情况很罕见。

2. 血清铜增高

（1）正常情况下,血清铜增高可见于妊娠的最后3个月,以及摄入雌激素和口服避孕药者。

（2）急慢性感染（包括炎症性肠病）、多种肿瘤,如肺癌、乳腺癌和前列腺癌,尤其是伴有胆汁排出受损的肝损害和伴有外分泌胰腺功能不全时,此时的血清铜升高是非特异性的,既不能鉴别诊断,也不能作为治疗参考。

四、铬与铬缺乏和过多

（一）概述

在自然界,铬以+2~+6价形式存在,通常以三价或六价元素的出现率较高。六价铬具有基因毒性,在人体内 Cr^{3+} 有重要的生理功能。铬具有很高的生物活性,对蛋白质、脂肪和糖代谢都具有重要作用:① 参与蛋白质、核酸代谢,促进血红蛋白合成,促进生长发育;② 抑制脂肪酸和胆固醇合成,有利于预防动脉粥样硬化;③ 维持正常糖耐量,GTF 刺激脂肪组织摄取葡萄糖,促细胞膜葡萄糖转运,增强胰岛素作用,提高葡萄糖利用率,降低血糖;④ 增进免疫功能,补充铬可使动物免疫球蛋白增加。

人体贮藏 10~20 mg 铬,以有生物活性的 Cr^{3+} 形式存在于体内各部分(骨骼、肝和脾为主),其含量随年龄上升而逐渐减少。铬广泛存在于食物中,其中以肉类、谷类、麦麸、豆类最多,成人每日推荐的铬摄入量为 50~200 g。肠吸收的 80% 铬从尿液中排出,其余则从胆汁、粪便或汗水中排出。

在血液中,铬在吸收后通过转铁蛋白转运,被分布到全身灌注良好的器官,从组织中排泄的半衰期为 3 个月。给予葡萄糖或胰岛素后,血液中铬浓度立即升高,但其升高幅度具有年龄依赖性,老年人的升高幅度显著降低。胰岛素依赖的葡萄糖氧化、葡萄糖和脂肪酸合成与组织中存在铬有一定的相关性。锌、钒和菲汀酸盐拮抗铬的吸收,可减少铬的摄入量。

（二）正常参考值

血清　　　　　　　　　< 0.5 μg/L
尿液　　　　　　　　　< 0.5 μg/L
单位转换公式:　　　　 1 μg/L×4.893=1 nmol/L

（三）临床意义

1. 血清铬降低

铬缺乏导致可逆性的胰岛素抵抗,在胰岛素刺激后,血液和尿液中的铬浓度可增加 2~3 倍,此也见于胰岛素依赖性糖尿病患者。如果出现碳水化合物耐量受损或糖尿病,就要怀疑铬的缺乏,尤其是对控制不良的胰岛素依赖性糖尿病患者,更要考虑慢性铬缺乏的可能。

铬缺乏也可见于患蛋白质—热能营养不良儿童或全肠外营养者,可出现葡萄糖不耐受和糖尿病症状,血脂增高,生长发育落后,精子数减少影响生育,补以 Cr^{3+},或含糖耐量因子的啤酒酵母(含活性 Cr^{3+})或富铬酵母胶囊(含铬 40 μg/g),可有显效。通过测定血铬浓度可发现铬缺乏,然而给予铬并不能肯定改善受损的糖耐量。

2. 血清铬增高

三价铬在人体内有重要的生理功能,食物中铬大多为 Cr^{3+}。铬中毒临床较少见。而制革工厂空气中铬浓度高,接触铬可患过敏性皮炎。

五、钴与钴缺乏和过多

（一）概述

通常,钴在自然状态下以二价和三价形式存在。钴的生理作用是作为几种酶促反应的辅助因子发挥作用,这些酶包括细胞色素氧化酶、超氧化物歧化酶和尿酸酶;最重要的是其为 Vit B_{12} 的重要组成部分,处在 Vit B_{12} 结构成分的中心位置。钴作为必需微量元素,影响核酸,某些氨基酸及糖代谢,无机钴则可刺激红细胞生成,直接影响叶酸及嘧啶代谢,此外尚可激活鸟苷酸环化酶,使肾脏释放 Epo,并可促进缓激肽释放而扩张血管。钴也为甲状腺素合成所必需。

钴在游离状态时不被人体吸收,食物中牛、羊等反刍动物肉中含量丰富。钴以钴氨素的形式,作为 Vit B_{12} 的一部分被吸收,受到胃黏膜壁细胞分泌的内因子的调节。吸收后,血液中钴氨素转运蛋白将其转运至肝脏和骨髓,辅助刺激红细胞造血。正常人体中钴约 1.2 mg,主要在肝内,骨髓中也有。90%经肠道排出,仅 10%由肾脏排出。

（二）正常参考值

全血	0.5~3.9 $\mu g/L$
血清	< 0.5 $\mu g/L$
尿液	< 1.0 $\mu g/L$

单位转换公式： 1 $\mu g/L \times 16.968 = 1$ nmol/L

（三）临床意义

1. 血清钴降低

钴缺乏少见,有钴缺乏时除红细胞生成减少外,可表现厌食、皮肤粗糙、体重下降、乏力、贫血等。

最近证明钴缺乏和家畜灌木病（Bush 病）的发生相关性很大。其触发因素则是维生素 B_{12} 的减少。尽管钴是具有多种功能的辅酶,但在人类尚未发现单独钴缺乏相关性疾病,也未观察到因为钴贮藏减少而引起的特征性的钴缺乏相关症状。在巨幼细胞性恶性贫血时,钴氨素（Vit B_{12}）的减少是由于吸收不良或内因子缺乏所致,但不是钴缺乏。

2. 血清钴增高

钴摄入过多可引起红细胞增多,网织红细胞增多,血容量上升,并可发生甲状腺功能低下,心肌、胰脏和神经系统损害。摄入过量氧化钴、硫化钴有致癌作用。

六、锰与锰缺乏和过多

(一)概述

锰作为一种微量元素在人体中是不可或缺的必需成分,同时也是对人体有毒的物质。锰通过构成金属酶的一部分而发挥主要生理功能,金属酶羟基肽酶含有锰,碱性磷酸酶和氨基肽酶需要少量的锰作为辅助因子。其他重要的锰依赖性代谢过程包括通过丙酮酸脱羟酶、过氧化物歧化酶、乙酰 CoA 羟化酶、精氨酸酶、RNA 多聚酶等,减少葡萄糖氨基甘油醛(Glucoaminoglycan)的合成及影响尿素代谢;锰又是许多酶的激活物质,如水解酶、激酶、脱羧酶等,影响软骨和骨的构成,结缔组织结构完整性等。

锰参与谷氨酸侧链 γ 羧化过程,影响维生素 K 功能和小肠、肾与骨组织中的钙代谢;锰与铁有协同生血作用,并能促进铜的吸收;锰与黑色素、多巴胺、脂肪酸及生物膜上磷脂酰肌醇的合成也密切相关。锰促胆固醇合成,增加性激素前体,促性器官发育产生精子。

成年人体内锰藏量为 10～20 mg,为了满足人体贮藏量,需要每日摄入 5 mg(婴儿 0.5 mg,儿童 3 mg)锰。食物中,锰主要存在于谷类植物(麦、稻米、芝麻)、豆科植物(蚕豆、豌豆、小扁豆)、果仁(胡桃仁、椰子仁、花生仁)和叶菜中。

锰缺乏时,其生理功能常可由镁代替,故罕见临床表现,锰在肠道内吸收常受磷酸盐、钙、铁和植酸等影响,主要由胆汁、胰液经肠道排泄,锰的半衰期超过 1 个月,99％的锰经胆汁从粪便中排出,尿排出量少。

含有锰的灰尘经呼吸道吸入到肺泡内,也可经吞咽被胃肠道吸收,由于这些难以测定的持续吸收,锰缺乏相关症状非常罕见,即使减少营养性锰摄入时也是如此。

吸收后,锰大部分被分布到单个核细胞中,以及高线粒体代谢的器官中,如肝脏、骨骼、垂体、胰腺和肾脏。锰的一种特性是可以积聚在色素中,如皮肤色素、黑皮肤和黑毛发中的锰浓度显著升高。

(二)正常参考值

全血	7.0～10.5 $\mu g/L$
血清	< 0.8 $\mu g/L$
尿液	< 1.5 $\mu g/L$
乳汁	5.0～10.0 $\mu g/L$
单位转换公式:	1 $\mu g/L$×18.202＝1 nmol/L

(三)临床意义

1. 血清锰降低

由于锰广泛存在,且锰的吸收量是恒定的,因此锰缺乏是很罕见的。如果有症状也与全身性的营养不良有关,如存在骨畸形、精子生成障碍和凝血功能障碍(凝血酶原合成减少),则提示可能存在锰缺乏。

2. 血清锰增高

(1) 大多由于化工厂(生产合金、干电池、玻璃、陶瓷、染料、金属漆、杀虫剂和化肥时产生)及矿山(含锰矿砂开采过程中)含锰废气而引起,可出现帕金森病症状在内的中枢神经系统严重受损和精神病及生殖、免疫功能障碍。

(2) 锰升高对肺泡上皮有细胞毒作用,与外源性细菌性肺炎相比,这种肺炎更具致死性。

(3) 其他锰升高见于急慢性活动性肝炎和肝炎后肝硬化、接受透析患者和急性缺血性心脏病。由于从肝脏进入小肠的胆汁排出长期受损,使锰的正常排泄障碍,锰水平可见明显增高。

七、钼与钼缺乏和过多

(一) 概述

近年认为,六价钼是必需微量元素,其作用是钼存在于黄嘌呤氧化酶/脱氢酶和醛氧化酶、亚硫酸氧化酶的催化中心,黄嘌呤氧化酶参与嘌呤代谢,使次黄嘌呤经黄嘌呤转化成尿酸;钼也在醛氧化酶介导的肝内乙醇代谢中起作用;钼也是经亚硫酸氧化酶分解在线粒体中的含硫氨基酸。这些酶的缺乏可引起新陈代谢的内源性错误。

人体贮藏的钼为 $8\sim10$ mg,60%的钼存在于骨骼,20%存在于肝脏,其余以低浓度分布在其他器官,每日推荐摄入量为 $75\sim250$ g,或 2 g/kg 体重,尤其是儿童。在血液中,钼绝大多数与红细胞结合,在血清中则主要与 α_2 球蛋白结合。富钼食物是钼的最主要来源,如乳制品、小牛肝、椰仁、豆科植物、蔬菜和谷类等。

肝脏摄取在血液中循环的钼,与传统的肝功能参数变化相一致,在病毒性肝炎的早期,钼显著升高,在恢复期时,则恢复到参考值范围。血清钼水平升高也见于其他与肝脏相关的疾病,这是由于肝脏摄取减少或受损实质细胞内钼释放所致。钼摄入减少见于吸收不良,尤其是小肠切除术后。

钼可与铜、钨和硫发生相互作用,这些是影响吸收或在分析、在不恰当的制备样本时出现干扰的生物学因素。

由于测定方法的敏感性不高,血清钼缺乏难以发现,作为临床评价,尿排泄更为实用。

(二) 正常参考值

血清　　　　　　　　 <1 μg/L

尿液　　　　　　　　 $<10\sim16$ μg/L

单位转换公式:　　　　 1 μg/L×10.423=1 μmol/L

（三）临床意义

钼缺乏相应的临床症状，主要是由于小肠切除术后所致吸收不良导致的相关症状。其他如遗传性无症状的黄嘌呤尿，常伴低尿酸血症、黄嘌呤的排泄增加和结石形成。先天性代谢紊乱是以伴精神迟钝神经症状为特征的大脑损伤。嘌呤和氨基酸代谢途径联合紊乱，常代表一种颅骨畸形、脑室增大、张力—阵挛性抽搐、眼球凹陷和眼晶状体脱位综合征，虽然其病因未明，但常同时伴有锰缺乏。

八、硒与硒缺乏和过多

（一）概述

硒是人体必需的微量元素之一，硒在人体内有重要生理功能，目前在人类许多器官中都发现了硒蛋白，包括四种不同的谷胱甘肽过氧化酶、I 型 5′-碘甲状腺素脱碘酶、血浆硒蛋白 P 和存在于睾丸和精子中的特殊硒蛋白。由此可见硒的生理功能主要有：① 作为生理性抗氧化剂谷胱甘肽过氧化酶的辅助因子，通过催化作用将自由基还原成水；② 构成硒蛋白，在肌肉的生物氧化过程中发挥电子传递作用；③ 促进抗体合成及抗原的应带能力，从而增强免疫力。维生素 E 也是一种重要的抗氧化剂，它的活性与体内硒含量有关，反过来，维生素 E 又能加强硒的免疫促进作用；④ 参与人体有氧代谢。硒通过参与线粒体和辅酶 Q 的形成来调节有氧代谢；⑤ 促进血红蛋白合成；⑥ 参与精子形成；⑦ 与某些重金属，如汞、砷、镉、铊结合，阻止它们的吸收，而成为这些重金属的解毒剂。以上硒的生理功能主要通过含硒蛋白进行。

硒的主要来源为食物和饮水，食物中硒主要为含硒氨基酸且含量差异大，动物内脏和海产品含硒量高，为 $0.4\sim1.5\ \mu g/g$，肌肉其次，为 $0.1\sim0.4\ \mu g/g$，乳品和豆类和谷物中也含有少量硒，水果和蔬菜含量极微。硒的含量还受地理环境的影响，如果是富硒地区，饮用水中也含有微量的硒。一般说来，植物性食物生物利用率大于动物性食物。

硒主要从十二指肠吸收，进入血液后，与血浆白蛋白结合，运转至各器官组织，在组织中硒可进入含硫氨基酸后，再结合到蛋白质中，形成谷胱甘肽过氧化物酶。在人体各脏器内硒分布不一，以肝脏中含量最多，约 $0.18\sim0.66\ \mu g/g$，其次为肌肉、皮肤、肺、脑，全血硒约 $0.07\sim0.34\ \mu g/g$。硒主要经粪便和尿液排出体内。不同年龄段和不同生理状态对硒的需求量不同，成人每天要摄入硒的量约 $50\ \mu g/d$，可耐受最高摄入量为 $400\ \mu g/d$。

红细胞谷胱甘肽超氧化物酶的活性是反映体内硒贮藏的指标，但只有新生红细胞可结合硒，达到激活谷胱甘肽氧化酶的水平。因此，红细胞的谷胱甘肽氧化酶至少在补充硒四周后 才能被用于监测治疗效果，而血浆中的谷胱甘肽氧化酶活性在数天内即可升高。

（二）正常参考值

血清	μg/L	μmol/L
婴儿1～4月	18～64	0.23～0.82
婴儿5～12月	32～101	0.45～1.28
小儿童	58～116	0.74～1.47
学龄期儿童	69～121	0.88～1.54
成人	74～139	0.94～1.77
成人尿液	5～30 μg/24 h	0.06～0.38 μmol/24 h

单位转换公式：$1 \mu g/L \times 0.0127 = 1 \mu mol/L$

注意：参考范围随年龄和营养状况而定，在成年期，年龄、性别、吸烟、酒精消耗和其他因素均对参考值范围有影响。

（三）临床意义

1. 血清硒降低

人类硒缺乏可有多种表现，常见有：肌痛、肌炎、心肌脂变、克山病、溶血性贫血、骨骼改变（大骨节病）、白细胞杀菌力及细胞免疫力降低易致感染等。临床上有些病人完全胃肠外营养或特殊的饮食就会引起缺硒，如果血清硒浓度低于 10 μg/L，临床上就可出现大腿肌无力和可能的心肌病相关症状。

缺硒引起克山病和 kashin-Bevh 病。克山病的临床表现与心肌坏死有关，如线粒体改变、心肌纤维萎缩、心律失常、心脏增大、心功能不全和心源性休克，死亡率很高。实验室检查发现，克山病患者的血液和毛发中硒水平下降与谷胱甘肽过氧化酶活性减低有关。kashin-Bevh 病的临床表现是骨关节病（软骨坏死），肌肉萎缩，发育障碍，以青少年发病为多。

治疗硒缺乏可采用亚硒酸钠或硒甲硫氨酸或富硒酵母口服，但不宜过量，避免发生中毒，因硒的需要量与中毒量之间范围很窄。

2. 血清硒增高

体内硒水平升高主要有以下原因：① 职业中毒，患者从事与硒有关的职业，如生产玻璃、瓷器和电子相关产品；② 缺硒患者过量补充，因为硒的需要量和中毒量之间范围很窄，一些患者不遵从医嘱，盲目补硒所致；③ 一些生活于富硒地区的人，从平时的饮食内摄取的硒过量。

硒过量主要的临床症状有疲劳、乏力，易怒，脱发，脱指（趾）甲，神经系统症状及牙损伤，胃肠道症状和周围神经炎症状，也可出现心肌病、肌炎症状。

防治硒中毒的措施：① 停止硒接触；② 加速硒排泄。可增加蛋白质和维生素 E 的摄入。

九、镍与镍缺乏和过多

（一）概述

自然状态下，镍以四种不同的氧化状态存在，为人体可能必需微量元素之一，也是人体必须经外源性补充的元素。

镍与血浆中 α_2 球蛋白结合，可作为金属酶的辅基或结构成分。镍也参与胰岛素合成，为其辅酶。镍也作为尿素酶必需微量成分的金属蛋白。镍可激活多种酶，如精氨酸酶、脱氧核糖核酸酶、酪氨酸酶等，与生物膜结构、核糖代谢发生作用。镍也通过使 $Fe^{3+} \to Fe^{2+}$ 酶活化而刺激造血。

人体含镍约 10 mg，主要分布于脑、肺、心、脊髓。成人每日推荐食物摄入量为 0.3～0.5 mg，谷类如燕麦、大豆、坚果，绿色蔬菜含量高，动物性食物中很少。食物中镍 90％可被吸收，主要经粪便、汗液排出。

镍中毒常见于职业领域，长期接触镍后的致癌潜能。当怀疑镍中毒时，测定尿液优于测定血镍。

由于血液或血清浓度太接近，尿液测定可能更好。

（二）正常参考值

全血	0.05～1.05 $\mu g/L$
血清	0.05～1.08 $\mu g/L$
24 h 尿液	0.7～5.2 $\mu g/L$

单位转换公式：1 $\mu g/L \times 17.038 = 1$ nmol/L

（三）临床意义

由于血液或血清浓度太接近，尿液测定可能更好。

1. 镍水平降低：镍缺乏可能导致尿素酶活性降低，但缺乏相应的临床症状，目前还无法解释。而在实验动物镍缺乏的研究中，发现有血红蛋白的异常。

2. 镍水平升高：镍盐直接接触皮肤可引起皮炎，持续性接触会引起皮肤的严重的接触性皮炎，这是由于镍过敏引发皮肤的淋巴细胞介导的迟发性变态反应。但血液样本和组织样本中均未发现镍浓度的变化。镍过敏常与对钴过敏同时存在，主要是镍污染的结果。

十、铁和铁缺乏与过多

（一）概述

铁是自然界最丰富和最有用的金属之一，也是人体内含量最多的微量元素。铁的生理功能是：① 构成血红蛋白、肌红蛋白、细胞色素及其他与氧代谢有关的蛋白，通过电子传递及氧化磷酸化过程进行氧的运转、储存和利用；② 参与含铁酶组成,促进铁依赖酶的活性,如过氧化氢酶、过氧化物酶、单胺氧化酶等,影响人体代谢过程,如核酸代谢、DNA 合成、儿茶酚胺代谢、多巴、血清素作用,免疫功能,白细胞杀伤力等。

铁在人体内总量约为 2.5~4 g,其总量多少随年龄、性别、血红蛋白水平、生理状况而异。铁在各种组织中的含量相差悬殊。铁摄入后,经小肠上端黏膜以 Fe^{2+} 形式被吸收,部分 Fe^{3+} 也可被吸收。吸收后的铁经血浆和细胞外液到达骨髓等造血器官,在那里铁被结合进血红蛋白,以后随红细胞进入周围血液,衰老的红细胞在单核-吞噬细胞系统中被破坏,释出铁入血浆中,大部分可以再循环。人体每日排泄损失的铁很少,成年男性约 1 mg 左右,育龄妇女月经失血,每日增加损失铁 0.6~0.7 mg。影响肠道铁的吸收率的因素:膳食中铁的性质及同时进食的其他食物;小肠黏膜的调节机制。

动物性食物中铁含量较高,其为血红素铁,故吸收率高,肉和内脏铁含量为22%,肝和血红蛋白可高达 25%;鱼肉的铁吸收率较高为 11%。植物性食物含非血红素铁,小麦、莴笋、玉米、大米含量较高,但明显低于动物性食物。混合膳食的铁吸收率约为 10%,每日膳食中的供给量应为需要量的 10 倍。

(二)正常参考值

	年　龄	范围(μg/dL)	范围(μmol/L)
儿童	2 周	63~201	11~36
	6 个月	28~135	5~24
	12 个月	35~155	6~28
	2~12 岁	22~135	4~24
妇女(非孕妇)	25 岁	37~165	6.6~29.5
	40 岁	23~134	4.1~24.0
	60 岁	39~149	7.0~26.7
孕妇	12 孕周	42~177	7.6~31.6
	足孕	25~137	4.5~24.5
	产后 6 周	16~150	2.9~26.9
男人	25 岁	40~155	7.2~27.7
	40 岁	35~168	6.3~36.1
	60 岁	40~120	7.2~21.5

单位转换公式: 1 μg/dL×0.179=1 μmol/L

（三）临床意义

1. 血清铁降低

铁缺乏人体可经三阶段发展为缺铁性贫血：① 铁储存减少期，血清铁蛋白减少，无血红蛋白减低，无生理异常；② 无贫血缺铁期，血清铁蛋白低，血清铁及转铁蛋白饱和度减少，红蛋白水平未降至贫血标准以下；③ 缺铁性贫血，血红蛋白和血细胞压积低于正常以下，出现低色素性贫血。

2. 血清铁增高

铁过多或超负荷主要见于遗传性血色素沉着症为第 6 对染色体基因异常引起的常染色体隐性遗传病；获得性血色素沉着症为获得性疾病，由于长期过量摄入铁、长期大量输血、肝病引起铁代谢障碍以及各种原因引起红细胞生成障碍等造成。

慢性铁超负荷可导致心、肝、胰、性腺及皮肤损害，临床上发生心力衰竭、肝硬化、糖尿病、性腺萎缩及皮肤色素沉着等症状体征。急性铁超负荷则引起严重坏死性胃肠炎。

十一、碘和碘缺乏与过多

（一）概述

碘为人体甲状腺素的合成原料，碘被吸收后在甲状腺内合成甲状腺激素：甲状腺素（T_4）和三碘甲状腺原氨酸（T_3），发挥极其重要的生理作用。碘的生理功能主要有以下几方面：① 增加基础代谢率、氧消耗和产热，增加细胞线粒体能量代谢，提高钠-钾 ATP 酶泵作用，促进新蛋白质合成，保证儿童少年生长发育。碘缺乏使甲状腺功能减低，生长发育停滞，智力发育落后；② 促进营养的吸收和利用，增加脂肪组织对肾上腺素及胰高血糖素的敏感性，促进脂肪水解，释出脂肪酸，增加胆固醇、甘油三酯和磷脂的降解，影响其代谢，调节儿茶酚胺、胰岛素等激素对糖原的作用，促其合成或分解，促进单糖在肠内吸收等，也影响水溶性及脂溶性维生素的代谢和利用。甲状腺激素有利尿作用，并促进破骨和成骨；③ 影响大脑生长发育及功能：胎儿期、婴儿期碘缺乏影响脑发育可发生耳聋、痴呆等。甲状腺激素过多则神经肌肉应激性增强，而减少时则肌肉收缩缓慢。

成年人体内约含碘 15 ～20 mg，以甲状腺含碘量最高，约占总量 70%～80%，其他分布在全身各组织，依含量多少依次为肺、卵巢、肾、淋巴结、肝、睾丸、脑、肌肉等。

碘主要来源于海盐和海产品，如干海带为 24 mg/100 g、干紫菜为 1.8 mg/100 g、干发菜为 1.18 mg/100 g、干淡菜为 1 mg/100 g 等。沿海地区水和土壤中含碘量较高，居民碘缺乏少见；内陆边缘山区则食物含碘量少，碘缺乏和缺碘性甲状腺肿发病率高。

人体对碘的需要量受发育、性别、年龄、体重、营养状况、气候和体质的影响。食物中的碘在肠道中以碘离子形式直接被吸收,进入血液循环,血液中碘与球蛋白结合后运输至各器官,如甲状腺、肾、肌肉、唾液腺、胃黏膜、泌乳的乳腺、卵巢等处被摄取,其中甲状腺摄取最多,甲状腺内含碘 25 倍于血浆,占总碘吸收的 30% ～50%。约 1/3 甲状腺素在肝内与葡萄糖醛酸结合。体内碘主要由尿排出,经胆汁由粪便排出的碘,其中 1/3～1/2 可在经肠腔时被重新吸收而再利用。呼吸、汗液、乳汁也可排出少量碘。成人每天排出约 $100\sim200~\mu g$ 碘。

(二)正常参考值 无

(三)临床意义

1. 血清碘降低

碘缺乏的原因主要是由于膳食中碘摄入不足,食物、饮水中的碘均不能满足人体需要。摄入干扰甲状腺摄碘功能的食物,如含丰富的硫氰酸盐、高氯酸盐和钠盐等的包菜、油菜等,可影响碘吸收和甲状腺吸碘。服用某些药物如硫脲、磺胺及咪唑等阻碍酪氨酸碘化过程,可引起缺碘。

缺碘性疾病的临床表现:根据碘缺乏的轻重程度,持续时间,以及患者处于哪个发育阶段而有所不同,如孕妇缺碘致胎儿缺碘,可引起流产、死胎、早产、出生低体重儿、先天畸形,新生儿、婴幼儿缺碘出现甲状腺功能低下为多,儿童、少年和成人则可引起地方性甲状腺肿伴甲状腺功能低下。

2. 血清碘增高

沿海地区居民长期摄入大量高碘食物及饮用水、服大剂量碘剂、采用含碘造影剂等均可引起碘过多,从而发生高碘甲状腺肿,因大量摄入碘可抑制甲状腺利用碘,引起甲状腺激素合成与释放障碍,反馈刺激脑垂体分泌 TSH,使甲状腺增生肿大。因大多数人甲状腺对过多碘的抑制作用不敏感,甲状腺功能仍正常,患者常无自觉症状,仅有甲状腺肿。测尿碘以明确体内碘是否过多,碘过多者应停吃高碘食物、水或药物,改进饮食习惯,改善饮食质量。

第二十二章 血液辐照

辐照血是指经过一定剂量的放射线照射处理后输注给患者的全血或成分血。这里的放射线主要指 γ 射线或 X 射线。血液在输注前进行照射的主要原因是为了预防异体血输注后引起的输血相关性移植物抗宿主病（Transfusion-associated graft-versus-host disease，TA-GVHD）。TA-GVHD 是指免疫缺损或免疫抑制的患者不能清除输入血液中的具有免疫活性的淋巴细胞，使其在体内植活、增殖，将患者的组织器官识别为非己物质，作为靶标进行免疫攻击、破坏的一种致命性输血并发症。目前辐照血是预防该并发症的主要手段，在国外已有许多国家辐照血的临床输注高达 95%，尤其是在特殊与高危人群以及亲属之间输血已被常规采用。而在我国仅有少数地区开展辐照血的应用。为更好推广这一可行有效的血液制剂，为患者提供更加安全的治疗手段，本章就辐照血的特性及其临床应用作一介绍。

第一节　输血相关性移植物抗宿主病

一、概述

TA-GVHD 在 1965 年首例报道为 1 例严重免疫损伤的再生障碍性贫血患儿输血后发生红皮病，虽然其发生率低（0.01%～0.1%），但死亡率极高（90%）。TA-GVHD 的治疗效果极差，主要用大剂量的类固醇，但其疗效并不确定，其他治疗均无显著疗效，故引起临床工作者的高度重视。重度免疫功能低下者如白血病及其他癌症病人大量化疗后，儿童先天性免疫缺损，在接受骨髓和肝、肾、角膜移植后，某些类型的贫血、宫内输血、霍奇金病人，特别是艾滋病病人其自身免疫能力低下，如果临床需要异体输血即有可能发生 TA-GVHD。

二、TA-GVHD 的临床表现与诊断

（一）TA-GVHD 的临床表现

TA-GVHD 通常发生在输血 1～2 周后，其主要临床表现如下：

1. 一般症状　在输血 1～2 周后出现发热、斑丘疹样皮疹；

2. 消化道功能紊乱　出现恶心、呕吐、腹泻等消化道紊乱症状，与一般移植物抗宿主病（Graft-versus-host disease，GVHD）类似；

3. 肝功能障碍　可以出现黄疸、肝酶明显增高等肝功能障碍的表现；

4. 血细胞减少　约有 66% 的患者出现由骨髓增生不良引起的全血细胞减少。

（二）TA-GVHD 的诊断

TA-GVHD 的诊断依靠临床表现和组织学诊断，主要为皮肤活检。皮肤和血液样本中的 DNA 多态性分析也是诊断 TA-GVHD 的敏感方法，在受体内测出供体淋巴细胞植活的证据，结合临床表现和组织学结果可以作出可靠诊断。

（三）诱发 TA-GVHD 的条件

发生 TA-GVHD 有 3 个条件：

1. 免疫活性细胞　供者血中必须含有一定量的免疫活性细胞；

2. 组织相容性差异　供受者间存在组织相容性差异；

3. 免疫能力低下　受血者免疫能力低下。

国内临床上较常应用的全血、红细胞悬液、浓缩血小板、新鲜血浆等其含淋巴细胞的量在 $2 \times 10^9/L$ 以上，均达到了诱发 TA-GVHD 的条件。为了避免输血后引起这种病的发生，医学家们研究过几种方法来灭活淋巴细胞，如以前常采用的输血前去除淋巴细胞法，这种方法耗时、昂贵，而且有效性未被证实。γ 射线辐照袋血是现在最通用且有效的方法，在国外有许多国家辐照血的临床输注已达 95%。我国因大多数临床医生尚未认识到辐照血的临床意义，采供血机构也未能进行血液成分的辐照，所以仅有少数地区开展辐照血的应用。

第二节　血液辐照仪

血液辐照仪所用的放射源核素大多为铯（^{137}Cs），其工作原理是将被照袋血放置在放射性同位素 γ 射线环境中照射几分钟，致使淋巴细胞大量灭活，从而大大减少移植物抗宿主病的发生。国内一些高等医学院校和大型医院及医疗中心都在开展与输血学相关的研究，所以使用血液辐照仪者也愈来愈多，血液辐照仪见图 22-1。

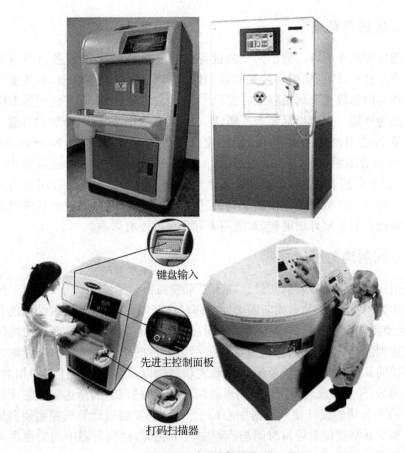

键盘输入

先进主控制面板

打码扫描器

图 22 - 1　血液辐照仪

　　虽然血液辐照仪引进已有几年,但是对如何按现代医疗装备的要求和放射物的作用,尤其是输血临床的要求来评价血液辐照仪的性能及其技术指标则尤为重要,以下 4 个参数是评价血照仪的最基本也是最重要的参数。

一、放射源核素的活度

　　放射源核素的活度是根据临床要求综合设计的,目前所用的血液辐照仪的活度都在千居里(Ci)以上。Nordion-MDS　Gamacell 血液辐照仪的活度可达 15 000居里。德国 STS 公司贝欧宝血液辐照仪的活度为 1 200～2 200 居里。因此,对于作自屏蔽运用的这些高强度放射源的血液辐照仪,为防止对外辐射所用的屏蔽铅层相当厚重,故血液辐照仪的体积必然相当大,重量至少 1 吨以上。

二、表面剂量率

此指标应愈小愈好。愈小则反映设备自屏蔽能力愈强，即设备自身对外放射性辐射水平愈小，因而使用者接受的放射性危害愈小，也就愈安全，对环境保护愈有利。作为内部放置千居里以上放射源^{137}Cs的血液辐照仪，其表面剂量率即自屏蔽能力尤为重要。但该指标要求过高，技术上实现有困难，同时会加大自重。目前公开报道和使用说明书中所刊（相同定义下）的表面剂量率，Nordion-MDS Gamacell 血液辐照仪为小于 20 μSv/h。德国 STS 公司的血液辐照仪为小于 3 μSv/h。这个数据表明，德国 STS 公司血液辐照仪表面剂量率比我国室内太阳自然光中 γ 辐射空气吸收剂量率的平均值还要低。所以，STS 血液辐照仪可放置在通常的房间内而无须外加屏蔽，对使用者和环境都没有影响。

三、照射均匀度

该指标表征袋血照射的质量。临床要求袋血照射愈均匀愈好，但由于放射源是以源体为中心，以场的形式向四周发射即释放其能量，又由于机械结构的几何特性所限，使得袋血在其容器中位置不同而接受不同的剂量。完全理想的均匀度是不可能达到的，但设计师们还是追求到了尽可能好的均匀度。总的来说均匀度取决于容器的几何尺寸和形状及源体的形式和结构以及容器与源体间的相对位置。资料表明 STS 公司血液辐照仪采用点源结构，设备的照射剂量达到了临床输注的要求。STS 公司的设计使点源沿中心轴上下运动，并通过计算机控制使源体在容器上口和下底平面位置停留时间与容器中段不相等，达到容器中的袋血尽可能受到均匀照射的目的，从而提高照射均匀度指标。

四、照射剂量率可调

随着应用和研究领域的拓展，特别是对细胞培养和生物材料特性及药物学的研究，要求使用不同容积和形状的容器，并且剂量率可调。目前，STS 公司的血液辐照仪 Bio beam 2000 和 8000 因其源体可以上下受控运动因而实现了照射剂量率的调节。当然整机的安全性即控制联锁保护能力也是相当重要的。目前，各家的血液辐照仪都对系统安全作了可靠设计，包括断电后备电池运行。血液辐照仪的其他指标，如操作简易、显示明晰、电磁兼容性、功耗、文件化处理和美观大方等要求应与一般仪器设备相同。总之，不同用途和不同特征的设备其技术指标要求有不同的侧重点。

第三节 辐照血的生物特性

所谓辐照血是指经过一定剂量放射线处理后,使所含淋巴细胞的 DNA 产生不可逆的损伤,并干预其正常修复过程,造成淋巴细胞丧失有丝分裂的活性和增殖,而保全其他血液成分活性的血液制剂,通常是对全血、红细胞悬液(添加剂为红细胞)及各种红细胞制剂、人工及机采浓缩血小板进行辐照。日本输血学会输血后移植物抗宿主病对策研究小组规定了包括新鲜冰冻血浆,但也有人认为只有含有细胞成分的血液制品才需要进行照射处理,而新鲜冰冻血浆则不需要照射。

一、血液辐照的剂量选择

随着对 TA-GVHD 的不断了解,国内一些大医院及血液中心开始应用辐照血以预防 TA-GVHD。20 世纪 60 年代初国外学者就应用 γ 射线辐照血液成分以预防 TA-GVHD,但是 γ 射线辐照也能影响血液的细胞代谢。由于血液中含大量的红细胞,故辐照对红细胞的损伤不能忽视,这种损伤可能与红细胞的细胞膜或关键的酶系统受损有关,而这种影响与辐照剂量密切相关。目前国际上尚无统一的照射剂量标准,15 Gy 曾是美国 FDA 及美国输血协会(AABB)推荐的最低剂量标准,42.3 %的单位因此采用了此剂量照射血液。但由于有患者输注经 15~20 Gy 照射的血液制品仍发生了 TA-GVHD,还有研究表明,完全灭活淋巴细胞增殖功能的最低剂量是 25 Gy,因此 FDA 已作出更改,将最低剂量标准改为 25 Gy。通常情况下 γ 射线辐照剂量越大,对红细胞损伤也越严重。国外文献报道 γ 射线辐照剂量从 5~200 Gy,发现仅在照射剂量大于 40 Gy、红细胞保存至 35 d 时,血糖浓度、2,3-二磷酸甘油酸含量才会随着辐照剂量的增大而降低,呈现明显的剂量效应。在相关的研究中,一日龄的血小板成分首先接受 15 Gy 照射,然后增加 10 Gy 照射,使得总剂量达到 25 Gy,应用极限稀释分析方法进行分析。经过 15 Gy 照射,可以在所有样品中发现 T 淋巴细胞仍然再生长。但是,经过 25 Gy 照射,在任何一个实验中均未发现 T 淋巴细胞无性繁殖增长。这些结果再次证实,25 Gy 是中心靶剂量的合理值。目前对于其射线剂量,美国输血协会制定的有效而又安全的 γ 射线辐照剂量为 25~35 Gy。欧洲学术委员会制定为 25~40 Gy,日本输血学会则为 15~50 Gy,而英国则为 25~50 Gy,我国推荐剂量为 15~30 Gy 的 ^{60}Co、^{137}Cs 照射。

二、辐照血的生物特性

理想的辐照血是既能安全杀伤淋巴细胞的增殖能力,而又不影响和损伤其他血细胞成分的功能。大量的实验结果证实,经过 30 Gy 照射后,淋巴细胞增殖活性基本消失,但其红细胞回收率、中性粒细胞杀菌吞噬能力、化学趋向性、血小板止血、凝血功能与未照射血液比较无明显变化,虽然随着辐照后血液成分保存时间的延长,红细胞 ATP 含量、红细胞对低渗的抵抗力、血浆游离 K^+/Na^+ 含量、血浆游离血红蛋白含量等指标较对照组有所差别,但体内研究表明,辐照对红细胞未立即引起其重要活性及功能的快速下降,经 25 Gy 剂量照射的红细胞保存至 30 d 时,仍保持了采血 1 d 血液中 76.6% 的 ATP,较 CPD 保存血液至 28 d 有效保存期末时的 ATP 含量为采血 1 d 的 64% 还略高,说明其红细胞活性功能未受影响。CD4la、CD62p 检测要可反映血小板的聚集功能和是否处于激活状态,也反映血小板的释放功能。研究表明,35 Gy 射线辐照血小板保存 5 d 时在数量、质量上都没有造成影响。另外,γ 射线辐照作用只发生于辐照的瞬间,在辐照完成后,这种杀伤作用就不存在了,辐射后的血液成分并没有放射活性,因此,输给受体无任何放射杀伤作用。

三、血液辐照的质量保证

血液辐照的质量保证有三个要点:辐照剂量的最合理选择;确保照射过程中的血液得到充分照射;确认整个辐照场的剂量分布均匀。辐照血液的最合理剂量:在血液杯中绝大多数部位(吸收)剂量达到 25 Gy。如何判断发放的血袋确实照射过? 现在有一种新的方法用于这种判断,即应用碘化物作为辐照指示剂。由于它的敏感性,易操作性,可成为血液辐照仪质量保证的一部分。如果转盘装置失灵,剂量的均匀性会变得非常坏。一项相似的研究表明,不稳定的转盘会导致辐照场不同部分的剂量传送不一致,最大和最小值相差最多可达 2.5 倍,因此要每天检查转盘的操作。此外,随着时间的推移,放射源要发生衰变,因而原始的剂量率应该按衰变规律进行校正。为了避免照射血液成分的剂量不足或超剂量,血站还应当用剂量计进行放射源中心剂量率的实际校准,并对整个辐照场进行相关的剂量分布测量,以确保吸收剂量为 25 Gy。

四、辐照血的储存

由于 TA-GVHD 越来越得到广泛重视,故近年输注辐照血的比例日益增高,国外有的国家的应用率高达 95%,因此面临辐照血的保存期问题。如前述,γ 射线辐照对红细胞的损伤是照射瞬间产生的,长时间储存是否会加重其损伤,对辐照血的保存期尚无统一标准,美国 FDA 血制品建议委员会推荐照射红细胞保存期不超过 28 d,而日本对辐照血液的保存期定为采血后 3 周。目前国内标准为,ACD-B 方保存 14 d 的辐照血,CPD 方保存 21 d 的辐照血使用是安全的,其各项指标均在国家《血站基本标准》对普通 ACD-B 方、CPD 方全血要求范围内,辐照血仅在保存末期,血浆 K^+ 浓度稍偏高,快速输注钾对心功能有害,因此对婴儿、早产儿、肾衰病人和需要快速大量输血的病人,应在辐照后立即输血。

第四节　辐照血的临床应用

一、辐照血的临床应用机制

由于对 TA-GVHD 的进一步了解,并发现在患者体内组织 DNA 呈多态性,测出供血者淋巴细胞植活的证据。目前认为 GVHD 的发病机制是由于细胞和细胞因子相互作用,通过 T 淋巴细胞的克隆放大,使内源性细胞因子(T 淋巴细胞生长因子、γ-干扰素和肿瘤坏死因子)大量释放,组织过度反应造成的组织细胞不可逆损害。换言之,当免疫功能低下的受者输入含有大量免疫活性的淋巴细胞血制品时,受血者不能识别或没有能力排斥供血者淋巴细胞,使其在体内生存并受到受者体内组织抗原的刺激而增殖分化,且把受者组织当作异体组织而发生复杂的免疫反应,使受者组织遭到严重损害。TA-GVHD 一旦发生,病情凶险,进展迅速,往往尚未明确诊断患者就已死亡,即使及时确诊,该病也无相应有效的治疗措施,所以只有避免输注有免疫活性的淋巴细胞的血制品(辐照血的应用)才是行之有效的预防手段。因供者淋巴细胞丧失免疫活性,对受者组织抗原的刺激无应答反应,就不会把受者组织当作靶细胞来攻击,也就避免了复杂的免疫反应而造成严重组织细胞损害。

二、辐照血的适应证

美国输血协会标准委员会在 1996 年制定了血库和输血机构标准:对胎儿进行子宫内输血;有选择性的免疫功能不全或免疫损害的受血者;献血者与受血者有血缘关系;受血者曾接受过骨髓移植或外周血干细胞移植;HLA 选择性血小板或已知 HLA 纯合子血小板的受血者。

日本输血学会、红十字会的血液辐照准则(1999 年):心血管外科手术;癌切除外科手术;先天性免疫缺陷;造血干细胞移植;胎儿、新生儿及老人;因接受脏器移植免疫系统功能低下;大出血、严重外伤。还有一部分疾病被列为考虑需要输注辐照血的情况：血液系统恶性疾病（急性白血病、非霍奇金淋巴瘤、霍奇金淋巴瘤），早产儿（<1 200 g），部分实体瘤（神经母细胞瘤、成胶质细胞瘤）。有学者将接受化疗或放疗而产生免疫抑制的肿瘤患者也包括在考虑范围内。另外报道有些免疫功能"相对"正常的患者也能发生 TA-GVHD，特别是见于正常新生儿、心外科手术患者、动脉瘤修补术及胆囊摘除术等患者。我国目前尚无统一的临床应用标准。

三、注意事项

因辐照血中红细胞随保存时间的延长，K^+ 外漏致血游离 K^+ 增高，故高钾血症、胎儿、早产儿、新生儿、肾功能不全者，最好输注辐照当天的红细胞制剂。

随着生活水平的提高，人们对自己的健康亦越来越重视，这就意味着人民群众对医疗水平、医疗质量的要求也越来越高，用血安全也逐步被人们重视。血液辐照在有效预防 TA-GVHD 发生方面取得了良好的效果。因此，在欧、美、日等发达国家，血液的辐照处理作为临床常规已在临床输血过程中广泛应用，并且制定了专业法规强制执行。在我国因大多数临床医生尚未认识到辐照血的临床意义，采供血机构也未能进行血液成分的辐照，血液辐照的应用还不广泛，有的医生甚至不知道输血会导致 TA-GVHD，更不知道使用血液辐照是预防此病的理想方法。为了避免病人在接受输血后发生 TA-GVHD，我国应尽快将血液辐照作为一种输血治疗的常规程序。

参考文献

[1] D. L. 斯佩克特等著;黄培堂等译. 细胞实验指南. 北京:科学出版社,2006

[2] [美]Lothar Thomas 著;朱汉民,沈霞译. 临床实验诊断学(第一版). 上海:上海科学技术出版社,2004

[3] 陈灏珠. 内科学——原发性高血压. 北京:人民卫生出版社,1999

[4] 陈杞. 核生物医学(基础与应用技术). 上海:第二军医大学出版社,2007

[5] 陈文彬,潘祥林. 诊断学(第7版). 北京:人民卫生出版社,2008

[6] 程绍钧,余裕民. 检验核医学. 重庆:重庆大学出版社,1999

[7] 程绍钧,余裕民. 心血管系统激素及活性物质—检验核医学. 重庆:重庆大学出版社,2001

[8] 潘中允. 临床核医学——体外诊断核医学. 北京:原子能出版社,1999

[9] 丁振若,于文彬,苏明权,等. 实用检验医学手册. 北京:人民军医出版社,2007

[10] 胡伏莲. 幽门螺杆菌感染的基础与临床. 北京:中国科学技术出版社,1997

[11] 江世益,张鲁雁. 免疫化学. 上海:上海医科大学出版社,1996

[12] 焦奎,张书圣. 酶联免疫分析技术及应用. 北京:化学工业出版社,2004

[13] 金伯泉. 医学免疫学(第5版). 北京:人民卫生出版社,2008

[14] 李少林. 核医学. 北京:人民卫生出版社,2002

[15] 李天星. 现代临床免疫学检验. 北京:军事科学出版社,2001

[16] 林金明. 化学发光基础理论与应用. 北京:化学工业出版社,2004

[17] 刘长征,王浩丹,胡雅儿. 实验核医学与核医学. 北京:人民卫生出版社,1999

[18] 陆再英,钟南山. 内科学(第7版). 北京:人民卫生出版社,2008

[19] 美国血库联合会(AABB)标准委员会. 血库与输血机构标准. 北京:中国输血杂志,1997(10):13-17

[20] 沈关心. 微生物学与免疫学. 北京:人民卫生出版社,2003

[21] 王鸿利. 实验诊断学. 北京:人民卫生出版社,2005

[22] 王建中. 检验与临床诊断——血液病分册. 北京:人民军医出版社,2006

[23] 王荣福. 核医学. 北京:北京大学医学出版社,2003

[24] 王世真. 分子核医学. 北京:中国协和医科大学出版社,2004

[25] 王世真. 中国医学百科全书·核医学. 上海:上海科学技术出版社,1982

[26] 徐顺清,刘衡川. 免疫学检验. 北京:人民卫生出版社,2006

[27] 许文荣,王建中. 临床血液学与检验(第4版). 北京:人民卫生出版社,2007

[28] 萧树东,江绍基. 胃肠病学. 上海:上海科学技术出版社,2001

[29] 杨吉成. 医用细胞工程(第2版). 上海:上海交通大学出版社,2003

[30] 姚泰. 生理学(第6版). 北京:人民卫生出版社,2003

[31] 叶维新,陈杞,孝延龄等.实验核医学技术.长春:吉林科学出版社,1991

[32] 叶应妩,王毓三,申子瑜.全国临床检验操作规程(第3版).南京:东南大学出版社,2006

[33] 尹伯元,李龙,顾文涛.临床特种检验医学(第1版).天津:天津科学技术出版社,2004

[34] 尹伯元.放射免疫分析在医学中的应用.北京:原子能出版社,1994

[35] 张桂英.诊断学.北京:高等教育出版社,2004

[36] 张永学.实验核医学(供研究生用).北京:人民卫生出版社,2002

[37] 中国医学科学院第七研究室.同位素技术及其在生物医学中的应用.北京:科学出版社,1977

[38] 中华医学会.临床技术操作规范(核医学分册).北京:人民军医出版社,2004

[39] 周光炎.免疫学原理.上海:上海科学技术文献出版社,2000

[40] 朱立平,陈学清.免疫学常用实验方法.北京:人民军医出版社,2000

[41] 陈志哲.辐照血的临床应用.中华内科杂志,1997,36(5):291

[42] 樊最末.探讨肺心病急性加重期与慢性重度心力衰竭脑钠素的水平及意义.浙江临床医学,2006,8(2)

[43] 郭秀丽.^{13}C-美沙西汀呼气试验与非酒精性脂肪肝病理改变的相关性研究.世界华人消化杂志,2004,12(10):23—56

[44] 韩佩珍.化学发光免疫分析.国外医学:放射医学核医学分册,2000,24(5):378—381

[45] 李晓霞.化学发光免疫分析.延安大学学报(医学科学版),2004,2(2):251—253

[46] 潘珊珊,陆爱云,张炎.运动心脏与心钠素研究现状和展望.体育科学.2001,21(1)

[47] 潘秀珍,蔡立勉.胃肠激素研究的现状.世界华人消化杂志,1999,7(6):464—466

[48] T. Asai,S. Inaba 等.日本辐照血液和血液成分预防PT-GVHD指南.国外医学:输血及血液学分册,2002,25(4):274—275

[49] 日本输血学会报告.Japanese Journal of Transfusion Medicine,1999,45(1):47

[50] 施安国,费艳秋,安富荣.内皮素及其受体和受体阻断剂研究进展.医学研究通讯,2002,31(2):36—38

[51] 孙大裕,蒋义斌,戎兰,等.^{13}C-Hiolein 呼气试验对胰腺外分泌功能检测的临床应用.中华消化杂志,2002,22(10):611—613

[52] 唐振铎.^{13}C-美沙西汀呼气试验对肝病的诊断价值.中华内科杂志,1986,(25):722

[53] 万荣.^{13}C-美沙西汀呼气试验判断肝硬化患者肝功能.世界华人消化杂志,2004(12):2147

[54] 王巨昌,姚奎元,孙士其,等.对幽门螺杆菌感染五种常用检查方法的评价.中华消化内镜杂志,2001,18(6):370—372

[55] 尹欣,吴春旭,徐丹丹.血浆脑钠素水平与心衰患者左心功能关系的探讨.放射免疫学杂志.2005,18(3):191—193

[56] 张红杰,林琳,赵志泉,等.胃肠肽类激素与肠易激综合征发病间的关系.南京医科大学

学报(自然科学版),2003,23(6):527—529

[57] 张炜奇,由靖塑,胡冰,等. ^{13}C-尿素呼气试验诊断小儿幽门螺杆菌感染的研究. 中华儿科杂志,1999,37(8):484—486

[58] 仲凯励,张伟京. 辐照血的临床应用. 国外医学(输血及血液学分册),2002,3(25):270

[59] 朱金照,陈东风,冷恩仁. 胃肠肽在胃肠运动调节中的作用. 世界华人消化杂志,1999,7(8):687—688

[60] Adelhorst K, Hedegaard BB, Knudsen LB, et al. Structure-activity studies of glucagon-like peptide-1. J Biol Chem, 1994, 296:6275—6278

[61] Al Ghandi SMG, Cameron EC, Sutton RAL. Magnesium deficiency: pathophysiology and clinical overview. Am J Kidney Dis, 1994, 24:737—752

[62] Alfthan G Neve J. Reference values for serum selenium in various areas-evaluated according to the TRACY protocol. J Trace Elements Med Biol, 1996, 10:77—87

[63] Anderson KC, Goodnough LT, Sayers M, et al. Variation in blood component irradiation practice: implications for prevention of transfusion-associated graft-versus-host disease. Blood, 1991, 77(10):2096—2102

[64] Anke M, Giel M. Molybdenum. In: Seiler HG, Sigel H, et al. Metals in clinical and analytical chemistry. Marcel Dekker, 1994: 495—501

[65] Brenner H, Bode G, Adler G, et al. Alcohol as a gastric disinfectant? The complex relationship between alcohol consumption and current Helicobacter pylori infection. Epidemiology, 2001, 12(2): 209—214

[66] Buchanan KD, O'Connor AM, Johnston CF, et al. Regulatory peptides in the control of metabolism during starvation and exercise. Biochem Soc Trans, 1996, 24:591—593

[67] Button LN, de Wolf WC, New burger PE, et al. The effects of irradiation on blood components. Transfusion, 1981, 21(4): 419—426

[68] Chey WD, Shapiro B, Zawadski A, et al. Gastric emptying characteristics of a novel (13)C-octanoate-labeled muffin meal. J Clin Gastroenterol, 2001, 32(5): 394—399

[69] Chiswell B, Johnson D. Manganese. In: Seiloer HG, Sigel H, eds. Metals in clinical and analytical chemistry. New York: Marcel Dekker, 1994: 467—478

[70] Choi MG, Camilleri M, Burton DD, et al. 13C-octanoic acid breath test for gastric emptying of solids: accuracy, reproducibility, and comparison with scintigraphy. Gastroenterology, 1997, 112(4): 1155—1162

[71] Ciccocioppo R. Study of liver function in healthy elderly subjects using the ^{13}C-methacetin breath test. Aliment Pharmacol Ther, 2003, 17(2): 271—277

[72] Davey RJ. Transfusion-associated graft-versus-host disease and the irradiation of blood components. Immunol Invest, 1995, 24(1—2):431—434

[73] Dawson JM, Greathead HMR, Sessions VA, et al. Effect of gastric inhibitory poly-

peptide on bovine fat metabolism. Com Biochem Physiol Part B, 1999, 123:79—88

[74] de Meer K, Roef MJ, Kulik W, et al. In vivo research with stable isotopes in biochemistry, nutrition and clinical medicine: an overview. Isotopes Environ Health Stud, 1999, 35 (1—2): 19—37

[75] Doong ML, Wang JWC, Chung SC, et al. Regulation of thyroid hormones in the secretion of insulin and gastric inhibitory polypeptide in male rats. Metabolism, 1997, 46:154—158

[76] Duran M, Beemer FA, van der Heiden C, et al. Combined deficiency of xanthine oxidase: a defect of molybdenum metabolism or transport? J Inher Metabol, 1978,1:175—196

[77] Ebert R, Nauck M, Creutzfeldt W. Effect of exogenous or endogenous gastric inhibitory polypeptide on plasma triglyceride responses in rats. Horm Metab Res, 1991, 23:517—521

[78] Edward L. Transfusion medicine topic update: department of laboratory Medicine. Yale University School of Medicine, 1996

[79] Evenepoel P, Hiele M, Geypens B, et al. Egg protein assimilation in pancreatic disease studied with a ^{13}C-egg white breath test. Gastroenterology, 1996, 110(suppl): A800

[80] Evevepoel P, Hiele M, Geypens B, et al. ^{13}C-egg white breath test: a non-invasive test of pancreatic trypsin activity in the small intestine. Gut, 2000, 46(1): 52—57

[81] Festi D, Capodicasa S, Vestito A, et al. Breath tests with stable isotopes: have they a role in liver transplantation? Eur Rev Med Pharmacol Sci, 2004, 8(1): 55—58

[82] Filmer JF, Underwood EJ. Enzootic marasmus: further data concerning the potency of cobalt as a curative and prophylactic agent. Austr Vet J 1937, 3:57

[83] Gelling RW, Coy DH, Pederson RA, et al. GIP 6-30 amide contains the high affinity binding region of GIP and is a potent inhibitor of GIP 1—42 action in vitro. Regul Pept, 1997, 69:151—154

[84] Arakawa H, Maeda M, Tsuji A. Enzyme immunoassay of cortisol using peroxidase as label. Anal Biochem, 1979,97(2):248—254

[85] Herold DA, Fitzgerald RL. Chromium. In: Seiler HG, Sigel A, Sigel H, et al. Metals in clinical and analytical chemistry. New York: Marcel Dekker,1994: 321—332

[86] Higashimoto Y, Opara EC, Liddle RA. Dietary regulation of glucose-dependent insulinotropic peptide (GIP) gene expression in rat small intestine. Comp Biochem Physiol, 1995, 110:207—214

[87] Hong A, Steven G, Stalley P, et al. Extracorporeal irradiation for malignant bone tumors. Int J Radiat Oncol Biol Phys, 2001, 50(2): 441—447

[88] I Bronstein, P McGrath. Chemiluminescence lights up. Nature,1989, 338:599—600

[89] Iida K, Kaji H, Matsumoto H, et al. Adrenocorticotrophin-independent macronodular adrenal hyperplasia in a patient with lysine vasopressin responsiveness but insensitivity to gastric inhibitory polypeptide. Clin Endocrinol, 1997, 47:739—745

［90］Jia X, Brown JC, Ma P, et al. Effects of glucose-dependent insulinotropic polypeptide and glucagon-like peptide-I-(7－36) on insulin secretion. Am J Physiol, 1995, 268:E645－651

［91］Kieffer TJ, McIntosh CHS, Pederson RA. Degradation of glucose-dependent insulino-tropic polypeptide and truncated glucagon-like peptide 1 in vitro and in vivo by dipeptidyl pepti-dase Ⅳ. Endocrinology, 1995, 136:3585－3596

［92］Kimberly MM, Bailey GG, Paschal DC. Determination of urinary cobalt using matrix modification and graphite furnace atomic absorption spectrometry with Zeeman-effect background correction. Analyst, 1987, 112:287－290

［93］Klatt S, Taut C, Mayer D, et al. Evaluation of the ^{13}C-methacetin breath test for quantitative liver function testing. Z Gastroenterol, 1997, 35(8): 609－614

［94］Knapper JME, Puddicombe SM, Morgan LM, et al. Investigations into the actions of glucose-dependent insulinotropic polypeptide and glucagon-like peptide-1 (7－36)amide on lipo-protein lipase activity in explants of rat adipose tissue. J Nutr, 1995, 125:183－188

［95］Kok NN, Morgan LM, Williams CM, et al. Insulin, glucagon-like peptide 1, glucose-dependent insulinotropic polypeptide and insulin-like growth factor Ⅰ as putative mediators of the hypolipidemic effect of oligofructose in rats. J Nutr, 1998, 128:1099－1103

［96］Kubota A, Yamada Y, Yasuda K, et al. Gastric inhibitory polypeptide activates MAP ki-nase through the wortmannin-sensitive and -insensitive pathways. Biochem Biophys Res Commun, 1997, 235:171－175

［97］Külpmann WR, RÖβler J, Brunkhorst R, et al. Ionised and total magnesium serum concen-trations in renal and hepatic disease. Eur J Clin Chem Clin Biochem 1996, 34:257－264

［98］Landi EP,de Oliveira JS. Transfusion-associated graft-versus-host disease guideline on gamma irradiation of blood components. Rev Assoc Med Bras,1999, 45(3):261－272

［99］Lara Baruque S, Razquin M, Jimenez I, et al. ^{13}C-phenylalanine and 13C-methacetin breath test to evaluate functional capacity of hepatocyte in chronic liver disease. Dig Liver Dis, 2000, 32(3): 226－232

［100］Lavin JH, Wittert GA, Andrews J, et al. Interaction of insulin, glucagon-like peptide 1, gastric inhibitory polypeptide, and appetite in response to intraduodenal carbohydrate. Am J Clin Nutr, 1998, 68:591－598

［101］M Halman,B Velan,T Sery. Rapid Identification and Quantitation of Small Numbers of Microorganisms by a Chemiluminescent Immunoreaction. Appl. Enuiron. Microbiol,1997, 34: 473－477

［102］Marchesini G. Fabri A, Blanchi G,et al. Zine supplementation and amino-nitrogen metabolism in patients with advanced cirrhosis. Hepatology, 1996, 23:1084－1092

［103］McIntosh CHS, Bremsak I, Lynn FC, et al. Glucose-dependent insulinotropic poly-peptide stimulation of lipolysis in differentiated 3T3-L1 cells: Wortmannin-sensitive inhibition by insulin. Endocrinology, 1999, 140:398－404

[104] Mentlein R, Gallweitz B, Schmidt WE. Dipeptidyl-peptidase Ⅳ hydrolyses gastric inhibitory polypetide, glucagon-like peptide-1 (7－36) amide, peptide histidine methionine and is responsible for their degradation in human serum. Eur J Biochem, 1993, 214:829－835

[105] Mertz W. Chromium in human mutrition . J Nutr, 1993, 123: 623－633

[106] Milne DB,Johnson PhE. Assessment of copper status:effect of age and gender on reference ranges in healthy adults. Clin Chem, 1993, 39:883－887

[107] Miura Y, Kato M, Ogino K, et al. Impaired cytosolic Ca^{2+} response to glucose and gastric inhibitory polypeptide in pancreatic β-cells from triphenyltin-induced diabetic hamster. Endocrinology, 1997, 138:2769－2775

[108] Miyawaki K, Yamada Y, Yano H, et al. Glucose intolerance caused by a defect in the entero-insular axis: a study in gastric inhibitory polypeptide receptor knockout mice. Proc Natl Acad Sci USA, 1999, 96:14843－14847

[109] Morgan LM. The metabolic role of GIP: physiology and pathology. Biochem Soc Trans, 1996, 24:585－591

[110] Moroff G, Leitman SF, Luban NL. Principles of blood irradiation, dose validation, and quality control. Transfusion, 1997, 37(10):1084－1092

[111] Moroff G, Luban NLC. The irradiation of blood and blood components to prevent graft-versus-host disease: technical issues and guidelines. Transfus Med Rev, 1997, 11(1):15－26

[112] Nista EC, Fini L, Armuzzi A, et al. ^{13}C-breath tests in the study of microsomal liver function. Eur Rev Med Pharmacol Sci, 2004, 8(1): 33－46

[113] O'Harte FPM, Abdel-Wahab YHA, Conlon JM, et al. Amino terminal glycation of gastric inhibitory polypeptide enhances its insulinotropic action on clonal pancreatic B-cells. Biochim Biophys Acta, 1998, 1425:319－327

[114] O'Harte FPM, Mooney MH, Flatt PR. NH_2-terminally modified gastric inhibitory polypeptide exhibits amino-peptidase resistance and enhanced antihyperglycemic activity. Diabetes, 1999, 48:758－765

[115] PY Wei,JZ Zhu,H Xu. A novel capillary microliter droplet sample injection peroxide in wheat flour. Talanta, 2004, 62: 661－666

[116] Petrolati A, Festi D, De Berardinis G, et al. 13C-methacetin breath test for monitoring hepatic function in cirrhotic patients before and after liver transplantation. Aliment Pharmacol Ther, 2003, 18(8): 785－890

[117] Pfaffenbach B, Gotze O, Szymanski C, et al. The 13C-methacetin breath test for quantitative noninvasive liver function analysis with an isotope-specific nondispersive infrared spectrometer in liver cirrhosis. Dtsch Med Wochenschr, 1998, 123(49): 1467－1471

[118] Przepiorka D,LeParc GF,Stovall MA, et al. Prevention of transfusion-associated cytomegalovirus infection. Practice parameter. American Society of Clinical Pathologists. Am J Clin Pathol, 1996, 106(2):163－169

[119] Rahn RO. Chemical dosimetry using an iodid/iodate aqueous solution: application to the gamma irradiation of blood. Appl Radiat Isot, 2003, 58(1): 79—84

[120] Ranganath LR, Beety JM, Morgan LM. Inhibition of insulin, glucose-dependant insulinotropic polypeptide (GIP) and glucagon-like peptide-1 (GLP-1) secretion by octreotide has no effect on post-heparin plasma lipoprotein lipase activity. Horm Metab Res, 1999, 31:262—266

[121] Robberecht H,Deelstra H. Factors influencing blood selenium concentration values. A literature review. J Trace Elem Electrolytes Health Dis, 1994, 8:129—143

[122] Schaller KH,Raithel HJ, Angerer J. Nickel. In: Seiler HG, Sigel A, Sigel H, eds. Metals in clinical and analytical chemistry. Marcel Dekker, 1994, 505—518

[123] Schieldrop PJ, Gelling RW, Elliot R, et al. Isolation of a murine glucose-dependent insulinotropic polypeptide (GIP) cDNA from a tumor cell line (STC6-14) and quantification of glucose-induced increases in GIP mRNA. Biochim Biophys Acta, 1996, 1308:111—113

[124] Sunderman Jr FW,Dingle B,Hopfer SM,et al. Acute nickel toxicity in electroplating workers who accidently ingested a solution of nickel chloride. Amer J Industr Med, 1988,14:257—266

[125]Tasaki T, Ohto H, Abe R. Prevention of post-transfusion graft-versus-host disease. Fukushima J Med Sci, 1993, 39(2):109—111

[126] Taylor A. Usefulness of measurements of trace elements in hair. Am Clin Biochem, 1986, 23:364—378

[127]Thomson IR, Fettman MJ, Jonsson J, et al. Alimentary tract and pancreas responses to cholecystokinin octapeptide in patients with functional abdominal pain syndromes. Gastroenterol Hepatol, 1992, 7(3): 293—297

[128] Thorens B. Expression cloning of the pancreatic β cell receptor for the gluco-incretin hormone glucagon-like peptide 1. Proc Natl Acad Sci USA, 1992, 89: 8641—8645

[129] Tseng CC, Zhang XY, Wolfe MM. Effect of GIP and GLP-1 antagonists on insulin release in the rat. Am J Physiol, 1999, 276:E1049—1054

[130] ükgauer M,Kruse-Jarres JD. Analysis of zine in bodily fluids. In:Günzler H,et,eds. Pocketbook guide for analysts,Vol 14. Heidelberg:Springer,1996:301—314

[131] Vogelsang GB. Transfusion-associated graft-versus-host disease in nonimmunocompromised hosts. Transfusion, 1990, 30(2):101—103

[132] Williamson LM,Warwick RM. Transfusion-associated graft-versus-host disease and its prevention. Blood Rev, 1995, 9(4):251—261

[133] Yasuda K, Inagaki N, Yamada Y, et al. Hamster gastric inhibitory polypeptide receptor expressed in pancreatic islets and clonal insulin-secreting cells: its structure and functional properties. Biochem Biophys Res Commun, 1994, 205:1556—1562

[134] Yip RGC, Wolfe MM. GIP biology and fat metabolism. Life Sci, 2000, 66:91—103

中英文对照

1　$1,25\text{-}(OH)_2D_3$　　　　　　　　　　　　$1,25$-二羟维生素 D

2　^{13}C- breath test，^{13}C-BT　　　　　　　^{13}C-呼气试验

3　^{13}C- Hiolein fatty acid breath test，^{13}C-HFBT　　^{13}C-Hiolein 脂肪酸呼气试验

4　^{13}C- starch breath test，^{13}C-SBT　　　　^{13}C-淀粉呼气试验

5　^{13}C-methacetin breath test，^{13}C-MBT　　^{13}C -美沙西汀呼气试验

6　^{13}C-octanoic acid breath test，^{13}C-OBT　　^{13}C-辛酸呼气试验

7　^{13}C-urea breath test，^{13}C-UBT　　　　　^{13}C-尿素呼气试验

8　$25\text{-}(OH)\text{-}D_3$　　　　　　　　　　　25-羟维生素 D

9　Absolute measurement　　　　　　　　　绝对测量

10　Absorbed dose　　　　　　　　　　　　吸收剂量

11　Absorption　　　　　　　　　　　　　吸收

12　Abundance of elements　　　　　　　　元素丰度

13　Acid acetylsalicylic　　　　　　　　　　乙酰水杨酸

14　Acridinium Ester，AE　　　　　　　　　吖啶酯

15　Activation analysis，AA　　　　　　　　活化分析

16　Activity　　　　　　　　　　　　　　活度

17　Addison's disease　　　　　　　　　　阿狄森氏病

18　Administration experiment　　　　　　　参入实验

19　Adrenocorticotropic hormone ，ACTH　　促肾上腺皮质激素

20　Album，Alb　　　　　　　　　　　　　白蛋白

21　Aldosterone deficiency　　　　　　　　醛固酮缺乏症

22　Aldosterone，ALD　　　　　　　　　　醛固酮

23　Alkaline phosphatase，ALP　　　　　　碱性磷酸酶

24　Alpha decay　　　　　　　　　　　　α 衰变

25　Alpha-fetoprotein，AFP　　　　　　　　甲胎蛋白

26　Amikacin，BBK8，AMK　　　　　　　　丁胺卡那霉素

27　Aminophylline　　　　　　　　　　　氨茶碱

28　Aminotermianl propeptide of type　　　Ⅲ型胶原前体氨基端肽
　　Ⅲ procollagen，PⅢP

29　Amplifier　　　　　　　　　　　　　放大器

30　AMPPD　　　　　　　　　　　　　　4-甲氧基-4-(3-磷酸酰苯基)螺[1,2-
　　　　　　　　　　　　　　　　　　二氧环乙烷-3,2′-金刚烷]二钠盐

382

31	Androstenedione, ASD	雄烯二酮
32	Androsterone	雄酮
33	Annihilation radiation	湮没辐射
34	Antibody, Ab	抗体
35	Antibody-dependent cell-mediated cytotoxicity, ADCC	抗体依赖性细胞介导的细胞毒作用
36	Anticoincidence circuit	反符合电路
37	Antidiuretic hormone, ADH	抗利尿激素
38	Antigen, Ag	抗原
39	Anti-Hepatitis A	抗甲肝抗体
40	Anti-Hepatitis B centre lgM	乙肝核心抗体-IgM
41	Anti-Hepatitis B core	乙肝核心抗体
42	Anti-Hepatitis B e	乙型肝炎 e 抗体
43	Anti-Hepatitis B surface	乙型肝炎表面抗体
44	Anti-Hepatitis C	丙型肝炎病毒抗体
45	Anti-Hepatitis D	丁型肝炎抗体
46	Anti-Hepatitis E	戊肝抗体
47	Antineutrino	反中微子
48	Antithrombin Ⅲ, AT-Ⅲ	抗凝血酶-Ⅲ
49	Anti-TSH receptor antibody, TRAb	TSH 受体抗体
50	Aspirin	阿司匹林
51	Atomabundance	原子丰度
52	Atomic Absorption Spectroscopy	原子吸收光谱法
53	Atomic mass unit, Amu	原子质量单位
54	Atomic number	原子序数
55	Atomic emission spectrometry	原子发射光谱法
56	Atrial natriuretic peptide, ANP	心钠素
57	Atropine	阿托品
58	Auger electron	俄歇电子
59	Au-Si surface barrier detector	金硅面垒型
60	Autocrine	自分泌
61	Autoradiography or radioautography	放射自显影术
62	Autoradiolysis	辐射自分解
63	Background	本底
64	Backscattering	反散射
65	Bartter's syndrome	巴特氏综合征
66	Becquerel, Bq	贝可勒尔
67	Beta decay	β 衰变

68	b-Human chorionic gonadotropin, b-HCG	人绒毛膜促性腺激素
69	Big big gastrin	大大胃泌素
70	Big gastrin G—34	大胃泌素
71	Big rennin	大肾素
72	Big-big rennin	巨大肾素
73	Bioassay	生物学测定法
74	Biological half life	生物半衰期
75	Biomarker	生物标记
76	Biosynthesis	生物合成标记法
77	Biotin-avidin system, BAS	生物素-亲和素系统
78	Blood	血液
79	Blood irradiator	血液辐照仪
80	Bombesin	蛙皮素
81	Bombesin-like immunoactivity, BLI	蛙皮素样免疫活性物质
82	Bradykinin, BK	缓激肽
83	Brain Na-triuetic peptide, BNP	脑钠素
84	Bremsstrahlung	韧致辐射
85	Bubble chamber	气泡室
86	Calcitonin gene related peptide, CGRP	降钙素基因相关肽
87	Calcitonin, CT	降钙素
88	Carbohydrate antigen 153, CA-153	糖类抗原-153
89	Carbohydrate antigen 50, CA-50	糖类抗原-50
90	Carbohydrate antigen(CA)	糖类抗原
91	Carbohydrate antigen199, CA-199	糖类抗原-199
92	Carcinoembryonic antigen, CEA	癌胚抗原
93	Cardiac myosin light chain, CMLC	肌凝蛋白轻链
94	Cardiac myosin, CM	肌凝蛋白
95	Carrier gas	载气
96	Catecholamine, CA	儿茶酚胺类激素
97	Catechol-O-methyltransferase, COMT	儿茶酚-氧-甲基转移酶
98	Cellulose ester membrane	纤维素酯薄膜
99	Cerenkov radiation	契伦科夫辐射
100	Channel width	道宽
101	Characteristic X ray	特征 X 射线
102	Charge Coupled Device, CCD	电荷耦合器件
103	Chemical luminescent immunoassay, CLIA	化学发光分析
104	Chemical synthesis	化学合成标记法

105	Chemiluminescence	化学发光
106	Chemiluminescence immunoassay, CLIA	化学发光免疫分析
107	Chemiluminescent enzyme immunoassay, CLEIA	化学发光酶免疫分析
108	Chemokine	趋化性细胞因子
109	Chloramine T, Ch-T	氯胺 T 法
110	Chlorpromazine, CPZ	氯丙嗪
111	Cholecystokinin, CCK	胆囊收缩素
112	Cholyglycine, CG	甘胆酸
113	Chromium(Cr)	铬
114	Clinical nuclear medicine	临床核医学
115	Cloud chamber	云室
116	Cobalt(Co)	钴
117	Coholamine	钴胺素
118	Collagen Ⅳ, Ⅳ-C	Ⅳ型胶原
119	Colony-stimulating factor, CSF	集落刺激因子
120	Component I	成分 I
121	Compton effect	康普顿效应
122	Compton－Wu You-Xun effect	康普顿－吴有训效应
123	Conjugation labeling	间接标记法
124	Connective peptide, C-P	C-肽(连接肽)
125	Constant region	恒定区
126	Copper(Cu)	铜
127	Corticotropin releasing factor, CRF	促肾上腺皮质激素释放因子
128	Corticotropin releasing hormone, CRH	促肾上腺皮质激素释放激素
129	Counting efficiency, CE	计数效率
130	Counts per minute, cpm	射线每分钟的计数次数
131	Counts per second, cps	每秒钟计数
132	Cross-talk	串光
133	Curies, Ci	活度
134	Cyclic adenosine monophospate, cAMP	环核苷酸
135	Cyclic guanine monophospate, cGMP	环磷酸鸟苷
136	Cyclic nucleotide-gated ion channels, CNG	环核苷酸门控离子通道
137	Cyclosporin A, CSA or CYA	环孢菌素
138	Cylindrocapon Lucidium	柱孢霉菌
139	Cytokine, CK	细胞因子
140	Decay constant	衰变常数
141	Decay energy	衰变能

142	Dehydroepiandrosterone, DHEA	去氢表雄酮
143	Delta Over Baseline, DOB	超基准值
144	Deoxyribonucleic acid, DNA	脱氧核糖核酸
145	Depletion layer	耗尽层
146	Desipramine, DES	去甲基丙咪嗪
147	Detection efficiency	测量效率
148	Dexamethasone suppressible hyperaldosteronism, DSH	地塞米松可抑制性醛固酮增多症
149	Diacetylmorphine	二乙酰吗啡
150	Digoxin	地高辛
151	Dihydrotestosterone, DHT	双氢睾酮
152	Diiodotyrosine, DIT	二碘酪氨酸
153	Dilantin	大仑丁
154	Diphenylhydantoin, DPH	苯妥英钠
155	Direct Effect	直接作用
156	Directnuclide dilution	核素正稀释法
157	Discriminator	甄别电路,鉴别器
158	Disintegrations per minute, dpm	射线每分钟的衰变次数
159	Disintegrations per second, dps	每秒衰变数
160	Dopamine, DA	多巴胺
161	Dose equivalent	剂量当量
162	Dose equivalent rate	剂量当量率
163	Double labeling and multiple labeling	双标记或多标记
164	Double nuclide dilution	核素双稀释法
165	Double-magic nucleus	双幻核
166	Effective decay constant	有效衰变常数
167	Effective half life	有效半衰期
168	Effects-on the embryo and Fetus	胚胎效应
169	Elastic scattering	弹性散射
170	Electrochemiluminescence immunoassay, ECLIA	电化学发光免疫测定
171	Electron	电子
172	Electron capture decay, EC	电子俘获
173	Electron hole pair	电子-空穴对
174	Electron microscopic ARG	电子显微镜放射自显影
175	Electron pair production	电子对生成
176	Element	元素
177	Endocrine	内分泌

178	Endothelin,ET	内皮素
179	Energy resolution	能量分辨率
180	Energy response	能量响应
181	Enzyme immunoassay,EIA	酶免疫分析法
182	Enzyme linked immunosorbent assay,ELISA	酶联免疫吸附试验
183	Epinephrine,E	肾上腺素
184	Equivalent dose	当量剂量
185	Error of measurement	测量误差
186	Erythropoietin,EPO	红细胞生成素
187	Estradiol, E2	雌二醇
188	Estriol, E3	雌三醇
189	Estrogen	雌激素
190	Estrone, E1	雌酮
191	Euthyroid sick syndrome,ESS	正常甲状腺病态综合征
192	Excitation	激发
193	Excited state	激发态
194	Experiment nuclear medicine	实验核医学
195	Exposure dose	照射量
196	Exposure rate	照射量率
197	External standard channels ratio method,ESCR	外标准道比法
198	Ferritin	铁蛋白
199	Ferrum(Fe)	铁
200	Fluorescein isothiocyanate,FITC	异硫氰酸荧光素
201	Folic acid,FA	叶酸
202	Follicle Stimulating Hormone,FSH	卵泡刺激素
203	Free thyroxine,FT4	游离甲状腺素
204	Free Tri-iodothyro-nine,FT3	游离三碘甲状腺原氨酸
205	Gamma transition	γ跃迁
206	Gas chromatography,GC	气相色谱法
207	Gaseous ionization detector	气体电离探测器
208	Gas-liquid chromatography	气-液色谱法
209	Gas-solid chromatography	气-固色谱法
210	Gastric Inhibitory Polypeptide, GIP	抑胃肽
211	Gastrin, Gas	胃泌素
212	Geiger-Muller counter,G-M counter	盖革-弥勒计数管
213	General labeling	全标记
214	Gentamicin,GTM	庆大霉素

215	Germanium,Ge	锗
216	Glass fiber filter	玻璃纤维滤片
217	Glomerular filtration rate,GFR	肾小球滤过率
218	Glow	辉光型
219	Glucagon	胰高血糖素
220	Glucose-dependent insulin releasing polypeptide, GIP	葡萄糖依赖性胰岛素释放肽
221	Gonadotrophin releasing hormone,GnRH	促性腺激素释放激素
222	Gonadotrophin,Gn	促性腺激素
223	Graft-versus-host disease, GVHD	移植物抗宿主病
224	Groundstate	基态
225	Growth factor,GF	生长因子
226	Growth hormone,GH	生长激素
227	Half-emptying time,$T_{\frac{1}{2}}$	胃半排空时间
228	International Commission on Radiological Protection,ICRP	国际放射防护委员会
229	Heavy chain	重链
230	Helicobacter Pylori,HP	幽门螺杆菌
231	Hemangiopericytoma	血管外皮细胞瘤
232	Hepatitis A Virus,HAV	甲型肝炎病毒
233	Hepatitis B core antigen , HBcAg	乙型肝炎核心抗原
234	Hepatitis B e antigen,HBeAg	乙型肝炎 e 抗原
235	Hepatitis B surface antigen,HBsAg	乙型肝炎表面抗原
236	Hepatitis B virus Anti-Pre-S$_2$	乙型肝炎病毒前 S2 抗体
237	Hepatitis B virus DNA polymerase , HBV-DNA-P	乙型肝炎病毒 DNA 多聚酶
238	Hepatitis B virus DNA,HBV-DNA	乙肝病毒-DNA
239	Hepatitis B virus Pre-S$_2$ Protein,Pre-S$_2$	乙型肝炎病毒前 S2 蛋白
240	Hepatitis B virus,HBV	乙型肝炎病毒
241	Hepatitis C virus,HCV	丙型肝炎病毒
242	Hepatitis D virus,HDV	丁型肝炎病毒
243	Hepatitis E antigen,HEV-Ag	戊肝抗原
244	Hepatitis E Virus,HEV	戊型肝炎病毒
245	Heroin	海洛因
246	Heterogeneous counting	非均相测量
247	High performance liquid chromatography,HPLC	高效液相色谱
248	High-Purity Germanium , HPGe	高纯锗
249	Homogeneous counting	均相测量
250	Horseradish peroxidase , HRP	辣根过氧化物酶

251	Human chorionic adrenocorticotrophic hormone, HCATH	人绒毛膜促肾上腺皮质激素
252	Human chorionic gonadotrophin, HCG	人绒毛膜促性腺激素
253	Human chorionic gonadotropin releasing hormone, HCGRH	人绒毛膜促性腺激素释放激素
254	Human chorionic thyrotropin releasing hormone, HCTRH	人绒毛膜促甲状腺激素释放激素
255	Human chorionic thyrotropin, HCT	人绒毛膜促甲状腺素
256	Human placental androgen, HPA	人胎盘雄激素
257	Human placental lactogen, HPL	胎盘催乳素
258	Human placental progesterone, HPP	人胎盘孕酮
259	Human tissue kallikrein, HTK	组织激肽释放酶
260	Human urinary kallikrein, HUK	人尿激肽释放酶
261	Hyaluronic acid, HA	透明质酸
262	Hypoaldosteronism	低醛固酮血症
263	Hypothalamic-pituitary-adrenal axis, HPA-axis	下丘脑-垂体-肾上腺轴
264	Hypothalamic-pituitary-ovary axis	下丘脑-垂体-卵巢轴
265	Hypothalamic-pituitary-thyroid axis	下丘脑-垂体-甲状腺轴
266	Hypothalamus-pituitary-gonad axis	下丘脑-垂体-性腺轴
267	Hypothalamus-pituitary-testis Axis	下丘脑-垂体-睾丸轴
268	Idiopathic hyperaldosteronism , IHA	假性或特发性醛固酮增多症
269	Idiopathic thrombocytopenic purpura, ITP	特发性血小板减少性紫癜
270	Imipramine, IMIP	丙咪嗪
271	Immune defense	免疫防御
272	Immune homeostasis	免疫自身稳定
273	Immune surveillance	免疫监视
274	Immunoassay	免疫学测定法
275	Immunoglobulin A, IgA	免疫球蛋白 A
276	Immunoglobulin D, IgD	免疫球蛋白 D
277	Immunoglobulin E, IgE	免疫球蛋白 E
278	Immunoglobulin G, IgG	免疫球蛋白 G
279	Immunoglobulin M, IgM	免疫球蛋白 M
280	Immunoglobulin, Ig	免疫球蛋白
281	Immunoradiometric assay, IRMA	免疫放射分析法
282	Incorporation percentage	参入百分率
283	Incorporation rate	参入率
284	Inderal	心得安

285	Indirect Effect	间接作用
286	Infrared Spectroscopy, IR	红外光谱
287	Inorganic Crystal Scintillator	无机晶体闪烁体
288	Instrumental neutron activation analysis, INAA	仪器中子活化分析
289	Insulin	胰岛素
290	Insulin Antibody, Ins-Ab	胰岛素抗体
291	Insulin dependent diabetes mellitus, IDDM	胰岛素依赖型糖尿病
292	Interferon, IFN	干扰素
293	Interleukin, IL	白细胞介素
294	Interleukin-1, IL-1	白细胞介素 1
295	Interleukin-2, IL-2	白细胞介素 2
296	Internal conversion	内转换
297	Intrinsic factor, IF	内因子
298	Inverse nuclide dilution	核素反稀释法
299	Iodine, I	碘
300	Ion pair	离子对
301	Ionization	电离
302	Ionization counter	电离计数器
303	Ionization density	电离密度
304	Iron deficient anemia, IDA	缺铁性贫血
305	Islets of langerhans	郎格罕岛
306	Isolated ACTH deficiency syndrome	单纯性 ACTH 缺乏病
307	Ethylisoluminol	异鲁米诺
308	Isotope	同位素
309	Isotope dilution Mass Spectrometry, IDMS	同位素稀释质谱法
310	Isotope exchange	同位素交换标记法
311	Isotope technology	同位素技术
312	Isotopic abundance	同位素丰度
313	Isotopic labeling	同位素标记
314	Isotopic tagging; isotopic tracing	核素示踪
315	Juxtaglomerular celltumor	肾小球旁细胞瘤
316	kallidin	胰激肽
317	Kallikrein, Klk	激肽释放酶
318	Kallikrein-kinin system, KKS	激肽释放酶-激肽系统
319	Kallikrein-kinin-prostaglandin system, KKPS	激肽释放酶-激肽-前列腺素体系
320	Laboratory nuclear medicine	检验核医学
321	Lag phase time, Tlag	延迟相时间

322 Laminin,LN　　　　　　　　　　　　层粘连蛋白

323 Light chain　　　　　　　　　　　　轻链

324 Light microscopic ARG　　　　　　　光学显微镜自显影

325 Light nucleus　　　　　　　　　　　轻核

326 Lightguide　　　　　　　　　　　　光导

327 Linear energy transfer,LET　　　　　线性能量传递

328 Liquid scintillation counter　　　　　液体闪烁计数器

329 Liquid scintillator　　　　　　　　　液体闪烁体

330 Lithium-drifted germanium;Ge(Li)detector　　锂漂移锗探测器

331 Lithium-drifted silicon detector;Si(Li)detector　　锂漂移硅探测器

332 Little gastrin　　　　　　　　　　　小胃泌素

333 Little little gastrin　　　　　　　　小小胃泌素

334 Lmphotoxin,LT　　　　　　　　　　淋巴毒素

335 Long-actiring thyroid stimulator,LATS　　长效甲状腺刺激物

336 Luminal　　　　　　　　　　　　　鲁米那

337 Luminescence　　　　　　　　　　　化学发光

338 Luminol　　　　　　　　　　　　　鲁米诺

339 Luteinizing hormone,LH　　　　　　促黄体生成素

340 Lymphokine　　　　　　　　　　　　淋巴因子

341 Macroscopic ARG　　　　　　　　　宏观放射自显影

342 Magic number　　　　　　　　　　　幻数

343 Magnesium,Mg　　　　　　　　　　镁

344 Main amplifier　　　　　　　　　　主放大器

345 Manganum,Mn　　　　　　　　　　锰

346 Mass number　　　　　　　　　　　质量数

347 Mass spectra analysis,MS　　　　　　质谱分析

348 Mean life　　　　　　　　　　　　平均寿命

349 Megaloblastic anemia,MA　　　　　　巨幼细胞贫血

350 Methotrexate,Amethopterin,MTX　　氨甲喋呤

351 Mollerian　　　　　　　　　　　　苗勒氏管

352 Molybdenum,Mo　　　　　　　　　钼

353 Monoamine oxidase,MAO　　　　　　单胺氧化酶

354 Monoiodotyrosine,MIT　　　　　　　一碘酪氨酸

355 Monooxygenase　　　　　　　　　　加单氧酶

356 Morphine　　　　　　　　　　　　吗啡

357 Motilin,MTL　　　　　　　　　　　胃动素

358 Multichannel pulse height analyzer　　多道脉冲幅度分析器

359	Multiple myeloma, MM	多发性骨髓瘤
360	Myoglobin, Mb	肌红蛋白
361	Neuron specific enolase, NSE	神经元特异性烯醇化酶
362	Neutron activation analysis, NAA	中子活化分析
363	Neutron, n	中子
364	NHS	N-羟基琥珀酰胺酯
365	Nickel, NI	镍
366	Nominal labeling	准定位标记
367	Nonelastic collision	非弹性碰撞
368	Non-insulin dependent diabetes mellitus, NIDDM	非胰岛素依赖型糖尿病
369	Non-stochastic effect	非随机效应
370	Nonthyroidal illness syndrome, NTIS	非甲状腺疾病综合征
371	Norepinephrine, NE	去甲肾上腺素
372	Nuclear binding energy, EB	结合能
373	Nuclear emulsion	核乳胶
374	Nuclear Energy technology	核能技术
375	Nuclear force	核力
376	Nuclear fuel technology	核燃料技术
377	Nuclear instrument	核探测仪器
378	Nuclear isomer	同质异能素
379	Nuclear magnetic resonance spectrometry	核磁共振法
380	Nuclear power technology	核动力技术
381	Nuclear pulse signal detector	信号型探测器
382	Nuclear radiation protection technology	核辐射防护技术
383	Nuclear technology	核技术
384	Nuclear track detector	径迹型探测器
385	Nucleon	核子
386	Nucleon number	核子数
387	Nuclide	核素
388	Nuclide dilution technique	核素稀释法
389	Opium	阿片
390	Oral glucose tolerance test, OGTT	葡萄糖耐量试验
391	Organic crystal scintillator	有机晶体闪烁体
392	Oxygen Effect	氧效应
393	Oxytocin, OXT	催产素
394	Pancreatic islet	胰岛
395	Pancreatic polypetide, PP	胰多肽

396	Parathyroid hormone, PTH	甲状旁腺素
397	Parietal cell antibody, PCA	壁细胞抗体
398	Peptide mass fingerprint, PMF	肽质量指纹谱
399	Peptide sequence tag, PST	肽序列标签技术
400	Percentage depth dose, PDD	百分深度剂量
401	Phenobarbital, PB	苯巴比妥
402	Phenothiazine	吩噻嗪
403	Phosphorescence	磷光
404	Photoelectric effect	光电效应
405	Photoelectron	光电子
406	Photoluminescence, PL	光致发光
407	Photomultiplier, PM	光电倍增管
408	Photon	光子
409	Physical half life	物理半衰期
410	Plasma renin activity, PRA	血浆肾素活性
411	Plastic scintillator	塑料闪烁体
412	Plateau	坪
413	Plateau curve	坪曲线
414	Platelet antibody IgG, PA-IgG	血小板相关 IgG
415	Poisson distribution	泊松分布
416	Polymerase chain reaction PCR	聚合酶链免疫分析技术
417	Polymerized Human serum albumin receptors, PHSA-Re	多聚人血清蛋白受体
418	Positive ion	正离子
419	Post transplantation diabetes mellitus, PTDM	器官移植后糖尿病
420	Pre-amplifier	前置放大器
421	Precession	进动
422	Prekallikrein	前激肽释放酶
423	Pre-PTH	甲状旁腺素原
424	Previtamin D_3	前维生素 D_3
425	Primary aldosteronism, PA	原发性醛固酮增多症
426	Primary external decomposition	初级外分解
427	Primary internal decomposition	初级内分解
428	Primary reninism	原发性肾素增多症
429	Primary scintillator	第一闪烁剂
430	Probe	探测器
431	Procollagen Ⅲ, PCⅢ	Ⅲ型胶原前体

432	Progesterone,P	孕酮
433	Proinsulin	胰岛素原
434	Prokallikrein	激肽释放酶原
435	Prolactin,PRL	催乳素
436	Proportional counter	正比计数器
437	Propranolol	普萘洛尔
438	Prorenin	肾素原
439	Prostaglandin,PG	前列腺素
440	Prostate specific antigen,PSA	前列腺特异性抗原
441	Prostatic acid phosphatase,PAP	前列腺酸性磷酸酶
442	Proton constant-potential accelerator	质子静电加速器
443	Proton induced X ray emlsslon analysis,PIXEA	质子激发 X 线发射分析
444	Proton,p	质子
445	Pteroylalutamic acid	蝶酰谷氨酸
446	Pulse height analyzer,PHA	脉冲幅度分析器
447	Quench correction	淬灭校正
448	Quenching	淬灭
449	Radiation blood	辐照血
450	Radiation detector	射线探测器
451	Radiation technology	辐射技术
452	Radioactive concentration	放射性浓度
453	Radioactive decay	放射性衰变
454	Radioactive nuclide	放射性核素
455	Radioactive Waste	放射性废物
456	Radioactivity	放射性活度
457	Radioimmunoassay,RIA	放射免疫分析法
458	Radiomtric assay of microorganism	微生物放射测定法
459	Radionuclide labelled compounds	放射性核素标记化合物
460	Radiosensitivity	辐射敏感性
461	Range	射程
462	Rapid urease test,RUT	快速尿素酶试验
463	Rate of counts	计数率
464	Rate of decay	衰变率
465	Relative error	相对误差
466	Relative measurement	相对测量
467	Relative specific activity	相对比活度
468	Renin	肾素

469 Renin-Angiotensin-Aldosterone System, RAAS　　肾素-血管紧张素-醛固酮系统

470 Reninoma　　肾素瘤

471 Roentgen equivalent man, rem　　雷姆

472 Roentgen, R　　伦琴

473 S-adenosylmethionine, SAM　　S-腺苷甲硫氨酸

474 Sample channel ratio method, SCR　　样品道比法

475 Scattering　　散射

476 Scintillation counter　　闪烁计数器

477 Scintillator　　闪烁体

478 Secondary aldosteronism　　继发性醛固酮增多症

479 Secondary decomposition　　次级分解

480 Secondary scintillator　　第二闪烁剂

481 Secretin　　肠泌素

482 Secretive Immunoglobulin A, SIgA　　分泌型免疫球蛋白

483 Selenium (Se)　　硒

484 Self absorption　　自吸收

485 Semiconductor counter　　半导体计数器

486 Semiconductor detector　　半导体探测器

487 Sensitive TSH, S-TSH　　高灵敏人血清促甲状腺素

488 Serum ferritin, SF　　血清铁蛋白

489 Serum fragment 21-1 of cytokeratin
subunit 19, CYFRA21-1　　细胞角蛋白 19 血清片段 21-1

490 Sex Hormone Binding Globulin, SHBG　　性激素结合球蛋白

491 Sievert, Sv　　希沃特

492 Silicon Drift Detector, SDD　　硅漂移室

493 Silicon Micro-strip Detector, SMD　　硅微条探测器

494 Silicon strip detector, SSD　　硅条探测器

495 Silicon, Si　　硅

496 Single channel pulse height analyzer　　单道脉冲幅度分析器

497 Solid scintillator　　固体闪烁体

498 Somatomedin, SM　　生长介素

499 Somatostatin　　生长抑素

500 Spark chamber　　火花室

501 Specific activity　　放射性比活度

502 Specific Ionization　　比电离

503 Specific labeling　　定位标记

504 Spectroscopy　　光谱法

505	SPRIA	固相放射免疫测定
506	Squamous cell carcinoma antigen, SCC	鳞状上皮细胞癌抗原
507	Stable isotope probing, SIP	稳定性同位素探测技术
508	Stable Isotopes	稳定同位素
509	Stable nuclide	稳定性核素
510	Stochastic effect	随机效应
511	Streamer chamber	流光室
512	Substoichiometric nuclide dilution analysis	亚化学计量核素稀释法
513	Surface enhanced laser desorption ionization spectrometry, SELDI	表面增强激光解吸电离光谱技术
514	Surface enhanced laser desorption ionization time of flight mass spectrometry, SELDI-TOF-MS	表面增强激光解析电离飞行时间质谱仪
515	Tamm-Horsfall Glycoprotein, THP	TH 糖蛋白
516	Temperature Effect	温度效应
517	Testosterone, T	睾酮
518	TGA	抗甲状腺球蛋白
519	The International Commission on Radiological Protection, ICRP	国际放射防护委员会
520	The International System of Units, SI	国际单位制
521	Therapeutic drug monitoring, TDM	治疗药物浓度监测
522	Thromboxane A_2, TXA_2	血栓素 A_2
523	Thyro globulin antibodies, TGA	甲状腺球蛋白抗体
524	Thyroglobulin, Tg	甲状腺球蛋白
525	Thyroid function inhibitory antibodies, TFIAb	甲状腺功能抑制抗体
526	Thyroid Growth Inhibiting Immunoglobulin, TGII	甲状腺生长阻断免疫球蛋白
527	Thyroid growth-stimulating immunoglobulins, TGSI	甲状腺生长刺激免疫球蛋白
528	Thyroid hormone autoantibodies, THAAb	甲状腺激素内生抗体
529	Thyroid microsomal antibodies, TMA	甲状腺微粒体抗体
530	Thyroid Peroxidase Antibody, TPO-Ab	甲状腺过氧化物酶抗体
531	Thyroid stimulating antibody, TSAb	甲状腺兴奋性抗体
532	Thyrotropin, thyroid-stimula-ting hormone, TSH	促甲状腺激素
533	thyrotropin-releasing hormone, TRH	促甲状腺激素释放激素
534	Thyroxine binding Globulin, TBG	甲状腺素结合球蛋白
535	Thyroxine, T4	甲状腺素
536	Thyroxine-binding prealbumin, TBPA	甲状腺素结合前白蛋白
537	Time-resolved fluoroimmunoassay, TRFIA	时间分辨荧光分析
538	Tissue polypeptide antigen, TPA	组织多肽抗原

539	TPO	抗甲状腺过氧化物酶
540	TRAb	甲状腺受体抗体
541	Track	径迹
542	Transfusion-associated graft-versus-host disease, TA-GVHD	输血相关性移植物抗宿主病
543	Trichoderma polysporum	多孢木霉菌
544	Triiodothyronine, T3	三碘甲状腺原氨酸
545	Tripropylamine, TPA	三丙胺
546	TSH-binding antibody, TBAb	TSH 阻断(结合)性抗体
547	TSH-blocking antibodies, TSHBAb	TSH 封闭抗体
548	Tumor marker, TM	肿瘤标志物
549	Tumor necrosis factor, TNF	肿瘤坏死因子
550	Uniform labeling	均匀标记
551	Variable region	可变区
552	Vasoactive intestinal peptide, VIP	血管活性肠肽
553	Vasopressin, VP	加压素
554	VIPoma	血管活性肠肽瘤
555	Vitamin B_{12}, VitB$_{12}$	维生素 B12
556	Watery diarrhea hy-pokalemia achlorhydria/hypochlor hydria, WD-HA	水泻、低血钾和无胃酸或低胃酸
557	Wintermin	冬眠灵
558	Zincum, Zn	锌
559	Zollinger-Ellison Syndrome, ZES	卓-艾氏综合征
560	α_1-microglobulin, α_1-MG	α_1 微球蛋白
561	β^- decay, Negatron decay	β^- 衰变
562	β^- Particle	β 粒子
563	β^+ decay, Positron decay	β^+ 衰变
564	β_2-microglobulin, β_2-MG	β_2-微球蛋白

《检验核医学》教学大纲

课程编号:
学　　分:2
学　　时:30　(其中:讲课学时:24　实验学时:6)
选修课程:医学检验基础学科、相关临床学科(内科学、外科学等)
适用专业:医学检验专业
教　　材:《检验核医学》,李龙　杜明华,东南大学出版社,2009 年 6 月第 1 版
开课学院:

一、课程的性质与任务

《检验核医学》是将实验核医学的相关核技术应用于医学检验领域,与医学检验相融合的一门边缘学科。它既是实验核医学的一个分支,也是现代医学检验学的重要组成。

检验核医学的基本任务是:应用核素示踪技术和体外放射分析技术进行机体的功能研究和对体内的微量物质实施超微量分析,以揭示机体在生理或病理状态下的代谢规律,为疾病的诊断、治疗方案的拟定、预后判断以及病因研究等提供科学依据。

二、课程的基本内容及要求

上篇　检验核医学基础知识与方法学
绪论
1. 教学内容
(1) 重点讲解检验核医学的概念,与其他有关学科的关系。
(2) 重点讲解检验核医学的技术特点、临床运用和研究内容。
(3) 一般介绍检验核医学的发展历史和今后的发展方向。
2. 基本要求
(1) 掌握检验核医学的概念;了解本学科与其他有关学科的关系。
(2) 熟悉检验核医学的技术特点、应用范围与研究内容。
(3) 了解国际上检验核医学的发展历史和今后的发展方向。
第一章　核物理与辐射防护基础知识
1. 教学内容

(1) 核素与核衰变

① 一般介绍原子核的组成;

② 重点讲解原子核的分类(元素、核素、同质异能素、同位素、放射性核素与稳定核素的概念);

③ 一般介绍核衰变的类型:α衰变、β衰变(β¯和β⁺衰变;电子俘获)、γ跃迁;

④ 一般介绍核衰变规律:半衰期的定义;

⑤ 重点讲解放射性活度及其校正:包括放射性活度、放射性活度的单位。

(2) 射线与物质的相互作用

① 一般介绍带电粒子与物质相互作用:激发与电离、散射、韧致辐射、契伦科夫辐射;

② 简要介绍γ射线与物质相互作用:包括光电效应、康普顿-吴有训效应、电子对生成。

(3) 核辐射剂量与生物效应

① 简要讲解常用辐射量及其单位(照射量、吸收剂量、剂量当量)的基本概念;

② 一般介绍电离辐射生物效应(辐射生物效应的发生机理);

③ 一般介绍辐射生物效应分类(随机效应、非随机效应);

④ 一般介绍影响辐射生物效应的重要因素(与辐射相关的因素、与机体相关的因素)。

(4) 核辐射卫生防护

① 简要介绍放射卫生防护基本法规(新标准的主要特点、剂量限值、开放型放射性工作场所);

② 重点介绍外照射防护的原则性办法(减少的放射性试剂的用量、缩短接触时间、设置屏蔽、增大距离);

③ 一般介绍内照射卫生防护的主要措施(阻塞通道、药物预防、加速排泄);

④ 一般介绍放射性废物处理的基本方法(贮存衰变法、稀释排放法、焚烧浓缩法);

⑤ 重点介绍检验核医学实验室卫生防护要求。

2. 基本要求

(1) 掌握元素、核素、同质异能素、同位素、放射性核素与稳定核素的概念。

(2) 了解核衰变的基本类型和核衰变相关内容的基本概念。

(3) 了解射线与物质的相互作用。

(4) 掌握常用放射量及其单位。

(5) 了解电离辐射生物效应。

(6) 了解卫生防护基本法规。

(7) 掌握外照射防护的原则性办法。

(8) 掌握放射性废物处理的基本方法。

(9) 掌握检验核医学实验室卫生防护要求。

第二章　放射性测量技术

1. 教学内容

(1) 射线探测仪器

① 一般介绍气体电离探测器、半导体探测器基本构成及工作原理；

② 重点讲解闪烁型探测器(闪烁体、光导、光电倍增管)基本构成及工作原理；

③ 一般介绍后续电子学线路单元(放大器、脉冲幅度分析器、计数和数据处理装置、电源)的基本构成及工作原理。

(2) 放射性测量基本概念和影响因素

① 简要介绍绝对测量和相对测量、衰变率、计数率、测量效率、本底的基本概念。

② 重点讲解影响放射性测量的因素(几何因子、仪器工作条件的影响、仪器分辨能力的影响、样品对放射性测量的影响、吸收与散射的影响、测量过程中的环境污染、放射性样品的衰变因素)。

(3) 放射性样品的计数测量

简要介绍单能 γ 射线计数测量、高能 β 射线计数测量、低能 β 射线计数测量的基本原理和方法。

(4) 放射性的统计误差及其控制

① 简要介绍放射性的统计性概念；

② 简要介绍放射性测量计数的统计误差(标准误差、相对误差)；

③ 简要介绍放射性测量统计误差的控制(提高计数 N、控制本底计数的影响)。

2. 基本要求

(1) 了解射线探测器的类型。

(2) 熟悉闪烁型探测器的组成及功能。

(3) 了解射线探测仪器的最佳工作条件选择。

(4) 掌握放射性测量的基本概念。

(5) 熟悉影响放射性测量的因素。

(6) 熟悉放射性测量计数的统计误差。

(7) 掌握放射性测量统计误差的控制方法。

第三章　稳定性同位素分析

1. 教学内容

（1）稳定同位素的基本概念

一般介绍原子核的稳定性、同位素组成、同位素丰度、同位素分离等基础知识。

（2）稳定性核素分析技术简介

重点介绍质谱分析在分子生物学和医药学中的应用、同位素稀释质谱法；一般介绍核磁共振法、光谱法、气相色谱法、中子活化分析等稳定性同位素分析技术。

（3）稳定性核素分析在医学中的应用及其进展

简要介绍医学领域常用的稳定性核素分析技术、稳定性核素分析技术的优点、稳定性核素分析技术在医学中的应用进展。

2．基本要求

（1）了解稳定同位素的基本概念。

（2）熟悉稳定性核素分析技术。

（3）掌握同位素稀释质谱法。

（4）掌握稳定性核素分析在医学中的应用。

（5）了解稳定性核素分析技术的优点。

第四章　实验核医学技术

1．教学内容

（1）同位素示踪原理设计

① 简要介绍示踪原理：同位素之间化学性质不可区分性、同位素之间物理性质的可区分性；

② 简要介绍示踪设计要点（科学地选用示踪剂、防止实验过程中的交叉污染、注意安全防护、妥善处理放射性废物）。

（2）放射性核素标记化合物

① 重点讲解放射性核素标记化合物基本概念（放射性核素标记化合物、同位素标记与非同位素标记）；

② 简要介绍放射性核素标记化合物制备方法（同位素交换法、化学合成法、生物合成法等）；

③ 一般介绍蛋白质与多肽的放射性碘标记技术（碘标记化合物基本特性、蛋白质与多肽的放射性碘标记方法及基本原理、直接标记法、间接标记法）；

④ 重点讲解放射性核素标记化合物的主要质量指标[放射化学纯度、放射性比活度、标记化合物生物（免疫）活性鉴定]；

⑤ 一般介绍放射性标记化合物的稳定性与贮存（标记化合物的辐射分解、初级内分解、初级外分解、次级分解、标记化合物的贮存、适当降低比活度、保持标记物分子间的分散状态、合理的贮存温度）。

（3）其他核技术

① 简要讲解核素稀释法的基本原理；

② 一般介绍放射自显影术的基本原理和方法；

③ 一般介绍物质转化示踪技术的基本原理；

④ 一般介绍核酸探针标记技术的基本原理；

⑤ 一般介绍活化分析的基本原理。

2. 基本要求

(1) 掌握核素示踪原理。

(2) 掌握放射性标记化合物的定义。

(3) 了解示踪实验设计要点。

(4) 了解放射性核素标记化合物制备方法。

(5) 掌握蛋白质与多肽的放射性碘标记技术。

(6) 熟悉放射性核素标记化合物的主要质量指标。

(7) 了解放射性标记化合物的稳定性与贮存。

(8) 了解相关核技术。

第五章　体外放射分析

1. 教学内容

(1) 放射免疫分析

① 重点讲解放射免疫分析的基本原理；

② 简要讲解剂量反应曲线(标准曲线斜率对定量测定的影响、影响剂量反应曲线斜率的常见因素、反应条件)；

③ 简要讲解放射免疫分析方法学(基本的反应试剂：标准抗原、抗血清、标记抗原；分离结合与游离物的常用方法：非特异分离方法、特异性分离方法；RIA 的反应方式与加样程序：平衡法、顺序加样法、一天法；放射免疫分析方法设计；放射免疫分析的数学处理)；

④ 重点讲解放射免疫分析的质量控制(RIA 的误差及其主要来源：误差与分类、误差的主要来源；放射免疫分析质量控制的主要任务与分类；质量控制样品；对 QC 样品的基本要求；质量控制指标：灵敏度、特异性、精密度、偏差和准确度、稳定性；实验室内质量控制方法：精密度评价方法、偏差与准确度评价方法、稳定性评价方法)。

(2) 一般介绍其他竞争性结合体外放射分析的基本原理和方法。

(3) 免疫放射分析

① 重点讲解基本免疫放射分析的基本原理；

② 简要介绍免疫放射分析方法学；

③ 简要讲解免疫放射分析的特点：示踪剂、反应动力学、灵敏度、特异性、标准曲线的工作范围；

④　一般介绍剂量反应曲线：免疫放射分析基本数学函数式、剂量反应曲线的形态、剂量反应曲线的数据处理。

(4) 受体的放射配体结合分析

① 一般介绍单位点受体的放射配体结合分析基本原理；

② 一般介绍受体的放射配体结合分析方法学。

(5) 一般介绍酶放射分析的基本原理和特点。

2. 基本要求

(1) 了解体外放射分析的基本概念。

(2) 掌握放射免疫分析的原理。

(3) 掌握放射免疫分析的基本反应试剂。

(4) 熟悉常用的分离方法。

(5) 熟悉质量控制的指标。

(6) 了解其他竞争性结合体外放射分析。

(7) 掌握免疫放射分析的基本原理及特点。

(8) 了解受体的放射配体结合分析。

第六章　化学发光免疫分析

1. 教学内容

(1) 化学发光免疫分析技术的原理

① 重点讲解化学发光分析系统：直接发光与间接发光、化学发光的条件和类型；

② 重点讲解免疫反应系统。

(2) 化学发光免疫分析中的标记物

① 简要讲解直接参与发光反应的标记物；

② 详细讲解以催化反应或能量传递参与发光的酶标记物：辣根过氧化物酶、碱性磷酸酶的发光机理；

③ 简要讲解以能量传递参与氧化反应的非酶标记物。

(3) 化学发光免疫分析的类型

① 重点讲解化学发光免疫分析、微粒子化学发光免疫分析的技术要点；

② 简要讲解化学发光酶免疫分析、电化学发光免疫分析的技术要点。

(4) 化学发光分析仪及诊断试剂

一般介绍化学发光免疫分析仪的基本结构、基本工作原理；常见的化学发光免疫分析仪、化学发光诊断试剂。

下篇　检验核医学的临床应用

第七章　下丘脑-垂体-甲状腺轴激素

1. 教学内容

(1) 简要讲解下丘脑-垂体-甲状腺轴激素:甲状腺素、三碘甲状腺原氨酸、游离甲状腺素、游离三碘甲状腺原氨酸、促甲状腺激素、促甲状腺激素释放激素的生物化学和生理作用。

(2) 一般介绍上述各项检测的正常参考值。

(3) 重点讲解甲状腺素、三碘甲状腺原氨酸、游离甲状腺素、游离三碘甲状腺原氨酸、促甲状腺激素、促甲状腺激素释放激素检测的临床意义。

(4) 一般介绍 3,3′,5′-三碘甲状腺原氨酸、甲状腺球蛋白、甲状腺结合球蛋白检测的临床应用。

(5) 简要讲解 TRH 兴奋试验的基本原理、方法学、结果判断。

(6) 重点讲解甲状腺球蛋白抗体与甲状腺微粒体抗体检测的临床意义。

2. 基本要求

(1) 掌握甲状腺、三碘甲状腺原氨酸、游离甲状腺素、游离三碘甲状腺原氨酸、促甲状腺激素、促甲状腺激素、促甲状腺激素释放激素、TRH 兴奋试验的检测结果分析和临床意义。

(2) 熟悉 3,3′,5′-三碘甲状腺原氨酸、甲状腺素球蛋白、甲状腺素结合球蛋白检测的临床意义。

(3) 掌握甲状腺球蛋白抗体与甲状腺微粒体检测结果的分析和临床意义。

第八章　下丘脑-垂体-肾上腺轴激素

1. 教学内容

(1) 简要讲解下丘脑-垂体-肾上腺轴激素:皮质醇、醛固酮、促肾上腺皮质激素、儿茶酚胺类激素的组成和生理作用。

(2) 一般介绍上述各项检测的正常参考值。

(3) 重点讲解皮质醇、醛固酮、促肾上腺皮质激素、儿茶酚胺类激素检测结果的分析和临床意义。

2. 基本要求

(1) 熟悉下丘脑-垂体-肾上腺轴激素:皮质醇、醛固酮、促肾上腺皮质激素、儿茶酚胺类激素的组成和生理作用;

(2) 掌握皮质醇、醛固酮、促肾上腺皮质激素、儿茶酚胺类激素检测结果的分析和临床意义。

第九章　下丘脑-垂体-性腺轴激素

1. 教学内容

(1) 简要讲解下丘脑-垂体-性腺轴激素(睾酮、双氧睾酮、雌二醇、雌三醇、孕激素、人绒毛膜促性腺激素、人胎盘催乳素、促卵泡激素、促黄体生成激素、催乳素、生长激素、催产素、抗利尿激素等)的生物化学和生理作用。

(2) 一般介绍上述各项激素检测的正常参考值。

(3) 重点讲解睾酮、雌二醇、促卵泡激素、促黄体生成激素、催乳素、生长激素、人绒毛膜促性腺激素检测的临床意义。

2. 基本要求

(1) 熟悉下丘脑-垂体-性腺轴激素中睾酮、雌二醇、促卵泡激素、促黄体生成激素、催乳素、生长激素、人绒毛膜促性腺激素的生物化学和生理作用。

(2) 掌握睾酮、雌二醇、促卵泡激素、促黄体生成激素、催乳素、生长激素、人绒毛膜促性腺激素检测的结果的分析和临床应用。

第十章　胰腺激素与糖代谢

1. 教学内容

(1) 简要讲解胰岛素、C-肽、胰岛素原、胰岛素抗体、胰多肽、胰高血糖素等的生物化学和生理作用。

(2) 一般介绍上述各项检测的正常参考值。

(3) 重点讲解胰岛素、C-肽、胰岛素原、胰岛素抗体、胰多肽、胰高血糖素检测的结果分析和临床意义。

(4) 重点讲解口服葡萄糖耐量试验(胰岛素释放试验)的临床意义。

(5) 重点介绍诊断胰岛素瘤的激发和抑制试验[甲磺丁脲(D 860)试验、胰高血糖素试验、胰岛素抑制试验、C-肽抑制试验]的方法和临床意义。

2. 基本要求

(1) 了解胰岛素、C-肽、胰岛素原、胰岛素抗体、胰多肽、胰高血糖素的生物化学和生理作用。

(2) 掌握胰岛素、C-肽、胰岛素原、胰岛素抗体、胰多肽、胰高血糖素检测和胰岛素释放试验检测结果的分析和临床应用。

(3) 熟悉胰岛素释放试验、胰岛素瘤的激发和抑制试验的方法和临床应用。

第十一章　钙磷代谢相关激素

1. 教学内容

(1) 简要介绍钙磷代谢相关激素甲状旁腺激素、降钙素、维生素 D、环核苷酸的生物化学、生理作用和临床意义。

(2) 一般介绍上述各项检测值的正常参考值。

(3) 重点讲解甲状旁腺激素、降钙素、维生素 D、环核苷酸检测结果的分析和临床应用。

2. 基本要求

(1) 熟悉钙磷代谢及其相关激素检测的临床意义。

（2）了解甲状旁腺激素、降钙素、维生素 D、环核苷酸生物化学和生理作用。

（3）掌握甲状旁腺激素、降钙素、维生素 D、环核苷酸检测结果的分析和临床运用。

第十二章 胃肠激素

1. 教学内容

（1）简要介绍胃泌素、胰泌素、抑胃肽、胆囊收缩素、胃动素、蛙皮素、血管活性肠肽、生长抑素的生物化学和生理作用。

（2）一般介绍上述各项检测的正常参考值。

（3）简要讲解胃泌素、胰泌素、抑胃肽、胆囊收缩素、胃动素、蛙皮素、血管活性肠肽、生长抑素检测的临床意义。

2. 基本要求

（1）了解胃泌素、胰泌素、抑胃肽、胆囊收缩素、胃动素、蛙皮素、血管活性肠肽、生长抑素的生物化学和生理作用。

（2）熟悉胃泌素、胰泌素、抑胃肽、胆囊收缩素、胃动素、蛙皮素、血管活性肠肽、生长抑素检测的临床意义。

第十三章 肾脏功能检测

1. 教学内容

（1）一般介绍肾脏排泄功能检测相关物质：β_2-微球蛋白、α_1-微球蛋白、尿白蛋白、尿免疫球蛋白、尿分泌型免疫球蛋白 A、尿 TH 糖蛋白、前列腺素、激肽释放酶；肾脏内分泌功能检测相关物质：肾素、红细胞生成素、1,25-双羟胆骨化醇的组成及其病理生理作用。

（2）一般介绍上述各项检测的正常参考值。

（3）重点讲解 β_2-微球蛋白、尿白蛋白、尿 TH 糖蛋白、红细胞生成素检测的临床意义。

（4）简要讲解 α_1-微球蛋白、尿免疫球蛋白、尿分泌型免疫球蛋白 A、前列腺素、激肽释放酶、肾素、1,25-双羟胆骨化醇检测的临床意义。

2. 基本要求

（1）了解 β_2-微球蛋白、α_1-微球蛋白、尿白蛋白、尿免疫球蛋白、尿分泌型免疫球蛋白 A、尿 TH 糖蛋白、前列腺素、激肽释放酶；肾脏内分泌功能检测相关物质：肾素、红细胞生成素、1,25-双羟胆骨化醇的组成及其病理生理作用。

（2）掌握 β_2-微球蛋白、尿白蛋白、尿 TH 糖蛋白、红细胞生成素检测结果的分析和临床意义。

（3）熟悉尿分泌型免疫球蛋白 A 与尿 TH 糖蛋白检测的临床意义。

（4）了解前列腺素、激肽释放酶检测的临床意义。

第十四章　心血管系统激素及活性物质

1．教学内容

（1）一般介绍肾素-血管紧张素-醛固酮系统的组成以及前列腺素、心钠素、加压素、神经肽 Y、降钙素基因相关肽、脑钠素、内皮素等的生物化学和生理作用。

（2）重点讲解肾素-血管紧张素-醛固酮系统测定的临床意义。

（3）简要讲解内源性洋地黄素、地高辛、血清肌红蛋白、肌凝蛋白轻链的组成、生物化学、生理作用和临床意义。

（4）一般介绍上述各项检测的正常参考值。

2．基本要求

（1）了解肾素-血管紧张素-醛固酮系统的组成以及前列腺素、心钠素、加压素、神经肽 Y、降钙素基因相关肽、脑钠素、内皮素等的生物化学和生理作用。

（2）掌握肾素-血管紧张素-醛固酮系统检测结果的分析和临床应用。

（3）熟悉内源性洋地黄素、地高辛、血清肌红蛋白、肌凝蛋白轻链的组成、生物化学、生理作用和临床应用。

第十五章　血液系统疾病检测

1．教学内容

（1）简要介绍叶酸、维生素 B_{12}、血清铁蛋白、血清 β_2-微球蛋白、血小板相关 IgG、抗凝血酶-Ⅲ的组成及其生理、病理生理作用。

（2）一般介绍上述各项检测的正常参考值。

（3）重点讲解叶酸、维生素 B_{12}、血清铁蛋白的临床应用。

（4）一般介绍血清 β_2-微球蛋白、血小板相关 IgG、抗凝血酶-Ⅲ的临床应用。

2．基本要求

（1）掌握叶酸、维生素 B_{12}、血清铁蛋白的组成及其生理、病理生理作用、检测结果的分析和临床意义。

（2）熟悉血清 β_2-微球蛋白检测在血液系统疾病中的临床意义。

（3）了解血小板相关 IgG、抗凝血酶-Ⅲ的来源及临床应用。

第十六章　病毒性肝炎标志物检测

1．教学内容

（1）简要介绍甲型肝炎血清标志物的来源及临床意义。

（2）简要介绍乙型肝炎血清标志物　乙型肝炎表面抗原、乙型肝炎表面抗体、乙型抗原 e 抗原、乙型肝炎 e 抗体、乙型肝炎核心抗原、乙型肝炎核心抗体、乙型肝炎核心抗体-IgM、乙肝表面抗原/IgM 复合物、多聚人血清白蛋白受体、乙型肝炎前 S_2 蛋白、乙型肝炎前 S_2 抗体、乙型肝炎病毒-DNA 多聚酶、乙肝病毒-DNA 的来源及临床意义。

(3) 简要介绍丙型、丁型、戊型肝炎血清标志物的检测方法、临床意义。

(4) 重点讲解甘胆酸的生物化学、生理作用、正常参考值和临床应用。

(5) 简要介绍透明质酸的病理生理、正常参考值、临床意义。

(6) 简要介绍肝纤维化的其他血清标志物。

2. 基本要求

(1) 熟悉甲型、乙型、丙型、丁型、戊型肝炎血清标志物的来源及临床意义。

(2) 掌握甘胆酸的生物化学、生理作用、正常参考值和临床应用。

(3) 了解肝纤维化的相关血清标志物的临床应用。

第十七章 肿瘤标志物

1. 教学内容

(1) 简要讲解肿瘤标志物的概念、分类。

(2) 重点讲解肿瘤标志物联合检测的重要性以及结果判断必须注意的事项。

(3) 重点讲解常用肿瘤标志物(癌胚抗原;糖类抗原:CA-50、CA-199、CA-125;甲胎蛋白;前列腺特异抗原)的生物学性质、正常参考值及其临床意义。

(4) 一般介绍其他肿瘤标志物(血清铁蛋白、β_2-微球蛋白、组织多肽抗原、组织抗原、多胺类、激素瘤、异位激素瘤、细胞角蛋白19血清片段21-1、人胎盘耐热性碱性磷酸酶、神经元特异性烯醇化酶等)的来源及临床应用。

2. 基本要求

(1) 了解肿瘤标志物的概念,熟悉其类型,掌握肿瘤标志物联合检测的重要性以及结果判断必须注意的事项。

(2) 掌握癌胚抗原、CA-50、CA-199、CA-125、甲胎蛋白、血清铁蛋白检测结果的分析和临床意义。

(3) 掌握前列腺特异抗原检测结果的分析和临床意义。

(4) 了解其他肿瘤标志物的种类及临床意义。

第十八章 细胞因子和免疫球蛋白

1. 教学内容

(1) 简要介绍细胞因子和免疫球蛋白的生物学特点及其定量分析中的质控和检测结果评价。

(2) 简要介绍白干扰素、细胞介素、粒细胞巨噬细胞-集落刺激因子、肿瘤坏死因子、免疫球蛋白E、免疫球蛋白A、免疫球蛋白G、免疫球蛋白M、免疫球蛋白D的临床应用。

2. 基本要求

(1) 熟悉细胞因子和免疫球蛋白的生物学特点。

(2) 掌握细胞因子和免疫球蛋白的定量分析中的质控和检测结果评价。

(3) 熟悉细胞因子和免疫球蛋白的临床应用。

第十九章 治疗药物浓度监测

1. 教学内容

(1) 简要讲解药物浓度监测的概念、治疗药物浓度监测的目的与临床应用和注意事项。

(2) 重点讲解地高辛的药代动力学、有效血药浓度及其临床意义。

(3) 简要介绍其他常用治疗药物浓度监测的有效血药浓度及其临床意义。

2. 基本要求

(1) 熟悉药物浓度监测在临床应用中的注意事项。

(2) 掌握地高辛血药浓度监测结果的分析和临床意义。

(3) 了解其他常用治疗药物浓度监测的有效血药浓度及其临床意义。

第二十章 ^{13}C-呼气试验

1. 教学内容

(1) 重点讲解^{13}C-呼气试验检测幽门螺杆菌感染的原理、方法、临床意义。

(2) 简要介绍^{13}C-呼气试验检测肝细胞功能的原理、方法、临床意义。

(3) 简要介绍^{13}C-呼气试验检测胃排空功能的原理、方法、临床意义。

(4) 简要介绍^{13}C-呼气试验检测胰腺外分泌功能的原理、方法、临床意义。

2. 基本要求

(1) 熟练掌握^{13}C-呼气试验检测幽门螺杆菌感染的原理、方法、临床意义。

(2) 了解^{13}C-呼气试验检测肝细胞功能、^{13}C-呼气试验检测胃排空功能、^{13}C-呼气试验检测胰腺外分泌功能的原理、方法、临床意义。

第二十一章 微量元素测定的临床应用

1. 教学内容

(1) 简要介绍微量元素基本概念和微量元素的测定方法。

(2) 重点讲解常用微量元素测定的临床应用。

2. 基本要求

(1) 了解微量元素基本概念和微量元素的测定方法。

(2) 熟练掌握常用微量元素测定的临床应用。

第二十二章 血液辐照

1. 教学内容

(1) 重点讲解输血相关性移植物抗宿主病的相关病理病因。

(2) 简要介绍血液辐照仪的基本工作原理。

(3) 简要介绍辐照血的生物特性。

(4) 重点讲解辐照血的临床应用。

2. 基本要求

（1）熟悉输血相关性移植物抗宿主病的相关病理病因；了解血液辐照仪的基本工作原理；了解辐照血的生物特性。

（2）熟练掌握辐照血的临床应用。

三、课程学时分配

章　　节	讲　课	实　验	上　机
绪论	2		
第一章　核物理与辐射防护基础知识			
第二章　放射性测量技术	1	1	
第三章　稳定性同位素分析	1		
第四章　实验核医学技术	1		
第五章　体外放射分析	2	2	
第六章　化学发光免疫分析	1	2	
第七章　下丘脑-垂体-甲状腺轴激素	1	1	
第八章　下丘脑-垂体-肾上腺轴激素	1		
第九章　下丘脑-垂体-性腺轴激素	1		
第十章　胰腺激素与糖代谢	1		
第十一章　钙磷代谢相关激素	1		
第十二章　胃肠激素	1		
第十三章　肾脏功能检测	1		
第十四章　心血管系统激素及活性物质	1		
第十五章　血液系统疾病检测	1		
第十六章　病毒性肝炎标志物检测	1		
第十七章　肿瘤标志物	1		
第十八章　细胞因子和免疫球蛋白	1		
第十九章　治疗药物浓度监测	1		
第二十章　^{13}C-呼气试验	1		
第二十一章　微量元素测定的临床应用	1		
第二十二章　血液辐照	1		

四、大纲说明

每章内容授课课时可以根据教学具体实施过程作适当调整，每一章节讲授完毕后应布置3～4条思考题。

本课程尚无统一的多媒体教学课件，具体讲课教师应认真备课并制作相关多媒体教学课件。

有关实验课内容及要求应另行制定《检验核医学》实验教学大纲或计划,并按照实验教学大纲或计划执行。

五、主要参考文献

1. 尹伯元. 临床特种检验医学. 天津:天津科学技术出版社,2004
2. 程绍钧. 检验核医学. 重庆:重庆大学出版社,1999
3. 尹伯元. 放射免疫分析在医学中的应用. 北京:原子能出版社,1991
4. 潘中允. 临床核医学. 北京:原子能出版社,1994

制定人:
审定人:
批准人:
年　月　日